# 经方八法临证发挥

吕志杰　编著

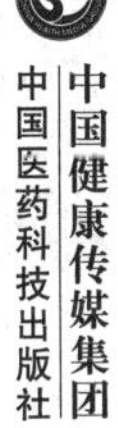

中国健康传媒集团
中国医药科技出版社

## 内 容 提 要

仲景之书以方为中心，但方从法出，法随证立，只有精通理法，才能用好方药。本书以医门八法为纲，每一法以1~3个经方为研究重点，对13首常用经方从原文诠释、原文辑录、方证纵横、临床心得、医案赏析、类方串解等方面进行系统阐发。内容贯通古今，衷中参西，理论与实践密切结合，在学以致用上下功夫，可供中医、中西医结合专业人士及中医学爱好者参阅。

**图书在版编目（CIP）数据**

经方八法临证发挥 / 吕志杰编著 . — 北京：中国医药科技出版社，2023.6

ISBN 978-7-5214-3828-4

Ⅰ . ①经…　Ⅱ . ①吕…　Ⅲ . ①经方—研究　Ⅳ . ① R289.2

中国国家版本馆 CIP 数据核字（2023）第 045780 号

**美术编辑**　陈君杞

**版式设计**　也　在

出版　**中国健康传媒集团** | 中国医药科技出版社

地址　北京市海淀区文慧园北路甲 22 号

邮编　100082

电话　发行：010-62227427　邮购：010-62236938

网址　www.cmstp.com

规格　710 × 1000 mm $^{1}/_{16}$

印张　20 $^{3}/_{4}$

字数　380 千字

版次　2023 年 6 月第 1 版

印次　2023 年 6 月第 1 次印刷

印刷　三河市万龙印装有限公司

经销　全国各地新华书店

书号　ISBN 978-7-5214-3828-4

**定价　65.00 元**

# 编写说明

秦汉时期的中医药学经典著作是中医之根基，这些著作的创立奠定了中医药学之思想体系。《汉书·艺文志》记载了“医经七家，二百一十六卷”“经方十一家，二百七十四卷”，但流传后世与现今者，医经只有《黄帝内经》，经方只有《汤液经法》（为后世考究辑录之，已非其原貌）。张仲景撰集的《伤寒杂病论》，传承了《黄帝内经》与《难经》之理论、治法，《神农本草经》之用药，《汤液经法》之方剂，开创了融汇理、法、方、药于一体的中医学理论体系，揭示了外感病与内伤杂病的诊治规律，为中医药学史上成就辉煌的经典著作。后世历代医家对仲景书推崇备至，称其“启万世之法门，诚医门之圣书”“医门之仲景，即儒门之孔子也”。

中医之核心，先贤们概述为“辨证（病）论治”，而辨证（病）论治体现在理、法、方、药四个方面，四者环环相扣，密不可分。临证又以处方为核心，而制方既应明药，又应师法，法者则因证而立。总之，《经方八法临证发挥》虽以论方与法为主，但必然应上则明晰病理，下则明晰药性。

中医治病有八法：汗、吐、下、和、温、清、补、消。八法于《黄帝内经》中论述最详，于仲景书运用最精。八法是后世医家熟读精思秦汉经典，于临证实践中提炼而成。清代程钟龄所著《医学心悟·医门八法》说：“论病之原，以内伤、外感，四字括之。论病之情，则以寒、热、虚、实、表、里、阴、阳，八字统之。而论治病之方，则又以汗、和、下、消、吐、清、温、补，八法尽之。盖一法之中，八法备焉；八法之中，百法备焉。病变虽多，而法归于一。”八法之一法可活用为八法，八法又可随证活用为百法。总之，病变多端，错综复杂，八法活用，可应变百病。《伤寒论》《金匮要略》两书之经方共242首，可以八法统之（本书中《伤寒论》《金匮要略》原文之序号标注，以宋代林亿等校注、明代赵开美复刻本《伤寒论》《金匮要略方论》为蓝本）。本书名曰《经方八法临证发挥》，其意义有三：一是将常用的13首经方对八法的运用进行系统研究，二是辑录古今医家对经方八法的心灵感悟与临床发挥运用，三是将笔者对经方八法的心悟与临证经验贯穿于上述两点之中。总之，学承古今，师法圣贤，博采众长，精心编著，成就本书。

本书采取提纲挈领，举一反三，触类旁通的编写体例，共分为八章，每章的编写体例如下。

八法述要：后贤师承先圣之经典，精心提炼出中医学治病大法，即汗、吐、下、和、清、温、补、消。本书之每一章，首先论述八法之一法的概论与要点，使读者明确掌握经方大法之每一法的要领。

八法医论：在浩如烟海的中医古籍之医论、医案中，集中论述与随机谈论治法者多矣。余读到的古今医籍中，系统论述中医治法最令人称道者，当属清代程钟龄所著《医学心悟》，故该部分皆引录其相关内容以供参阅。

原文诠释：每一章每一法，皆选择1~3个具有代表性的经方，将这个方子在《伤寒论》或《金匮要略》中涉及的主要原文引录于此，加上【提要】【简释】。

原文辑录：上述代表方在仲景书中涉及的原文，少则一二条，多者几十条。对于涉及较多的方，只有了解其全部原文，才能掌握医圣运用之全貌，故将全部相关原文辑录之，并加上【提要】。同时，为便于读者理解，本部分和上部分原条文中用括号形式将重点难点内容做了解释和标注。

方证纵横：如上所述，某个代表方在仲景书中涉及多个条文，综合论述之才利于掌握其运用规律及要点。此部分涉及【方证释义】【方证歌诀】【方证鉴别】三项内容。少数章节没有“方证纵横”，是把有关内容列入到了“原文诠释”中。

临床心得：对经典经方，应潜心学习，勤于实践，不尚空谈。古今医家学验俱丰者，其谈论的心得，足可借鉴。此项内容转录了古今许多医家运用经方之临床心得，以启发读者临床之思路。

医案赏析：近代国学大师章太炎评价说：“中医之成绩，医案最著。”古今医家留给后人的著述，其内容主要有二，一是理论心得，二是临证经验。医案是医家审病辨证论治思路的真实写照，是临证智慧的结晶，弥足珍贵！要认真学习，细心品味，才能领悟其精妙，提高水平。另外，医案赏析后还有两项内容，一是运用某方的【临证指要】，二是【实验研究】。

类方串解：本书每一法，只选了体现该法的1~3个代表方，为了使读者扩大视野，开拓思路，笔者将相关类方做了整理，参考自己主编的《仲景方药古今应用》，修改后转录于此。

附录选文：简称“附文”，在本书某些篇章中，选录了与某法某方相关之论文附于后，作为补充，这些附文都是笔者撰写的论文或综述，其多数源于此前出版的著作中，但有所修饰、增补或删减，未标明出处的则是最新撰写的。

还要特别说明的是，本书作者自称为“笔者”，其他称呼者为原文引用。本文为使读者原汁原味阅读医案，故而尽可能保持医案原貌，主要修改了其中之疏漏，规范了文字用法和体例层次，在内容上未改动旧用的药名、病名、术语、检测和治疗方法，也未改动医案中的剂量、单位及药味，凡医案中用药涉及国家禁猎和保护动物的，如犀角、虎骨、穿山甲等，在临床应用时应使用相关替代药品；凡超出剂量范围的药物，如附子 120g，临床应用时请酌情使用。

笔者退休之前的研究生班光国，河北中医学院《金匮要略》教研室的年轻教师葛美娜、苏佳硕，天津中医药大学在读硕士研究生管媛媛，海南省中医院规培生唐艺芯硕士与张琪琛博士等都曾认真地协助校对过书稿，特此致谢！

吕志杰

2022 年 10 月

# 目 录

# 第一章　汗法
## ——桂枝汤与麻黄汤临证发挥

凡以解表药为主组成，具有发汗、解肌、散邪等作用，可以祛除表证的方剂，统称为解表剂，属于八法中的“汗法”。

肌表是人身的藩篱，所以外感六淫伤人，一般都是先出现表证。此时邪气轻浅，可用解表剂将表邪祛之于外。《素问·阴阳应象大论篇》所说“其在皮者，汗而发之”，就是外邪在表的治疗原则。如果失时不治，或治不如法，则病邪不能及时外解，必邪气内传，变生他证。所以，《素问·阴阳应象大论篇》又曰：“善治者，治皮毛，其次治肌肤，其次治筋脉，其次治六腑，其次治五脏，治五脏者，半死半生也。”故汗法居八法之冠，是寓有深意的。

张仲景（后文出现仲圣、仲师、医圣均为张仲景）将太阳病表证分为表实证与表虚证两大类，治疗表实证以麻黄汤为主方，治疗表虚证以桂枝汤为主方。

《医学心悟·医门八法·论汗法》：“汗者，散也。经云：邪在皮毛者，汗而发之是也。又云：体若燔炭，汗出而散是也。然有当汗不汗误人者；有不当汗而汗误人者；有当汗不可汗而妄汗之误人者；有当汗不可汗而又不可以不汗，汗之不得其道以误人者；有当汗而汗之不中其经、不辨其药，知发而不知敛以误人者，是不可以不审也。

何则？风寒初客于人也，头痛发热而恶寒，鼻塞声重而体痛，此皮毛受病，法当汗之，若失时不汗，或汗不如法，以致腠理闭塞，荣卫不通，病邪深入，流传经络者有之，此当汗不汗之过也。

亦有头痛发热与伤寒同，而其人倦怠无力，鼻不塞，声不重，脉来虚弱，此内伤元气不足之证；又有劳心好色，真阴亏损，内热晡热，脉细数而无力者；又有伤食病，胸膈满闷，吞酸嗳腐，日晡潮热，气口脉紧者；又有寒痰厥逆，湿淫脚气，内痈外痈，瘀血凝积，以及风温湿温，中暑自汗诸证，皆有寒热，与外感风寒似同而实异，若误汗之，变证百出矣。所谓不当汗而汗者此也。

若夫证在外感应汗之例，而其脐之左右上下，或有动气，则不可以汗。经云：动气在右，不可发汗，汗则衄而渴，心烦、饮水即吐；动气在左，不可发汗，汗则头眩，汗不止，筋惕肉瞤；动气在上，不可发汗，汗则气上冲，正在心中；动气在下，不可发汗，汗则无汗心大烦，骨节疼，目运，食入则吐，舌不得前。又脉沉咽燥，病已入里，汗之则津液越出，大便难而谵语。又少阴证，但厥无汗，而强发之，则动血，未知从何道出，或从耳目，或从口鼻出者，此为下厥上竭，为难治。又少阴中寒，不可发汗，汗则厥逆蜷卧，不能自温也。又寸脉弱者，不可发汗，汗则亡阳。尺脉弱者，不可发汗，汗则亡阴也。又诸亡血家不可汗，汗则直视额上陷。淋家不可汗，汗则便血。疮家不可汗，汗则痉。又伤寒病在少阳，不可汗，汗则谵妄。又坏病虚人，及女人经水适来者，皆不可汗，若妄汗之，变证百出矣。所谓当汗不可汗，而妄汗误人者此也。

夫病不可汗，而又不可以不汗，则将听之乎？是有道焉。伤寒赋云：动气理中去白术，是即于理中汤去术而加汗药，保元气而除病所也。又热邪入里而表未解者，仲景有麻黄石膏之例，有葛根黄连黄芩之例，是清凉解表法也。又太阳证，脉沉细，少阴证，反发热者，有麻黄附子细辛之例，是温中解表法也。又少阳中风，用柴胡汤加桂枝，是和解中兼表法也。又阳虚者，东垣用补中汤加表药；阴虚者，丹溪用芎归汤加表药，其法精且密矣。总而言之，凡一切阳虚者，皆宜补中发汗；一切阴虚者，皆宜养阴发汗；挟热者，皆宜清凉发汗；挟寒者，皆宜温经发汗；伤食者，则宜消导发汗；感重而体实者，汗之宜重，麻黄汤；感轻而体虚者，汗之宜轻，香苏散。又东南之地，不比西北，隆冬开花，少霜雪，人禀常弱，腠理空疏，凡用汗药，只须对症，不必过重。

予尝治伤寒初起，专用香苏散加荆、防、川芎、秦艽、蔓荆等药，一剂愈，甚则两服，无有不安。而麻黄峻剂，数十年来，不上两余。可见地土不同，用药迥别。其有阴虚、阳虚、挟寒、挟热、兼食而为病者，即按前法治之，但师古人用药之意。而未尝尽泥其方，随时随症酌量外治，往往有验。此皆已试之成法，而与斯世共白之。所以拯灾救患者，莫切乎此，此汗之之道也。且三阳之病，浅深不同，治有次第。假如病在太阳，而发散阳明，已隔一层。病在太阳阳明，而和解少阳，则引贼入门矣。假如病在二经，而专治一经，已遗一经。病在三经，而偏治一经，即遗二经矣。假如病在一经，而兼治二经，或兼治三经，则邪过经矣。况太阳无汗，麻黄为最。太阳有汗，桂枝可先。葛根专主阳明，柴胡专主少阳，皆的当不易之药。至于九味羌活，乃两感热证，三阳三阴并治之法，初非为太阳一经设也。又柴葛解肌汤，乃治春温夏热之证，自里达表，其症不恶寒而口渴。若新感风寒，恶寒而口不渴者，非所宜也。又伤风自汗，用桂枝汤，伤暑自汗，则不可用，若误用之，热邪愈盛而病必增剧。若于暑证而妄行发散，复伤津液，名曰重暍，多致不救。古人设为白术、防风例以治风，设益元散、香薷饮以治暑。俾不犯三阳禁忌者，良有以也。

又人知发汗退热之法，而不知敛汗退热之法。汗不出则散之，汗出多则敛之。敛也者，非五味酸枣之谓，其谓致病有因，出汗有由，治得其宜，汗自敛耳。譬如风伤卫自汗出者，以桂枝汤和荣卫、祛风邪而汗自止。若热邪传里，令人汗出者，乃热气熏蒸，如釜中吹煮，水气旁流，非虚也，急用白虎汤清之。若邪已结聚，不大便者，则用承气汤下之，热气退而汗自收矣。此与伤暑自汗略同。但暑伤气，为虚邪，只有清补并行之一法。寒伤形为实邪，则清热之外，更有攻下止汗之法也。复有发散太过，遂至汗多亡阳，身瞤动欲擗地者，宜用真武汤。此救逆之良药，与中寒冷汗自出者，同类并称。又与热证汗出者，大相径庭矣。其他少阳证，头微汗，或盗汗者，小柴胡汤。水气证，头汗出者，小半夏加茯苓汤。至于虚人自汗、盗汗等症，则归脾、补中、八珍、十全，按法而用，委曲寻绎，各尽其妙，而后即安，所谓汗之必中其经，必得其药，知发而知敛者此也。

嗟嗟！百病起于风寒，风寒必先客表，汗得其法，何病不除？汗法一差，夭枉随之矣。吁！汗岂易言哉！”

# 第一节　桂枝汤临证发挥

## 一、桂枝汤证主要原文诠释

【原文】太阳中风，阳浮而阴弱，阳浮者热自发，阴弱者汗自出，啬啬恶寒，淅淅恶风，翕翕发热，鼻鸣干呕者，桂枝汤主之。(12)

桂枝汤方：桂枝三两（去皮），芍药三两，甘草二两（炙），生姜三两（切），大枣十二枚（擘）。上五味，㕮咀三味，以水七升，微火煮取三升，去滓，适寒温，服一升。服已须臾啜热稀粥一升余，以助药力。温覆令一时许，遍身漐漐，微似（《尔雅》释“似”为“嗣也”，即持续之义）有汗者益佳，不可令如水流漓，病必不除。若一服汗出病差，停后服，不必尽剂。若不汗，更服依前法。又不汗，服后小促其间，半日许，令三服尽。若病重者，一日一夜服，周时观之。服一剂尽，病证犹在者，更作服。若汗不出，乃服至二三剂。禁生冷、黏滑、肉面、五辛、酒酪、臭恶等物。

【提要】论太阳中风的证候、主方、药物煎服法及饮食禁忌。

【简释】太阳中风，概指《伤寒论》第1条“脉浮，头项强痛而恶寒”与第2条“发热，汗出，恶风，脉缓”等脉证。阳浮而阴弱，即脉浮缓之象与“荣弱卫强”之机制。卫阳抗邪，正邪交争，故热自发；营阴弱于内，不能自守，故汗自出。所谓“啬啬恶寒，淅淅恶风，翕翕发热”，是生动形象地描述了太阳中风、风寒束表之证候。此外，外邪束表，肺窍不利则鼻鸣；影响于胃，胃气上逆则干呕。对如此外感风寒营卫不和的证候，应以桂枝汤为主治方。方中桂枝辛温，解肌祛风；芍药酸寒，敛阴和营；生姜之辛，助桂枝以解表；大枣之甘，助芍药以和里；炙甘草味至甘而补中，调和诸药。全方五药配合，刚柔相济，相反相成，是于发汗中寓敛汗之旨，和营中有调卫之功，共奏助正祛邪、安内攘外之效。服用本方，尤须啜粥以助药力，使谷气得养，汗源得充，则微汗而解。

桂枝汤方后所注之服药法则，除了注重啜粥之外，还可归纳如下其他六个方面：①服解表药后，要嘱病人覆被2小时左右，达到全身微微汗出的效果，不可汗出过多，以免伤正而致邪仍不解；②中病即止，不必尽剂；③在6小时内将一剂药服完，每隔2小时服一次，若第一、二次服药后仍不出汗者，第三次服药时间可稍提前。清代温病名家吴鞠通所创的辛凉解表方银翘散，在服药时要求“病重者二时一服”“轻者三时一服”，即宗仲景之法而来；④对外感重者，要“一日一夜服”，采取日夜连续用药方法，务使药力接续，以祛外邪；⑤外感病服药一二剂，最多服至第三剂即应热退病愈或见效，否则不是辨证不准，就是选方有误，如若是病情已变，那么此时医者应重新辨证论治。这便是“乃服至二三剂”之义；⑥桂枝汤方后注指出“禁生冷、黏滑、肉面、五辛、酒酪、臭恶等物”，这在原则上提出了病人在服桂枝汤时的饮食禁忌问题。推而广之，服用其他方药治病，同样有饮食禁忌的问题，如在《伤寒论》其他不少条文的方后注文中出现“如桂枝汤法将息及禁忌”，即是此意。上述服药法则，特别是“半日许令三服尽”之法，不仅能提高桂枝汤的疗效，而且应视为解表剂治外感病的通法。

吕按：桂枝汤为仲景群方之冠，功能解表和里，外证得之调和营卫以解表，内证得之调和阴阳以和里，故前人王子接说桂枝汤乃和剂。《伤寒论》涉及桂枝汤的条文除本条外，还有以下28条，即第13、15、16、17、18、19、24、25、26、28、29、42、44、45、53、54、56、57、62、91、95、162、164、234、240、276、372、387条。《金匮要略》中涉及桂枝汤主要有两篇：一是妊娠病篇第1条治妊娠恶阻；一是产后病篇第8条治产后中风。此外，第十篇第19条有乌头桂枝汤；第十七篇第36条与《伤寒论》第372条相同。

## 二、桂枝汤证全书原文辑录提要

【原文】太阳病，头痛，发热，汗出，恶风，桂枝汤主之。（13）

【提要】承上条论桂枝汤的主治证候。

【原文】太阳病，下之后，其气上冲（指表证仍在）者，可与桂枝汤，方用前法（指桂枝汤方后的煎服法）。若不上冲（指表邪内陷）者，不得与之。（15）

【提要】太阳病误下后的不同证候及治法。

【原文】太阳病，初服桂枝汤，反烦不解者，先刺风池、风府，却与桂枝汤则愈。（24）

【提要】论太阳中风证邪气较重者，应采取针药并用法。

【原文】太阳病，外证未解，脉浮弱者，当以汗解，宜桂枝汤。（42）

【提要】论太阳病桂枝汤证。

【原文】太阳病，外证未解，不可下也，下之为逆。欲解外者，宜桂枝汤。（44）

【提要】论太阳病表证未解者禁用下法。

【原文】太阳病，先发汗不解，而复下之，脉浮者不愈，浮为在外，而反下之，故令不愈。今脉浮，故在外，当须解外则愈，宜桂枝汤。（45）

【提要】太阳病汗下后，脉浮者仍当解外。

【原文】病常自汗出者，此为荣气和，荣气和者，外不谐，以卫气不共荣气谐和故尔。以荣行脉中，卫行脉外，复发其汗，荣卫和则愈，宜桂枝汤。（53）

【提要】论杂病常自汗出的成因及治疗。

【原文】病人脏无他病，时发热，自汗出而不愈者，此卫气不和也。先其时发汗则愈，宜桂枝汤。（54）

【提要】论表病里和时发热自汗出的证治。

【原文】伤寒，不大便六七日，头痛有热者，与承气汤。其小便清者，知不在里，仍在表也，当须发汗，若头痛者，必衄，宜桂枝汤。（56）

【提要】根据小便清与赤而辨表里证治。

【原文】伤寒发汗已解，半日许复烦，脉浮数者，可更发汗，宜桂枝汤。（57）

【提要】论太阳病已解而复发的证治。

【原文】伤寒，医下之，续得下利，清谷不止，身疼痛者，急当救里；后身疼痛，清便自调者，急当救表。救里，宜四逆汤；救表，宜桂枝汤。（91）

【提要】再论表里同病的先后缓急治则。

【原文】太阳病，发热汗出者，此为荣弱卫强，故使汗出，欲救邪风者，

宜桂枝汤。(95)

【提要】论太阳中风荣弱卫强的证治。

【原文】伤寒大下后，复发汗，心下痞，恶寒者，表未解也，不可攻痞，当先解表，表解乃可攻痞。解表，宜桂枝汤；攻痞，宜大黄黄连泻心汤。(164)

【提要】论热痞兼表证未解的标本缓急治法。

【原文】阳明病，脉迟(章楠说："脉迟与脉缓相类。")，汗出多，微恶寒者，表未解也，可发汗，宜桂枝汤。(234)

【提要】论阳明病兼太阳病的证治。

【原文】病人烦热，汗出则解，又如疟状，日晡所发热者，属阳明也。脉实者，宜下之；脉浮虚者，宜发汗。下之，与大承气汤；发汗，宜桂枝汤。(240)

【提要】凭脉辨表里虚实之法。

【原文】太阴病，脉浮者，可发汗，宜桂枝汤。(276)

【提要】论太阴中风主脉与主治之方。

【原文】下利，腹胀满，身体疼痛者，先温其里，乃攻其表。温里，宜四逆汤；攻表，宜桂枝汤。(372)

【提要】论虚寒下利兼有表证的治则及主方。

【原文】吐利止而身痛不休者，当消息(斟酌的意思)和解其外，宜桂枝汤小和(指少少服用，不可过多)之。(387)

【提要】论里和而表未和的证治。

【原文】师曰：妇人得平脉，阴脉小弱，其人渴(按：尤在泾说"一作呕亦通")，不能食，无寒热，名妊娠，桂枝汤主之。方见下利中。于法六十日当有此证(按：《脉经》"当有此证"作"当有娠")，设有医治逆者，却一月，加吐下者，则绝之。(二十·1)

【提要】论妊娠早期之诊治及误治的处理。

【原文】产后风(按：新刻本作"产后中风"四字)，续之数十日不解，头微痛，恶寒，时时有热，心下闷，干呕，汗出，虽久，阳旦证(即桂枝汤证。《尔雅·释诂》："旦，早也。"桂枝一方，为众方之祖，故名阳旦汤)续在耳，可与阳旦汤。即桂枝汤，方见下利中。(二十一·8)

【提要】论产后中风持久不愈的证治。

## 三、桂枝汤方证纵横论

【方证释义】桂枝汤功能解表和里，外证得之调和营卫以解表，内证得之调和阴阳以和里。方中桂枝、生姜、大枣、甘草辛甘化阳，芍药、大枣、甘草酸甘化阴，全方能调阴阳、和营卫也。另外芍药甘草（汤）具有和里缓急之功，桂枝甘草（汤）具有振奋心阳之效，如此方中有方，法中有法，全在临证变通用之。吴谦·《医宗金鉴·订正仲景全书伤寒论注》中曰："而精义在服后须臾，啜稀粥以助药力。盖谷气内充，不但易为酿汗，更使已入之邪，不能少留，将来之邪，不得复入也。又妙在温覆令一时许，漐漐微似有汗，是授人以微汗之法也。不可令如水流离，病必不除，是禁人以不可过汗之意也。此方为仲景群方之冠，乃解肌发汗，调和营卫之第一方也。"总之，本方证是以风寒外袭，致营卫不和，或阴阳失调为主要病机的病证。根据《伤寒杂病论》的叙述，可归纳本方证为如下六点：①太阳中风，症见发热、汗出、头痛、恶风、鼻鸣、干呕、脉浮缓或浮弱等。②太阳病汗下后，外证未解，如下之后，其气上冲，或伤寒发汗已解，半日许复烦，脉浮数等。③营卫不和，症见常自汗出，或脏无他病，时发热、自汗出而不愈者。④表里证俱在，当先解表者。例如伤寒不大便六七日，而头痛有热，小便清者；心下痞而兼恶寒者；阳明病，脉迟、汗多、微恶寒者；病人烦热如疟，脉浮虚者；太阴病，脉浮者。⑤表里同病先治其里，而里和表未解者。如下利清谷或下利腹胀满，服四逆汤后清便自调，仍身体疼痛者；或霍乱病吐利止而身痛不休者。⑥《金匮要略》所述妇人产后风，续之数十日不解，头微痛，恶寒，时时有热，心下闷，干呕，汗出等；妊娠得平脉，阴脉小弱，其人呕，不能食，无寒热者，亦归本方证之范围。其舌淡红苔薄白，脉缓或弱。需要进一步说明的是，前人王子接等视桂枝汤为和剂，意思是本方不仅能调和营卫以解表，同时也能和里，与麻黄汤之专于发表及三承气之专于泻里者不同。正因为本方具有解表和里的功用，所以仲景不但用之于太阳病而胃气失和者，而且用于妊娠病。临床需掌握本方的适应证及禁忌证，灵活运用，方证相对，方可收到良效。

【方证歌诀】

辛甘微酸桂枝汤，芍药甘草枣生姜。
解肌发汗和营卫，内病失调和阴阳。
伤寒类方须研究，随症加减明主方。
背诵原文记方歌，术之与道圣书藏。

【方证鉴别】

1. **桂枝汤证（12）与麻黄汤证（35）** 桂枝汤是主治太阳中风之主方，麻黄汤是主治太阳伤寒之主方，二方都有一系列的加减之方。两方证都因外感风寒而形成太阳表证，都以恶寒发热、周身酸痛、头痛、脉浮为主。其主要区别有以下五点。①感受风寒有轻重：较轻者，名曰“太阳中风”；较重者，名曰“太阳伤寒”。②平素体质有强弱：体质较弱者，多呈现表虚证，即桂枝汤证；体质较强者，多呈现表实证，即麻黄汤证。③临床表现有不同：桂枝汤证汗自出而脉浮缓；麻黄汤证无汗而脉浮紧。脉缓与脉紧是相对而言，都是浮数之脉，由于前者汗出而表疏，故脉象偏于舒缓；后者无汗而表闭，故脉象比较紧急。④桂枝汤与麻黄汤虽都是发汗祛邪之剂，用法却有所不同：桂枝汤调和营卫而解肌，非“啜粥”“温覆”不足以汗自内发而祛邪；麻黄汤开发毛窍而解表，不必啜粥而自能发汗祛邪。⑤二方宜忌：复合“其人脉浮紧，发热汗不出”（16）等表实证者，不可用桂枝汤；服了麻黄汤，汗出表不解者，则宜用桂枝汤安内攘外、助正达邪。

2. **桂枝汤证、麻黄汤证、葛根汤证（31）三方合论** 三方皆为主治太阳病之方，但病机、证候有所不同。桂枝汤证与麻黄汤证之鉴别如上述，而葛根汤既有桂枝汤之全方，又有麻黄汤之主药。以方测证，则葛根汤证既有桂枝汤证之营卫失和证，又有麻黄汤证之表气郁闭证，唯以“项背强几几”（提纲证之一）为突出主症，故以葛根为主药治之。因此可以说，葛根汤证是介于桂枝汤证与麻黄汤证之间的一个中间证，亦可认为葛根汤为太阳病的代表方。临床之时，对于太阳病证候，既不适宜用桂枝汤，又不适宜用麻黄汤者，可考虑用葛根汤治之。《名医别录》说葛根“主治伤寒中风头痛，解肌发表出汗，开腠理……”，这解释了为何葛根可以作为太阳病主方之主药。张仲景的贡献还在于，他发现了葛根对“项强”的特殊疗效，被后世广泛重视，并发挥其应用。

3. **桂枝麻黄各半汤证（21）、桂枝二麻黄一汤证（25）、桂枝二越婢一汤证（27）三方合论** 三方皆为两方合用，开创了复方制剂之先例。细审其别，桂麻各半汤，助正之力与散邪之力相等，对邪郁较久而“不得小汗出”者，取其微汗而解；桂二麻一汤，助正之力多而散邪之力少，对发汗之后微邪仍郁于肌表者，取“解肌”之方略加发汗散邪之品治之，与上方对比，法较和矣。桂枝二越婢一汤证与桂麻各半汤证皆为太阳病“发热恶寒，热多寒少”之候，但前者为发病初起证，方用石膏之凉，变辛温之方为辛凉之剂，如此方法所治之证候，是非温病初起之治耶？后者为外感寒邪，“得之八九日”，病邪“为欲解”而未解之际，故取助正达邪之辛温小剂治之。二方相较，虽彼此一多石膏，一多杏仁，但关键是石膏辛以透表、凉以清热，则有辛凉解表之意，启后世之心思也。

## 四、桂枝汤证临床心得

**1. 桂枝汤功用与其治病要点**　柯韵伯说，桂枝汤“为仲景群方之魁，乃滋阴和阳，调和荣卫，解肌发汗之总方也。凡头痛发热，恶风恶寒，其脉浮而弱，汗自出者，不拘何经，不论中风、伤寒、杂病，咸得用此发汗，若妄汗、妄下而表不解者，仍当用此解肌，如所云头痛、发热、恶寒、恶风、鼻鸣、干呕等病，但见一症即是，不必悉具，唯以脉弱自汗为主耳……”（《伤寒来苏集》）

**2. 因地制宜活用桂枝汤**　《南阳活人书》有曰：“桂枝汤，自西北二方居人，四时行之，无不应验。江淮间唯冬及春可行之；春末及夏至以前，桂枝证可加黄芩一分，谓之阳旦汤；夏至后有桂枝证可加知母半两、石膏一两，或加升麻一分。若病人素虚寒者，正用本方，不必加减也。”

**3. 因病制宜活用桂枝汤**　《伤寒集验》曰：“桂枝参苓汤（即本方加白茯苓、人参各二钱），治汗吐下后胃虚而哕，怫郁面赤；桂枝附子红花汤（即本方去大枣，加附子、红花），治妇人伤寒表虚，自汗身凉，四肢拘急，脉沉而迟，太阳标病，少阴本病，经水适断；桂枝红花汤，治妇人伤寒发热恶寒，四肢拘急，口燥舌干，经脉凝滞，不得往来。即本方加红花一钱。”

**4. 桂枝汤在外有调和营卫之功，在内有调和气血之用**　刘渡舟先生对桂枝汤的功用作了归纳，他认为太阳病之中风证当用桂枝汤治疗，但桂枝汤却不仅限于治太阳中风证。如本属太阳伤寒证，经过汗下之后，表邪仍不解，或虽经汗解，但又复感风寒，病在表者，均可以用桂枝汤再行解表。为什么不用麻黄汤呢？这是因为病虽原属伤寒，但已经汗下，尽管表证仍在，也不宜再用峻汗之法。用桂枝汤可解肌发表，调和荣卫，虽发汗祛邪，但又不损伤正气。正如第57条所说：“伤寒发汗已解，半日许复烦，脉浮数者，可更发汗，宜桂枝汤。”还有一种情况，即有的病人内脏并没有什么病，只是不时地自汗出，或伴以发热，这是什么原因呢？这是因为“卫气不和”以及“卫气不共荣气谐和故尔”。也就是说，虽然病人营气和顺，但卫气不和，不能与营气密切协作，以致营卫各行其是，卫气不能外固，营阴不能内守，因而“常自汗出”，或“时发热自汗出而不愈”。这种既非太阳中风，又“脏无他病”的荣卫不和证，也要用桂枝汤在发病之前服药取汗，使营卫调和则愈……桂枝汤有双向调节的作用，能发汗止汗，发汗而不伤正，止汗而不留邪。在外他有调和营卫之功，在内则有调和气血之用。特点是以调和中焦脾胃阴阳为主，故可以调节气血、营卫等不和。观方中五药，其中生姜、大枣、甘草，皆可为厨中调料之品，有健脾开胃之功；桂枝芳香而味窜，能促进食欲，又有通阳、理气之效。此方乃古《汤液经》之绪余，抑为伊尹之手制欤？在《伤寒论》113方中，有桂枝的共计41方（吕按：

在《伤寒论》《金匮要略》252首方中，用桂枝组方者达75方，方后加减者还有4方），以桂枝（汤）进行加减的则不下29方。所以在临床中，桂枝汤的应用机会较多。(《伤寒论十四讲》)

**5. 叶天士对桂枝汤的灵活运用** 桂枝汤具有外和营卫、内和脾胃的作用，叶天士《临证指南医案》中运用桂枝汤原方的治案虽不多，但加减应用颇为广泛，无论风寒、温热，还是各种杂病，凡是病机上具有卫阳受伤、营气虚寒，或在里的阴阳不和、在外的营卫失调等，都可以本方化裁治疗，这对于灵活运用桂枝汤是极有启发意义的。关于叶天士对桂枝汤的运用。陈亦人先生详加分析，归纳如下。

（1）治外感病 叶氏运用桂枝汤治外感病，并不局限于风寒，也不一定是太阳表虚证。如虚人患外感，只有轻微的寒热，表明正气较虚，邪亦不重，用本方加人参、当归以益气养营，佐广（陈）皮以理气和中；治病后复感寒邪，见背寒、头痛、鼻塞等肺气失宣之症，用本方加杏仁以宣肺；治阴虚风温，气从左升，用桂枝汤加杏仁宣肺外，更加天花粉以生津清热；脉数促，苔白，不饥，寒热，汗出，初起腹痛，脐左有形，叶氏断为劳倦复感温邪，照理应用寒剂，但鉴于病延两旬又六，微咳有痰，并不渴饮，且寒来微微齿痉，足证营卫之气已经大伤，再延搁下去就有虚脱的可能，根据"随证治之"的原则，此时则应以复阳为急，故用桂枝汤去生姜的辛散，加黄芪、牡蛎以固护卫阳，希望营卫之气复，庶几寒热可解。(风门沈案、寒门某案、风温门某案、温热门曹案)

（2）治咳嗽 叶氏运用桂枝汤主治的咳嗽，大多由于阳伤饮结，或中虚少运，湿痰阻遏气分所致。所以在咳嗽的同时多伴形寒畏冷（间有发热）、头痛、苔白、脉沉细，或兼神疲，而且咳嗽往往缠绵不已，或虽暂愈却容易复发，针对这一病机，自以温阳化饮为治，故以桂枝汤温阳，或加杏仁苦降以肃肺，或加茯苓、薏苡仁淡渗以利饮，或加半夏辛燥以祛痰；如果阳虚较甚，芍药酸寒，生姜辛散，可减去不用；痰湿较甚，大枣的腻滞亦可不用；若因卫阳受伤而遇风则咳的，还可以加黄芪、白术、防风（玉屏风散）以固卫，佐当归以温营；若兼见津伤口渴，也可加入天花粉以生津止渴。(咳嗽门医案四则、王案、朱案、吴案，痰饮门黄案)

（3）治寒如疟 叶案所载的寒热如疟，既不是风寒之邪郁于肌表，也不是风热之邪羁留少阳，而是起于产后失调，或烦劳抑郁伤阳，以致阴阳并损，营卫循行失其常度，累及阳维所致。其证候特点是：恶寒多从背起，而后发热，热过无汗，故知不是疟邪，且寒热戌起丑衰，解时无汗，与外感表证亦不相同。由于寒热时作，经岁不痊，正气大虚，故脉衰（或脉空大，按之不鼓）、形夺（肌消神铄），但二便颇利，并不渴饮，亦非里热；气虚则血痹，故或兼经闭；中虚则金失养，故或伴久嗽；且多入暮倚枕，气自上冲，呛咳不已。这种如疟，固非桂麻各半汤等小发汗法所能治，亦非小柴胡汤等和解法所胜任，叶氏宗《黄帝内经》“阳维为病苦寒热”的理论，独创性地采用桂枝汤加当归、茯苓以宣通气痹、温养营分，或去芍药加鹿角霜以补奇脉，或另服回生丹以推陈致新。（调经门董案、产后门陈案、《种福堂公选良方》之沈案）

（4）治疟、泻、喘、痞　桂枝汤主治的疟疾，据案中所载，高年发疟，寒热夜作，胸闷不欲食，烦渴热频，虑其邪陷为厥，所以用本方和营达邪，因胸闷故去甘草，因烦渴热频，故加黄芩、天花粉、牡蛎清热滋阴（疟门孙案）。

关于所主的洞泄不已，乃是针对营气不振、清阳亦伤的病机特点，确定辛润宜减、甘温宜加的治疗原则，故用本方以煨姜易生姜，更加肉桂、人参、茯苓以增强养营温阳的力量。（便血门朱姓又案）

《伤寒论》中治喘，原有桂枝加厚朴杏子之制，叶案所载的喘证，因中焦虚而痰饮留伏，故亦用桂枝汤去甘草以温中，佐杏仁泻肺，茯苓、薏苡仁淡渗，这样，三焦得通则伏饮自化，然饮伏既久，有酿热之虑。又佐以糖炒石膏，因石膏借辛热能豁痰（《名医方论》），本身亦具镇坠能下胃家痰热的作用（《先醒斋医学广笔记》），故取其清热而不伤胃之意。至于对该证的诊断，如询问过去服药的情况，据其曾用苦寒不效，服三拗汤音出喘缓，知里有伏饮；再如询问以往的病史，据其曾有“呕逆下血”的宿恙，知中焦必虚。这对临床辨证亦颇有指导价值。（痰饮门某案）

叶氏运用桂枝汤治疗的痞证，主要病机是“中阳虚而旋运失司”，诊断方法同样是参考以往病历。患者精气内损，是皆脏病，过去用萸、地甘酸，虽然未为悖谬，但是，清阳先伤于上，阴柔之药反碍阳气之旋运，遂致中痞食减，再结合患者“食姜稍舒”的特有情况，证明这是辛以助阳的缘故，从而确诊为阳虚致痞。既属阳虚失运，那么，辛甘理阳自是正治，桂枝汤去芍药加茯苓自是针对性方剂。方证切合，“可效”也自是意料中事。理阳可效，那么，以往曾用黄芪、麦冬、枣仁诸药，反蒙上焦，肯定是极其悖谬了。（痞门沈案）

（5）治胃脘痛、腹痛、胁痛、身痛　桂枝汤主治的胃脘痛，多因劳力伤阳或久泄伤营而致，其特点为劳则痛作，得食自缓，虽亦间有得食而反痛甚的，但手按必少缓，再参合纳食不甘，嗳噫欲呕以及脉软形寒（或背寒）等，知胃阳败伤无疑，古谓“络虚则痛”，故用温阳养营的桂枝汤以治。若胃阳虚甚，故去芍药，加人参、茯苓以益气通阳，或加当归、桃仁以养营和血。由于证属虚寒，攻痰破气等药自当严禁使用。（胃脘痛门顾案、费案、某案、盛又案）

桂枝汤主治的腹痛，其特点如下：一为腹痛的时间较长，如腹痛两月，或当脐腹痛，发于冬季，春深渐愈；二为遇寒、过饥、劳动亦发；三为腹痛的同时多伴有嗳气，或心悸欲呕，或胸痹咽阻，或寒栗、冷汗，或周身刺痛等；四为脉象虚弱，如脉右虚、左虚弦数等。究其性质多属内损，若是妇女患者，则有经闭成劳之虑。这类腹痛，不是偏寒偏热可以攻病，也不是因寒投热，而目的在于温养气血以使条达，故使用桂枝汤加当归、茯苓以增强温营通阳之力。若寒较甚者，以肉桂易桂枝、炮姜代生姜；若阳虚较甚者，芍药也可不用；假如患者情怀少畅，必须开导其开怀安养，勿徒恃药物的作用。（产后门余案、调经门王案、腹痛门袁案）

至于所治的胁痛，属虚寒性质，案载左胁下痛、食入则安，是营分虚寒的确症，改用桂枝汤加当归、肉桂以温营止痛。（胁痛门沈案）

桂枝汤还有治疗身痛的作用，但《伤寒论》仅是治表证身痛，而叶氏却用以治内伤身痛。如案载劳力伤，身痛无力，用桂枝汤去生姜加当归、五加皮；又如脉虚身热，腰髀皆痛，少腹有形攻触，是因脏阴奇脉受伤，用桂枝汤加当归、茯苓。叶氏唯恐该病被误认为外感，而滥用发表的方法，故在案语中特别指出“不可作外感治”，是寓有深意的。（虚劳门邢案、腰腿足痛门吴案）

（6）治时常发疹　案载患者因气血凝滞，以致五六年来时常发疹。发时身不大热，每大便则腹痛里急。这种发疹既有数年之久，又有时常发作者，用过的治法一定很多，叶氏却据患者发疹时的证候特点，断为气血凝滞，指出当从郁病推求，因而采用桂枝汤去姜、枣加当归以温通营血，加酒制大黄、枳实以行气通滞。细绎方义，颇似桂枝加大黄汤，但比桂枝加大黄汤的作用更觉完备。（腹痛门徐案）

由于叶氏对于桂枝汤的运用大多属于虚寒性质，所以在三十一案中有十四案去了芍药，十四案加了茯苓，十五案加了当归，这样就可以大大增强温营通阳的力量。至于欲宣肺气可加杏仁，欲理中气可加广皮、枳实，欲益胃气可加人参，欲助卫气可加黄芪、白术、防风，欲温奇脉可加鹿角霜，以及用肉桂之温、半夏之燥、薏苡仁之利、桃仁之活血、大黄之通滞，还有天花粉之生津，牡蛎之固涩，黄芩、石膏之清热等，都有一定规律可循，值得深入研究。（《〈伤寒论〉求是》）

吕按：叶天士对中医学注重继承、善于创新的精神，堪称楷模。叶天士承前启后，是温病学说自成体系的开创者。以上陈亦人先生关于叶氏对桂枝汤的灵活运用，对叶氏医案中活用桂枝汤的归纳，很值得学习。叶氏在理论上、临床上对仲景医学有哪些系统的传承、发展、创新？叶氏成功的轨迹给我们留下了哪些思考及借鉴之路？请参阅笔者《仲景医学心悟八十论·寒温统一心悟》中的《叶天士为仲景医学传人与功臣论》一文。

6. **桂枝汤治疗小儿外感病**　董廷瑶先生为现代儿科名医，善于运用桂枝汤治疗儿科病。现将其相关论述录之于下。

（1）小儿外感病　桂枝汤在治疗小儿外感时，有重要作用，尤以小儿肌肤柔弱，肺脾不足，易见营卫失调、气血不足者多使用。吴鞠通有云："儿科用苦寒，最伐生生之气也。小儿春令也，东方也，木德也。其味酸甘……调小儿之病，宜甘多酸少。"桂枝汤正是如此。方内桂枝、生姜祛除风寒、扶卫暖中，寓有少火生气之意；草、枣、白芍酸甘生津、养营安内，而有资助化源之义。且汤内四药，每作调味之用，为脾胃之气的天然良品，而小儿服时不感其苦，亦一长处也。故本方及其类方能切合小儿阴阳俱稚而又生机蓬勃的体态，此亦是长期以来观察而有所点滴体会者。

（2）小儿厌食症　该病在目前临床上比较多见，以其独生子女，溺爱逾垣，家长希求其健康发育，凡事百依百顺，唯恐其饿，又虑营养不够，漫进滋补，久之阻碍摄纳，反令食欲不振。不食则强喂，越喂胃越呆，有的还要打骂，造成小儿精神紧张，营养紊乱，形体更弱，腠虚多汗，面色不华。大多舌净苔少，腹软无积，大便多秘，容易感冒，时常发热。凡此种种，都因食养不当、营养过剩之故。所以此病，既无积可消，又胃不受补。

我（董廷瑶）在临床实践中，以调和营卫的桂枝汤着手，仅用数剂就能使患儿知饥思食，确有意想不到的效果。桂枝汤方是体质改善剂、强壮剂、神经安定剂，或是里虚里寒、中焦化源不足、潜在虚弱的一张调节剂。所以尤在泾说："此汤外症得之，能解肌，去邪气；内证得之，能补虚调阴阳。"脾胃主一身之营卫，营卫主一身之气血。小儿营卫不和，能影响脾胃的气机。又因本病消之不宜，补亦不合，运用桂枝汤调和营卫，以促醒胃气，使之思食，故谓之"倒治法"。从药理配伍上来说，生姜助桂枝以和表气，大枣助白芍以调营阴，甘草合桂枝、生姜可辛甘化阳，具少火生气之意，甘草合白芍又能酸甘化阴，甘草合大枣则养脾胃资汗源，阴阳并调，乃有苏醒胃气之效。药虽仅五味，每作调味之用，与脾胃之气天然相应。桂枝汤又善能通心气，而心气和调，则舌能知五味。经言"心气通于舌，心和则舌能知五味矣"（《灵枢·脉度》）。厌食小儿常有其心理情志因素，故食入无味。本方能使舌知五味，又何愁食欲不开耶？桂枝汤的巧妙组合，形成了本方的多面性及临床应用的广泛性。尤以小儿稚质，随拨随应，药宜清灵。本病疗法，是遵古法。

当然，如有不同的兼症，须加减酌处。如舌红花剥，阴液不足者，选加养胃生津之品，如玉竹、百合、石斛、麦冬、生扁豆、生地等；鼻衄加茅根、藕节；便秘加生首乌润之，切忌泻剂；寝汗淋漓加麻黄根、糯稻根以止汗；舌淡阳虚，可入附子；虚寒腹痛，倍芍药加饴糖。若遇新邪感袭，须辨其重轻，另作化裁。[《中国百年百名中医临床家丛书》（董廷瑶）]

**7. 桂枝汤以“调”为主解析** 在《伤寒论》与《金匮要略》中，用之最广的方剂是桂枝汤。故柯韵伯说桂枝汤“为仲景群方之魁，乃滋阴和阳，调和营卫，解肌发汗之总方也”。反复研读仲景之书，结合临床实践认识到，桂枝汤具有调和营卫、调补气血、调理脏腑等多种作用，如果概括为一个字，那就是“调”的功效。其调的功效，旨在恢复机体的调节功能，增强机体本身的化生能力，使失调之营卫、气血、脏腑趋于和平。笔者有研究专文，节录如下。

（1）调和营卫 营卫不和者，概指肌表，《伤寒论》第16条曰：“桂枝（汤）本为解肌，若其人脉浮紧，发热汗不出者，不可与之也。常须识此，勿令误也。”第54条曰：“病人脏无他病，时发热自汗出而不愈者，此卫气不和也，先其时发汗则愈，宜桂枝汤。”第53条曰：“……以荣行脉中，卫行脉外，复发其汗，荣卫和则愈，宜桂枝汤。”以上3条说明，不论有无外感邪气，凡营卫不和证，皆宜桂枝汤“解肌”以调和营卫。其解肌祛邪之功，妙不可言，故陈修园说：“凡营卫不和者，得桂枝汤而如神。”

（2）调补气血 《素问·调经论篇》曰：“血气不和，百病乃变化而生。”病之始多为气血失调，桂枝汤调之可也。若失治误治，势必气血渐虚，则应于桂枝汤中加入补益气血之药。

（3）调理脏腑 气血失调以致气血不足，势必累及脏腑失调以致脏腑虚衰。关于脏腑虚衰的治法，《黄帝内经》有“阴阳形气俱不足，勿取以针，而调以甘药”之说。仲景根据这种原则，创制了一组桂枝汤加减方剂，视不同脏腑的病变，加减变通，以应病情。如损及心者，有炙甘草汤；损及脾者，有小建中汤、黄芪建中汤；损及肾者，有桂枝加龙骨牡蛎汤等。以上四方，皆为桂枝汤加减变通之方。

综上所述，桂枝汤具有外调营卫，内调气血、脏腑的多种功效。外调营卫着重在“调”，即通过调和营卫，恢复营卫的正常功能，以助正达邪。内调气血、腑腑，仲景常根据复杂的病情，在桂枝汤以“调”为主的基础上加入补益之药，以补促调，调补结合。须知桂枝汤能随着不同性质补药的加入，改变其调治重点，发挥不同效用。例如，加黄芪则益气，加归、地则补血，加饴糖则建中，加龙骨、牡蛎则涩精等。总之，桂枝汤的功效以“调”为主，调营卫，调气血，调脏腑。这正如徐忠可所说：“桂枝（汤）于阴阳内外无所不通。”生命在于调和，调和则生，不调则病。桂枝汤灵活变通可调治百病。（《金匮杂病论治全书》）

**8. 桂枝汤兼治病证** 左季云指出，桂枝汤乃调和阴阳、彻上彻下、能内能外之方，非仅仲景原文所论病条而已。想仲景立法之日，当是邪在太阳卫分时说法，就未言及别证皆可以用得。今人不明原意，死守成法，不敢变通，因其不识阴阳之妙，变化之机也。兹将经验病状，列举备采。

（1）胸腹病，背亦彻痛者　太阳之气，由下而上至胸腹，寒邪逆于太阳，则气机不畅，致胸腹痛，背亦彻痛。太阳行身之背，因腹中之气不畅，背亦受之。故桂枝汤可治之愈。

（2）通身寒冷　寒为太阳之本气，今见通体恶寒，是邪犯太阳之本气也。桂枝汤能扶太阳之气，故可治之愈。

（3）小儿角弓反张，手足抽掣　太阳行身之背，因风中于背之太阳，经气不舒，卒闭，故见角弓反张。桂枝汤力能宣太阳之风邪，故可治之愈。

（4）脑后生疮　脑后者，太阳经脉之所注也。风寒之邪，逆于脑后，抑郁成疮。桂枝汤宣散太阳之邪，故可治之愈。

（5）身痒，即周身皮肤作痒，时而恶风　周身毛窍，乃太阳寒水化气出路。风寒之邪，外干而不得入，逆于皮肤，抑郁生热，故周身作痒。桂枝汤能宣太阳抑郁之气，故可治之愈。

（6）足跟痛，痛彻腰骨　足跟与腰背，皆太阳经循行之道。因寒邪内闭，故见以上病形。桂枝汤能输太阳之气，故可治之愈。

（7）小儿腮肿，发热恶风　两腮近耳下，乃少阳、阳明地位，似不可与桂枝汤。今用此方可治之愈者，因其发热恶风，知太阳之邪逆于此也。

（8）小儿发热痘出　盖痘本胎毒，欲出于外，必得太阳真气鼓动，方能引痘外出。桂枝汤扶助太阳之气，气伸而毒尽越于外，不溃于内，故兼能治痘也。

（9）妇人妊娠恶阻　妇人初妊，经气卒然不舒，营卫之气不畅，故见恶阻。桂枝汤能宣营卫，协和阴阳，故可治之愈。

（10）中风下利，即发热、恶风、下利、日数十次　风邪犯太阳，则表气不通；表气不通则里气不顺，邪陷于下，故见下利。桂枝汤宣风外出，表气顺则太阳之气升而不陷，故利可愈。

（11）寒霍乱后，身犹痛者

（12）自汗盗汗，虚疟虚痢　柯韵伯曰："予常以此汤治自汗、盗汗、虚疟、虚痢，随手而愈。盖以芍药微苦、微寒，能益阴敛血，内和营气。先辈谓无汗不得用桂枝汤者，以芍药能止汗也。"

此方《伤寒论》尚有数症可用，至于加减变通，实多奇异，仲景已言之矣。学者细读仲景伤寒书，明其理而通其变，则得活泼之妙，内外兼备之道也。（《伤寒论类方法案汇参》）

**9. 虚人感冒**　张琪运用桂枝汤治疗虚人感冒，表现为自汗、发热、脉浮弱、舌白薄润者颇效。他说，本方的用法非常重要，必须恪宗《伤寒论》原方后服法。（《张琪临证经验荟要》）

**10. 桂枝汤方后注的意义** 裴永清教授对桂枝汤方后注作了认真分析。他说，在桂枝汤方后注文中有“服已须臾，啜热稀粥一升余，以助药力……半日许令三服尽……若汗不出，乃服至二三剂”。这一段方后注文，其意甚微妙。除“啜热稀粥”之外，其余诸内容，皆适用于临床治外感病的解表法和解表方，非独适用于桂枝汤。如桂枝加葛根汤、葛根汤、麻黄汤等专于发汗解表之方，在其方后注中均有“不须啜粥，余如桂枝法将息”之语。可见桂枝汤方后注文中的内容，除啜热稀粥之外，是仲景为治外感病解表之方所开创的特殊的服药方法，尤其是“半日许令三服尽”之语（6小时内将1剂药服完，每隔2小时服1次，最后一次还可以提前一些时间服），应当视为解表药的服药法则来遵循。桂枝汤的方后注文作为解表药的服药法则，归纳言之，至少有以下五个方面。

①服解表药后，要适当地令病人覆衣加被，约2小时，达到全身微汗出，不要汗出过多，以免耗伤正气而邪仍不解。

②要中病即止，不必尽剂。

③要在6小时内将1剂药服完，每隔2小时服1次，若第1、2次服后汗不出而病不解，第3次服药时间可稍提前。这一点《伤寒论》中明言：“凡发汗温服汤药，其方虽言日三服，若病剧不解，当促其间，可半日中尽三服。”这对于临床尤为重要。今人无论治外感病还是内伤杂病，常习惯于早、中、晚的日三服之法，甚或早、晚各服1次的日二服之法。不知这种日三服或日二服之法，对于治疗杂病里证尚可，而对于治疗外感病的解表法是极不适宜的，严格地讲是错误的。因为外感病为六淫外邪所致，外邪侵入，由表而起，变化甚速，稍有迟延，则变证百出，故有“汗不厌早”之训。《素问·阴阳应象大论篇》言：“邪风之至，疾如风雨。故善治者治皮毛，其次治肌肤，其次治筋脉，其次治六腑，其次治五脏。治五脏者，半死半生也。”早期及时治疗，使邪从表去，不得内传，这是治疗外感病的特定法则，与治疗一般内伤杂病不同。因此，仲景创“半日许令三服尽”之法，我们当如法遵行。清代温病名家吴鞠通所创的辛凉解表代表方银翘散，其服药方法要求“病重者二时一服”“轻者三时一服”，即是宗仲景之法而来。笔者近10年以来，始悟此理此法，应用其法治疗大人、小儿之外感收效甚速，常在数小时内热退表解，罕有超过二剂药而病不瘥者。这一疗效的提高，除了药与证相符外，究其原因，大抵功归于病人服第一剂药时“半日许令三服尽”之法。

④对于外感重者，要“一日一夜服”，行日夜连续用药方法，务使药力接续，以祛外邪。

⑤外感病，服药一二剂后而不效，最多服用到三剂，不可再多服了。言外之意，一个外感病服3剂后而病不愈，不是辨证不准，就是选方有误，或是外

邪因时间稍长而已变化，此时医者就要重新进行辨证论治。这便是“服至二三剂”之义（“至”，最也，极也。最多服到二三剂）。有悟于此，在临床论治外感病时，建议医者初投2剂药为宜，病愈则罢，病不愈则重新调治耳。倘若治外感病而投五六剂药，药与证相符则一二剂即愈，多余的药就浪费了，若药与证不符，又易延误病情。故治外感病不宜开“大堆药”。

桂枝汤方后注最后指出“禁生冷、黏滑、肉面、五辛、酒酪、臭恶等物”，这在原则上提出了病人在服药治病期间，饮食要有所忌。服桂枝汤有饮食忌口问题，推而广之，服用其他方药治病，同样有其相应的忌口问题。饮食之中有寒热温凉、补泻燥润之分，皆当据其病情而有所忌口。服药有饮食忌口，不仅仅是病情所需，同时也是保胃气之举。人有病无病，皆以胃气为本，有胃气则生，无胃气则死，保胃气对于治愈疾病是不可忽略的。在《伤寒论》第131条的大陷胸丸方后注文中，有“禁如药法”之句。这个“禁如药法”就是禁如桂枝汤饮食禁忌之法。可见，仲景已把桂枝汤方后注中的饮食所禁——“禁生冷、黏滑、肉面、五辛、酒酪、臭恶”等，当作服药忌口的法度提出。在临床实践中，常可遇到病人服药本已收效，然由于饮食所伤而使病情加重或复发者（所谓“食复”）。

总之，通过剖析桂枝汤方后注，我们了解到，治愈疾病不仅要辨证准确，组方精当，还要注意正确地选药、加工、炮制，用正确的煎药方法、服药方法，以及注意药效反应、饮食忌口等问题。这不仅仅是桂枝汤方后注所示，若纵观《伤寒论》所有方后注，可推究出仲景对某方某药的应用规律。如此诸般，若能仔细推敲方后注文，不仅能帮助我们读懂条文，深化辨证，更可得仲景辨证论治之法和规律，岂不幸哉！（《伤寒论临床应用五十论》）

## 五、桂枝汤古今医案赏析

### （一）伤寒医案

#### 1. 太阳中风表虚证

①汤左，二月十八日。太阳中风，发热，有汗，恶风，头痛，鼻塞，脉浮而缓，桂枝汤主之。川桂枝三钱，生白芍三钱，生甘草钱半，生姜三片，红枣六枚。

**原按：**大论曰：“太阳病，发热，汗出，恶风，脉缓者，名曰中风。”又曰：“太阳病，头痛，发热，汗出，恶风，桂枝汤主之。”观此二条，知桂枝汤证又名曰中风。所谓“名曰”者，知前人本有此名，仲圣不过沿而用之。唯严格言之，桂枝汤证四字，其义较广，中风二字，其义较狭。易言之，中风特桂枝汤证之一耳。又此中风非杂病中之中风，又非西医所谓脑溢血、脑充血之中风。中医病证名称每多重复，有待整理，此其一斑耳。至考此所以异证同名之理，盖为其均属风也。中之者浅，则仅在肌肉，此为《伤寒论》之中风。中之者深，则内及经络，甚至内入五脏，此为杂病之中风，所谓风为百病之长也。

仲圣方之药量，以斤两计，骤观之，似甚重。实则古今权衡不同，未许齐观。历来学者考证，达数十家，比例各异，莫知适从。且古今煎法服法悬殊。古者若桂枝汤但取初煎之汁，分之为三，曰一服，二服，三服。今则取初煎为一服，次煎为二服，是其间不无径庭。姑摒此种种勿论，简言之，吾师之用量，大抵为原方之什一（吕按：什，音义同“十”。什一，即十分之一），例如桂枝、芍药原作三两者，师常用三钱是也。余视证之较轻者，病之可疑者，更减半用之，例如桂、芍各用钱半是也。以此为准，利多弊少。

**曹颖甫曰**：桂枝汤一方，予用之而取效者屡矣。尝于高长顺先生家，治其子女，一方治三人，皆愈。大约夏令汗液大泄，毛孔大开，开窗而卧，外风中其毛孔，即病中风，于是有发热自汗之症。故近日桂枝汤方独于夏令为宜也。

**又按**：近世章太炎以汉五铢钱考证，每两约当三钱，则原方三两，一剂当得九钱，再以分温三服折之，每服亦仅得三钱耳。由是观之，原方三两，今用三钱，于古法正无不合也。(《经方实验录》)

**吕按**：桂枝汤为治疗太阳中风表虚证屡试不爽之千古良方。曹氏曰：“予用之而取效者屡矣。”用之一定要遵循其方后注。再者，仲圣方之药量如何切合当今临床用之，上述“又按”之说切合实用。

②余尝于某年夏，治一同乡杨兆彭病。先，其人畏热，启窗而卧，周身热汗淋漓，风来适体，乃即睡去。夜半，觉冷，覆被再睡，其冷不减，反加甚。次日，诊之，病者头有汗，手足心有汗，背汗不多，周身汗亦不多，当予桂枝汤原方：桂枝三钱，白芍三钱，甘草一钱，生姜三片，大枣三枚。又次日，未请复诊。后以他病来乞治，曰：“前次服药后，汗出不少，病遂告瘥。药力何其峻也？”然安知此方乃吾之轻剂乎？

**原按**：或谓仲圣之“脉证治法”似置病因、病原、病理等于不问，非不问也，第不详言耳。唯以其“脉证治法”之完备，吾人但循其道以治病，即已绰有余裕。故常有病已愈，而吾人尚未明其所以愈者。

**曹颖甫曰**：仲景非不言病因病理也。夫邪风外乘，乃病中风，欲救邪风者，宜桂枝汤，此非病因乎？卫不与营和，乃自汗出。风中肌肉，著于营分，而卫气不伤，故卫强而营弱。行气之卫气不伤，故毛孔自能出汗；行血之营气受困，故肌腠不能作汗，致皮毛与腠理显分两橛（jué，音绝。小木桩，此指两端），而不能相合，故曰不和，不和者，不合也。用桂枝汤以发肌里之汗，而

营卫自和矣。此非病理乎？读书能观其通，则思过半矣。（《经方实验录》）

**吕按：**仲景书详于证治，略于理论。论理之处言简意赅，若求其详，源于《黄帝内经》也。

**2. 太阳中风兼呕吐**　治一湖北人叶君。大暑之夜，游大世界屋顶花园，披襟当风，兼进冷饮，当时甚为愉快。顷之，觉恶寒，头痛，急急回家，伏枕而睡。适有友人来访，乃强起坐中庭，相与周旋。夜阑客去，背益寒，头痛更甚，自作紫苏生姜服之，得微汗，但不解。次早乞诊，病者被扶至楼下，即急呼闭户，且吐绿色痰浊甚多，盖系冰饮酿成也，两手臂出汗，抚之潮，随疏方，用：桂枝四钱，白芍三钱，甘草钱半，生姜五片，大枣七枚，浮萍三钱。加浮萍者，因其身无汗，头汗不多故也。次日，未请复诊。某夕，值于途，叶君拱手谢曰，前病承一诊而愈，先生之术，可谓神矣！

**原按：**一病一证之成，其病因每不一而足。本案示“风”之外，更有“冷饮”，外为风袭，内为饮遏，故见证较前案多一“吐”字，可见病人之证随时变化，决不就吾医书之轨范。而用药可加减，又岂非吾医者之权衡，观本方用生姜五片可知矣。

**吕按：**本案方中之生姜应适当加量，取其温胃化饮以止吐。所加浮萍味辛性寒，功能发汗解表。

**3. 太阳中风兼下利**　谢先生。三伏之天，盛暑迫人，平人汗流浃背，频频呼热，今先生重棉叠衾（qīn，音亲。被子），尚觉凛然形寒，不吐而下利，日十数度行，腹痛而后重，小便短赤，独其脉不沉而浮。大论曰：太阴病，脉浮者，可发汗，宜桂枝汤。本证似之。川桂枝钱半，大白芍钱半，炙甘草钱半，生姜二片，红枣四枚，六神曲三钱，谷麦芽炒各三钱，赤茯苓三钱。

**原按：**谢君先是应友人宴，享西餐，冰淇淋汽水，畅饮鼓腹。及归，夜即病下利。三日不解，反增剧。曾投轻剂乏效。愚则依证治之，虽三伏之天，不避桂枝。服后果表解利稀（按：利渐止），调理而瘥。本案不吐而下利，又异于前案，所谓证有变化是也。吐者为胃不和，利者为肠不和。然而能吐能利，胃肠尚有抗毒逐邪之功能，病未得进也。大论《太阴篇》云：“太阴病，脉浮者，可发汗，宜桂枝汤。”舒氏疑本条有误，当以理中为主，内加桂枝云云。说似有见。然而理中加桂枝为偏里，桂枝汤为偏表，今脉浮，表证重，故宜桂枝汤。况曰“宜”，而不曰“主之”，其宾主层次之分了然矣。

**曹颖甫曰：**本案桂枝汤证实为太阴病，盖桂枝汤为证见脉浮之本方，虽重棉叠衾，尚觉恶寒，有似麻黄汤证，不知桂枝汤证原自有啬啬恶寒者，况脉浮而不紧，其不为麻黄汤证明矣。因下利之为食滞也，加六神曲、炒谷麦芽；因小便短赤也，加赤茯苓，可以悟随证加减之法矣。

**又按**：本年（二十五年）六月二十四日起，天时突转炎热，友人沈君瘦鹤于其夜进冰淇淋，兼受微风。次日，即病。头胀，恶风，汗出，抚其额微冷，大便溏泄，复发心悸宿恙，脉遂有结代意。与桂枝，白芍，炙甘草各钱半，生姜一片，红枣六枚切。夜服此，又次早醒来，诸恙悉平。唯心悸未愈，乃以炙甘草汤四剂全瘥。诸方均不离桂枝。又越日，孙椒君以进梅浆，病下利，恶风，冷汗出，头胀，胸闷，骨酸，腿软，不欲食而呕，一如沈君，给方与沈同。唯孙君以午夜市药，药肆不备红枣，任缺之。服后，一时许，热汗漐漐遍体，舒然睡去。翌早醒来，不知病于何时去。然则桂枝汤实为夏日好冷饮而得表证者之第一效方，又岂唯治冬日北地之伤寒而已哉？夫伤寒而必限于北地，北地而必限于冬日，抑何固执之甚邪？使有见我治沈、孙之方，而曰："桂枝生姜皆辛热之品，值此炎令，何堪抱薪救火？甘草、大枣又悉甘腻之物，甘增中满，腻能恋邪。若芍药之酸收更属不合。综药五味，乃无一可用者。"若病者无坚决之信仰，聆此评语。得毋弃吾方而不敢服乎？

然而桂枝汤证之病理如何？桂枝汤之药理又如何？至此，不能不有所解说。在余未陈己意之前，姑略引诸家之说，以资参考。……众说纷纭，吾将安从？

虽然，我侪自当从实验中求解决，安可囿于前贤近哲之说，以自锢也哉？今有桂枝汤中风证患者于此，恶风头痛，发热汗出，诸状次第呈现。顾汗出不畅，抚之常带凉意，是可谓之曰"病汗"。设其人正气旺，即自疗功能强者，其发热瞬必加甚，随得畅汗，抚之有热意，于是诸状尽失。可知一切毒素（包括外来之病原物及内蕴之排泄物）已随此畅汗以俱去，此所谓"法当汗解"是也。设其人正气不足以致此，则必须假外物或动作以为助，例如啜滚热之茶汤可以助汗，作剧烈之运动，就温水之沐浴，亦皆可以助汗。方法不一，致汗则同（当炎暑之日，吾人周身舒适无汗之时，偶作此三事，则致汗甚易，可为明证）。及此汗出，病亦寻差。然而中风证之重者，又非此简易疗法所可得而已，何况啜水太多，胃不能容，运动就浴，又易伤风，于是乎桂枝汤尚矣。

及服桂枝汤已，须臾，当饮热稀粥一小碗，以助药力，且卧床温覆。一二时许，将遍身漐漐微似汗出，病乃悉去。此汗也，当名曰"药汗"，而别于前之"病汗"也。"病汗"常带凉意，"药汗"则带热意。病汗虽久，不足以去病；药汗瞬时，而功乃大著，此其分也。有桂枝证者来求诊，与桂枝汤，告之曰："服此汗出，病可愈矣。"彼必曰："先生，我本有汗也。"夫常人不知病汗、药汗之分，不足为责。独怪一般医家尚有桂枝汤能发汗、能止汗之辩，呶呶（náo，音挠。喧哗）相争，无有已时，不知以中风证而服桂枝汤，"先得药汗"，是"发汗"也，"病汗"遂除，亦"止汗"也。是故发汗、止汗二说，若以为非，则均非，若以为是，则均是，惜乎未观其通，尚差一筹耳。（《经方实

验录》）

吕按：《经方实验录》是由曹颖甫著，门人姜佐景整理而成，间附有姜氏验案。以上所录太阳中风案2则及兼呕吐与兼下利案各1则，看似平淡无奇，实则经验可贵。该书姜氏在整理时加了按语（即“原按”，以与笔者之“吕按”区别），曹师于审阅时逐案加上批注评语，即“曹颖甫曰”与“又按”内容。其师生按语之议论，是多年临证运用桂枝汤之心得，颇多发挥性见解，如“桂枝汤实为夏日好饮冷而得表证者之第一效方……”，以及“病汗”“药汗”等解析。认真阅读之，思考之，心领神会之，则桂枝汤之运用，思过半矣。章太炎说：“中医之成绩，医案最著。”故学习经典，学习经方，不可不读点名家经方医案也。

**4. 太阳中风兼心悸（心房纤颤）**　某男，51岁。1994年2月8日就诊。述昨日外感风寒，恶风发热，时自汗出，心中惮惮，脉浮缓而参伍（吕按：参伍即三五。参伍不调为房颤的特点）不调，苔白。心电图检查示：快速型心房纤颤。因临近春节，患者不愿住院，故院外治疗。此太阳中风，营卫不和之证，虽有房颤，亦当先解其外，用桂枝汤、桂甘龙牡汤、茯苓杏仁甘草汤合方。处方：桂枝12g，白芍12g，炙甘草6g，龙骨30g，牡蛎30g，茯苓15g，五味子10g，杏仁10g，大枣6枚，生姜10g。2剂。嘱药后啜粥温覆取汗，如桂枝汤法将息。结果，1剂后汗出体和，外感遂愈，房颤亦止。观察数月，房颤无复发。［高飞．国医论坛，1996（6）：19］

吕按：《难经·十四难》曰：“损其心者，调其荣卫。”本案以桂枝汤为主方调和营卫，加龙牡镇心神，与五味子合用并能敛心气，故外邪解除，房颤亦止。

**5. 太阳伤寒，发汗病不解**　患者，男，30岁。1985年春某日诊。为笔者大学时同窗，来省中医院进修。夜读劳倦，汗出中风，因而发热，恶寒，无汗，头痛，周身酸痛，体温38.7℃。服安乃近后大汗出，寒热稍减而病不解，动则汗出，脉浮数，舌质偏红苔薄白。病已4日，服银翘解毒丸亦不效。证属发汗太过，表气已虚，余邪未尽。想到《伤寒论》第57条曰：“伤寒发汗已解，半日许复烦，脉浮数者，可更发汗，宜桂枝汤。”处方：桂枝30g，白芍30g，炙甘草20g，生姜30g，大枣12枚。以水900ml，微火煮取300ml，去渣分3次温服。患者为求速效，竟1次服下，约半小时后喝稀米粥一碗，盖被入睡，2小时后醒来，遍身微似汗出，诸症若失。这正如陈修园所说：“凡营卫不和者，得桂枝汤而如神。”（《经方新论》）

吕按：此案以原文为指导，方证相对时，其剂量用到“火候”为求得速效之诀窍。

### 6. 虚人感冒

①某男，67岁。经常感冒，往往一两个月接连不断，症状仅见鼻塞咳痰，头面多汗，稍感疲劳。曾服玉屏风散，半个月来亦无效果。我用桂枝汤加黄芪。患者服后自觉体力增强，感冒随之减少。此证同样用黄芪而收效不同，理由很简单，桂枝汤调和营卫，加黄芪固表，是加强正气以御邪；玉屏风散治虚人受邪，邪恋不解，目的在于益气以祛邪。一般认为黄芪和防风相畏相使，黄芪得防风，不虑其固邪，防风得黄芪，不虑其散表，实际上散中寓补，补中寓疏，不等于扶正固表。正因为此，如果本无表邪，常服防风疏散，反而给予外邪侵袭的机会。(《谦斋医学讲稿》)

**吕按：**以上解析桂枝加黄芪与玉屏风散功用之区别，以及防风的功用，值得细心领会。

②吴某，男，47岁。1984年3月10日就诊。患者入春以来，经常感冒，自觉周身不适，酸疼胀痛，关节胀痛，背部如冷水浇样。洒淅恶寒，不发热，鼻塞流清涕，舌苔白润，脉浮而软。拟用桂枝汤加味：桂枝10g，白芍10g，甘草6g，防风6g，威灵仙10g，生姜3片，大枣3枚，嘱服2剂。服药后，患者告谓，身如日浴，温暖如常，诸症如失。遂以原方加生黄芪15g、白术10g，再服2剂告愈。

**原按：**南方的春天，每多久雨低温，若素体阳虚之人，在春寒雨季，终日身寒洒淅，诸身酸痛，困重不适，用桂枝汤佐以祛风药，每多获效。桂枝汤治虚人感冒是首选方，本案加入祛风的防风、威灵仙，既可疏风胜湿，又可达表祛邪。表证已罢，再合玉屏风散，使之益气固表与调和营卫并行，以求治本。(《伤寒实践论》)

**吕按：**陈瑞春教授还以桂枝汤加味，治疗下列病证（笔者略加整理）。①肩周炎：用桂枝汤治肩周炎，其机制是调和营卫，温通经络，临证可据病证而稍事加味，酌加秦艽、威灵仙祛风，加桑枝、鸡血藤养血通络，加当归、姜黄活血止痛，加川乌、草乌温阳镇痛；若经年久痛，尚可加桃仁、红花等活血祛瘀之品。总以审其症、择其药，增强原方功效为宗旨。②夏日腹泻：用藿香正气散治时行腹泻已成习惯，但对夏天的腹泻，尚嫌其表散太过，若用桂枝汤适当加味，健运脾胃，振奋中焦，拨乱反正，有高于藿香正气散之处。③肌肉痛：四肢肌肉疼痛，多责之于风湿痹痛，一般从活血祛风定痛求治。然而，临床上营卫不和、气血不足者，用桂枝汤调和营卫，稍佐通经活络的药物，亦为常法之一。④身痒：身痒多责之于血热有风，或是阴虚血亏生风。其实属于营卫不和者，亦不乏其例。其特点是，身痒无明显皮疹，搔抓之后亦无痕迹，亦无阴虚、便结等燥象。故身痒者，不能以凉血祛风药统治。用桂枝汤调和营卫，亦属正治之举，但应佐入疏风止痒药。⑤自汗：多属营卫失和，卫气不固，可用桂枝汤合玉屏风散；久之可致卫阳虚，可用桂枝加附子汤。⑥盗汗：论中有“男子平人，脉虚弱细微者，喜盗汗”（六·9）的记载。未说白天为自汗，晚上为盗汗；醒则为自汗，睡则为盗汗之区别。实际上，临床汗出之病机多属营卫不和。细察其舌质淡，脉象浮缓，而无阴虚内热之征，桂枝汤的调和营卫可获效。顺便提出，小儿夜间出汗，如无他病，舌质偏淡者，用桂枝汤加龙骨、牡蛎、浮小麦，治疗多例，亦获显效。

### （二）杂病医案

#### 1. 内科病

（1）汗出恶风　骆某，男，50岁，1971年8月某日初诊。时届盛暑，仍着棉衣棉裤。据云极畏风寒，自汗时时，越出汗越畏风，脱去棉衣即感风吹透骨，遍身冷汗，因而虽盛暑亦不敢脱去棉衣，深以为苦。其人平素纳食少，乏力倦怠，尚无其他症状。诊为正气虚弱，营卫失调，予桂枝汤5剂。5天后又来诊，已不畏风，能骑自行车来，且已脱去棉衣改穿夹衣，汗也减少，嘱再服3剂。约半个月后带另一患者来……是时已着单衣裤，并且说已不畏风，也不自汗。［祝谌予. 中级医刊，1979（1）］

吕按：本案为杂病营卫失调证，有是证即用是方，方证相对，故服桂枝汤8剂而治愈。

（2）汗证

①自汗：林某，青年渔民。体素健壮。某年夏天午饭后，汗渍未干，潜入海中捕鱼，回家时汗出甚多，自此不论冬夏昼夜，经常自汗出。曾就诊数处，以卫阳不固论治，用玉屏风散及龙、牡、麻黄根等，后来亦用桂枝汤加黄芪，均稍愈而复发。到某医院诊治，疑有肺结核，经X线透视，心肺正常。经过多年，体益疲乏，皮肤被汗浸呈灰白色，汗孔增大，出汗时肉眼可见。汗出虽多但口不渴，尿量减少，流汗时间午、晚多而上午少，清晨未起床前，略止片刻。自觉肢末麻痹，头晕，唯饮食如常，虽未病倒，但不能参加劳动。脉浮缓重按无力。沉思此病起于流汗之际，毛孔疏松，骤然入水，水湿入侵肌腠，玄府骤闭，汗污不及宣泄，阻于营卫之间，开阖失度。其病虽久，脏气未伤，故脉仍浮缓，应微发其汗以和营卫。处方：桂枝梢9g，杭白芍9g，炙甘草3g，大枣7枚，生姜9g，水1碗煎六分。清晨睡醒时服下，嘱少顷再吃热粥1碗，以助药力，静卧数小时，避风。第三天复诊：服药后全身温暖，四肢舒畅，汗已止。仍照原方加黄芪15g，服法如前，但不啜粥，连进2剂，竟获全功。其后体渐健壮，7年未复发。［刘少轩. 福建中医药，1964（5）：35］

**按：**该案辨证论治准确，其服药时间亦是取效的关键。

②头汗：郁某，女，65岁。两年来头汗溱溱，虽寒冬腊月安静之下亦汗出不止，汗出以前额为多，饮食、二便如常，无其他不适。面色皖白，脉浮缓，舌尖红，苔薄白。处方：桂枝10g，白芍12g，炙甘草5g，生姜3片，红枣6枚。煎取汁，送吞桑叶末10g，连服3剂，头汗渐减，10天后告愈。[施泽忠. 浙江中医药，1979（5）：160]

**吕按：**本案以桂枝汤调和营卫，送服桑叶末者，以头汗出与舌尖红合参，为上焦有热，取之疏散风热于上也。

③汗出偏沮：孙某，男，39岁。患者左半身经常出汗，而右半身则反无汗，界限分明。脉缓而略浮，舌苔薄白。《素问·阴阳应象大论篇》曰："左右者，阴阳之道路也。"此证脉浮而缓，为虚风在经，荣卫不调，左右气血不和，以致阴阳乖戾而为病。治法：解肌发汗，调和阴阳，调谐气血。处方：桂枝汤。服后啜粥取微汗，从此其病获愈。(《伤寒论十四讲》)

**吕按：**本案以《黄帝内经》理论指导辨证处方而取效。

（3）虚劳　高某，女，38岁。素体不足，脾虚胃弱，常易感冒，弱不禁风，医者双补气血，如八珍汤之类，亲友馈赠补品满桌，越补胃纳越差，虚证不除，始邀笔者诊治。劝其杜绝补药、补品，以稀饭青菜为主。处方用桂枝汤加入黄芪益气固表，炒麦芽、谷芽消食，用黄连1g苦味健胃。调治三五日，胃口渐开，食欲日增，心悸、气短、头晕等诸症好转，守方守法服药10余日，虚弱之体渐趋康复。[吕志杰. 河南中医药学刊，1994（2）：20]

**吕按：**本案取效之关键是杜绝温补，以桂枝汤加味调和营卫，健胃消食。

**2. 外科病**

（1）脑疽病　虞师舜臣尝曰："一二八之前，闸北有一老妇。其子服务于邮局。妇患脑疽病，周围蔓延，其径近尺许。启其所盖膏药，则热气蒸蒸上冒。头项不能转侧。余与余鸿孙先生会诊之，三日不见大效。四日诊时，天色已晚，见病者伏被中，不肯出。询其故，侍者曰，每日此时恶寒发热汗出。余乃悟此为啬啬恶寒，翕翕发热之桂枝汤证。即用桂枝五分，芍药一钱，加姜草枣轻剂投之。次日，病大减。遂逐日增加药量，至桂枝三钱，芍药五钱，余三味亦如之，不曾加他药。数日后，竟告痊愈云。"

**原按：**脑疽，病也。虞、余二先生先用治脑疽法治之，三日不见大效。及察知患者有桂枝汤证，试投桂枝汤，用桂枝不过五分，芍药不过一钱，姜草枣又皆和平之品，谅其为效也当仅矣。然而功出望外，毋怪虞师之惊奇。且用独方而竟全功，更可见唯能识证者方能治病。何况仲圣方之活用，初非限于桂枝一汤，仲圣所以于桂枝汤加减法独详者，示后人以楷模耳。果能将诸汤活而用之，为益不更大哉？由是细研，方知吾仲圣“脉证治法”之真价值。

**曹颖甫曰：**丁甘仁先生有言，脑疽属太阳，发背属太阳合少阴。二证妄投凉药必死。旨哉言乎！尝记予少时，居江阴东乡之后塍（chéng，音丞。田间的土埂子，此指地名），有蒋昆田者，中医也，尝患脑疽，家居不出，三日。先考遇之于市上，问所患，曰，愈矣。问何法治之，曰，桂枝汤耳。问用桂枝几何，曰四分耳。以四分之桂枝，能愈脑疽，宜虞生用五分之有特效也。唯蒋之证情轻，故四分已足。老妇之证重，故加至三钱。若狃（niǔ，音扭。因袭，拘泥）于蒋之四分，而援以为例，设遇重证当用三四钱者则殆矣。(《经方实验录》)

**吕按：**上述治例与曹氏所述案例，言之凿凿，不容置疑。如此平淡之方却可治愈如此重病！这就是中医药的神奇。其中宝贵经验有三：一是方证相对，有是证者，用是方也；二是采取试病法，先以小剂量试之，如此对缺乏经验者很实用；三是处方之剂量以切合病情为宜。

（2）瘾疹（荨麻疹）

①有一次，我看一位老年人，浑身出很严重的荨麻疹，越到夜晚痒得越厉害，睡不好觉。虽然是个小病，但对上了年纪的人来说也是影响健康的。找过很多大夫，凉血、清热、疏风、解湿毒的方子都服过，白鲜皮、地肤子、苦参、荆芥、防风也都用过，就是不好。我一看，他的脉浮而缓，就问他：“你这个疹子除了浑身痒，还有没有其他的病证啊？”他说：“我怕风，有时候还发热，发热的时候就出汗，出汗的时候就怕风。”这就和桂枝汤证发热、汗出、恶风、脉浮缓的主症吻合了，所以我毅然开了桂枝汤的原方，并嘱咐他吃药以后喝点儿热粥，盖上被子出点儿汗。果然，他吃药以后汗出了，疹子就退了，后来就掉疹子的皮屑，病就好了。从这个病例，我们可以看出抓主症的重要性。(《刘渡舟伤寒论讲稿》)

**吕按：**本案说明，对于任何一种病候，中医都要善于抓住主症特点，而仲景书之原文，就是“抓主症”的精华组合。这种组合是某种病证之病机特点的反应。如此方证相应，疗效神奇！

②冯某，女。患风疹病 7 年余（西医诊为“荨麻疹”)，服中西药后效不显，皮肤瘙痒，时发时止，风疹团块泛现周身。初诊时曾投以当归饮子 7 剂，不效。二诊时改以麻黄连轺赤小豆汤，又不效。反复再诊，询知恶风明显，易汗出，舌淡有痕，更投桂枝汤加生黄芪以益气固表、调和营卫。处方：桂枝 12g，白芍 12g，生姜 3 片，大枣 7 枚，炙甘草 6g，生黄芪 12g。连服 5 剂，疹消痒止。后以四物汤加桂枝以疗其经少色淡，其病亦愈。数年后探望母校，告之其病未发。

**原按：**营卫不和可致自汗出，医人皆知。殊不知在表之营卫不和亦可致风疹身痒。《伤寒论》第 23 条曾云“太阳病……面色反有热色者，未欲解也，以其不能得小汗出，身必痒”，因其为外感风寒所致，故以桂麻各半汤治之。本案非外邪所感，乃杂病之营卫不和，身痒自汗，故投桂枝汤加味而愈，不在解表邪，而旨在调营卫。上述验案所谓“风疹”，即《金匮要略》第五篇第3条所述“瘾疹”。(《伤寒论临床应用五十论》)

**吕按**：《伤寒论临床应用五十论》的作者是裴永清，裴氏为刘渡舟先生的研究生。上述治例，一是老年人，一是青年学生，都患“荨麻疹”，都从治疗失败中吸取教训，抓主症而用经方，始获良效。

③姚某，女，32岁。1964年5月25日初诊。自诉肌肤寒凛已有数年。近年皮肤作痒，如虫行感。检查：皮肤间无明显皮损，划痕试验阳性，舌苔薄，脉浮缓。证属血虚风邪外客，营卫不和，气血失调，以致肌肤失于濡养……治以调和营卫，养血祛风。处方：桂枝4.5g，白芍、当归各9g，生姜2片，大枣5枚，炙甘草3g。服11剂后，肌肤瘙痒减轻，肢体寒凛亦渐温和，续服原方7剂，获愈。[顾伯康. 浙江中医杂志，1965（5）：30]

**吕按**：此例即西医学所述的“划痕性荨麻疹”。

**3. 妇科病**

**月经后期** 王右，无表证，脉缓，月事后期而少，时时微恶寒，背部为甚，纳谷减，此为血运迟滞，胃肠虚弱故也，宜桂枝汤以和之。川桂枝三钱，大白芍三钱（酒炒），炙甘草三钱，生姜三片，大枣十二枚。

**原按**：于此有一要点须注意及者，即本案王右服桂枝汤后是否汗出也？曰：不汗出，但觉周身温暖而已。然则桂枝汤果不能发汗乎？曰：发汗与否乃服后之现象。服后之现象等于方药加病证之和，非方药可得而独专也。详言之，桂枝汤必加中风证，乃得“药汗”出；若所加者非中风证，而为如本案之里证（故名此以别于太阳中风之表证），必不得汗出，或纵出而其量必甚微，甚至不觉也。吾人既知此义，可以泛应诸汤。例如服麻黄汤而大汗出者，必其人本有麻黄汤证；服承气汤而大下者，必其人本有承气汤证。反之，加麻黄汤于承气证，加承气汤于麻黄证，则欲下者未必剧汗，欲汗者未必剧下，有可断言者。然而病之形能既乱，于是坏病成矣。

或问曰：桂枝汤既能治表证，又能治里证，表里不一，方药却同，亦有仲圣之言可资证明乎？曰：“师曰：妇人得平脉，阴脉小弱，其人渴，不能食，无寒热，名妊娠，桂枝汤主之。”夫曰“无寒热”，非即无表证之互辞乎？曰“不能食”而“渴”，非即胃肠虚寒，不能化谷食为精微乎？曰“名妊娠”，非即谓无病而更无表证乎？

或又曰：若是论之，桂枝汤直是一首补方，纵令完全无病之人，亦可服此矣。曰：何莫不然？唯严格言之，平素肠胃实热，血压亢进之人，究不甚宜，毋须一试。若夫素体虚寒之老人及妇女服此，诚有意想不到之效力。故仲圣以本汤为温补主方，加桂即治逆气冲心，加附子即治遂漏不止，加龙骨牡蛎即治盗汗失精，加白芍饴糖即治腹中痛，加人参生姜芍药即治发汗后身疼痛，更加黄芪当归即泛治虚劳，去白芍加生地麦冬阿胶人参麻仁，即治脉结代心动悸，无一非大补之方。综计伤寒论中，共一百一十三方，由桂枝汤加减者乃占二十余方。然则仲圣固好用补者也。谁谓伤寒方徒以攻劫为能事乎？

**曹颖甫曰：**本案桂枝汤证亦当属诸太阴。盖桂枝汤一方，外证治太阳，内证治太阴，仲师于两篇中既列有专条矣，此又何烦赘说！唯以此治太阳证，人所易知，以之治太阳病之系在太阴者，为人所不信，自有此验案，益可见仲师之言，初无虚设矣。夫仲师不云太阴病，腹满而吐，食不下，自利腹痛乎？设太阴病遇浮缓之太阳脉，即桂枝汤证矣。(《经方实验录》)

**吕按：**本案之“月事后期而少”，为里虚而“血运迟滞”；其“时时微恶寒”，为表虚而卫外不固。曹氏融会贯通“仲师之言”，领悟到“桂枝汤一方，外证治太阳，内证治太阴”。以该方之组合，辛甘化阳，酸甘化阴，总之为调补阴阳之方。若表证而虚者，服桂枝汤后，“温覆”、喝“热稀粥”，微微发汗，可治太阳中风；里证而虚者，桂枝汤调补气血，如本案可治“月经后期而少”。

**4. 儿科病**

（1）伤风　和寒张奇峰女，周岁余，咳嗽发闷，潮热不乳，虚汗淫淫。迎余视疗，但见小儿鼻窍壅塞，偎藏母怀，此属外感伤风之证。当用仲景桂枝汤：桂枝尖一钱，白芍一钱，甘草一钱，大枣一个（去核），生姜两片，煎成令儿饮两酒杯，病减半，又服两酒杯，诸症皆愈。[《二续名医类案》(翟竹亭)]

**吕按：**仲景书没有小儿病证治专篇（恐有亡佚），但个别方证涉及小儿。如《金匮要略》第七篇第 14 条小青龙加石膏汤方后注曰：“……强人服一升，羸者减之，日三服。小儿服四合。”以上所述举一反三可知，凡是仲景之方，对小儿病之方证相对者，皆可用之，只不过应酌情减少剂量。上述名医案例可见一斑。

（2）急惊风　柯某之长子，1 岁半，住云南省昆明市。1922 年阴历九月初六日晨，寐醒抱出，冒风而惊，发热，自汗，沉迷，角弓反张，手足抽搐，目上视。指纹赤而浮，唇赤，舌淡白，脉来浮缓。由于风寒阻遏太阳经气运行之机，加以小儿营卫未充，脏腑柔嫩，不耐风寒，以致猝然抽搐而成急惊风证。此为太阳肌表之证，以仲景桂枝汤主之，使中于太阳肌腠之邪，得微汗而解。桂枝 10g，杭芍 10g，甘草 6g，生姜 10g，小枣 7 枚，加粳米一小撮同煎，嘱服后温覆而卧，使得微汗。1 剂尽，即熟寐，汗出热退，次日霍然。(《吴佩衡医案》)

吕按：小儿病多发病急，进展快。本案之要在于急治，倘失治、误治必生变逆。案中方证相对，故一战成功。上述病情，缺乏经典经方根底者，不会想到用桂枝汤，很可能大动干戈，误治致害矣！太阳中风发痉，《金匮要略》第二篇所论“痉病”证治，有栝楼桂枝汤之法，可互参也。

（3）漏汗　李某，男，1岁半。3日前因发热，经他医诊为感冒，注射复方氨基比林，口服安乃近后，出现大汗淋漓，体温降至35℃，面色苍白，精神萎靡不振，呼吸低微，虽补液仍大汗不止，来院急诊。观其指纹青淡不沉，予桂枝汤加味：桂枝、白芍各4g，枣仁、生龙骨、牡蛎各5g，甘草2g，生姜1片，大枣2枚。水煎频服，2剂竟愈。[张学文．浙江中医，1992（9）：420]

吕按：吴鞠通《温病条辨·解儿难·儿科总论》中指出：“其用药也，稍呆则滞，稍重则伤……”小儿稚阴稚阳之体，脏腑娇嫩，易虚易实。上述患儿过汗伤及阳气，卫外不固而大汗淋漓，虽然补液，仍汗出不止。今用桂枝汤滋阴和阳，固表止汗，加宁心敛汗之枣仁、生龙牡等，收到立竿见影之功。

（4）盗汗（肺部感染）　曹某，男，13岁，学生。1979年8月10日就诊。患孩以盗汗多来诊。询其病史，长期寝汗如洗，凡入睡后即遍身汗出，形体瘦小，饮食尚可，二便正常，脉缓弦细，舌苔薄白润。血常规：白细胞计数$12\times10^9$/L，中性粒细胞占比80%，淋巴细胞占比60%。胸透肺纹理增粗，左肺有条状阴影。诊断为肺部感染。拟用桂枝汤加味：桂枝6g，白芍6g，炙甘草3g，生姜3片，大枣3枚，桑白皮10g，生龙牡各10g。每日1剂，水煎分两次服。服2剂后，盗汗止，无任何不适，脉缓略弦。血常规：白细胞计数$8\times10^9$/L，中性粒细胞计数占比60%，淋巴细胞占比20%。胸透：肺纹理增粗。药已见效，再进2剂，以资巩固。服完4剂后，血象正常，胸透肺无异常。停药观察。半年随访，病未复发，一如常人。

原按：盗汗属于肺部感染或肺门淋巴结核者并不少见，尤以3~5岁小孩多见。一般视为炎症，多用西药抗炎、中药清热治疗，但疗效并不理想。本案经诊断为肺部感染，病机证候为营卫不和，故用桂枝汤加味取效。笔者治小儿寝汗多例，以桂枝汤加生龙牡或加浮小麦、凤凰衣，均获良效。（《伤寒实践论》）

吕按：中医学认为肺主皮毛。本案之主症是盗汗，现代检查为“肺部感染”。治用桂枝汤加味，盗汗止（血汗同源），则血气不再损失，正气恢复，自然有利于肺病之恢复。

【临证指要】桂枝汤具有调和营卫、解表和里之功用，其临床用途极为广泛。凡由于营卫失和，或阴阳、气血失调所致的内、外、妇、儿、皮肤、五官等各科疾病，皆可以桂枝汤原方或适当加味治之。方证相对，营卫调和，气血通畅，诸病可愈。

【实验研究】桂枝汤对体温、汗液分泌、肠道蠕动、免疫功能亢进或抑制等方面均有双向调节作用。本方的解热作用存在剂量—效应与时间—效应之间的关系，即随剂量的增加，降温幅度亦增加，而且达到最大降温值的时间也相应延长。本方还有抗病毒、抗炎、镇痛、抑制迟发型超敏反应、增强应激能力等作用。

## 六、桂枝汤类方串解

桂枝汤具有调和营卫，解肌祛邪之功效，故本方是太阳表虚证及其兼证或变证的主方，其杂病涉及肌表病变者，皆可辨证采用本方加减治之。

尤在泾说："伤寒一证，古称大病，而太阳一经，其头绪之繁多，方法之庞杂，又甚于他经，是以辨之非易，然非不可辨也。盖太阳之经，其原出之病，与正治之法，不过二十余条而已，其他则皆权变法、斡旋法、救逆法、类病法也。假使治伤寒者，审其脉之或缓或急，辨其证之有汗无汗，则从而汗之解之，如桂枝、麻黄等法，则邪却而病解矣。"（《伤寒贯珠集·太阳篇上》）张仲景将太阳病表证分为表实证与表虚证两大类，治疗表实证以麻黄汤为主方，治疗表虚证以桂枝汤为主方。

吴谦指出："今人一见麻桂，不问轻重，亦不问温覆不温覆，取汗不取汗，统不敢用，皆因未究仲景之旨。麻黄、桂枝只是营卫之药，若重剂温覆取汗，则为发营卫之药；轻剂不温覆取汗，则为和营卫之药也。"（《医宗金鉴·订正仲景全书伤寒论注》）须知服用桂枝汤等发汗解表药，宜避风寒、增衣、覆被、啜热粥，以助药力而发汗。解表取汗法，以全身持续微微汗出为宜。假使汗出不彻，或大汗淋漓，都不适宜。汗出不彻，病邪不解；汗出太多，又易耗伤气津，严重的还导致亡阳亡阴之变！故"汗法"之要妙，不可不知也。

上述桂枝汤类共 24 首方剂，按其加减变通规律，可归纳为 4 大类：一是桂枝汤变量方；二是桂枝汤加味方；三是桂枝汤加减方；四是桂枝汤与其他方合用方。

1. **桂枝汤变量方**　本类方是指桂枝汤（12，阳旦汤二十一·8）的方药组成不变，根据病机的变化而变通方药剂量的一类方。如治疗奔豚气的桂枝加桂汤（117）；治疗腹满时痛的桂枝加芍药汤（279）。而桂枝加芍药生姜各一两人参三两新加汤（62），既属于本类方，又属于下类加味方。

2. **桂枝汤加味方**　本类方有桂枝加葛根汤（14）、栝楼桂枝汤（二·11）（即桂枝汤加天花粉）、桂枝加大黄汤（279）、桂枝新加汤（即桂枝汤变量加人参）、桂枝加黄芪汤（十五·16）、桂枝加附子汤（20）、桂枝加厚朴杏子汤（18）、桂枝加龙骨牡蛎汤（六·8）8 方。这类方剂在桂枝汤调和营卫的基础上，根据具体病机，或加葛根生津舒经，或加天花粉清热生津，或加大黄通腑泻实，或加人参益气养血，或加黄芪益气固卫，或加附子温经助阳，或加厚朴、杏仁以宣肺利气，或加龙骨、牡蛎以固涩肾精等。

3. **桂枝汤加减方** 本类方剂比较复杂，大体可归为两大类：①本为桂枝汤证，由于失治误治，导致变证，为了适应病情，故以桂枝汤加减治之。本类方有桂枝去芍药汤（21）、桂枝去芍药加附子汤（22）、桂枝去桂加茯苓白术汤（28）、桂枝甘草汤（64）、桂枝甘草龙骨牡蛎汤（118）、桂枝去芍药加蜀漆牡蛎龙骨救逆汤（112）6方。②以桂枝汤加减治疗杂病，有治疗历节病的桂枝芍药知母汤（五·8）、治疗血痹病的黄芪桂枝五物汤（六·二）、治疗黄汗病的黄芪芍药桂枝苦酒汤（十四·28）、治疗水气病的桂枝去芍药加麻黄细辛附子汤（十四·31）4方。

4. **桂枝汤与其他方合用方** 本类方是根据具体病情，将桂枝汤与其他方合用之，如桂枝麻黄各半汤（23）、桂枝二麻黄一汤（25）、桂枝二越婢一汤（27）3方。此外，柴胡桂枝汤亦属于合方，但列入“柴胡汤类”为妥。

上述可知，桂枝汤加减变通，其用途极为广泛。此方“为仲景群方之魁，乃滋阴和阳，调和营卫，解肌发汗之总方也。凡头痛发热，恶风恶寒，其脉浮而弱，汗自出者，不拘何经，不论中风、伤寒、杂病，咸得用此发汗。若妄汗妄下，而表不解者，仍当用此解肌”（《伤寒来苏集》）。

总之，桂枝汤类方以桂枝汤为主方，根据具体病情，可变通原方剂量，可适当加减药味，可与其他方剂联合应用。其辨证之审慎，处方之精细，用药之灵活，乃万世之法门。

## 第二节　麻黄汤临证发挥

### 一、麻黄汤证主要原文诠释

【原文】太阳病，头痛发热，身疼腰痛，骨节疼痛，恶风，无汗而喘者，麻黄汤主之。（35）

麻黄汤方：麻黄三两（去节），桂枝二两（去皮），甘草一两（炙），杏仁七十个（去皮尖）。上四味，以水九升，先煮麻黄，减二升，去上沫，纳诸药，煮取二升半，去滓，温服八合。覆取微似汗，不须啜粥，余如桂枝法将息。

【提要】论太阳伤寒表实证的证治。

【简释】太阳病，寒邪束于表，卫气被郁，血行不利，不通则痛，故身疼腰痛，骨节疼痛；阳气外浮与邪相争，故发热；邪气外束，阳气不能畅达，故恶风；肺合皮毛，皮毛闭塞，肺气不降，故无汗而喘。总由寒邪外束于表所致，应以麻黄汤主治之。方中麻黄散风寒，开皮毛，发汗定喘；桂枝通阳，助麻黄增强发汗解表之功；苦杏仁利肺气以止喘；甘草调和诸药。四药相合，共奏解表发汗，宣肺定喘之功。

本条应与前第 3 条合看：第 3 条言体痛，本条则言头痛、身疼、腰痛、骨节疼痛；第 3 条言必恶寒，本条言恶风；第 3 条言脉阴阳俱紧，本条言无汗而喘，两条互参，则麻黄汤证了然于胸。此外，《伤寒论》涉及麻黄汤证的还有 36、37、46、51、52、55、232、235 条文。

方后注强调服了麻黄汤要“覆取微似汗”，不出汗则无效。至于“不须啜粥”，应当活看，桂枝法必须“啜热稀粥一升余，以助药力”，而麻黄不一定喝粥，但饮入些许温水热粥，亦有助于发汗也。

## 二、麻黄汤证全书原文辑录提要

【原文】太阳病，或已发热，或未发热，必恶寒，体痛，呕逆，脉阴阳俱紧者，名为伤寒。（3）

【提要】论太阳伤寒的主要脉证。

【原文】太阳与阳明合病，喘而胸满者，不可下，宜麻黄汤。（36）

【提要】论太阳阳明合病而表证重的证治。

【原文】太阳病，十日以去，脉浮细而嗜卧者，外已解也；设胸满胁痛者，与小柴胡汤；脉但浮者，与麻黄汤。（37）

【提要】论太阳病日久之三种转归及随证处理。

【原文】太阳病，脉浮紧，无汗，发热，身疼痛，八九日不解，表证仍在，此当发其汗。服药已微除，其人发烦，目瞑，剧者必衄，衄乃解，所以然者，阳气重故也。麻黄汤主之。（46）

【提要】论太阳伤寒八九日不解的证治。

【原文】脉浮者，病在表，可发汗，宜麻黄汤。（51）

脉浮而数者，可发汗，宜麻黄汤。（52）

【提要】论脉浮或浮数主表病，宜麻黄汤。

【原文】伤寒脉浮紧，不发汗，因致衄者，麻黄汤主之。（55）

【提要】论伤寒表实失汗致衄，仍须汗解。

【原文】脉但浮，无余证者，与麻黄汤。若不尿，腹满加哕者，不治(《黄帝内经》曰："病深者，其声哕。"所述证候为脾肾衰竭也，故曰"不治")。(232)

【提要】论三阳合病证治及不治之危候。

【原文】阳明病，脉浮，无汗而喘者，发汗则愈，宜麻黄汤。(235)

【提要】论阳明病兼太阳病的证治。

## 三、麻黄汤方证纵横论

【方证释义】麻黄汤功能发汗解表，宣肺平喘。清代医家钱天来说，方中"麻黄气味轻薄，辛温发散肺经，开鬼门之专药也。杏仁苦辛，滑利肺气之要药也。仲景治太阳伤寒，皆用手太阴药，以肺主皮毛故也。用甘草者，经云寒淫所胜，平以辛热，佐以苦甘是也。一剂之中，唯桂枝为卫分解肌之药，而能与麻黄同发营分之汗者，以卫居营外，寒邪由卫入营，故脉阴阳俱紧……盖皮毛外闭，则邪热内攻，而肺气膹郁，故用麻黄甘草同桂枝引出营分之邪，达之肌表，佐以杏仁泄肺而利气，是则麻黄汤虽太阳发汗重剂，实为发散肺经火郁之药也"(钱潢《伤寒溯源集》)。总之，方中四味药合用，使在表之寒邪得散，肺气宣通，为仲景开表逐邪发汗第一峻剂。本方证是以风寒束表，卫阳被遏，营阴郁滞为主要病机的病证。症见恶寒、发热、头项强痛、身疼腰痛、骨节疼痛、无汗而喘、脉浮紧，或呕逆，或喘而胸满，或鼻衄，或脉但浮。

【方证歌诀】

麻黄汤主发汗矣，杏仁七十三二一。

寒热诸痛无汗喘，伤寒杂病表实宜。

【方证鉴别】

1. **麻黄汤证**(35)**与桂枝汤证**(12)　两方证均属太阳表证，都以恶寒发热、头项强痛、脉浮为主要脉症。但麻黄汤主治太阳表实证，临床以全身疼痛重、无汗、脉浮而紧，或咳嗽喘息为辨证要点；桂枝汤主治太阳表虚证，临床以全身疼痛轻、汗出、脉浮而缓，或鼻鸣干呕为辨证要点(具体见前一节)。

2. **麻黄汤证、桂枝汤证、桂麻各半汤证**(23)、**桂枝二麻黄一汤证**(25)、**麻杏石甘汤证**(63)、**麻黄连轺赤小豆汤**(262)　柯琴说麻黄汤"治风寒在表，头痛项强，发热身痛，腰痛，骨节烦疼，恶风恶寒，无汗，胸满而喘，其脉浮紧浮数者，此为开表逐邪发汗之峻剂也。古人用药取法象之义，麻黄中空外直，宛如毛窍骨节，故能去骨节之风寒，从毛窍而出，为卫分发散风寒之品；桂枝之条纵横，宛如经脉系络，能入心化液，通经络而出汗，为营分散解风寒之品；杏仁为心果，温能助心散寒，苦能清肺下气，为上焦逐邪定喘之品；甘草甘平，外拒风寒，内和气血，为中宫安内攘外之品。此汤入胃，行气于玄府，输精于皮毛，斯毛脉合精而汗出溱溱，在表之邪，其尽去而不留，痛止喘平，寒热顿解，不须啜粥而藉汗于谷也。其不用姜枣者，以生姜之性，横散解肌，碍麻黄之上升；大枣之性，滞泥于膈，碍杏仁之速降，此欲急于直达，稍缓则不迅，横散则不峻矣。若脉浮弱汗自出者，或尺脉微迟者，是桂枝所主，非此方所宜。盖此乃纯阳之剂，过于发散，如单刀直入之将，投之恰当，一战成功。不当则不戢而招祸，故用之发表，可一而不可再。如汗后不解，便当以桂枝汤代之。若汗出不透，邪气留连于皮毛骨肉之间，又有桂麻各半与桂枝二麻黄一之妙用。若阳盛于内而无汗者，又有麻杏石甘、麻黄连轺赤小豆等剂，此皆仲景心法也。予治冷风哮与风寒湿三气成痹等证，用此辄效，非伤寒一证可拘也”(《伤寒来苏集》)。

## 四、麻黄汤证临床心得

1. **小儿伤寒以麻黄汤减量**　钱乙曰：“麻黄汤治伤风发热，咳嗽喘急，若无汗者，宜服之。即本方分两，量儿大小加减。”(《小儿药证直诀》)

2. **妇人伤寒以麻黄汤加味**　王肯堂曰：“妇人伤寒脉浮而紧，头痛身热，恶寒无汗，发汗后恐热入血室，宜麻黄加生地黄汤。”(《伤寒准绳》)

3. **因地制宜活用麻黄汤**　秦之桢曰：“仲景治北方冬令，太阳经恶寒，发热，头痛，脉浮，无汗之症，以麻黄、桂枝发营卫之邪，从皮毛外出；又恐肺得风寒而闭郁，故用杏仁润肺以开泄皮毛。然未可概治江浙温热之地，三时温热之时，故陶氏有加减法：里有热，加石膏、黄芩；少阳见症，加柴胡；阳明见症，加干葛；小便不利，加木通、车前子。夏秋用羌活、独活，易去麻黄、桂枝。”(《伤寒大白》)

4. **麻黄汤不仅为太阳病伤寒之主方，并且治喘、止痹痛、催生**　刘渡舟先生说：“麻黄汤不仅是发汗解表药，而且也是治喘的圣药。”如今全世界的医生都知道麻黄能治喘，但他们却不知道，第一个提出麻黄治喘的人是我国东汉时期的医家张仲景。麻黄汤除可发汗平喘之外，还治痹痛以及各种寒性疼痛，所以，后世凡治痹证疼痛都离不开麻黄。本方对后世的影响很大，现仍有使用价值，不得忽视。

刘老于1967年随医疗队去甘肃省，时值隆冬季节，因冒受风寒而患“伤寒”证，周身关节无处不痛，恶寒特甚，体温39.8℃，无汗，咳嗽，脉浮紧。遂自己开了一张麻黄汤方，服药后躺在火炕上发汗，约一时许，通身汗出而愈。

据医案记载，本方还有催生的作用，这是因为在冬季寒冷之时，产妇受寒，气血收缩而致分娩困难。若投以麻黄汤则寒散气和，血脉流通，而达到治疗目

的。(《伤寒论十四讲》)

吕按：刘老自治表明，麻黄汤用之得当，确实可以“效如桴鼓”。

**5. 适用于一年四季感受寒邪为主而病在表的外感病人** 裴永清对麻黄汤的运用有自己的感悟，他指出，在目前的中医界流行着这样一种说法，认为麻黄汤证病人现在已不复见，现在外感病人多是外感风热或风温之证，因此麻黄汤实际上几无实用意义。这种说法听起来似乎有理，其实并不尽然。就今日而论，真正外感太阳伤寒证还是有的，只是这些太阳伤寒之人在初病之时，多不前来就医，而自服一些取之于身边、服用方便的解表的中西成药。真正外感而即刻就医者几无，一般均经过自服药物治疗后不愈再来就医。这时，即便是感受寒邪之太阳伤寒麻黄汤证，也因为外感后时日稍久，寒邪有所兼化，造成我们在临床上遇到的外感病人表现纯麻黄汤证者不多，但这不等于没有麻黄汤证，而是不及时诊治所致，等患者前来诊治时，病证已变了，这便是为何说今日没有麻黄汤证病人的根蒂所在。

裴老1981年于集宁讲学期间，时逢该地寒暑交替甚剧的六七月份。为时20天左右竟以麻黄汤为主方加减治愈3例太阳伤寒证。这3例病人均为病起即医，证情恰是太阳伤寒，皆一汗而愈。倘若感寒之后，迁延时日，寒已化热，出现咽痛咽干而红肿，热多寒少者，断不可用辛温之麻黄汤，当易辛凉解表之剂，吴鞠通的银翘散和桑菊饮便是对证良方。在临床中使用麻黄汤的依据是外感后在舌脉上绝无热象，病人主诉中以恶寒身痛或周身关节疼痛为主，不见咽喉肿痛，病人虽然在用体温表检查时可能体温很高，但主诉中不言其发热，而只言其恶寒，当此之时投以麻黄汤即可一汗而解，即《黄帝内经》所云“体若燔炭，汗出而散”。万不可因为其体温高而不敢用麻黄汤。如果外感病人出现咽喉痛者，断然不可投麻黄汤等辛温之品，当易辛凉之剂，此即仲景所云：“咽喉干燥者，不可发汗。”

关于麻黄汤的加减变化，裴永清说：“麻黄汤以及由其加减变化而成的麻黄汤系列方，有其共同的一点，即是治病邪在表，或在于肺。随其证情不一而变化甚多，但仍有规律可循：麻黄汤的减味变化主要表现在桂枝和杏仁的取舍，外有表寒者用桂枝，兼咳喘者用杏仁，而麻黄是不可挪移之品，炙甘草从麻黄而行。其加味则因其证情而异，随证取用，兼湿者加白术；阳虚者加附子；里热者加石膏等等。”可以说，不该将麻黄汤看作是一个僵死的治太阳伤寒之方，变化起来，其用也广，可以治寒湿在表、风湿在表、水气在表，以及阳虚外感、肺热喘咳等诸证。其中麻杏石甘汤、大青龙汤、越婢汤诸方，在今日临床中应用机会较多。师仲景的加减变化之法，可开拓一些新的麻黄汤加减变化方，如三拗汤、华盖散即是其例。(《伤寒论临床应用五十论》)

## 五、麻黄汤古今医案赏析

### （一）伤寒医案

#### 1. 冬季伤寒

（1）古代医家医案一则　娄水张尔和，伤寒第二日，头痛发热，正在太阳。余（李中梓）曰："方今正月，天令犹寒，必服麻黄，两日愈矣。若服冲和汤（按：即九味羌活汤。方药：羌活、防风、苍术各一钱，甘草、白芷、川芎、生地黄、黄芩各一钱五分，细辛七分，姜三片，枣一枚），不唯不得汗，即使得汗，必致传经。"遂以麻黄汤热饮之，更以滚水入浴桶置床下熏之，得汗如雨，密覆半日，易被，神已爽矣。至晚索粥，家人不与。余曰："邪已解矣，必不传里，食粥何妨。"至明日果愈。不以麻黄汗之，传变深重，非半月不安也。（《医宗必读》）

**吕按：**本案又一次说明，麻黄汤是主治太阳伤寒证千古不移之良方。其服药原则是告诉读者，要为发汗祛邪创造一个温暖的内外环境。

（2）近代经方大家曹颖甫医案三则

①范左。伤寒，六七日，形寒发热，无汗而喘，头项腰脊强痛，两脉浮紧，为不传也，麻黄汤主之。麻黄一钱，桂枝一钱，炙草八分，杏仁三钱。

**原按：**此吾师早年之方也，观其药量之轻，可以证矣。师近日所疏麻、桂之量，常在三五钱之间，因是一剂即可愈疾。师常诏余侪曰："予之用大量，实由渐加而来，非敢以人命为儿戏也。夫轻剂愈疾也缓，重量愈病也迅。医者以愈病为职者也，然则予之用重量，又岂得已也哉？"

何公度作《悼恽铁樵先生》文中之一节云："……越年，二公子三公子相继病伤寒殇。先生痛定思痛，乃苦攻《伤寒论》……如是者有年，而四公子又病伤寒，发热，无汗而喘。遍请诸医家，其所疏方，仍不外乎历次所用之豆豉、山栀、豆卷、桑叶、菊花、薄荷、连翘、杏仁、象贝等味。服药后，热势依然，喘益加剧。先生乃终夜不寝，绕室踌躇。迨天微明，乃毅然曰：此非《伤寒论》'太阳病，头痛，发热，身疼，腰痛，骨节疼痛，恶风，无汗而喘者，麻黄汤主之'之病而何？乃援笔书：麻黄七分，桂枝七分，杏仁三钱，炙草五分。持方与夫人曰：'吾三儿皆死于是，今四儿病，医家又谢不敏。与其坐而待毙，曷若含药而亡！'夫人默然。嗣以计无他出，乃即配药煎服。先生则仍至商务印书馆服务。及归，见病儿喘较平，肌肤有润意，乃更续予药，竟得汗出喘平而愈。四公子既庆更生，先生乃益信伤寒方。"（录《现代中医月刊》第二卷第九期）以上所引文字，不过寥寥数行。然而以吾观之，其中含蓄之精义实多。时医遇风热轻证，能以桑菊栀翘愈之，一遇伤寒重恙，遂不能用麻黄主方。罹其殃者，夫岂唯恽氏三儿而已哉？此其一义也。恽先生苦攻《伤寒论》有年，及用轻剂麻黄汤，尚且绕室踌躇，足见医学之难，此其二义也。然此诸义非吾所欲讨究，吾之所求者，借以表白麻黄汤全证耳。

麻黄汤之全部脉证，厥为喘，其甚者鼻，两脉浮紧，按之鼓指，头痛，恶寒，无汗，或已发热，或未发热，呕逆，身疼腰痛，骨节疼等等。考其简要病理：厥为寒气外犯皮毛，内侵肺脏，肺脏因寒而闭，呼吸不利，故上逆而作喘；肺脏既失职，鼻管起代偿动作，故鼻；皮毛因寒而收，排泄失司，故凛冽而恶寒；血液循环起救济，故发热；血运呈紧张，故脉紧；胃受影响，故呕；神经不舒，故痛。若欲求其详，虽长篇累牍难以尽之。但凭脉证以施治，已足以效如桴鼓，此仲圣之教，所以为万世法也！(《经方实验录》)

**吕按**：上述治例为典型的麻黄汤证。“原按”中叙述恽铁樵先生之“二公子三公子相继病伤寒殇（未成年夭折）！先生痛定思痛，乃苦攻《伤寒论》……四公子又病伤寒”，诸医所疏桑菊之类治温病方不效，反加剧，后以麻黄汤治之“汗出喘平而愈”。所述痛失亲子之教训与运用麻黄汤之宝贵经验，言真意切，发人深思，示人心法。经验表明，麻黄用之得当，为救命之神剂也。上述议论，还应特别注重两点：一是经验表明“轻剂愈病也缓，重量愈病也迅”；二是“时医遇风热轻证，能以桑菊栀翘愈之，一遇伤寒重恙，遂不能用麻黄主方”之教训。

②黄汉栋。夜行风雪中，冒寒，因而恶寒，时欲呕，脉浮紧，宜麻黄汤。生麻黄三钱，川桂枝三钱，光杏仁三钱，生甘草钱半。

拙巢注：汉栋服后，汗出，继以桔梗五钱，生草三钱，泡汤饮之，愈。

**原按**：麻黄汤全部脉证固如前案拙按所云，但并不谓必如此诸状悉具，乃可用本汤，若缺其一，即不可施也。反之，若病者体内之变化，确属麻黄汤之病理，则虽见证稍异，亦可以用之而效。缘病者体气不同，各如其面，加以受邪有轻重之别，时令有寒热之殊，故虽同一汤证，彼此亦有差池。若前按所引，有喘而无呕，本案所载，则有呕而无喘是也。《伤寒论》曰：“太阳病，或已发热，或未发热，必恶寒，体痛，呕逆，脉阴阳俱紧者，名为伤寒。”窃谓此“必”字犹言“多”也，并非一定之谓。盖其人胃气本弱，或有湿痰，故牵引而作呕。若夫喘，则实为麻黄汤之主证，较呕者要多多，此吾人所当了然于胸中者也。(《经方实验录》)

**吕按**：方中可加入生姜，既止呕，又助麻、桂发汗。曰继以桔梗、甘草泡饮，两味为主治咽痛的桔梗汤，想必患者汗出后“咽痛者”（311）也。

③俞右，住高昌庙维德里一号。伤寒，头项强痛，恶寒，时欲呕，脉紧，

**宜麻黄汤。麻黄五钱，桂枝五钱，杏仁三钱，生草三钱。**

**原按：**病者服此方后，绝不汗出。阅者或疑余作诳言，安有服麻桂各五钱，而无反响者乎？非也，有其故在。缘病者未进药之先，自以为大便不通，误用泻盐下之。及其中气内陷，其脉即由浮紧转为微细，故虽服麻黄汤，而汗勿出。二诊，师加附子以振心阳，救逆而瘥，此不汗出之因于误治者也。余更目睹师治史惠甫君之弟，发热，恶寒，无汗，用麻桂各三钱，1 剂，亦绝不汗出。2 剂加量，方得微似汗解。其故安在？盖史君弟执业于鸿昌造船厂，厂址临江，江风飒飒，史弟平日督理工场之间，固曾饱尝风露者，此不汗出之因于地土者也。又余在广益医院治一人，衣冠楚楚，发热，恶寒，无汗，头痛，与麻桂各三钱，余药称是。次日二诊，谓服药后，了无变化。嘱再服原方。三诊又然。予疑院中药量不足，嘱改从药铺购服。四诊，依然未汗出，予百思不得其故。及细询其业，曰“吾包车夫也。”至是，予方恍然。盖若是之人，平日惯伍风寒，本不易受风寒之侵袭。若果受其侵袭，则其邪必较常人为重，此不汗出之因于职业者也。然凡此诸例，其不汗出，犹可理解。余又曾治一妊妇肿病，面目手足悉肿，一时意想所至，径予麻黄汤加味。次日复诊，肿退其半。问曾汗出否？曰，否。问小便较多否？又曰，否。然余未之信也，予原方加减，三日，肿将退净，仍问其汗与小便各如何？则又矢口否认。倘其言果属真切，则若不曰：水化为气，无形外泄，而承认生理学上之所谓“潜汗”，直无理足以释之。嘻，病情万变，固有不可以常理格之者，唯亲历者能信是言。(《经方实验录》)

**吕按：**上述“原按”治例四则，例一为解释麻黄汤证误用泻下救误“加附子”之案。例二、例三为本麻黄汤证，服药后“绝不汗出”之原因为“饱经风露者”“包车夫也”，职业使然。例四为妊妇肿病，治用麻黄汤加味而肿消，论其“潜汗”之理。以上对于服麻黄汤之后不出汗的特殊而具体分析之切实经验，诚宝贵也！

**曹颖甫曰：**发热恶寒无汗，而两脉浮紧者，投以麻黄汤，无不应手奏效。辛未六月，有乡人子因事居舍弟裔伯家，卒然覯（gòu，音够。遇见，引申为患）病，发热恶寒，拥被而卧，寒战不已。长女昭华为疏麻黄汤。服后，汗出神昏，裔伯大恐。不逾时，沉沉睡去，日暮始醒，病若失。大约天时炎热，药剂太重，以致神昏，非有他也。今年阴历十一月初一日，予在陕西渭南县，交通银行行长曹某之弟志松病，发热无汗脉浮紧，予用麻黄三钱，桂枝四钱，生草三钱，杏仁五钱。服后，微汗出，脉微，嗜卧，热退，身凉，不待再诊，病已愈矣。又记昔在丁甘仁先生家，课其孙济华昆季，门人裴德炎因病求诊于济万，方治为荆防等味，四日，病无增减，亦不出汗。乃招予往诊，予仅用麻黄二钱，桂枝一钱半，杏仁三钱，生草一钱。明日，德炎不至，亦不求再诊，予甚疑之。越日，德炎欣然而来曰，愈矣。予按伤寒始病脉之所以浮紧者，以邪正交争于皮毛肌腠间，相持而不下也。一汗之后，则皮毛肌腠已开，而邪正之交争者解矣。世人相传麻黄多用亡阳，而悬为厉禁，然则病太阳伤寒者，将何自而愈乎？（《经方实验录》）

吕按：上述治例三则，例一之知常达变、例二之效如桴鼓、例三之时方“荆防等味”与经方麻黄汤之疗效比较，既有经验，又有教训，足作临证借鉴。

（3）现代名医医案二则

①刘某，男，50岁。隆冬季节，因工作需要出差外行，途中不慎感受风寒邪气，当晚即发高热，体温达39.8℃，恶寒甚重，虽覆两床棉被，仍洒淅恶寒而发抖，周身关节无一不痛，无汗，皮肤滚烫，咳嗽不止。视其舌苔薄白，切其脉浮紧有力，此乃太阳伤寒表实之证。《伤寒论》云：“太阳病，或已发热，或未发热，必恶寒，体痛呕逆，脉阴阳俱紧者，名为伤寒。”治宜辛温发汗，解表散寒。方用麻黄汤：麻黄9g，桂枝6g，杏仁12g，炙甘草3g。1剂。服药后，温覆衣被，须臾，通身汗出而解。（《刘渡舟临证验案精选》）

②王某，男，42岁。患者于昨夜发热，体温38.9℃，今晨来诊仍发热，头痛，颈项强直，肢体酸楚而痛，流清涕，心烦欲呕，食减而不渴，脉浮紧，舌苔薄白。此系风寒伤及太阳肤表所致。《黄帝内经》云：“其在皮者，汗而发之”。照仲景法，当辛温发散，以解表邪，拟麻黄汤加味主之。处方：麻黄6g，桂枝10g，杏仁10g，法半夏6g，防风6g，甘草6g，生姜3片。嘱温服而卧，取汗自愈。孰料患者家属畏忌麻黄一药之温，恐燥热伤津，自行将药中麻黄减除，服1碗，未得汗。见其躁烦，热势反增，体温升至39.7℃。继服第2碗，则头痛如裂，身痛如被杖，恶寒较昨日更甚，疑为药不对症，邀余急往诊视，脉来浮紧急促，苔白腻，呼痛呻吟，虽言失治，幸喜表寒证型未变，释明其意，即嘱仍用原方，万不能再去麻黄。经照方服药2次后，温覆而卧，少顷汗出热退，表邪解，遂得脉静身凉而愈。

原按：世有畏麻、桂如蛇蝎者，以为其性温而易伤津化燥，不知表寒实证无麻黄之辛散，何以开发腠理，祛邪外出？无桂枝之温通，何以助阳温经而散寒？不畏邪之伤于人，而畏药性之辛温，实为姑息养奸之弊也。盖用药不在医家之喜恶，而在于审证之明确，有是证用是药，用之得当，则药到病除；用之不当，易变化莫测。阳热偏胜者，辛温固不宜用；营血不足，里虚内伤等证，亦不宜汗。倘确属寒邪束表之证，当用而不用，反以清凉苦寒抑其热，势必助邪伤正，表寒不解，热势更张，斯时宜以麻桂等剂因势利导，祛邪外出，切勿坐失良机而至表邪传里为患，此乃祛邪即所以扶正之法也。麻黄开玄府，通达腠理；桂枝辛温通阳，助其疏泄；杏仁利肺气，降逆平喘；甘草保中气而生津液。方药化合，专发太阳伤寒肤表之汗，效如桴鼓。(《吴佩衡医案》)

**吕按：**上述验案两则，刘渡舟先生之治例，为典型的麻黄汤证，方证相对，汗出而解。吴佩衡先生之治例，家属“自行将药中麻黄减量”之教训与“仍用原方”之良效，足以说明最佳剂量之良效。“原按”分析麻黄汤之宜忌与其方药之功效，实乃良医之良言也。

（4）笔者医案　郭某，女，28岁，教师。1998年12月10日诊。平素手足心热。于昨日劳累后出现恶寒，发热，体温38.6℃。今日下午加重，请笔者诊治。现恶寒，发热，无汗，全身痛，鼻塞，流浊涕，咽部略痛，口干，时咳，体温38.9℃，食欲尚可，二便正常，舌红少苔，脉数急。辨证为素体阴虚，外感风寒，热郁于内。治拟发汗解表，佐以清热养阴法。以麻黄汤加味：麻黄20g，桂枝15g，炒杏仁20g，甘草9g，石膏24g，玄参15g。2剂，日1剂，水煎2遍，每遍煎20~30分钟，合汁约400ml，分3次温服，约3小时服1次。于下午5点第1次服药，并饮热粥一碗，覆被十几分钟后自觉身上微微汗出；晚上8点服第2次后，热去身凉，体温37.5℃；11点服第3次后入睡，次日早晨醒来自感诸症皆失，周身舒适。上午讲课4学时，因过于劳累，下午又开始恶寒，发热，头身疼痛，继依原法服上方1剂后，诸症霍然而愈。

**吕按：**自入冬以来，气候反常，值大雪时节，却无雪。华北与东北，长城内外，感冒流行，家家户户、机关、学校，皆相染之。西医则西药、打针、输液，抗细菌、抗病毒；中医界不学秦汉经典者，常以清热解毒为大法，常用板蓝根冲剂、双黄连口服液、银翘散等方药。轻者三五日，重者七八日，甚至迁延十几日、几十日不愈，如此外感小恙，竟如此难治吗？否，医之过也！得经方之奇效，可免患者之病苦。笔者验案据《伤寒论》第3、4、35条所述，以麻黄汤加石膏之辛凉透邪，玄参之养阴利咽。仅服药1剂即愈，实为对之方。但因上课劳累，复感风寒，继服1剂又霍然而愈，真神奇之方也。医圣方法岂可弃之不用！

笔者挚友高飞博士师于现代经方大家刘渡舟先生，深得其传。高博士曾应笔者之邀，来河北医科大学中医学院讲学。讲学中谈到“冬季流感证治”问题。他说：1998年底，一场流感袭击北京，前后持续约3周，患病者约占人群四分之一，一时各医院应接不暇。症见恶寒，高热，周身疼痛，无汗，其他伴见症状有头痛，咳嗽，鼻塞流涕等，脉多浮弦紧数，有些患者或有咽干咽痛，但大都不伴有咽喉红肿。发病早期，表现出典型的风寒表实证。有相当多的患者已经服用抗生素、解热剂类西药，或辛凉解表、清热解毒类中药制剂，治疗数日而不愈，仍表现出外寒未解之象。以麻黄汤为主拟定处方，加工成浓缩煎剂（每瓶100ml，为成人1日量，嘱分3~4次服用），投入临床，取得非常满意的疗效。经治患者近300例，大多数病人服药1~2次即汗出热退，约八成病人服药后24小时内体温降至正常，仅少数病人需服药2剂。患者热退后，一般恶寒、身痛、头痛等症状解除，若遗有咳嗽等症状，另予杏苏散2剂善后。仅有个别患者因超量服药，发汗太过，出现恶风、自汗、头晕、乏力等症状。应嘱患者得汗表解后停服，不必尽剂。

**2. 夏季感寒**

①时六月，渔船往海取鱼，适雷雨大作，渔人皆着单衣，感寒者十中八九。予舍时从证，尽以麻黄汤加减发汗。有周姓知医道，窃议之，见人人尽愈，诘予曰："六月用麻桂有本乎？"曰："医者，意也。仲景必因病立方，且随时定剂，有是病，便服是方，焉可执乎？盖汪洋万里，雷雨大作，寒气不异冬月，况着单衣，感寒为何如哉！故予尽以麻黄汤加减，取汗而愈者，意也，即本也。"[《二续名医类案》（王三尊）]

②秦姓，女，42岁。1942年6月下旬忽患伤寒，时值夏令，恶寒高热，头痛项强，体痛骨痛，周身无汗，脉浮而紧，微有恶心及气急，此真六月伤寒也。询其致病之源，系在电影院中为冷气所逼。以麻黄汤加葛根、藿香主之（生麻黄、川桂枝各9g，杏仁12g，炙草6g，粉葛根12g，广藿香9g）。患者受方后，听信他人对此方的议论而未敢服。嗣后勉服三分之一量，先有微汗，后复无汗而热。复延余诊治，谢以不敏（按：婉转表示不愿意做）。家属改延他医治之不效，复请余诊。见其证候未变，而微有烦躁意，因将原方去藿香，加生石膏15g，一剂而汗出热退神安。[《名老中医之路》（余无言）]

**吕按：**以上治验两则，例一乃汪洋大海遇雷雨而感寒；例二为影院阴冷而感寒。二者虽皆值暑夏六月，但皆为冬日伤寒之麻黄汤证，故均以发散风寒之法，取汗而愈。此古今名医之因病处方，不拘于时也。

**3. 年老伤寒**

（1）冬月伤寒，头痛脚挛　陈某，年六旬。小贸营生。日在风霜雨雪中行走，冬月感寒……病人蒙头而卧，自云头痛甚不能转侧，足筋抽痛不能履地，稍移动则痛欲死，发热无汗，脉紧有力，乃太阳伤寒证也。即以麻黄汤取汗，果微汗出而头足痛减，稍能进粥食。以其元气素亏，继进桂枝新加汤四剂，痛减，食更增，调理月余，始能外贸。（《古方医案选编》）

**吕按：**本案患者证候为风寒中表，卫闭营郁，故予麻黄汤发表散寒。一剂得微汗证减，因患者"元气素亏"，所以改用桂枝新加汤扶正以散余邪。

（2）典型伤寒，不宜荆防　大银台秦荻江，伤寒第二日，头痛发热，恶寒身痛，无汗而喘。诊脉浮紧，系风寒所伤，寒邪外束，证在太阳，宜用麻黄汤。

伊戚云："年衰，恐麻黄猛烈，用荆防芎苏何如？"予曰："冬令严寒，必须麻桂发汗，若服荆防，不但不得汗，即使得汗，必致传经变证。"遂以麻黄汤热饮之，更于室内多笼火盆熏之，密覆厚被半日，即得透汗，次晨邪退神清。[《二续名医类案》(吴篪)]

(3)寡妇伤寒，辨体施方　程姓寡妇某，50余岁。患外感两日，发热，恶寒，头痛，遍身骨节酸疼，无汗，微喘，脉浮数。与麻黄汤1剂。处方：麻黄9g，桂枝6g，杏仁6g，炙甘草6g。嘱分作3次温服，每2小时服1次。时同乡前辈程良科先生还健在，见我处方，急来劝阻。他认为老年人气血较虚，不能用大汗法，且寡妇平日多忧郁，虽受外感，也不应即用麻黄汤单刀直入。我感其情意诚笃，乃详为解释云：所言俱对，但此妇素体壮实，平日常亲自主持家务，不能与一般老年气血虚弱之人相提并论。寡妇固须考虑七情忧郁，但当感受外邪时，必须先除其新病。现病者表现麻黄汤证候十分明显，病又是属初起，邪纯在表，正宜趁此时期一汗而解之，如果因循恋邪，反而贻成后患。此方用麻黄9g，分作3次服，每次不过3g，谅不至有过汗之变。程先生听我解说，亦觉有理。后照所嘱服用，仅一剂而愈。(《伤寒论汇要分析》)

(4)年老伤寒，谨慎用量　孙某，男，68岁，农民。因操劳过甚，感受风寒，发热头痛，无汗，浑身关节皆痛，已二三日。适其子回家探亲……给服西药等未效。来诊时症见两脉浮紧带数，舌苔薄白，身灼热无汗，微喘，气息稍粗，自诉骨节酸楚烦疼较甚，似属麻黄汤证。然虑其年高，用此发汗峻剂可能有弊，故对其子言明，嘱其注意观察，症情有变，随时来诊。即处以麻黄汤：麻黄6g，桂枝6g，杏仁9g(杵)，甘草3g。2剂。数日后，其子来告说，服药2剂后病已愈，特来道谢。[江苏新医学院．西医离职学习中医班论文集，1977]

**吕按：**以上三则古今案例表明，临证年老者、体衰者、寡妇忧郁者，但凡外感风寒，是麻黄汤证，即用麻黄汤方急治之，其方药剂量以中病汗出表解为宜。

**4. 伤寒变证**

(1)伤寒而难产　偶医一产妇，发动六日，儿已出胞，头已向下，而竟不产。医用催生诸方，又用催生之灵符，又求灵神炉丹，俱无效。延余视之，其身壮热，无汗，头项腰背强痛，此寒伤太阳之营也，法主麻黄汤，作一大剂投之，使温覆少顷，得汗热退身安，乃索食，食讫，豁然而生。此治其病而产自顺，上工之法也。(《皇汉医学》)

**吕按：**本案疗效，体现了中医之神功！如此"上工之法"，在当今缺医少药地区仍有用武之地，可惜如此"上工"少矣！

(2)伤寒而失音　汪某，以养鸭为业。残冬寒风凛冽，雨雪交加，整日随鸭群蹀躞（dié xiè，音叠谢。迈着小步走路的样子）奔波，不胜其劳。某晚归时，感觉不适，饮冷茶一大盅。午夜恶寒发热，咳嗽声嘶，既而失音。曾煎服姜汤冲杉木炭末数盅，声亦不扬。晨间其父伴来就诊，代述失音原委。因知寒袭肺金，闭塞空窍，故咳嗽声哑。按脉浮紧，舌上无苔，身疼无汗，乃太阳表实证。其声喑者，非金破不鸣，是金实不鸣也。《素问·咳论篇》云："皮毛者，肺之合也。"又《灵枢·邪气脏腑病形》云："形寒饮冷则伤肺。"由于贼风外袭，玄府阻闭，饮冷固邪，痰滞清道，治节失职之所致。宜开毛窍宣肺气，不必治其喑。表邪解，肺气和，声自扬也。疏麻黄汤与之。麻黄9g，桂枝、杏仁各6g，甘草3g。服后，温覆取汗，易衣二次。翌日外邪解，声音略扬，咳嗽有痰，胸微胀，又于前方去桂枝，减麻黄为4.5g，加贝母、桔梗各6g，白豆蔻3g，细辛1.5g，以温肺化痰，继进两剂，遂不咳，声音复常。(《治验回忆录》)

吕按：《灵枢·忧恚无言》篇曰："会厌者，音声之户也……人卒然无音者，寒气客于厌，则厌不能发，发不能下，至其开阖不致，故无音。"汪某外感风寒，复饮冷茶，以致寒饮相搏，阻塞肺窍会厌，声哑不出，所谓"金实不鸣"。故先予麻黄汤发散表寒，宣通肺气，使邪从外解，一剂见效；续按原方化裁，于辛开之中加入温肺化痰之品，使饮从内消，而声音复常。

（3）伤寒而瘾疹（荨麻疹） 陈某，曲阜人，单身独居。1973年春节前，清晨冒寒到邻村换取面粉。突感身痒，前后身及两上肢，遍起瘾疹，高出皮肤，颜色不红，时抓时起，时起时消，西医用马来酸氯苯那敏及注射钙剂，均无效。四五日后改找中医治疗。余初用浮萍方，无效。后根据患者有明显感寒之因，遂改用麻黄汤原方。共服2剂，块消痒止，后未再发。(《伤寒解惑论》)

吕按：患者因感寒，卫闭营郁，故身痒而瘾疹。予麻黄汤泄卫散寒，此治病求因，辨证论治也。

（4）伤寒而发热3年 郭某，女，24岁，北京某医院医务人员。1979年3月1日诊。近3年来常有间歇性低热发作。1976年3月感冒发热，曾服用感冒冲剂、四环素等药。其后常患扁桃体炎，自觉经常恶寒发热，关节痛，腋下测体温，一般在37.4~38℃之间，偶尔在38℃以上。曾查血沉25mm/h，其他如白细胞计数和基础代谢均正常。注射卡那霉素后热暂退，但始终呈间歇性发作。1978年初以后，每日皆发热两次，体温在37.5℃上下，发热原因未查明。现症：恶寒发热，身无汗，上午测体温37.4℃，两膝关节疼痛，面色正常，唇淡红，舌质淡红而润、微紫暗，舌苔黄夹白较腻，脉稍浮紧。此为太阳伤寒表实证。法宜发汗解表，以麻黄汤主之。处方：麻黄10g，桂枝6g，甘草18g，杏仁15g。2剂。3月3日二诊：服药后身觉微汗出，恶寒减，舌紫暗渐退，苔白滑根部微黄，脉细弱微缓，仍有微热。病仍在太阳，但用麻黄汤后发热恶寒皆减，而表现身汗出，脉缓弱，乃营卫失和之象。法宜调和营卫，拟桂枝汤加味。处方：桂枝 10g，白芍 10g，炙甘草 6g，生姜 6g，白薇 12g，大枣 10 枚。3 剂。3 月 8 日三诊：上方服 3 剂后热退，两日来均未再发热，体温 36.7℃，舌脉均转正常。再少进调和营卫之剂，以巩固疗效。同年 7 月 17 日随访，患者自述自第三诊服药后退热以来，至今未再发热，自觉一直良好。(《范中林六经辨证医案选》)

**吕按：**本案初诊所见证候，虽病历三年之久，却仍属太阳病，颇似寒热“一日二三度发”的桂麻各半汤证。太阳病缠绵三年未解，亦未传经，故平脉辨证，仍遵循《素问·阴阳应象大论篇》所谓“其在皮者，汗而发之”之法，先后以麻黄汤与桂枝汤发汗解肌祛邪，邪去表和而热退。本案辨证的关键是抓住了太阳病恶寒发热这一基本特征，谨遵“在卫汗之可也”(《外感温热篇》)之大法，不计太阳病时日，不拘泥传经之说。如此这般，所当深思。

(5) 素病结胸，新感风寒　某女，60 岁。1973 年夏初诊。受凉发热 2 周，经某院门诊，未明诊断，按“沙门菌属感染”及“湿温”治疗无效。时值暑天，患者身穿棉衣，诉恶寒甚，发热无汗，头痛体痛，自觉前胸下部硬结一块，欲吐，舌苔黄厚腻，脉弦数。辨证属太阳伤寒，因年迈体虚，正不足以胜邪，表未解而邪已入胸中，形成小结胸。给予麻黄汤合小陷胸汤 2 剂，汗出而愈。[陆鸿滨. 贵阳中医学院学报，1979 (2)：5]

**吕按：**本案胸下硬结，舌苔黄腻，为小结胸病。其病因为“表未解而邪已入胸中”所致。笔者认为，小陷胸病为宿疾，而暑天外感寒凉为新邪，总之为内外兼治之法。

## (二) 杂病医案

水肿而气喘无汗　有一例水肿病人，刘某，男，33 岁。全身浮肿，已届数月，颈项肿胀若首，阴囊积水如斗，二便闭塞不通，喘息胸闷气短，皮肤干涩无汗，食物水浆不进。用西药利尿剂始有效，终无效；大剂健脾、利水、温肾中药不应。脉沉弱，舌质胖淡。请秦老会诊。秦老翻阅以往所用中药处方，泄利之剂，用量极大，水肿不退，二便不下。看来常法已不能奏功。细审病情，气短喘息、表闭无汗这两个症状十分突出，中医理论有“肺为水之上源”之说，水肿治法有“提壶揭盖”之施。毅然用麻黄汤加减，服药 2 剂，肺气一开，利下小便几千毫升，水肿遂退。病情危殆，治法脱颖，非胸有成竹者，焉能为此。

**原按：**秦老的处方大多以稳健著称，理法方药，丝丝入扣，这是秦老运用中医理论认识疾病、处理疾病的普遍规律，是常法。但对于有些疑难病、夹杂症、少见病等，就需要有活泼的思考方法，抓住疾病一二个特征性表现，出奇制胜，异兵突起，方可奏效，这是特殊规律，是变法。所谓“医者意也”，可

能就是指这一类处理方法。[《名老中医之路》(秦伯未)]

吕按：本案之疗效，可谓出奇制胜之方法也。其审察病情，在于善抓主症(喘、无汗)；其治法处方，在于师法经典。所谓“麻黄汤加减”为何？《金匮要略·水气病脉证并治》篇治水之越婢加术汤可师可法。

【临证指要】麻黄汤是辛温发汗的峻剂，具有发表散寒，止咳定喘，通利小便的作用。临证之时，只要是外感风寒，或素有杂病者感寒，若为典型的麻黄汤证，即应以原方治之，不要盲目地随意加减。本方发表泄卫作用很强，故凡表虚、阴虚、阳虚、阴阳俱虚者，即使外感风寒，亦应慎用麻黄汤。

凡寒邪束表，郁闭较重者，服药后得汗之前，体内阳气得药力相助与邪气相搏，易令人发烦，或欲去衣被，此时可助以热饮。个别汗欲出而不能者，参考《伤寒论》“初服桂枝汤，反烦不解者，先刺风池、风府”之法，按揉患者太阳、风池等穴，疏通经脉，可助汗出。

【实验研究】麻黄汤具有促进腺体分泌(发汗作用与增加泪腺及唾液分泌的作用)、解热、镇咳、祛痰、平喘、抗炎、抗菌、抗病毒及调整免疫功能等作用。

## 六、麻黄汤类方串解

麻黄汤类方与桂枝汤类方一样，是以解表药为主组成的方剂，都属于八法中的“汗法”。

麻黄汤类共21首方剂，按其病机与方药组成归类，可分为三大类：一是单纯表证，以麻黄汤为主方；二是表里同病，即表证兼有热、饮、水、湿等，以麻黄为主药，配伍清热、化饮、散水、除湿类药，以表里兼治；三是表证兼有阳虚，用麻黄配伍助阳药以扶正解表。

**1.治表证为主的麻黄汤类**　本类方剂有麻黄汤(35)与甘草麻黄汤(十四·25)。麻黄汤是解表发汗以逐邪之峻剂，为外感风寒表实证之主方。甘草麻黄汤主治皮水，为水邪稽留于皮肤，故重用麻黄为主药，少佐甘草，以发汗散水消肿。二方取法于“其在皮者，汗而发之”之大法。

**2.表里兼治，以麻黄为主药的方剂**　本类方证繁杂，共有17个方证，分述如下：①主治外感风寒、内有郁热的有大青龙汤(38)和麻杏石甘汤(63)。大青龙汤由麻黄汤倍麻黄、甘草，加石膏、生姜、大枣而成；麻杏石甘汤乃麻黄汤去桂枝，加石膏也。②主治风寒客表、水饮内停的是小青龙汤(40)与射干麻黄汤(七·6)。由于小青龙汤为温散之剂，对于上盛下虚证用之不当，会引发变证，故《金匮要略·痰饮咳嗽病脉证并治》篇有服小青龙汤后变证调治五方。不仅误用小青龙汤有如此变证，其他以发散为主的方剂误用之，皆可引发变证。故此五个方证为示人以法，学者应触类旁通。③主治外寒内饮、饮郁化热的有小青龙加石膏汤（七·14）、厚朴麻黄汤（七·8）、越婢加半夏汤（七·13），主治风水、皮水挟热的有越婢汤（十四·23）、越婢加术汤（十四·5）。上述五方均以麻黄与石膏相伍为主药，外散风寒或水邪，内清郁热。④主治寒湿在表的有麻黄加术汤（二·20）、风湿在表的有麻杏苡甘汤（二·21）。这两方一个是麻黄汤的加味方，一个是麻黄汤的加减方。此外，还有一个治外寒内热的文蛤汤（十七·19）。

**3. 主治表证兼阳虚的方剂**　此类方有麻黄细辛附子汤（301）和麻黄附子甘草汤（302）。这两方都是针对阳虚之人，复感风寒而设。两方均以麻黄发汗散邪，以附子温经助阳，酌加细辛或甘草。

总之，本类方剂是以麻黄汤为主方，或以麻黄为主药，根据具体病机、主症及兼夹症的不同，或加石膏以清热，或加白术、薏苡仁以祛湿，或加干姜、半夏、细辛以温肺化饮，或加五味子、白芍以敛肺，或加紫菀、款冬花以止咳，或加厚朴以利气，或加射干以利咽，或加小麦以护正，或加附子以扶阳，等等。如此加减化裁，力求方证相对，获取良效。

## 〔附文〕

### 《伤寒论》“寒”字有广义与狭义之分论

系统学习《伤寒杂病论》后，从整体上理解了张仲景的医学思想，便可以领悟仲景书中“伤寒”之“寒”字有广义与狭义之分。广义而言，“寒”当“邪”字解；狭义之“寒”字，即六淫之一的寒邪。悟透了这一点，则仲景之书思过半矣。

仲景书“寒”字当“邪”字解的条文，如第176条曰：“伤寒，脉浮滑，此表有热，里有寒，白虎汤主之。”此条曰“里有寒”这个“寒”字肯定是泛指邪气，具体而言，是指的热邪。再如第166条曰：“……此为胸有寒也，当吐之，宜瓜蒂散。”这里边的“寒”字也是泛指病邪。“吐之”何物？必是有形之邪，如痰浊等。在《金匮要略》第一篇第3条论面部望诊曰：“色黄者，胸上有寒……”面色黄与“寒”的因果关系怎么想也不好联系，实际上这个“寒”字也是泛指“邪”。究竟是什么病邪，需要对具体病人具体分析，才能明确诊断。

以上分析，明白了“寒”字与“邪”字的关系，即广义之“寒”应理解为“邪”。而有的条文之“邪”字，又应理解为狭义之“寒”。如第173条的黄连汤证曰：“伤寒胸中有热，胃中有邪气”之“邪”字，应是阴寒之邪气，故用干姜等温热之药。

“寒”字当“邪”字解，不但见于仲景之书，而且见于先秦诸子之书。例如，《孟子·告子上》章句中有这样一句话：“吾退而寒之者至矣。”其大意是说，我和大王相见的时间太少，我一退隐回家，“寒之者”就涌到他身边。联系上下句可以判断，所谓“寒之者”是正义的反面——邪气。《孟子》书里还有一句话，即“寒者致瘀”，这个“寒”字也应理解为“邪”字更确切。

总之，在仲景时代，“寒”字与“邪”字可以通用，可以互释。但又必须明白，仲景之书的“寒”字是有广义与狭义之分的。是广义的，还是狭义的，要具体分析。《伤寒杂病论》书名之“寒”字，肯定是广义的。原文之中反复论述的“伤寒”之“寒”，多是泛指邪气，是广义的，或是专指寒邪，是狭义的。明白了这一点，便明白了仲景书“伤寒”部分，实乃统治六淫病邪之书，非仅为寒邪而设也。

## 《伤寒杂病论》中类伤寒证治论

伤寒——外感病邪。其最突出的证候特点是恶寒发热。而恶寒发热却非外感所独见，在杂病之内科、外科、妇科、儿科等各科疾病的部分病证发病过程中，亦表现为恶寒发热。病非外感病邪，却亦表现为类似伤寒的证候特点，故称之为“类伤寒”。类伤寒与真伤寒如何鉴别？类伤寒见于《伤寒论》哪些方证？见于杂病之内、外、妇、儿各科哪些病证？请通读本文。

张仲景“勤求古训，博采众方……并平脉辨证，为《伤寒杂病论》”。大论既是一部有字经，又是一部无字经。有字经就如一桌盛宴，只要细心观察，都能看得真切；无字经是这桌山珍海味的味道，只有细心品味才能心领神会。

本文首先明确类伤寒的概念，随后分别求索《伤寒论》中的类伤寒证治与杂病中的类伤寒证治。

### （一）类伤寒的概念

类伤寒之“类”字，《说文解字》云“种类相似”。《辞海·下》说“相似”。《实用古汉语大辞典》说“类似，象”。总之，类者，相似也。伤寒之义，当今伤寒大家任应秋引日本学者惟忠子文氏之论说：“伤寒也者，为邪所伤也，谓邪而为寒，盖古义也。故寒也者，邪之名也，而邪之害人，最多端也（任应秋《伤寒论语释》）。”牛氏考究，“邪”字，在上古属鱼部邪母；“寒”字，在上古属元部匣母。按音韵学原理，鱼、元通转，故寒、邪二字古代可通假。[牛淑平．中医文献杂志．2007（1）：48]

如上所述，再联系上文《伤寒杂病论》“寒”字有广义与狭义之分论，可以得出以下判断：广义之“寒”当“邪”字解，泛指外感多种病邪；狭义之“寒”

乃专指六淫之一的寒邪。本文所述“类伤寒”乃指类似感受外邪。

### （二）《伤寒论》中类伤寒证治论

下面，将《伤寒论》中类伤寒的部分条文加以辨析。

**1. 十枣汤证**　《伤寒论》第152条曰：“太阳中风，下利，呕逆，表解者，乃可攻之。其人漐漐汗出，发作有时，头痛，心下痞，硬满，引胁下痛，干呕，短气，汗出不恶寒者，此表解里未和也，十枣汤主之。”本条虽曰“太阳中风”，其实并非外感风寒，而是悬饮病初起，正邪交争，表气失和之类似太阳中风证候。治病必求于本，本条为水饮壅盛证候，故以攻逐水饮为当务之急，十枣汤主之。

**2. 瓜蒂散证**　《伤寒论》第166条曰：“病如桂枝证，头不痛，项不强，寸脉微浮，胸中痞硬，气上冲咽喉不得息者，此为胸有寒也，当吐之，宜瓜蒂散。”文中言“病如桂枝证”，提示有发热、恶风、汗出等症，但头不痛，项不强，与太阳病提纲又不大切合，可能非表证。所述寸脉微浮，主病在上；胸中痞满，气上冲咽喉不得息者，自注曰“此为胸有寒也”。此“寒”字应理解为“痰”，即痰邪阻于胸中，正邪交争，表气失和，故“病如桂枝证”者，类伤寒也。

**3. 五苓散证**　《伤寒论》第71条曰：“太阳病，发汗后，大汗出，胃中干，烦躁不得眠，欲得饮水者，少少与饮之，令胃气和则愈。若脉浮，小便不利，微热消渴者，五苓散主之。”本条论发汗后胃中干与蓄水证两种证候的调治。所谓“脉浮”“微热”乃似表邪之征，且方后注云“多饮暖水，汗出愈”。诚然，有表邪者必汗出而解，但我们还要认识到，汗出而解者不一定都是针对外感表邪。方用五苓散而证候类似表证者还有第386条：“霍乱，头痛，发热，身疼痛，热多欲饮水者，五苓散主之。”笔者认为，若霍乱病兼感外邪，当释为表证；若未感受外邪，则应释之为霍乱病正邪交争，表气失和之证候。因此，霍乱病是否兼感外邪，应当“辨证求因”，始不致误。《伤寒论》第71~74条及第141、156、244、386条等，都论及五苓散主治太阳蓄水证、水逆证等。在《金匮要略·痰饮咳嗽病脉证并治》篇第31条亦以本方治痰饮病。综合分析上述条文可知，本方证以蓄水为主要病机，所谓“脉浮、微热”“发热”等，不一定是外感表证，或为类伤寒之证候也。

**4. 茵陈蒿汤证**　《伤寒论》第260条曰：“伤寒八九日，身黄如橘子色，小便不利，腹微满者，茵陈蒿汤主之。”须知黄疸病与西医学所论述的急性黄疸型肝炎相类似，而急黄肝的黄疸前期症状，常以“太阳病”类似证候与湿浊困脾证候为特点。《金匮要略》第十五篇为黄疸病证治专论，彼此互参详见后文。

### （三）杂病中类伤寒证治论

《伤寒杂病论》之杂病部分（经后世删补整理之后，名曰《金匮要略方论》，简称《金匮要略》)，以论内科病为主（第二至第十七篇)，其次是妇科病（第二十至二十二篇)，外科病内容更少，只第十八篇。儿科病没有专篇，其证治内容散见于各篇之中。需要明确，在杂病各篇中掺杂着类伤寒证治内容，分别按内、外、妇、儿各科病探讨如下。

**1. 内科病类伤寒证治**

（1）痉病（金疮痉）类伤寒 《金匮要略》第二篇所述痉病的病因之一为“疮家”（二·5)，一说“疮”与“创”同，指金刃创伤。《诸病源候论》有“金疮痉”，乃疮口感染外邪，邪毒深入经络而致病，后世称为“破伤风”。其早期可有全身不适，头痛，肢痛及咀嚼不便等。如此类似太阳病者，故栝楼桂枝汤证曰“太阳病，其证备……此为痉”（二·11)；葛根汤证曰“太阳病……口噤不得语，欲作刚痉”（二·12)。病情发展则表现为第13条所述典型的痉病证候。

（2）百合病类伤寒 百合病的病因有二：一是热病伤阴，余热未清；一是事不遂愿，化火伤阴。其证候之一即“如寒无寒，如热无热”（二·1）等类伤寒表现。若诊断有误，难免误作伤寒治之。

（3）狐惑病类伤寒 狐惑病本因湿热虫毒内蕴而为病，而其发病过程中可“状如伤寒”（三·10)，即类似伤寒之恶寒发热、关节疼痛等，但并非外感邪气，而是湿热蕴结于内，营卫失和于外的病状。这与《伤寒论》第113条“形作伤寒”同义。所不同的是：彼是温病“形作伤寒”，此是狐惑病“状如伤寒”。若不明狐惑病湿热虫毒内蕴之病机，不了解口腔、二阴及眼睛等局部特点，难免误作伤寒治之。

（4）疟病类伤寒 疟病的发作特点是“先寒后热……热止汗出”(《素问·刺疟篇》)，即恶寒肢冷，甚至寒战，持续半小时左右，继之以高热，持续4~8小时，突然汗出热退。如此典型的寒热交作，“蓄作有时”(《素问·疟论篇》) 的特点，乃疟病类伤寒也。而“太阳病，得之八九日，如疟状”（23）之桂枝麻黄各半汤证，以及少阳病“往来寒热”（96）之小柴胡汤证，皆“正邪分争”（97)，发无定时之真伤寒也。如此真伤寒与疟病类伤寒必须分辨清楚，才不会误诊误治。

（5）肺痈病类伤寒 肺痈之病，按原文（七·2）所述可分为三个阶段：先是“风伤皮毛”，为表证期；进一步“风舍于肺”，为酿脓期；最后“热伤血脉”，结为痈脓，为溃脓期。其酿脓期之“时时振寒”（七·2）与溃脓期之“振寒脉数”（七·13)，都是热毒内盛，正邪交争之“类伤寒”证候，不可误作太阳病治之。否则，“桂枝下咽，阳盛则毙”(《伤寒论·伤寒例》)。

（6）奔豚气病类伤寒 奔豚气“往来寒热”（八·2）与《伤寒论》少阳病小柴胡汤“往来寒热”之病因病机不同。小柴胡汤证为肝郁而少阳之气不和所致，而此为“血弱气尽，腠理开，邪气因入……正邪分争”所致。另外，前述百合病类伤寒是阴虚发热，此病类伤寒则是气郁发热，故治法不同。

（7）**宿食病类伤寒**　《金匮要略》第十篇最后两条曰："脉紧如转索无常者，有宿食也。"（十·25）、"脉紧头痛，风寒，腹中有宿食不化也。"（十·26）历代医家对这两条见解不一。尤在泾认识真切，他说："……实为食积类伤寒也。仲景恐人误以为外感而发其汗，故举以示人曰：'腹中有宿食不化也'，意亦远矣。"（《金匮要略心典》）食积类伤寒常见于不知饥饱的少儿，临床先见胃脘痞闷，嗳腐吞酸，头昏头痛，全身不适，脉乍紧乍滑，甚者则表现振寒发热，肢体瘫软，发热等类伤寒症。若病因不明，四诊不参，忽略了食伤脾胃之病因、证候，难免误作外感风寒而误治之。

（8）**谷疸病类伤寒**　《金匮要略》第十五篇将黄疸病分为谷疸、酒疸、女劳疸，若失治误治，"久久为黑疸"（十五·7）。其中"谷疸之为病，寒热不食，食即头眩，心胸不安，久久发黄为谷疸，茵陈蒿汤主之。"（十五·13）这是说在"欲作谷疸"（十五·3）阶段，患者既有"发于阴部，其人必呕"（十五·12）等湿毒内蕴脾胃证候，又有发于"阳部，其人振寒而发热"（十五·12）等营卫失和于表的证候。若忽略了阴部证候，只识阳部，以为"伤寒七八日……"（260）是太阳病而表散之，医之过也。

（9）**瘀血病类伤寒**　《金匮要略》第十六篇主要论述血证之证治，其中论瘀血病两条，曰："病人胸满，唇痿舌青，口燥，但欲漱水不欲咽，无寒热，脉微大来迟，腹不满，其人言我满，为有瘀血。"（十六·10）又曰："病者如热状，烦满，口干燥而渴，其脉反无热，此为阴伏，是瘀血也，当下之。"（十六·11）这可能是论述瘀血发热证候的最早记载。临床大家叶天士明言："瘀血类伤寒者，以其有寒热故也。"（《叶天士医学全书·医效秘传》）

（10）**下利病类伤寒**　《金匮要略》第十七篇第11条曰："干呕而利者，黄芩加半夏生姜汤主之。"这一条需要与《伤寒论》第172条所述的"太阳与少阳合病，自下利者，与黄芩汤；若呕者，黄芩加半夏生姜汤主之"互相发明。彼此互参可知，病邪内犯肠胃，在肠则下利（多有腹痛），在胃则干呕（甚者呕吐）。为何曰"太阳与少阳合病"呢？太阳病言表证，少阳病言里证。正邪交争于里（胃肠），则"干呕而利"；里病影响于表而表气失和，则可见恶寒发热等类伤寒之"太阳病"。透过现象抓本质，治病必求于本，故仲景主治之方专治于里，不涉于表也。

以上按篇名前后顺序，梳理了以内科病为主的类伤寒证治。下面探讨外科病类伤寒者。

**2. 外科病类伤寒证治**

《金匮要略·疮痈肠痈浸淫病脉证并治》为外科病诊治之专篇。篇名所谓

“疮”指金疮，即刀斧所伤；“痈”指痈肿，为体表痈疡之一；“肠痈”为内痈的一种；“浸淫病”是一种皮肤病。全篇虽然只有8条，但简要论述了广义外科病的四大类疾病：体表痈肿；内脏之痈；金刃所伤；皮肤病变。这几类外科病，其中类伤寒者，应当明辨。

体表之痈类伤寒者，该篇第1条曰：“诸浮数脉，应当发热，而反洒（xiǎn，音显）淅恶寒，若有痛处，当发其痈。”体表痈肿初起，病邪结聚于局部，正邪相争影响到周身，可见“洒淅恶寒”（即振寒之貌。王冰注：“洒淅，寒貌也。”）之症与“浮数”之脉。如此脉症，若不做局部（“若有痛处”）病变的诊察，难免将类伤寒误诊为真伤寒，徒攻其表，大错特错也！清代叶天士对体表痈肿疔毒的诊治亦积累了经验，他说：“疮毒初生，必有寒热交作……当验其头面身体手足，若有痛处，或红肿，或坚块，或疔毒者，须疡科治之。”（《叶天士医学全书·医效秘传》）

内脏之痈类伤寒者，该篇第4条论肠痈之证候有“时时发热……复恶寒”。此肠痈病邪郁于内，影响于外，故表现为类伤寒之恶寒发热。若不辨表里，不做腹诊，不明标本，难免将肠痈初期之证误诊为外感风寒之候，岂不误治哉？肠痈如此，前述之肺痈亦如此，多种内脏之痈应举一反三，触类旁通也。

上述内外痈之病初发均可表现为类伤寒，金疮、皮肤病之发病过程中，亦可表现为类伤寒，都应当问病因，辨病机，治病求本，方不致误。

**3. 妇人病类伤寒证治**

妇人因有经、带、胎、产等生理特点，因此妇人病类伤寒有其特殊的病理特点。仲景将妇人病分为妇人妊娠病、妇人产后病及妇人杂病等三篇进行辨证论治。仲景论妇人病类伤寒者，探讨如下。

妇人妊娠类伤寒者，《金匮要略·妇人妊娠病脉证并治》篇第1条“师曰：妇人得平脉，阴脉小弱，其人渴，不能食，无寒热，名妊娠，桂枝汤主之。”此条脉症比较费解。其中“无寒热”一句是说妊娠之后，生理功能发生变化，有的孕妇感到微热（体温较平时略高）、体倦等，似感冒而非外感，不属表证，此类伤寒也，故曰“无寒热”，以示鉴别。后文第3条曰：“妇人怀娠六七月，脉弦发热……当以附子汤温其脏。”尤在泾注解说：“脉弦发热，有似表邪……其脉弦为阴气，而发热且为格阳矣。”此妊娠阳虚发热类伤寒也，不可治表，当以附子汤温里散寒而热自退。再后文第8条曰：“妊娠有水气，身重，小便不利，洒淅恶寒，起即头眩，葵子茯苓散主之。”所述“洒淅恶寒”，似外感而非外感，为类伤寒也。此因水气在皮肤中，卫外之阳气被阻遏所致，故治用通窍利水方以治之。

妇人产后病类伤寒者，《金匮要略·妇人产后病脉证并治》篇第1条：“问曰：新产妇人有三病，一者病痉，二者病郁冒，三者大便难，何谓也？师曰：新产血虚，多汗出，喜中风，故令病痓。”新产失血汗出，体虚未复，易感外邪。太阳中风，一般不会发生痓病。本条所谓“中风”，非太阳中风，而是后世所谓“产后风痓”(产后破伤风)，又曰“产后发痓”。发痓早期可有类伤寒的表现。详见前述“痓病类伤寒”。后文第7条所述“发热……再倍发热”等证候，乃产后瘀浊发热(产褥感染)类似阳明里实证。清代陈修园《妇科秘书八种》之一《张氏妇科》明言：“产后诸症，多类伤寒，莫作伤寒治之，更莫作杂症治之。此乃女科不传之诀，医者切莫狐疑。”

随着当今妇人孕育卫生之知识的普及与生活水平的提高，产后类伤寒已不多见，若或有之，应详加辨别，避免误治。

**4. 儿科病类伤寒证治**

仲景书没有小儿病专篇，是本来就有而散佚失传，还是有其他隐情，尚待考证。关于小儿病诊治，书中个别原文有论及，如第3篇之升麻鳖甲汤方后注有“……顿服之，老小再服”之语。第7篇之小青龙加石膏汤方后注有“强人服一升，羸人减之，日三服，小儿服四合”之医嘱。书中所记述的各种内科及外科病，举一反三，触类旁通，小儿患之，皆当区别为真伤寒还是类伤寒，谨防误治。

后世医家对小儿病的诊治积累了前世丰富的经验。例如，痘疹之病情特点，从宋代陈文中《小儿痘疹方论》到清代光绪年间的《专治麻痧初编》，诸多儿科名医、名著在论述痘疹时说：“大凡初起，未见红点，证与伤寒相类。”(龚信纂辑，龙廷续编《古今医鉴》)再比如，婴儿在生长发育过程中，或有身热、汗出等证候，古人名之曰“小儿变蒸”。明代王大纶说：“变蒸之症，形类伤寒。”(《婴童类萃》)儿科又称“哑科”，不能自述病情，故真伤寒与类伤寒分辨之更难！更应当认真负责，谨防误诊误治。

**结语**

综上所述可知，内、外、妇、儿各科之病皆有类伤寒者，而头面五官七窍病变，亦有类伤寒者，所当细辨，正确治之。不论真伤寒病之正与邪相争于表，还是类伤寒诸病之正与邪相争于里，皆以恶寒发热为主证特点。真伤寒与类伤寒鉴别的要点为：真伤寒必有外感六因，或疫疠之邪的病因；类伤寒必有内伤七情、饮食伤倦等病因。耐心、细心地追查发病之病因，则真伤寒与类伤寒不难鉴别。

总之，凡病应审病求因，明确诊断；明辨病机，准确施治。如此为防止误诊、正确治疗之根本保证也。

# 第二章 吐法
## ——瓜蒂散临证发挥

凡以涌吐药为主组成，具有涌吐痰涎、宿食、毒物等作用，以治疗痰厥、食积、误食毒物等病邪的方剂，统称为涌吐剂。属“八法”中的吐法，“十剂”中的宣剂，《素问·阴阳应象大论篇》谓“其高者，因而越之”也。

涌吐剂的功用是使停留在咽喉、胸膈、胃脘的痰涎、宿食、毒物从口中吐出。适用于中风、癫狂、喉痹之痰涎壅盛，或宿食停留胃脘，或毒物尚在胃中等病证。由于病情急迫，急需采用吐法治之。程钟龄说：“吐者，治上焦也。胸次之间，咽喉之地，或有痰、食、痈脓，法当吐之。经曰：其高者因而越之是已。”（《医学心悟》）

涌吐剂作用迅速，用之得当，可收立竿见影之效。但亦易伤胃气，应中病即止。若年老体弱、孕、产后等者，均当慎用。

服涌吐剂后，其人不吐者，可用手指或翎毛探喉，以催其吐。如果呕吐不止，可服用姜汁少许，或服冷粥、冷开水等以止之。若服瓜蒂散而呕吐不止者，可服丁香末 0.3~0.6g 以解之。

服涌吐剂后，须令病人避风，以防吐后汗出而患感冒。同时要注意调理脾胃，以糜粥自养，切勿骤进油腻及不易消化之物，以免重伤胃气。

瓜蒂散为吐剂之祖方、良剂。吴谦说，方中“瓜蒂极苦，赤豆味酸，相须相益，能疏胸中实邪，为吐剂中第一品也。而佐香豉汁合服者，借谷气以保胃气也。服之不吐，少少加服，得快吐即止者，恐伤胸中元气也。此方奏功之捷，胜于汗、下，所谓汗、吐、下三大法也。今人不知仲景、子和之精义，置之不用，可胜惜哉！”（《医宗金鉴·订正仲景全书伤寒论注》）。仲景书对汗、下两法之方论述具体，而吐法之方，唯瓜蒂散。主治胸中寒痰（《伤寒论》第 166、355 条）、胃中宿食（《金匮要略》十·24 条），吐之而解。

金元医家张子和师仲景心法，以汗吐下三法治病颇多发挥，在所著《儒门事亲》论述说：“夫吐者，人之所畏。且顺而下之，尚犹不乐，况逆而上之，不说者多矣。然自胸已上，大满大实，痰如胶粥，微丸微散，皆儿戏也。非吐，病安能出？仲景之言曰：大法春宜吐。盖春时阳气在上，人气与邪气亦在上，故宜吐也，涌吐之药，或丸或散，中病则止，不必尽剂，过则伤人。然则四时有急吐者，不必直待春时也，但仲景言其大法耳。今人不得此法，遂废而不行。试以名方所记者略数之，如仲景《伤寒论》中，以葱根白豆豉汤（按：查遍《伤寒论》无此方。是否张氏在当年另有所本，不得知也），以吐头痛；栀子厚朴汤，以吐懊侬；瓜蒂散，以吐伤寒六七日，因下后腹满无汗而喘者。如此三方，岂有杀人者乎？何今议予好涌者多也！……惜乎黄帝、岐伯之书，伊挚（即伊尹）、仲景之论，弃为闲物。纵有用者，只为山野无韵之人（指不懂得医学理论的人），岂不谬哉？予之用此吐法，非偶然也。曾见病之在上者，诸医尽其技而不效，余反思之，投以涌剂，少少用之，颇获征应。既久，乃广访多求，渐臻精妙，过则能止，少则能加。一吐之中，变态无穷，屡用屡验，以至不疑。"

从以上张氏所述可知，吐法用之得当，"屡用屡验"。可惜的是，吐法"废而不用"久矣！

《医学心悟·医门八法·论吐法》："吐者，治上焦也。胸次之间，咽喉之地，或有痰、食、痈脓，法当吐之，经曰：其高者因而越之是已。然有当吐不吐误人者；有不当吐而吐以误人者；有当吐不可吐而妄吐之以误人者；亦有当吐不可吐而又不可以不吐，吐之不得其法以误人者，是不可不辨也。

即如缠喉、锁喉诸症，皆风痰郁火壅塞其间，不急吐之，则胀闭难忍矣。又或食停胸膈消化弗及，无由转输，胀满疼痛者，必须吐之，否则胸高满闷，变症莫测矣。又有停痰蓄饮，阻塞清道，日久生变，或妨碍饮食，或头眩心悸，或吞酸嗳腐，手足麻痹，种种不齐，宜用吐法导祛其痰，诸症如失。又有胃脘痈，呕吐脓血者，经云：呕家有脓，不须治呕，脓尽自愈。凡此皆当吐而吐者也。

然亦有不当吐而吐者何也？如少阳中风，胸满而烦，此邪气而非有物，不可吐，吐则惊悸也。又少阴病，始得之，手足厥冷，饮食入口则吐，此膈上有寒饮，不可吐也。病在太阳，不可吐，吐之则不能食，反生内烦。虽曰吐中有散，然邪气不除，已为小逆也。此不当吐而吐者也。

然又有当叶不可吐者何也？盖凡病用吐，必察其病之虚实，因人取吐，先察其人之性情不可误也。夫病在上焦可吐之症，而其人病势危笃，或老弱气衰者，或体质素虚，脉息微弱者，妇人新产者，自吐不止者，诸亡血者，有动气者，四肢厥冷，冷汗自出者，皆不可吐，吐之则为逆候。此因其虚而禁吐也。若夫病久之人，宿积已深，一行吐法，心火自降，相火必强，设犯房劳，转生虚证，反难救药。更须戒怒凝神，调息静养，越三旬而出户，方为合法。若其人性气刚暴，好怒喜淫，不守禁忌，将何恃以无恐？此又因性情而禁吐也，所谓当吐不可吐者此也。

然有不可吐，而又不得不吐者何也？病人脉滑大，胸膈停痰，胃脘积食，非吐不除，食（按：疑为"宜"字之误）用瓜蒂散与橘红淡盐汤，痰以二陈汤，用指探喉中而出之。体质极虚者，或以桔梗煎汤代之，斯为稳当，而予更有法焉。

予尝治寒痰闭塞，厥逆昏沉者，用半夏、橘红各八钱，浓煎半杯，和姜汁成一杯，频频灌之，痰随药出，则拭之，随灌随吐，随吐随灌，少顷痰开药下，其人即苏，如此者甚众。又尝治风邪中脏将脱之证，其人张口痰鸣，声如曳锯，溲便自遗者，更难任吐，而稀涎、皂角等药，既不可用，亦不暇用。因以大剂参、附、姜、夏，浓煎灌之，药随痰出，则拭之，随灌随吐，随吐随灌，久之药力下咽，胸膈流通，参、附大进，立至数两，其人渐苏。一月之间参药数斤，遂至平复，如此者又众。又尝治风痰热闭之证，以牛黄丸，灌如前法。颈疽内攻，药不得入者，以苏合香丸，灌如前法。风热不语者，以解语丹，灌如前法。中暑不醒者，以消暑丸，灌如前法。中恶不醒者，以前项橘、半、姜汁，灌如前法。魇梦不醒者，以莲须、葱白煎酒，灌如前法。自缢不醒者，以肉桂三钱煎水，灌如前法。喉闭喉风，以杜牛膝捣汁，雄黄丸等，灌如前法。俱获全安，如此者尤众。更有牙关紧急，闭塞不通者，以搐鼻散，吹鼻取嚏，嚏出牙开，或痰或食，随吐而出，其人遂苏，如此者尤众。盖因证用药，随药取吐，不吐之吐，其意更深。此皆古人之成法，而予稍为变通者也。昔仲景治胸痛不能食，按之反有涎吐，下利日数十行，吐之利则止，是以吐痰止利也。丹溪治妊妇转脬，小便不通，用补中益气汤，随服而探吐之，往往有验，是以吐法通小便也。华佗以醋蒜吐蛇，河涧以狗油、雄黄同瓜蒂以吐虫而通膈，丹溪又以韭汁去瘀血以治前症。

由此观之，症在危疑之际，古人恒以涌剂，尽其神化莫测之用，况于显然易见者乎？则甚矣！吐法之宜讲也。近世医者，每将此法置之高阁，亦似汗下之外，并无吐法，以致病中常有自呕自吐而为顺症者，见者惊，闻者骇，医家亦不论虚实而亟亟止之，反成坏病，害人多矣。吁！可不畏哉！”

## 一、瓜蒂散证主要原文诠释

【原文】病如桂枝证，头不痛，项不强，寸脉微浮，胸中痞硬，气上冲咽喉不得息者，此为胸有寒也，当吐之，宜瓜蒂散。(166)

瓜蒂散方：瓜蒂一分(熬)，赤小豆一分。上二味，各别捣筛，为散已，合治之，取一钱匕。以香豉一合，用热汤七合，煮作稀糜，去滓，取汁和散，温顿服之。不吐者，少少加，得快吐，乃止。诸亡血虚家，不可与瓜蒂散。

【提要】论痰邪停留胸中的证治。

【简释】病如桂枝证，言有发热汗出等症，但头不痛，项不强，知非表证。寸脉微浮，主病在上；胸中痞满，气上冲咽喉不得息者，仲景自注曰“此为胸有寒也”，此“寒”字应理解为“痰”，即痰邪阻于胸中。《素问·阴阳应象大论篇》曰："其高者，因而越之。"即病邪偏于上，有上越之势，法当因势利导，采用吐法，宜瓜蒂散。方中瓜蒂（为葫芦科植物甜瓜的果蒂。于6~7月间，采摘尚未老熟的果实，切取果蒂，阴干。《神农本草经》："瓜蒂味苦，寒，有毒……病在胸腹中，皆吐下之。"）味极苦，性升催吐；赤小豆味酸性泄，兼能利水。二药配伍，有酸苦涌泄之功；豆豉轻宣辛散，载药上行，助瓜蒂催吐。本方使壅阻胸脘之痰食邪气，吐之而解。

吕按：《伤寒论》此条及后第355条皆以瓜蒂散治疗寒痰结聚胸中。《金匮要略》以本方治"宿食在上脘"者。详见下文。

## 二、瓜蒂散证全书原文辑录提要

【原文】病人手足厥冷，脉乍紧者，邪结在胸中，心下满而烦，饥不能食者，病在胸中，当须吐之，宜瓜蒂散。（355）

【提要】论胸中痰实致厥的证治。

【原文】宿食在上脘，当吐之，宜瓜蒂散。（十·24）

【提要】论宿食在胃的治疗方法。

## 三、瓜蒂散方证纵横论

【方证释义】本方功能涌吐痰实。方中取瓜蒂味极苦，赤小豆味酸，二药配伍，具有酸苦涌泄之功。且豆豉轻宣辛散，载药上浮，可助瓜蒂催吐。本方法符合《素问·阴阳应象大论篇》所谓"其高者，因而越之"的原则，使壅阻胸脘之痰食邪气，一并吐之而解。本方证是以痰涎、宿食壅滞胸脘，胸阳不畅为主要病机的病证。《伤寒论》以本方治疗寒痰结聚胸中证候，若是胸中阳气被遏，不能布达于外，还可见手足厥冷。此外，本方证还可见痰塞喉中，不能言语，懊侬不安，欲吐不能等症。《金匮要略》用瓜蒂散治疗宿食在上脘（胃中），若单用瓜蒂一味煎服，《金匮要略》名一物瓜蒂汤，用治太阳中暍，又治黄疸。

## 四、瓜蒂散证临床心得

1. **平脉辨证，以定吐法** 庞安时曰："病三日以上气浮上部，填塞胃心，故头痛，胸中满，或多痰涎，当吐之则愈。又曰，胸膈痞闷，痰壅塞碍，脉得浮或滑，并宜瓜蒂散吐之。产后六七日内下泻，诸药不效，得此脉，与吐之，泻立止；下利日数十行，其脉反迟，寸口微滑，吐之则止。"（《伤寒总病论》）

2. **瓜蒂散之病机、用法、适应证及禁忌证** 左季云对本方证治有深刻认识，归纳如下。

（1）辨本散与栀子豉汤吐剂　如不经汗下，邪气蕴郁于膈，则谓之膈实，应以瓜蒂散吐之，瓜蒂散吐胸中实邪者也。若发汗吐下后，邪气乘虚留于胸中，则谓之虚烦，应以栀子豉汤吐之。栀子豉汤吐胸中虚烦者也。齐有堂曰：瓜蒂、栀、豉皆吐剂也，要知瓜蒂吐痰食宿寒，栀豉吐虚烦客热。如未经汗下，邪郁胸膈而痞满者，谓之实，宜瓜蒂散，此重剂也。已经汗下，邪乘虚客于胸中而懊侬者，为虚烦，宜栀子豉汤，此轻剂也。本方瓜蒂之代用，齐有堂曰：甜瓜蒂如无，以丝瓜蒂代之。

（2）用本方之引吐及止吐法　齐有堂曰：甜瓜蒂炒黄和赤小豆等份为末，熟水调饮，或用酸齑水更佳，量人虚实服之，良久不吐者，口含砂糖一块即吐，吐时须令闭目，紧束肚皮。若吐不止者，葱白汤解之。

（3）本散兼治　①风眩头痛。②懊侬不眠。③癫痫喉痹。④头中湿气（有湿气头痛者须知）。⑤水肿、黄疸、诸黄、急黄、湿热诸病。（原按：诸黄之症，有遍身如金色者，有热病发黄者，有黄疸阴黄者。而水肿之病，有身面浮肿者，有四肢浮肿者。以上诸症，均以此散末，吹入鼻中，取出黄水自愈。）。⑥卒中痰迷，涎潮壅盛。⑦癫狂烦乱，人事昏沉。⑧五痫痰壅。⑨火气上冲。⑩咽喉不得息及食填太阴，欲吐不出者。发狂欲走者（以此散一钱，取吐而愈）。以上各症均当用吐法。

（4）本方禁条　①诸亡血虚象，所以不可与者，以瓜蒂散为主剂，重亡津液之药，亡血诸虚象补养则可，更亡津液必不可。②尺脉绝者不宜服，恐伤胃气。又当吐而胃弱者，改用参、芦，参犹带补，不致耗伤元气也。（《伤寒论类方法案汇参》）

**3. 运用瓜蒂散注意事项**　关于瓜蒂散的剂量、功用及注意事项，刘渡舟、傅士垣等指出：瓜蒂散用瓜蒂和赤小豆各“一分”，这里的“一分”，是等量的意思，不是剂量单位。瓜蒂又名苦丁香，味极苦，涌吐力最强，为催吐之要药；赤小豆味酸苦，能行水消肿，与瓜蒂相伍有酸苦涌泄之功；香豉清轻宣泄，载药上浮，以其煮汤合散，有助涌吐之力。因本方涌吐之力甚强，故使用时应得法，提出以下五点注意事项。

第一，凡催吐药物服后，可鼓动全身阳气浮动上冲，故可见头目眩晕、汗出等反应。应令病人勿动，或闭目以待之，并应选择避风安全处，以免跌仆或汗出受风。

第二，在吐之前，可用宽布腰带勒紧腹部，借增腹压而助其涌吐。

第三，若确有痰实，但服药后而不吐，反见心烦难以忍耐者，可以用物探喉以催吐，或少进白糖，以促其吐。得快吐乃止，不可多服。若因药力不足，可稍稍加量。

第四，若痰实吐出，大邪已去，若吐势不止，可以葱白煎汤饮服而抑制其吐。

第五，吐法势猛，虽能祛邪，也易伤正，特别是容易伤胃气与津液，故久病、年老、体弱者不可与之。仲景告诫“诸亡血虚家，不可与”，就是这个意思。

汗、吐、下乃祛邪之三法。病在表者，汗而发之；病在上者，因而越之；病在里者，下夺而竭之。张子和《儒门事亲》论汗、吐、下之法很为全面，现在临床用汗、下二法较常见，唯涌吐之法却很少运用。汪昂曾对此作过批评，他说：“今人唯知汗下而吐法绝置不用，遇邪在上焦及当吐者不行涌越，致邪塞而成坏证，轻病致重，重病致死多矣。时人背弃古法枉人性命可痛也。”金元四大家之一的朱丹溪，曾用吐法治疗小便不通，获得很好的疗效，这是开上窍以导下窍之法。我们应当很好地继承古人留给我们的各种行之有效的治疗手段和方法，并在临床实践中不断地总结发扬，不能因为吐法有伤正气之弊就弃置不用。这些经验，均可借鉴之。(《伤寒论诠解》)

## 五、瓜蒂散古今医案赏析

### (一)古代医案

1. **喘** 信州老兵女三岁，因食盐虾过多，得喘之疾，乳食不进。贫无可召医治，一道人过门，见病女喘不止，便使取甜瓜蒂七枚，研为粗末，用冷水半茶盏许，调澄，取清汁呷一小呷。如其言，才饮竟，即吐痰涎若黏胶状，胸次既宽，喘亦定。少日再作，又服之，随手愈。凡三进药，病根如扫。此药味极苦，难吞咽，谓之曰甜瓜蒂，苦诚然。(《名医类案》)

吕按：此验案用甜瓜蒂为末服之，亦为瓜蒂散之法。

2. **寒痰** 张子和治一妇人，心脐上结硬如斗，按之若石。人皆作痞治，针灸毒药，祷祈无数，如捕风然。一日，张见之曰：“此寒痰也。诊其两手，寸关皆沉，非寒痰而何？”以瓜蒂散吐之，连吐六七升，其块立消过半。俟数日后，再吐之，其涎沫类鸡黄，腥臭特殊，约二三升。凡如此者三，以人参调中汤、五苓散，调服以平矣。(《续名医类案》)

吕按：如此怪病，以先吐后调法收功，非先贤张子和者，谁能治之？

3. **伏饮** 一妇从少年时，因大哭罢，饮冰困卧，水停心下，渐发痛闷，咸以为冷积，治以温热之剂，及禁食冷物，一闻茶气，病辄内作。如此数年，燎灸烧艾，疮孔数千。十余年后，小大便秘闷，两目如昏，积水转甚，流于两胁，世谓水癖，或谓支饮，硇(náo，音挠)、漆、棱、莪攻磨之药，竟施之矣。食日衰，积日茂，上至鸠尾，旁至两胁及脐下。但发之时，按之如水声，心腹结硬，手不可近者，月发五次，甚则欲死，已二十余年。张诊其脉，寸口独沉而迟，此胸中有痰。先以瓜蒂散涌痰五七升，不数日再越痰水及斗，又数日上涌数升。凡三涌三下，汗如水者亦三，其积皆去。以流湿饮调之，月余大瘥。(《续名医类案》)

**吕按：**此案病因清楚，病情深重，反复发作“已二十余年”。其病机及发病特点，更像《金匮要略·痰饮咳嗽病脉并治》篇之伏饮（水饮潜伏而反复发作）。如此病深日久者，“以瓜蒂散……凡三涌三下，汗如水者亦三”，久积之痰水从上吐、下泻、外散三个途径而去。如此良善简易之法，惜未传承矣！

**4. 留饮**　张子和治一人，病留饮者数十年不愈。诊之，左寸脉三部皆微而小，右手脉三部皆滑而大。微小为寒，滑大为燥。以瓜蒂散涌其寒痰数升，汗出如沃。次以导水禹功去肠中燥垢亦数升，其人半愈。然后以痰剂流其余蕴，以降火之剂开其胃口，不逾月愈。(《续名医类案》)

**吕按：**留饮者，痰饮病久留而不去也。这在《金匮要略》第十二篇有详细诊治。此案以先吐后下等法综合调治而愈。可知杂病不得只靠一法。

**5. 头中寒湿**　一人素病黄，忽苦头痛不已，发散降火历试无效。诊得脉大而缓，且一身尽痛，又兼鼻塞，乃湿家头痛也。投瓜蒂散一匕内鼻中，黄水去一大杯而愈。(《续名医类案》)

**吕按：**此案与《金匮要略·痉湿暍病脉证治》篇第20条所述类同，瓜蒂散纳鼻之良效，令人惊奇！

**6. 伤寒、溺水**　张子和之仆，尝与邻人同病伤寒，俱至六七日，下之不通，邻人已死。仆发热极，投与井中，捞出以吸水贮之槛，使坐其中（按：把患者从井中捞出来后，为了控出其胃中的水，将其放在门槛上，使人坐在其背上）。适张游他方，家人偶记张治法，曰：“伤寒三下不通，不可再攻，便当涌之。”试服瓜蒂散，良久吐胶痰三碗许与宿食相杂在地（按：吐出的是溺水前后胃中之痰水与尚未消化之食物），状如一帚，顿快。(《续名医类案》)

**吕按：**上述案例“病伤寒”，本应汗之，不可下之也。患者热极投井中，捞出后以瓜蒂散吐之，吐出胶痰与宿食。催吐之时亦可促使汗出祛表邪。但表邪不除，仍应以发汗解表剂治之。张子和精于吐法。但治病应吐则吐之，应下则下之，不可偏废。

### （二）现代医案

**1. 眩晕**　某女，38岁。眩晕，不胜劳作，历时7载，伴胸中烦满，时时欲吐，多年来屡治罔效，详审病历后发现，病情每逢春末夏初为甚，初秋至冬减轻。诊其寸口脉滑，症见眩晕欲吐，说明病在上焦，为痰阻之证。根据“大法春宜吐”“其高者因而越之”的原则，因势利导，改用吐法，方用瓜蒂散1剂，服后令其大吐痰涎，7年顽疾一吐获愈。(《伤寒论通释》)

**吕按：**本案以经典理论为指导，采取吐法治眩晕欲吐而取效。临证如此病候可效法之，慎重起见，先从小剂量用之。

**2. 狂证（精神分裂症）** 张某，男，59岁。因平素性情暴躁，更加思虑过度，经常失眠，后遂自言自语，出现精神失常状态，有时咆哮狂叫，有时摔砸杂物，嬉笑怒骂变动无常。如此情况延续月余，家中杂物摔砸已尽，渐至见人殴打，因此锁闭室中，不敢令其出屋，百般医疗，均无效果。余谓古人对精神错乱的认识，系痰涎蒙蔽清窍，须用催吐之剂，使痰涎涌出，方能有效，余遂疏瓜蒂散与之：瓜蒂10g，豆豉10g，赤小豆30g。煎汤顿服，连进2剂，其呕吐黏涎3次，毫不见效。后因房门锁开，乘机窜出，竟将邻人殴伤，并将所有杂物尽行砸碎，因此家中苦闷无法维持，一再强余设法治疗。余因与患者之子相知素深，遂以大剂瓜蒂散与之：苦瓜蒂21g，赤小豆30g。煎汤顿服。服后隔半小时即开始作呕，连续两昼夜共20余次，尽属黏涎，自呕吐开始便不思饮食。1天后现周身困顿不欲活动，困睡之第3天忽然清醒，后以豁痰通窍安神之剂，调理而愈。

**原按：**瓜蒂散为催吐剂，催吐药在应用上会给患者增加痛苦，所以在临床上很少应用。余曾用瓜蒂散治精神错乱的患者三例，以上治例疗效很好，二例无效。(《伤寒论临床实验录》)

**吕按：**以上病案，邢锡波先生认准狂证为“痰涎蒙蔽清窍”之古训，而瓜蒂散为涌吐痰涎之峻剂的主方。邢氏将瓜蒂散变通应用治疗精神病，取效迅捷。值得注意的是，本案初用小剂量并不见效，而加大剂量后，吐出痰涎甚多，疗效始彰。但大剂量瓜蒂易使人中毒，甚则引起患者死亡，故本案切勿轻率模仿，以免引起不良后果。

**3. 厥证**

①某女，素无病，忽一日气上冲，痰塞喉中，不能语言。此饮邪横塞胸中。当吐之。投以瓜蒂散，得吐后，即愈。[易巨荪. 广东中医，1962（9）：32]

②周某，女，41岁。1972年4月25日初诊。患雷诺氏病已3年，每遇寒冷而作。经服温阳和活血化瘀药物，肢端痉挛好转，供血改善。近因惊恐而致失语，四肢发绀加重，厥冷如冰，时呈尸体色。经先后用低分子右旋糖酐和镇静药物，以及中药宁心安神、祛痰开窍之剂，无效。饮食不进，卧床不起。症见面色苍白，精神呆滞，不能言语，以笔代言，胸闷烦躁，欲吐不能，肢体色白，苔白厚腻，脉滑有力，两寸独大。此痰浊壅塞上脘，急则治其标，先宜涌

吐痰浊。方用瓜蒂、赤小豆、白矾各9g，水煎服。服后先吐痰浊碗余，继则泻下臭秽溏便，遂即能言，肢冷好转，而雷诺现象亦减轻。

**原按：**惊恐之后，脏腑功能失调，痰浊内生，阻塞于上，则胸闷烦躁，两寸独盛；清窍被蒙，则语言难出；清不能升，浊不能降，阳郁不达，则四肢厥冷如冰。状似阳微寒盛，而实非也。“邪气加诸身，速攻可也”，故以瓜蒂散加味投之，果获良效。[唐祖宣．浙江中医杂志，1980（12）：556]

**吕按：**本案诊治过程，言辞恳切，方法具体，疗效明确。如此案例，可师可法。

**4. 宿食病、急惊风** 陈某，男，3岁半。发热，体温达40℃，曾在某医院用抗生素及退热剂治疗3天罔效，而转求诊治。询其母知其平素喜食肥甘，发热前又进食过量。当时体温39.8℃，面红，手足心热，无汗烦躁，喉间时有痰鸣，时有抽搐，舌质红苔黄厚腻，脉滑数。辨为“急惊风”。证属食滞胃肠，郁而化热，灼津为痰，痰火引动肝风。此为实邪踞于上脘，法当以吐为妙。取瓜蒂、赤小豆等分研细为末，约取3g，用淡豆豉9g煎汤送服，吐出痰涎及未消化之物，半小时后热退身凉，改用保和丸调理而瘥。[吴力群．山西中医，1991（6）：8]

**吕按：**患儿之发热，为典型的“食积类伤寒”，食积为本，急惊风为标。仲景曰：“宿食在上脘，当吐之，宜瓜蒂散。（十·24）”医者为师法医圣之良医也。

**5. 宿食病下之过早救误案** 张某，男，38岁。1975年8月14日初诊。多饮烈酒，过食生冷，又卧于湿地，以致水湿结胸，两胁剧痛，烦闷欲死，医用寒凉泻下药物，下利数次，其病不减。由于四肢厥冷，又误为阳虚，投温燥之剂，病更增剧。症见形体消瘦，精神不振，呼吸有力，口出臭气，以手扪胸，时发躁扰，不能言语，四肢厥冷，小便短赤，大便未解，舌红苔黄，脉滑有力，两寸独盛。此痰热郁于上脘，治宜涌吐痰热。方用瓜蒂、赤小豆、白矾各9g。研细末，分3次服。服少顷，吐出痰涎和腐物2碗余，当即语言能出，大便随之下泻，身微汗出，四肢转温。中病即止，停服上药，以饮食调养而愈。

**原按：**痰热壅郁上脘，气机不舒，故四肢厥逆，乍看似属阳衰不足之证，但口出臭气，舌红苔黄，脉滑有力，两寸独盛，其为实热无疑。大凡宿食在上可吐不可下，在中可吐可下，在下则可下不可吐。“其高者，因而越之”，故用瓜蒂散加酸寒之白矾，以增强效力。投剂切中病机，故效如桴鼓。[唐祖宣．浙江中医杂志，1980（12）：556]

**吕按：**本案与前述周某案，皆唐氏治验。采用的处方为瓜蒂散去豆豉加白矾，用法比瓜蒂散更加简便，且疗效肯定，值得效法。

**6. 甜瓜蒂中毒致死案** 崔某，女，32岁。患者既往健康。近3年患神经官能症。数日来自觉心烦，郁闷，未用其他药物。仅用民间偏方干甜瓜蒂约50g，水煎药液半碗，于1973年8月5日晨7时许服下。服药后约10分钟，出现呕吐，初吐物为黏液水、食物，继而吐绿水、血水，呕吐频繁，吐物总量达1000ml。当天午后1时许来诊，即刻住院治疗。入院检查：体温37℃，脉搏摸不清，血压测不到。发育正常，营养中等，神志清醒，面色苍白，大汗，略烦躁，口唇轻度发绀，瞳孔等大正圆，对光反应存在，颈软，心界不大，心音低弱，心率130次/分，心律整齐，未闻及杂音，两肺呼吸音正常，腹部平软，胃脘部压痛，肝脾未扪及，四肢末梢发凉，神经系统无异常。心电图：ST段Ⅱ、Ⅲ、aVF、V1、V3及V5均明显下降，T波倒置，ST段aVR上升，Ⅱ高耸，Ⅲ、aVF及V5也略高。入院后经多方抢救无效，于8月6日零时10分死亡。［娄香云．中医杂志，1976（12）：15］

吕按：以上案例深痛教训有二：一是方证是否相对，值得怀疑；二是用瓜蒂约50g，为超大剂量！吐剂用之得当，疗效快捷，为其他疗法不能取代。但必须方证相对，剂量恰当，才会取得良法之良效。

【临证指要】瓜蒂散涌吐法，主治宿食填塞胃脘、痰阻胸中、痰迷心窍以及痰饮伏留所致急症、怪病。用之得当，疗效奇特，有其他疗法所达不到的效果。如此特色疗法，应努力传承之，不可失传也！瓜蒂有毒，使用过量或不当可发生中毒，甚至导致死亡。此外，有报道一味甜瓜蒂散吹鼻与口服，均可治疗黄疸病。

【实验研究】实验动物内服瓜蒂的主要成分甜瓜素后，有呕吐及下利的症状，但皮下注射或静脉注射则无此反应。因此可知甜瓜素只有刺激胃感觉神经后，才能够反射性地兴奋呕吐中枢而引起呕吐和下利。甜瓜素每公斤0.02g以上的剂量给犬喂服，可引起强烈呕吐，终至呼吸中枢麻痹而死亡。以每公斤2.5mg注于家兔静脉，亦可致死。

# 第三章　下法
## ——大承气汤临证发挥

凡以攻泻药物为主组成，具有通导大便、泻下积滞、攻逐水饮等作用，可以治疗阳明里实证和水饮内停证等病证的方剂，统称泻下逐水剂。属“八法”中的“下法”范畴。

里实证涉及的范围甚广，包括气滞、瘀血、停痰、积饮、宿食、便秘、虫积等诸多有形之邪所引起的病证，而本章讨论以阳明里实证和水饮内停证为主的治疗方剂。

根据“其下者，引而竭之；中满者，泻之于内……其实者，散而泻之”(《素问·阴阳应象大论篇》)等原则可知，泻下逐水法之目的是使六腑通畅，气血调和。而根据热结、寒结、虚秘和水结的不同，泻下逐水剂又分为寒下、温下、润下、逐水和攻补兼施五类。

寒下剂适用于热结里实便秘证。症见大便秘结，脘腹胀满，疼痛拒按，潮热谵语，苔黄，脉实等。当以寒下法治之。常以大黄、芒硝泻热通便为主。若兼气滞不行，多配厚朴、枳实等以行气导滞，方如大承气汤等；若兼水热互结，则可与甘遂、葶苈子等配伍以攻逐利水，方如大陷胸汤等。

温下剂适用于寒结里实便秘证。症见大便秘结，腹痛喜温，手足不温，甚或厥冷，舌苔白滑，脉沉紧等。当以温下法治疗。一般寒积里实者，多以附子配大黄为主组成方剂，如大黄附子汤。若寒实冷积，暴急发病者，则多以辛热峻下的巴豆为主组方，如三物白散。

润下剂适用于肠燥便秘证。其证情有二：一种是热邪伤津，或素体火盛，肠胃津伤，以致大便燥结、小便频数，成为脾约证，治宜润肠与寒下法同用。常以麻仁、杏仁等与大黄同用为方，代表方如麻子仁丸；另一种是因肾阳不足，或病后肾虚，关门不利而致，治宜温肾与润下法同用。常用肉苁蓉、当归等为主组成方剂，代表方如《景岳全书》济川煎，可补经方之不及。

泻下逐水剂是为里实证而设。若表证未解，里实不甚，应先表后里。若表证未除，里实已成者，宜用表里双解之法。孕妇当慎用本类方剂，以防堕胎。凡是服了攻泻剂之类的方药，不宜早进油腻及不易消化的食物，以防重伤胃气。

在此特别说明，张锡纯有以白虎汤治阳明里实证之经验，可以借鉴。

攻补兼施剂适用于里实且正虚之大便秘结证。此时不攻则里实不去，不补则正虚难复，唯用攻补兼施之法，使攻不伤正，补不助邪，各得其所。可变通应用麻子仁丸、大黄甘草汤，以及后世《温病条辨》的新加黄龙汤、增液承气汤等。若年老体弱，病后津亏，产后血虚，以及亡血家等，虽有大便秘结，亦不可专事攻下，应攻补兼施，虚实兼顾。攻补兼施剂中攻泻药易耗损胃气，故得效即止，勿使过剂，更伤其正气也。

胃热而阴虚便秘者，可以选用时方玉女煎（《景岳全书》）为主方治之，这样，既可避免用大黄类泻下药，又能达到通便泻热之目的。

本章主要论述寒下剂之代表方剂大承气汤。

《医学心悟·医门八法·论下法》："下者，攻也，攻其邪也。病在表，则汗之。在半表半里，则和之。病在里，则下之而已。然有当下不下误人者；有不当下而下误人者；有当下不可下，而妄下之误人者；有当下不可下，而又不可以不下，下之不得其法以误人者；有当下而下之不知浅深，不分便溺与蓄血，不论汤丸以误人者。又杂证中，不别寒热积滞，痰水虫血痈脓，以误人者，是不可不察也。

何谓当下不下？仲景云：少阴病，得之二三日，口燥咽干者，急下之。少阴病，六七日，腹满不大便者，急下之。下利，脉滑数，不欲食，按之心下硬者，有宿食也，急下之。阳明病，谵语，不能食，胃中有燥屎也，可下之。阳明病，发热汗多者，急下之。少阴病，下利清水，色纯青，心下必痛，口干燥者，急下之。伤寒六七日，目中不了了，睛不和，无表证，大便难者，急下之。此皆在当下之例，若失时不下，则津液枯竭，身如槁木，势难挽回矣。

然又有不当下而下者何也？如伤寒表证未罢，病在阳也，下之则成结胸，病邪虽已入里，而散漫于三阴经络之间，尚未结实，若遽下之，亦成痞气。况有阴结之症，大便反硬，得温则行，如开冰解冻之象。又杂证中，有高年血燥不行者；有新产血枯不行者；有病后亡津液者；有亡血者；有日久不更衣，腹无所苦，别无他症者。若误下之，变症蜂起矣，所谓不当下而下者此也。

然又有当下不可下者何也？病有热邪传里，已成可下之症，而其人脐之上下左右，或有动气，则不可以下。经云：动气在右，不可下，下之则津液内竭，咽燥鼻干，头眩心悸也；动气在左，不可下，下之则腹内拘急，食不下，动气更剧，虽有身热，卧则欲蜷；动气在上，不可下，下之则掌握烦热，身浮汗泄，欲得水自灌；动气在下，不可下，下之则腹满头眩，食则清谷，心下痞也。又咽中闭塞者不可下，下之则下轻上重，水浆不入，蜷卧，身疼，下利日数十行。又脉微弱者不可下；脉浮大，按之无力者，不可下；脉迟者不可下；喘而胸满者不可下；欲吐欲呕者不可下；病人阳气素微者不可下，下之则呃；病人平素胃弱，不能食者，不可下；病中能食，胃无燥屎也，不可下；小便清者不可下；病人腹满时减，复如故者，不可下。若误下之，变症百出矣。

所谓当下不可下，而妄下误人者此也。然有当下不可下，而又不得不下者何也？夫以羸弱之人，虚细之脉，一旦热邪乘之，是为正虚邪盛，最难措手。古人有清法焉，有润法焉，有导法焉，有少少微和之法焉，有先补后攻、先攻后补之法焉，有攻补并行之法焉，不可不讲也。如三黄解毒，清之也。麻仁梨汁，润之也。蜜煎、猪胆汁、土瓜根，导之也。凉膈散，大柴胡，少少和之也。更有脉虚体弱不能胜任者，则先补之而后攻之，或暂攻之而随补之，或以人参汤，送下三黄枳术丸。又或以人参瓜蒌枳实，攻补并行而不相悖。盖峻剂一投，即以参术归芍维持调护于其中，俾邪气潜消而正气安固，不愧为王者之师矣。又有难症中，大便不通，其用药之法可相参者。如老人、久病人、新产妇人，每多大便闭结之症，丹溪用四物汤，东垣用通幽汤，予尝合而酌之，而加以苁蓉、枸杞、柏子仁、芝麻、松子仁、人乳、梨汁、蜂蜜之类，随手取效。又尝于四物加升麻，及前滋润药，治老人血枯，数至圊而不能便者，往往有验，此皆委曲疏通之法。若果人虚，虽传经热邪，不妨借用，宁得猛然一往，败坏真元，至成洞泻，虽曰天命，岂非人事哉！所谓下之贵得其法者此也。

然又有当下而下，而不知浅深，不分便溺与蓄血，不论汤丸以误人者何也？如仲景大承气汤，必痞满燥实兼全者，乃可用之。若仅痞满而未燥实者，仲景只用泻心汤。痞满兼燥而未实者，仲景只用小承气汤，除去芒硝，恐伤下焦阴血也。燥实在下而痞满轻者，仲景只用调胃承气汤，除去枳朴，恐伤上焦阳气也。又有太阳伤风证，误下而传太阴，以致腹痛者，则用桂枝汤加芍药；大实痛者，桂枝汤加大黄，是解表之中兼攻里也。又有邪从少阳来，寒热未除，则用大柴胡汤，是和解之中兼攻里也。又结胸证，项背强，从胸至腹硬满而痛，手不可近者，仲景用大陷胸汤、丸。若不按不痛者，只用小陷胸汤。若寒食结胸，用三白散热药攻之。又水结胸，头出汗者，用小半夏加茯苓汤。水停胁下，痛不可忍者，则用十枣汤。凡结胸阴阳二症，服药罔效，《活人》俱用枳实理中丸，应手而愈。又《河间三书》云：郁热蓄甚，神昏厥逆，脉反滞涩，有微细欲绝之象，世俗未明造化之理，投以温药，则不可救，或者妄行攻下，致残阴暴绝，势大可危。不下亦危，宜用凉膈散合解毒汤，养阴退阳，积热借以宣散，则心胸和畅，而脉渐以生。此皆用药浅深之次第也。又如太阳证未罢，口渴，小便短涩，大便如常，此为溺涩不通之症，治用五苓散。又太阳传本，热结膀胱，其人如狂，少腹硬满而痛，小便自利者，此为蓄血下焦，宜抵当汤、丸。若蓄血轻微，但少腹急结，未至硬满者，则用桃核承气汤。或用生地四物汤，加酒洗大黄各半下之，尤为稳当。盖溺涩证，大便如常，燥粪证，小便不利；蓄血证，小便自利，大便色黑也。此便溺、蓄血之所由分也。血结膀胱，病势最急，则用抵当汤，稍轻者，抵当丸。结胸恶证悉具，则用大陷胸汤，稍轻者，大陷胸丸。其他荡涤肠胃，推陈致新之法，则皆用汤。古人有言，凡用下药攻邪气，汤剂胜丸散。诚以热淫于内，用汤液涤除之，为清净耳。此汤、丸之别也。

然又有杂证中，不别寒热积滞，痰水虫血痈脓以误人者何也？东垣治伤食证，腹痛便闭拒按者，因于冷食，用见晛丸。因于热食，用三黄枳术丸。若冷热互伤，则以二丸酌其所食之多寡而互用之，应手取效。又实热老痰，滚痰丸；水肿实证，神佑丸；虫积，剪红丸；血积，花蕊丹、失笑丸；肠痈，牡丹皮散。随证立方，各有攸宜，此杂证攻下之良法也。近世庸家，不讲于法，每视下药为畏途，病者亦视下药为砒鸩，致令热证垂危，袖手旁观，委之天数，大可悲耳。昔张子和《儒门事亲》三法，即以下法为补，谓下去其邪而正气自复，谷肉果菜，无往而非补养之物。虽其说未合时宜，而于治病攻邪之法正未可缺。吾愿学者仰而思之，平心而察之，得其要领，以施救济之方，将以跻斯民于寿域不难矣。”

## 一、大承气汤证主要原文诠释

【原文】阳明病，脉迟，虽汗出，不恶寒者，其身必重，短气，腹满而喘，有潮热者，此外欲解，可攻里也。手足濈然汗出者，此大便已硬也，大承气汤主之。若汗多，微发热恶寒者，外未解也，其热不潮，未可与承气汤。若腹大满不通者，可与小承气汤，微和胃气，勿令至大泄下。（208）

大承气汤方：大黄四两（酒洗），厚朴半斤（炙，去皮），枳实五枚（炙），芒硝三合。上四味，以水一斗，先煮二物，取五升，去滓，纳大黄，更煮取二升，去滓，纳芒硝，更上微火一两沸，分温再服。得下，余勿服。

小承气汤方：大黄四两，厚朴二两（炙，去皮），枳实三枚（大者，炙）。上三味，以水四升，煮取一升二合，去滓，分温二服。初服汤当更衣，不尔者尽饮之。若更衣者，勿服之。

【提要】辨阳明病可攻与不可攻及大小承气汤的区别运用。

【简释】条文可分三段解释。第一段从“阳明病，脉迟”至“大承气汤主之”，论迟脉用大承气汤的机制。此处的脉迟，是相对于白虎汤证脉滑而言，沉实有力，为腑气不通，脉道壅滞不利所致。虽汗出却不恶寒，为表证已解。症见身重，短气，腹满而喘，有潮热及手足濈然汗出，知里实已成，故可用大承气汤攻下。本方能承顺胃气下行，使塞者通，闭者畅，故名“承气”。关于大承气汤方义，吴谦解释说：“诸积热结于里而成痞满燥实者，均以大承气汤下之也。满者，胸胁满急䐜胀，故用厚朴以消气壅；痞者，心下痞塞硬坚，故用枳实以破气结；燥者，肠中燥屎干结，故用芒硝润燥软坚；实者，腹痛大便不通，故用大黄攻积泻热。然必审四证之轻重，四药之多少适其宜，始可与也。”（《医宗金鉴》）大承气汤煎法颇有深义，本方的方后注之煎法具有深刻道理（详见后

“方证鉴别”)。此外，应用本方要中病即止，“得下，余勿服”。

第二段从“若汗多，微发热恶寒者”至“未可与承气汤”。此段是说，如仍有发热、恶寒的证候，为表证未解，当慎用下法。其热不潮，是热未入里，不仅禁用大承气汤，其他承气汤皆不可用。

第三段从“若腹大满不通者”至“勿令致大泄下”。此段论述了不用大承气汤而用小承气汤的原因。假如表证已解，应该攻下，但只有腹大满不通，虽腑实而燥结不甚，只宜小承气微和胃气。本方较大承气汤少芒硝，枳、朴用量亦少，且大黄不后下，药力自比大承气汤为轻。

## 二、大承气汤证全书原文辑录提要

【原文】阳明病，潮热，大便微硬者，可与大承气汤；不硬者，不可与之。(209)

【提要】辨燥屎已成未成、可下不可下以及大小承气汤的使用法。

【原文】伤寒，若吐若下后，不解，不大便五六日，上至十余日，日晡所发潮热，不恶寒，独语如见鬼状。若剧者，发则不识人，循衣摸床，惕而不安，微喘直视，脉弦者生，涩者死；微者，但发热谵语者，大承气汤主之。若一服利，则止后服。(212)

【提要】论阳明腑实危候及死生之脉。

【原文】阳明病，谵语，有潮热，反不能食者，胃中必有燥屎五六枚也；若能食者，但硬耳。宜大承气汤下之。(215)

【提要】论阳明腑实燥结微甚的辨别。

【原文】汗出谵语者，以有燥屎在胃中，此为风也。须下者，过经(太阳病表证与阳明病里实证并见，若表证已罢，里证独见者，叫做过经)乃可下之。下之若早，语言必乱，以表虚里实故也。下之则愈，宜大承气汤。(217)

【提要】阳明里实而表证未罢者不可下之。

【原文】二阳并病(既有太阳表证，又有阳明里证。孙鼎宜曰：“‘并’通作‘合’，两《汉书》注，凡‘并’字通训合，是汉人语本如此也。”)，太阳证罢，但发潮热，手足漐漐汗出，大便难而谵语者，下之则愈，宜大承气汤。(220)

【提要】二阳并病，转属阳明腑实的证治。

【原文】阳明病，下之，心中懊憹而烦，胃中有燥屎者，可攻。腹微满，初头硬，后必溏，不可攻之。若有燥屎者，宜大承气汤。(238)

【提要】论阳明病下后可攻与不可攻之候。

【原文】病人烦热，汗出则解，又如疟状，日晡所发热者，属阳明也。脉实者，宜下之；脉浮虚者，宜发汗。下之，与大承气汤；发汗，宜桂枝汤。（240）

【提要】凭脉辨表里虚实之法。

【原文】大下后，六七日不大便，烦不解，腹满痛者，此有燥屎也。所以然者，本有宿食故也，宜大承气汤。（241）

【提要】论下后燥屎复结的证治。

【原文】病人小便不利，大便乍难乍易，时有微热，喘冒不能卧者，有燥屎也。宜大承气汤。（242）

【提要】论燥屎内结的证治。

【原文】得病二三日，脉弱，无太阳、柴胡证，烦躁，心下硬……若不大便六七日，小便少者，虽不受食，但初头硬，后必溏，未定成硬，攻之必溏，须小便利，屎定硬，乃可攻之，宜大承气汤。（251）

【提要】辨大小承气汤的使用法。

【原文】伤寒六七日，目中不了了，睛不和，无表里证，大便难，身微热者，此为实也。急下之，宜大承气汤。（252）

【提要】论急下存阴证候之一。

【原文】阳明病，发热，汗多者，急下之，宜大承气汤。（253）

【提要】论急下存阴证候之二。

【原文】发汗不解，腹满痛者，急下之，宜大承气汤。（254）

【提要】论急下存阴证候之三。

【原文】腹满不减，减不足言，当下之，宜大承气汤。（255）

【提要】承上条辨腹满当下的证治。

【原文】阳明、少阳合病，必下利。其脉不负者，为顺也。负者，失也。互相克贼，名为负也。脉滑而数者，有宿食也，当下之，宜大承气汤。（256）

【提要】论阳明少阳合病的证治。

【原文】少阴病，得之二三日，口燥，咽干者，急下之，宜大承气汤。（320）

【提要】论燥实灼津，真阴将竭者治当急下。

【原文】少阴病，自利清水，色纯青，心下必痛，口干燥者，急下之，宜大承气汤。（321）

【提要】论热结旁流，火炽津枯者治当急下。

【原文】少阴病六七日，腹胀，不大便者，急下之，宜大承气汤。（322）

【提要】论肠腑阻滞，土实水竭者治当急下。

【原文】痉为病，胸满，口噤，卧不着席（指患者背反张之甚），脚挛急，必龂齿（即牙关紧闭，切齿有声），可与大承气汤。（二·13）

【提要】论里热成痉的证治。

【原文】腹满不减，减不足言，当须下之，宜大承气汤。（十·13）

【提要】论阳明腑实重证的证治。

【原文】问曰：人病有宿食，何以别之？师曰：寸口脉浮而大，按之反涩，尺中亦微而涩，故知有宿食，大承气汤主之。（十·21）

脉数而滑者，实也，此有宿食，下之愈，宜大承气汤。（十·22）

下利不欲食者，有宿食也，当下之，宜大承气汤。（十·23）

【提要】以上三条论宿食病可下之的脉症特点。

【原文】下利，三部脉皆平，按之心下坚者，急下之，宜大承气汤。（十七·37）

下利，脉迟而滑者，实也，利未欲止，急下之，宜大承气汤。（十七·38）

下利，脉反滑者，当有所去，下乃愈，宜大承气汤。（十七·39）

下利已差，至其年月日时复发者，以病不尽故也，当下之，宜大承气汤。（十七·40）

【提要】以上四条论述实热下利，治用大承气汤的脉症特点。

【原文】病解能食，七八日更发热者，此为胃实，大承气汤主之。（二十一·3）

【提要】论郁冒已解而成胃实的证治。

【原文】产后七八日，无太阳证，少腹坚痛，此恶露不尽；不大便，烦躁发热，切脉微实，再倍发热，日晡时烦躁者，不食，食则谵语，至夜即愈，宜大承气汤主之。热在里，结在膀胱（泛指下焦、血室）也。（二十一·7）

【提要】论产后瘀热在里的证治。

## 三、大承气汤方证纵横论

【方证释义】大承气汤功能通腑泻热，行气除满，急下存阴。方中大黄苦寒，荡涤肠胃，泻热通便；芒硝咸寒，软坚润燥；厚朴苦温泻满，枳实苦寒消痞，二药通利肠胃之气，以助硝、黄泻下燥热积滞。四味合用，制大其服，有通顺腑气，推陈致新之功，为峻下之剂。因可迅速泻去邪热，故能保存津液。本方证是以胃家燥热结实为主要病机的病证。典型证候可见痞、满、燥、实、坚：痞者，心下痞闷窒塞；满者，腹胁满急䐜胀；燥者，肠中燥屎干结；实者，腹痛大便不通；坚者，脘腹扪之硬坚。总为不大便六七日，腹满硬痛而拒按，潮热，谵语，不恶寒，舌苔干黄或焦燥起刺，脉沉实有力。其他见症还可有手足濈然汗出，甚则汗出不止，或身重短气；甚则喘冒不能卧，或烦躁，心中懊侬，独语如见鬼状；甚则不识人，循衣摸床，惕而不安，或目中不了了，睛不和，直视，或热结旁流，自利清水，色纯青，气味臭秽，以及口舌干燥，不能食等。据《金匮要略》载，本证还包括：①痉病，胸满口噤，卧不着席，脚挛急，龂齿。②宿食，脉数而滑，或寸口脉浮而大，按之反涩，尺中亦微而涩，下利，不欲食。③下利，脉反滑，按之心下坚，或至其年月日时复发。④产后恶露不尽，少腹坚痛，不大便，烦躁发热，不食，食则谵语。本方证候，临床上只要抓住里热化躁结实，腑气不通之病机，便可大胆用之。

【方证歌诀】

大黄芒硝炙甘草，调胃承气燥热消。
腑气壅滞小承气，枳朴大黄缓下好。
腑实重证大承气，枳朴硝黄峻下妙。
热病杂病胃家实，腑气一通乐逍遥。

【方证鉴别】

1. **大承气汤证与小承气汤证** 柯琴说：“治阳明实热，地道不通，燥屎为患，其外症身热汗出，不恶寒反恶热，日晡潮热，手足汗出，或不了了；其内症六七日不大便，初欲食反不能食，腹胀满，绕脐痛，烦躁谵语，发作有时，喘冒不得卧，腹中转矢气，或咽燥口干，心下痛，自利纯清水，或汗吐下后热不解，仍不大便，或下利谵语，其脉实或滑而数者，大承气汤主之。如大便不甚坚硬者，小承气汤微和之。如大便燥硬而证未剧者，调胃承气汤和之。若汗多微发热，恶寒未罢，腹未满，热不潮，屎未坚硬，初硬后溏，其脉弱或微者，不可用。夫诸病皆因于气，积物之不去，由于气之不顺，故攻积之剂必用行气之药以主之。亢则害，承乃制，此承气之所由。又病去而元气不伤，此承气之义也。夫方分大小，有二义焉：厚朴倍大黄，是气药为君，名大承气；大黄倍厚朴，是气药为臣，名小承气。味多性猛，制大其服，欲令泄下也，因名曰大；味少性缓，制小其服，欲微和胃气也，故名曰小。二方煎法不同，更有妙义：大承气用水一斗，先煮枳朴，煮取五升，内大黄者取三升，内硝者，以药之为性，生者气锐而先行，熟者气钝而和缓，仲景欲使芒硝先化燥屎，大黄继通地道，而后枳、朴除其痞满，缓于制剂者，正以急于攻下也。若小承气则三物同煎，不分次第，而服只四合，此求地道之通，故不用芒硝之峻，且远于大黄之锐矣，故称为微和之剂。"（《伤寒来苏集》）

2. **调胃承气汤证**（29）、**小承气汤证**（208）、**大承气汤证**（208）**三方合论**

三承气汤证涉及原文数十条，内容以阳明病篇为主，并见于太阳病篇（5条）、少阴病篇（3条）、厥阴病篇（1条）。三承气汤证均为燥热内结，腑气不通，皆可见身热，汗自出，不恶寒，反恶热等阳明外证，而必见厌食，痞满，便秘，心烦，舌红苔黄，脉大等阳明内证。三方证燥热有微甚、内实有轻重、证情有缓急、制方有大小。阳明腑实证由轻而重以调胃承气汤证→小承气汤证→大承气汤证为序。调胃承气汤证以燥热内结为主；小承气汤证以腑气壅滞为主；大承气汤证则为典型的阳明腑实重证，且有燥热劫阴之虞。三承气汤之脉象以大而有力或沉实为特点，舌象为舌红苔黄，甚则苔黄燥起刺。三方之制，均用大黄"荡涤肠胃"为主，而大承气汤之大黄后下则其气更锐，配伍芒硝软坚，枳实、厚朴疏通气机，其力猛，故曰大承气，为峻下剂；小承气汤不用芒硝，枳、朴用量亦减，且三味同煎，则下趋之势缓，故曰小承气，为缓下剂；调胃承气汤不用枳、朴，但取大黄、甘草同煎，后纳芒硝，取其调和胃气之意，为轻下剂。

## 四、大承气汤证临床心得

根据异病同治的法则，大承气汤既主治阳明腑实重证之热病，又可治疗具有里实热证之癫狂、呃逆、心痛、破伤风、痢疾等。

元代王好古说："大承气汤治大实大满，大满则胸腹胀满，状若合瓦，大实则不大便，痞满燥实，四证俱全，则用之。杂病则进退用之。"（《此事难知》）

清代徐春甫说："大承气汤治癫狂热壅，大便秘结。"又曰："大承气汤治便秘呃逆。"（《古今医统大全》）

清代张路玉说："阳厥暴怒发狂者，盖阳气暴折，郁而多怒，则发狂也，大承气加铁落。"（《伤寒缵论》）

明代李健斋说："大承气汤，治积热心痛甚。"（《医学入门》）

日本古方派医家尾台榕堂之《类聚方广义》："破伤风，其暴剧者，举体强直，直视不语，胸腹硬满，二便不利，其死不旋踵，此方可以侥幸一生。"又曰："治痢疾，大热腹满，痛如锥刺，口舌干燥，或破裂，大便日数十百行，或便脓血者。"（《类聚方广义》是日本江户汉方医学古方派代表吉益东洞所著《类聚方》一书详加批注之作）

吕按：上述古代医家论述了"大实大满"的特点，讲了该方对杂病的发挥应用，诸如狂证、呃逆、阳厥、心痛、破伤风、痢疾等病，凡是具备里证邪热壅实证候，皆可以大承气汤为主治之。

**1. 承气汤类证治**　刘渡舟先生指出：承气汤类，指的是大承气汤、调胃承气汤、小承气汤、麻子仁丸、桃仁承气汤、厚朴七物汤、厚朴三物汤、厚朴大黄汤、大黄硝石汤、大黄牡丹皮汤、三一承气汤、黄龙汤、增液承气汤 13 个方剂。这 13 个方剂，以大承气汤为代表，其余皆在大承气汤基础上加减变化而成。大承气汤是治疗阳明病腑气实而燥屎已成的病变。必须具有腹部痞满、大便燥坚的证候特点方可使用。"大便硬"是小承气汤的主症，而"大便燥"是大承气汤的主症。两症虽皆有大便不通，但程度有轻重之分。正如第 215 条所说："阳明病，谵语有潮热，反不能食者，胃中必有燥屎五六枚也；若能食者，但硬耳"。从这段文字可以看出，"燥屎"与"大便硬"的概念并不相同。"大便硬"指的是大便干硬，而犹能成条；"燥屎"指的是大便成球，而不是成条，所以才叫"燥屎五六枚也"。它反映了燥热灼津，糟粕凝结，形同羊屎，嵌顿于肠而不得排出体外。此证燥热已深，腑气阻塞，故可五六日，甚至十余日而不大便，以致腹满疼痛，或见绕脐作痛，腹满不减，虽减亦不足道。此证肠实而胃满，腑气受阻，故反不能食；燥热内焚，除伤自身津液而见汗出、潮热、谵语以外，还要下劫肝肾之阴，见"目中不了了，睛不和"等伤阴证候。

大承气汤证治范围广，限于篇幅，不能一一列举。其在《伤寒论》中凡十九见，所以，他比调胃承气汤、小承气汤的治疗范围宽广。因此，如掌握了大承气汤证的辨证知识，对于治疗阳明病的各种胃实之证，就会起到触类旁通、举一反三的功效。（《伤寒论十四讲》）

**2. 大承气汤证之舌、脉、症及腹诊特点**　刘渡舟、傅士垣等先生指出：使用大承气汤除应见潮热、汗出，特别是手足濈然汗出这两个典型症状外，还一定要参以腹诊、舌诊和脉诊。若见腹如合瓦，胀满疼痛拒按，舌苔黄燥甚至有芒刺，脉沉迟而有力的，才可用本方泻下。服大承气汤以后，如大便已下，还要再检查腹部的情况，尤其是脐周围的情况；若大便虽下，但量不多，脐周依旧硬满疼痛，乃为燥屎未尽，可再服药；若大便泻下较多，腹部已不痛不硬，为燥屎已尽，则当停药。（《伤寒论诠解》）

**3. 阳明病下法的具体运用**　陈亦人先生对阳明病下法的正确运用作了详细分析与认真归纳。他说，阳明病下法主要用于大肠有形燥结，也就是肠腑燥实证。由于病情有轻重，证势有缓急，因而有峻下、和下、缓下、润下与外导等治法。峻下用大承气汤，和下用小承气汤，缓下用调胃承气汤，润下用麻子仁丸，外导用蜜煎方及猪胆汁导等，尽管还不够完备，但已初具规模。其最突出的优点是示人以活法，强调从整体出发，通过具体分析，于动态中审证，随证立法、选方、择药。主张中病即止，谨防过剂伤正，但有时需连续攻下，以免留邪为患。使用此法一般比较慎重，恐诛伐无过，但有时极其果断，怕延误病机。或主峻攻，或仅和下，或取其缓，或取其润，或用外导，或勿药等待自通，既有原则性，又有灵活性。直至今天，它的辨治内容，仍然具有积极的指导意义。分述如下。

（1）阳明腑实证的一般辨证　阳明腑实辨证主要根据四个方面：一是二便情况。大便应是多日不通，小便应是次频量多。即所谓“小便数，大便因硬”（250）、“须小便利，屎定硬”（251）；二是出汗情况。如“阳明病，其人多汗，以津液外出，胃中燥，大便必硬”（213）。尤其是手足汗出，乃燥屎已成的征象，如“手足濈然汗出者，此大便已硬也”（208）；三是发热情况。如“蒸蒸发热者，属胃也”（248）、“日晡所发潮热”（212）、“有潮热者，此外欲解，可攻里也”（208）；四是腹部情况。如“腹满痛”（254）、“绕脐痛”（239）、“腹满不减，减不足言”（255）等。第一、二方面，是就尿与汗以测知肠燥的程度，第三方面，突出阳明腑实证的发热特征，第四方面，则是阳明腑实证的腹诊。俱备四者，腑实证便可以确诊，但是只要大便多日不通，结合热型或腹诊，亦不难确诊为阳明腑实证。在腑实证已经确诊的前提下，还须进一步辨别证情的轻重，根据病情选方，才能提高疗效。通常是参考患者的进食情况：能食，表明腑实程度尚轻，不能食，表明腑实程度严重；再则是参考脉象，如脉象滑疾，为燥结未甚，脉象迟实，为燥结已甚。腑实较轻的，只可用小承气汤，腑实剧重的，必须用大承气汤。

（2）阳明腑实证的疑似辨证与预后推断　典型的腑实证并不难辨，难在证情疑似。例如谵语、小便自利，应属阳明腑实，但患者不是便结，而是下利。下利有虚实两种可能，究竟属实还是属虚？则很难确诊。论中提出结合脉诊的辨证方法，以“脉微厥”为虚，“脉调和”为实，然而现在脉学中的二十八脉并无这样名称的脉象，以致引起许多争议，终因概念不清，无法联系实际，直至今天仍属悬案。个人体会两者乃对举之词，不是脉的名称，所谓“脉调和”，意指脉无虚象，与证情相符，因而断为实证。所谓“脉微厥”，乃指脉呈虚象而不调和，所以知为虚证。既然证属阳明腑实，何以不是便秘而是下利？这可能是误用丸剂攻下所致。因此，询问治疗经过，颇有助于鉴别疑似，示人临证不可忽视。由于丸剂误下，虽然下利而里实未除，自当继续攻下，但是经过误下，胃气必然损伤，不宜枳朴破气，所以方选调胃承气汤，而不用大、小承气汤。不过，阳明腑实证下利，也有不因误下，而是“热结旁流”的，其下利大多纯是粪水，不夹渣滓，量少而臭，略加注意即可分辨。

腑实危重证的预后诊断，需脉症合参，如“脉弦者生，涩者死”（212）。有的以“弦为肝脉”解释，似嫌牵强。个人认为这里的弦与涩，皆指脉的形态。弦，形容脉长而清楚；涩，形容脉短而模糊。脉形弦长，标志着气治而阴未绝，尚有治疗余地，所以说“弦者生”。脉形短涩，则表明气病而阴将竭，已无治疗余地，所以说“涩者死”。再者，通过前后证情的比较，如原来小便难，进而为便闭，则知化源已绝；又如原来的腹满、时时哕，进而为腹满愈增，哕愈甚，表明邪壅正败，因知预后极坏。

（3）对三承气汤运用标准的看法　关于三承气汤的运用标准，大多依据三方用药的功能划分：痞满燥实悉具，用大承气汤，以枳实消痞，厚朴泻满，芒硝润燥，大黄泻实；痞满实而不燥，用小承气汤；燥实而不痞满，用调胃承气汤。似乎颇得要领，实则非常机械。首先，局限了药物的作用，并把方剂功效看成几味药物作用的相加，既不符合辨证精神，也不符合临床实际。试问小承气汤主治大便硬，怎么能说不燥？《伤寒论》明文记载着“伤寒吐后，腹胀满者，与调胃承气汤”（249）。怎么能说不满？尝考这一提法始于张元素“大承气汤治痞满燥实，地道不通”（《医学启源》），但未提到小承气与调胃承气，后经王海藏的推演，陶节庵的发挥，才渐成定论。由此把仲景辨证思想极其灵活的辨证论治方法，变成形而上学的呆板教条，不应该再墨守下去。应当遵照《伤寒论》的辨证原则，从整体出发，对全部病情进行具体分析，权衡轻重缓急，选用相应的方剂。如证重势急的，治用峻下的大承气汤；证轻势缓的，治用和下的小承气汤；邪实正伤的，治用缓下的调胃承气汤。有人认为这样区分过于笼统，其实颇符“模糊数学”精神，正是中医辨证理论的科学价值所在。

（4）“慎重”与“果断”是正确运用下法不可偏废的两大原则　下法是祛邪的重要手段之一，运用得当，则邪去正安，病情可立即好转；运用失当，则反伤正气，病势必更加严重。怎样才能正确运用？仲景示人用下法必须慎重又应果断。在证情疑似难辨或邪实正虚的情况下，强调用下法必须慎重；当证势急剧，下缓不通而阴竭，则主张用下法必须果断，只有当机立断，峻剂急攻，才有可能挽救垂危，稍有犹豫，就会贻误病机而鞭长莫及。阳明病篇对此有比较详细的论述，极有指导意义：例如腑气壅滞的腹胀满，照理宜用小承气汤行气泄满，但是在已经用过吐法之后，胃气必然损伤，若再用枳实、厚朴与大黄相伍的小承气汤治疗，恐胃气再伤，因此，只可用调胃承气汤；又如“腹大满不通”，按法当用大承气汤，但鉴于“其热不潮”，表明肠腑燥实尚未十分严重，因而只用小承气汤；又如谵语、潮热，为大承气汤证的典型证候，然而脉不是迟实，却是滑疾，据脉勘证，滑乃流利不定，疾为异常快速，不仅标志着燥结程度不甚，而且伏有里虚之机。因此，不但不可用大承气，就是小承气汤也必须谨慎使用，采用小量试服的方法，再根据试服后的情况决定是否继续服用。假使“明日又不大便，脉反微涩者，里虚也，为难治，不可更与承气汤也”（214），正如周禹载所析：“一见滑疾，便有微涩之虑，此所以一试再试而不敢攻也。”从临床来看，脉搏的过速，往往是心气虚的征象，即使腑实证已具，也不可攻下，若误用下法，不但不能收效，甚至有发生心衰的危险。由此可见，论中这一类条文，当是仲景临床实践的真实记录，否则决不会如此详实具体，的确难能可贵。又如“得病二三日，脉弱，无太阳、柴胡证，烦躁，心下硬，至四五日，虽能食，以小承气汤，少少与微和之，令小安”（251）也是脉症合参，权宜给药的范例。当腑实轻重程度尚未确诊时，使用下法应注意宁缓勿急，宁轻勿峻，一般可先用小承气汤，如药后矢气频转而便仍不通，所谓“屎未动而气先行”，表示燥屎已成，再改用大承气汤。如果误攻，就会损伤中气而发生“胀满不能食”及“欲饮水者，与水则哕”的变证（209）。以上是对使用下法应当慎重的讨论，但绝不是说凡用下法都要这样慎重，遇到应当急下峻攻的证候，不可畏首畏尾、小量试服，必须果断地大胆用药，及时峻攻急下。本篇的三急下证，就是果断用峻下的实例：一是“目中不了了，睛不和”（252）乃燥实灼烁真阴、不能上注于目的征象，虽然腑实证不太严重，只是大便难、身微热，也应急下。二是“发热汗多”（253）乃肠腑燥实，蒸迫津液外泄，必势急而量多，若不急下其里实，就有阴竭阳亡之虞。三是“发汗不解，腹满痛”（254），下缓则不通，所以也必须急下。少阴病篇所载的三急下证，尽管临床表现与阳明三急下证不同，但应当急下的病机大体相同，也可参考。总之，慎重与果断，都依证情的需要，不能偏执。只有全面理解，才能正确把握，避免犯因循或鲁莽的过错，从而提高下法的效果。

（5）“中病即止”与“连续用攻”，是使用下法应当注意的另一原则　凡是攻邪之剂，都应当恪守中病即止的原则。如服大青龙汤后有“一服汗者，停后服”的医嘱，如果复服，则有“汗多亡阳遂虚，恶风烦躁不得眠”的变证；服大陷胸汤后，有“得快利，止后服”的医嘱；服瓜蒂散有“得快吐乃止”的医嘱；服承气汤也是如此，大承气汤方后有“得下，余勿服”；小承气汤方后有“若更衣者，勿服之”。该原则的目的只有一个，那就是防止过剂伤正，但也不是绝对的，有时不但不是停后服，而且主张连续攻下。如“阳明病下之，心中懊憹而烦，胃中（当作肠中）有燥屎者，可攻”（238）；又如“大下后，六七日不大便，烦不解，腹满痛者，此有燥屎也。所以然者，本有宿食故也，宜大承气汤”（241）。这样下后复下，完全是根据病情的需要，同时也体现了“除邪务尽”的思想，并不像某些医家提出的“伤寒只可一下，不可再下”，应当予以澄清。(《〈伤寒论〉求是》)

**吕按：**以上是陈亦人先生多年来对《伤寒论》阳明病攻下方法之理论研究与临床经验的真知灼见，真是良医之良言也！全文对于阳明腑实证的一般辨证、疑似辨证、预后判断与三承气汤的运用标准、下法原则等方方面面，分析的细致入微，言辞严谨，启迪心扉。

**4. 少阴三急下证探索**　少阴急下三证历来争议较多。陈亦人先生学贯古今，经过深入探索，他认为：少阴三急下证，约而言之，不外三种。第一种主张是“真实假虚”，理论根据是“大实有羸状”，三条原文皆冠以少阴病，貌似少阴，乃为假虚之象，阳明大实证才是该证的本质。既然是大实证，自然当用攻下，但不一定需要急下。第二种看法是“阴证转阳，脏邪传腑”。按照传变的一般规律，阴证转阳，脏邪传腑，乃病势向好的方面发展，因势利导，酌用一些下剂即可解决问题，并无急下的必要。第三种认识是“真实真虚”，既有阳明燥结之实，又有少阴真阴之虚，若不急下阳明之实，就不能救少阴之虚。下缓则燎原莫制，旋即阴竭而死，所以必须急用攻下以救将竭之阴。少阴急下三证，是从不同角度阐述急下的标志。第320条提出了“口燥咽干”为少阴真阴耗竭的主要症状之一，在阳明燥实的同时，见到口燥咽干，必须急下。第321条提出“自利清水，色纯青，心下必痛，口干燥”，是热结旁流，火炽津枯。意在说明阳明里实证，也有不是便秘而是下利者，不过这种下利为青黑色污水，乃邪热迫津下泄，与阳明急下证发热汗多为热迫津泄于外的机制相似，只是津液外泄的途径不同而已。结合心下痛、口干燥可知燥实的程度十分严重，燥热上干，灼伤津液，如不急下，顷刻有亡阴之变，所以必须急下。第322条“腹胀不大便”，亦必具有口燥咽干（未提，属于省文）才能急下，否则无急下的必要。要知急下三条不是孤立的，虽然各有侧重，必须综合起来，才能全面认识，深刻理解。不仅少阴三急下证应当如此，阳明三急下证也应当如此。无论阳明三急下，少阴三急下，都应同时具有阳明之实与少阴之虚，才需要急下。对此必须深入领会，才有可能当机立断，避免延误病机。随着运用下法治疗急腹症的实践发展，充分证明了急下理论的正确性，同时也证明急下之法不仅适用于外感热病，而且可广泛应用于内外各科诸多疾病中。(《〈伤寒论〉求是》)

**吕按：**陈亦人先生对少阴急下三证的历代注家之不同见解作了简要阐释，并提出了自己的理解。言辞恳切，字字入理，为指导临床之良言也。

**5. 大承气汤变通用于治疗温病与杂病**　余无言先生对大承气汤的变通运用有独到经验，归纳如下。

（1）秋温昏谵腹满证 秋温旬日，口干齿燥，舌苔焦黄，大便旬日不解，腹大满而喘，按之如石，时或谵语，时或昏沉。以重剂大承气汤加青皮、莱菔子主之。

（2）春温痰火发狂证 春温不解，邪热入于营血，身有斑疹，色紫黑，肌肤炙手，内热如焚，唇焦齿垢，舌苔燥黄。初则谵语神昏，继则发狂乱发，如见鬼神，甚或攀窗登屋。以大承气汤去厚朴，瓜蒌，加石膏、葛根、黄连、连翘、胆南星、石菖蒲主之。名曰豁痰承气汤。

（3）青年饮冰食中证 天时炎热，晚场观影，边食冰淇淋及棒冰，枵（xiāo，音消）腹（空腹）归来，进食油炸蛋饭，睡后无何，忽然不语。医以中风、痰厥或中恶治之，不效。询得其情，断为食中，以大承气汤加瓜蒌、干姜主之。

（4）寒结腹痛证 妇人忽然腹痛，颇为剧烈，手足发厥，渐渐肢冷。医断为“急性盲肠炎”，或能蔓延成“腹膜炎”。验血结果，白细胞增加至 $13\times10^9$/L。促病者入院开刀，病者不可。余由闻问两诊，得知为荤腻杂食成病。且满腹皆痛，痛无固点，脘腹拒按，手足不可近，欲吐不吐，大便不通。以大承气汤加桂枝、瓜蒌霜、焦山楂、姜制半夏主之。

（5）儿童食积痉病 八龄儿童，身体素壮，学校归来，顿然发热。至下午四时，忽发急惊病证。角弓反张，项背均强，两目上耸，手足拘挛，牙关紧急，欲呕不出，口角流涎，有时行脑膜炎之疑。余询知其端阳之节，食角黍、鱼肉颇多。此食积胃脘，酿生内热，反射于脑也。以硝黄蒌葛汤一下而愈。[《中国百年百名中医临床家丛书》（余无言）]

吕按：上述独到经验，四诊合参，审病辨证，活用下法之承气汤化裁，皆使重症转危为安。其秋温、春温之诊断，切诊注重腹诊与切肌肤，望诊注重舌象，此先圣后贤之诊法，不仅仅局限于切脉也。其杂病治验三则，皆宿食病，不过具体成因有所不同。辨证之所以准确，主要是审病求因也。

**6. 承气汤类之功用与适应证述要** 任继学先生说：承气汤类是为攻下而设，治里证，表证禁用。里证病位在脏腑，知病之所在，方知药之所用。人身元气顺畅，血液循行，百脉流通，经络不壅，正气固里，营气守中，卫气护外，邪不得入，毒不自生，若如此则何病之有？此所谓“正气内存，邪不可干”也，乃健康之态。病者乃阴阳有偏，正气损于内，卫气虚于肌表，营气亏于脉内，六淫、时疫邪毒得以内入，侵犯阳明。因阳明之脉是多气多血之经，其性燥，邪与燥相结，则为热为实，此实热与中焦沤积之秽浊物相聚而生毒，浊毒阻滞气机，上下不通，其症必见腹满腹胀、大便不通、喘、热，甚则神昏谵语，出现神明失守之脑证。治此法宜泻之。此乃《黄帝内经》所训“中满者，泻之于内”也，故用承气汤类治之。承者，顺也。承气汤类的作用机制，是上宣肺气之降，中行脾胃之输，下达肝气之疏，兼行肾气上升五液之润，如此则大肠传导有力，五液润肠则魄门始能放之，积屎除，便得通，热得解，毒得消，此为“阴平阳秘，精神乃治”。

承气汤类是急诊急救常用之方剂，用之得当，有起死回生之力，转危为安之功，医者不可忽之。承气汤方药加减变化，非明医理者不知，只有明理知证知候，才能临床通权达变，变由四诊合参而生。医者临证必须详辨虚实之证，详询病程之长短，察其病性，定其病位，辨识脏腑病态、气血盛衰、津液水精盈虚，然后方能立其法，选承气之方，随症化裁，因病因证而施。承气汤类虽为治急治实而出，但也治慢性病中虚证之实者，此方药理之功是“去菀陈莝……开鬼门，洁净腑”（《素问·汤液醪醴论篇》）。“去菀陈莝”，是言肠胃内有积容物，壅塞不通，气血不利，毒必内生，用承气类便是使腑不通者，变为通畅者；“开鬼门”（鬼读魄），是通滞除积，润燥泻下。积滞去，毒自解，脏腑安定，疾病去；“洁净腑”是言使六腑洁净（亦释开鬼门为汗法，洁净腑为泻法者，余摒弃其义，而作如是解）。总之，不论是泻实，还是泻虚证之实，其原则是得泻即停，承气之类药不可常服也。（《任继学经验集》）

吕按：任继学先生中医理论深厚，临床经验丰富，擅长杂病与急症之诊治。笔者曾聆听先生之讲座，并请先生为拙著《伤寒杂病论研究大成》题词。先生之教诲与提携，永志难忘矣。

以上引述了现代研究仲景医学的名家刘渡舟、陈亦人、余无言、任继学等对于大承气汤证治的真知灼见与发挥应用。下文乃笔者综合探讨仲景书中大承气汤证治与其他古今医家对该方的发挥应用。

**7. 大承气汤证治探讨** 大承气汤始载于《伤寒论》及《金匮要略》，为寒下法之代表方剂。方由大黄、厚朴、枳实、芒硝四药组方，乃泻下药与行气药并用，具有峻下热结之功用。伤寒热病与内伤杂病，凡“积热结于里而成痞满燥实者”，仲景均以大承气汤下之。本方荡除邪气便是扶助正气，常有一泻而转危为安之奇效。古今医家效法仲景，临证变通，以大承气汤为主方，救治了无数危急重症及疑难病人。笔者参阅自己编著的《大黄实用研究》与《金匮杂病论治全书》两书等相关文献，综述如下。

（1）《伤寒论》《金匮要略》对大承气汤的应用概要 ①《伤寒论》对大承气汤的应用。本方见于《伤寒论》第208条，此外，在阳明病篇的第209、212、215、217、220、238、240、241、242等十几条原文中均明确论及大承气汤证；少阴病篇第320、321、322条论及少阴急下之证；厥阴病篇论及“厥深者热亦深……应下之”。上述表明，热病阳明腑实证及少阴病、厥阴病热甚伤阴、腑气不通者，皆应以大承气汤急下之。本方“无坚不破，无微不入，故曰大也，非真正实热蔽痼，气血俱结者，不可用也”(《温病条辨》)。②《金匮要略》对大承气汤的应用。《金匮要略》中有四篇10余条原文论及大承气汤所治病证。例如，第二篇第13条治疗痉病里热壅盛证；第十篇第13条治疗腹满里实证；第21、22、23条治疗宿食在肠证；第十七篇第37、38、39、40条治疗下利实热证；第二十一篇第3、7条治疗产后“胃实”证。上述表明，各种杂病，凡临床表现为里热成实者，均可考虑以大承气汤下之。

（2）历代医家对大承气汤的衍化与发展　自张仲景创制大承气汤之后，后世医家在临证中根据病情的需要，师承气汤之方法，从多方面加减化裁，衍化出各具特点的承气汤，这是对大承气汤方的发展。后世的衍化发展大致可以归纳为两大类：一是攻下与解毒、凉血、活血药合方。即在承气汤中酌情配伍清热解毒、泻火凉血及活血行气药，如黄芩、黄连、黄柏、栀子、石膏、知母、生地、赤芍、桃仁、莱菔子等。方如大黄汤、三黄汤、三黄丸、解毒承气汤、导赤承气汤、白虎承气汤、复方大承气汤等。二是攻邪与扶正兼顾。即于承气汤中加入益气养血的人参、海参、当归，或者加入滋阴增液的生地、玄参、麦冬等，方如黄龙汤、新加黄龙汤、增液承气汤。大承气汤经过上述多方面的衍化，功效由原来的峻下热结，发展为泻热解毒、泻火凉血、清气攻下、活血攻下、补气养血攻下及增液攻下等方面。主治范围也由原来单纯的阳明腑实证，扩大到兼气分热毒证、热毒郁蒸于肌肤（发痈）的表里同病、热结胃肠而波及血分的气血同病、邪实正虚的虚实夹杂证等。然而，变化虽多，总以承气汤证的主因（热结于胃肠）、制方大法（荡涤胃肠热结）、主药（大黄）三个基本要素为主。所治病证亦总是以阳明腑实证为主，根据其复杂的病情变化而加减化裁。这种“师其法而不泥其方”的精神，是善用经方的具体体现。

（3）当前对大承气汤的广泛应用　近几十年来，中医及西学中工作者吸取古人经验，在辨证（病）论治的思想指导下，把中医辨证与西医辨病结合起来，把大承气汤广泛用于临床，疗效卓著，取得多方面的成果，如破伤风、急性呼吸衰竭、肠梗阻、阑尾炎、纤维结肠镜检查前清洁肠道、胆道疾病、腹部术后肠胀气、胰腺炎、泌尿系结石、急性脑血管疾病、精神分裂症、损伤性腹胀、产后尿潴留、小儿高热、小儿肺炎等。上述急腹症及内、妇、儿科疾病，凡临床表现为肠腑热结者，皆可以本方或适当变通治之，方证相对，必获卓效。

（4）使用大承气汤注意事项　沈括《良方》自序说：“医诚艺也，方诚善也，用之中节也。”大承气汤用之中节，诚为峻下热结之良方。但用之不当，不仅无功，反而致害。注意事项如下：①表证未解，里未成实者，不宜用之。②“若病未危急而早下之，或虽系危急而下药过之，则又有寒中之患”(《医方考》)。③若邪重剂轻，则邪气不负；邪轻剂重，则正气转伤，当以中病为宜。④寒实内结证当用温下法，苦寒攻下自非所宜。⑤虚实夹杂证当用攻补兼施法。⑥阳明腑实证伴有兼夹证（如血瘀、虫积等）者，应配伍治兼夹证药物。

总之，大承气汤为下法之寒下法的代表方剂。自张仲景创制本方以来，古今医家师其方法，灵活变通，广泛治疗危急重症与多种杂病，用之得当，疗效显著。临床用之，既要知其适应证，又要知其禁忌证。明晰宜忌，方为良医。方必对证，才为良方。

## 五、大承气汤古今医案赏析

### （一）伤寒医案

#### 1. 伤寒阳明腑实证

（1）阳明腑实，阳证似阴，脉厥体厥　社友韩茂远，伤寒，九日以来，口不能言，目不能视，体不能动，四肢俱冷，众皆曰阴证。余（李中梓）诊之，六脉皆无，以手按腹，两手护之，眉皱作楚，按其趺阳，大而有力，乃知腹有燥屎也。欲与大承气汤，病家惶惧不敢进。余曰：吾郡能辨是证者，唯施笠泽耳。延至诊之，与余言若合符节，遂下之，得燥屎六七枚，口能言，体能动矣。故按手不及足者，何以救此垂绝之证耶？（《医宗必读》）

**吕按：**“腹诊”是仲景医学的精华之一，切切不可忽视，笔者曾撰文“腹诊论”。若临证只诊脉不按腹，而脉象又不足为凭者，则易造成误诊及误治，此案便是典型例证。

（2）赤斑　一人病伤寒，他医皆以为痉证，当进附子，持论未决。伯仁切其脉，两手沉实而滑，四末觉微清，以灯烛之，遍体皆赤瘢，舌上苔黑而燥如芒刺，身大热（苔黑不可凭为实，燥如芒刺则可凭矣。身大热为关键。）神恍惚，多谵妄语。滑曰：“此始以表不得解，邪气入里，里热极甚，若投附必死。”乃以小柴胡剂益以知母、石膏饮之，终夕三进，次日以大承气汤下之，调理兼旬乃安。(《名医类案》)

**吕按：**所谓“病伤寒”之“寒”，非外寒，而是泛指病邪。赤斑、苔黑而燥（火极似水）、身大热、谵语等，皆热毒内盛，波及血分证候。治宜清泄内热，凉血解毒。清气宜白虎汤，泻热宜承气汤，清营凉血宜清营汤、犀角地黄汤，“四汤”之法合用，古（伤寒方）今（温病方）接轨，如余师愚清瘟败毒饮之例，大力清热于内，透热于外、泻热于下，所谓“入营犹可透热转气”之法也。如此治之，比“小柴胡剂”加味更切实，比“大承气汤下之”更周全，其疗效会更速，何至“兼旬乃安”？笔者之意，非妄议古人，而是独立思考，学术争鸣。

（3）厥证　张令韶治一妇人，患伤寒十余日，手足躁扰，口目动，面白身冷，谵语发狂，不知人事，势甚危笃。其家以为风，缚其手足。或以为痰迷心窍，或以为虚，或以为寒，或辞不治。张诊之，切其脉全无，问其证不知，按其身不热。张曰："此非人参、附子证，即是大黄、芒硝证，出此入彼，死生立判。"因坐视良久，聆其声重而且长。曰："若是虚寒证，到脉脱之时，气沉沉将绝，哪得有如许气力，大呼疾声，久而不绝？"即作大承气汤，牙关紧闭，挖开去齿，药始下咽，黄昏即解黑粪半床。次早脉出身热，人事亦知，舌能伸出而黑，又服小陷胸汤二剂而愈。(《续名医类案》)

吕按：此案病情深重，虚实难判。"因坐视良久，聆其声重而且长"，判断为实，以大承气汤泻下燥实后而真象显现。此案凭望诊、闻诊与上案凭舌诊、脉诊而辨明腑实证的经验告诫我们：临床上必须四诊合参，才能辨明病情之本质。

（4）神昏

①苏州柴行倪姓，伤寒失下，昏不知人，气喘舌焦，已办后事矣。余时欲往扬州，泊舟桐泾桥河内，适当其门，晚欲登舟，其子哀泣求治。余曰：此乃大承气汤证也，不必加减，书方与之。戒之曰：一剂不下则更服，下即止。遂至扬，月余而返，其人已强健如故矣。古方之神效如此。凡古方与病及证俱对者不必加减，若病同而证稍有异则随证加减，其理甚明。(《洄溪医案》)

吕按：本案体现了方证相对，和大承气汤起死回生之"神效"。

②黄某，15岁。四日患发热，口渴，咳嗽，大便三四日一行，医十余日不愈，始延余诊。以大柴胡汤退热止咳，五月四日热退尽，可食饭，唯青菜而已。六日晚，因食过饱，夜半突然腹痛甚，手足躁扰，循衣摸床，撕咬衣物，越日午刻延诊。诊时手足躁扰，惕而不安，双目紧闭，开而视之，但见白睛，黑睛全无，其母骇甚，惊问何故？余曰："此阳明悍热也，剽悍滑疾之气上走空窍，目系为其上牵而黑睛为之抽搐，故只见白睛也。"其母曰："可治否乎？"余曰："急下则可医，如救焚之效，稍缓则无及也。"即立大承气汤一剂，嘱其速煎速服，务必大下乃有生机。其母畏惧，留余座医。三时服药，四时未下，再与大承气汤一剂，五时依然未动，再照此方加重其量，七时许，腹中雷鸣，转矢气，知为欲下之势，当乘机直鼓而下，唯大承气汤已服数剂，始欲下而未下，遂嘱其将全数药渣煮，半敷脐上，半熏谷道。不及二十分钟即下泥浆状黑粪一大盆。一般大承气所下为水，此连服数剂而仅下泥浆，其悍热之凶险可知。下后，手足安静，宁睡一宵。次早诊之，人事虽醒，两目依然白睛。悍热已退，大势安定，毋庸再下。但热极伤阴，燥极伤络，阴伤无以荣筋，故目系急而睛未下

耳，当清热养阴为要。遂拟竹叶石膏汤去半夏加竹茹，或黄连阿胶汤，或芍药甘草汤加竹茹、丝瓜络，交替煎服，十五日黑睛仅露一线，十六七日再露一半。十八日晨，黑睛全露，并能盼顾自如，再调理数日而愈。[黎庇留. 广东医学·祖国医学版，1963（1）：36]

吕按：本案属阳明热极危候。由于实热内结，气机阻滞则腹痛甚；热极神迷则手足躁扰，惕而不安；邪热牵引目系则黑睛上吊。医者诊为阳明悍热，曾三投大承气汤，并且在燥屎欲下未下之时，灵活地将药渣半敷脐上，半熏谷道，因势利导而收全功。此案作者匠心独运、临危取胜，可为后学效法。

③张秀慧妻春月得病，大热，便闭，绝食七日，舌黑唇焦，神昏僵卧，呼之不应，举家号泣，治棺相待。余因游览，偶过其门，迎入诊视。尺脉只一丝未绝，面红如醉，遂以大承气汤加生地服之，下结粪数枚，四肢稍动，方能言语，复以滋阴生血之药连进旬余，乃得复旧。(《二续名医类案》)

吕按：前述李中梓主要靠腹诊，如“乃知腹有燥屎也”，进行辨证，对“六脉皆无”疑似阴证，以承气汤下之而转危为安。以上治例主要凭脉诊及其他证候特点，诊为少阴急下证，以峻下并兼顾养阴法而愈。注意患者“面红如醉”与“面红如妆”截然不同，前者“为胃热上冲熏其面”（十二·40），后者为阴盛格阳，里寒外热的戴阳证，“通脉四逆汤主之”（317条）。如此虚寒与实热证候之不同，若寒与热不辨，虚与实不明，势必误诊误治，死不旋踵。

（5）下利（乙脑）

①同社王月怀，伤寒至五日，下利不止，懊侬目胀，诸药不效。有以山药茯苓与之，虑其泻脱。余诊之，六脉沉数，按其脐则痛，此协热自利，中有结粪，小承气倍大黄服之，得结粪数枚，诸证悉安。(《医宗必读》)

吕按：本案与仲景所述“下利谵语者，有燥屎也，小承气汤主之”之病机、证候正相符合。“下利”者，燥屎内结而浊水旁流也；“懊侬”与“谵语”者，皆热扰神明所致也；脉象沉数与腹诊“按其脐则痛”，为阳明腑实证无疑。故以小承气汤倍用大黄治之而愈。

②梁某，男，28岁。住某医院，诊断为“流行性乙型脑炎”。病已六日，曾连服中药清热、解毒、养阴之剂，病热有增无减。会诊时，体温高达40.3℃，脉象沉数有力，腹满微硬，哕声连续，目赤不闭，无汗，手足妄动，烦躁不宁，有欲狂之势，神昏谵语，四肢微厥，昨日下利纯青黑水，此虽病邪羁踞阳明，热结旁流之象，但未至大实满，而且舌苔秽腻，色不老黄，未可与大承气汤，乃用小承气汤法微和之。服药后，哕止便通，汗出厥回，神清热退，诸症豁然，再以养阴和胃之剂调理而愈。(《蒲辅周医案》)

原按：此患者症见腹满微硬，谵语欲狂，热结旁流，目赤肢厥，身热无汗，脉沉数有力，乃里闭表郁之征，虽屡用清热、解毒、养阴之剂，但表不解，必须下之，下之则里通而表自和。若泥于温病忌下之禁，当下不下，里愈结而表愈闭，热结精伤，则会造成内闭外脱。

**吕按：**患者"腹满微硬，哕声连续"，治之以承气汤。此仲景有曰："哕而腹满，视其前后，知何部不利，利之即愈"（十七·7）。下法为釜底抽薪之捷法，故大便已通，高热即退。

（6）饮冷水测病案　胡某之媳，夏月患外感证，延诊时已七日矣。切脉弦数搏指，壮热谵狂，面目都赤，舌黑便秘，腹痛拒按。诊毕，令先取冷水一碗与服，某有难色。予曰："冷水即是妙药，饮之无伤。盖欲观其饮水多寡，察其势轻重耳。"其姑取水至，虽闻予言，必尚犹豫，勉倾半盅与饮。妇恚曰："何少乃尔。"予令尽碗与之，一饮而罄。问曰："饮此何如？"妇曰："其甘如饴，心地顿快。吾日来原欲饮水，奈诸人坚禁不与，致焦烦如此。"予曰："毋忧，今令与汝饮，但勿纵耳。"因谓胡某曰："汝媳病乃极重感证，邪踞阳明，已成胃实。"问所服何药？某出前方，乃小柴胡汤也。予曰："杯水能救车薪之火乎？即投白虎泻心，尚是扬汤止沸耳。"某曰："然则当用何方？"予疏大承气汤与之。某持方不决。邻人曰："吾妇昔病此，曾服此方得效。"于是取药煎服。夜间便行两次，次早腹痛虽止，他证依然，改用白虎、泻心及甘露饮三方出入，石膏用至四两，芩、连各用数钱，佐以金银花、金汁，祛秽解毒。数日间，共计用药数斤，冷水十余碗，始得热退病除。众皆服予胆大。予曰："非胆大也，此等重证，不得不用此重剂耳。"[《二续名医类案》(程文囿)]

**吕按：**《金匮要略》第一篇第16条曰："五脏病各有所得者（指病人所适宜的饮食居处）愈。"上述患者喜冷水"如甘如饴"，饮后"心地顿快"！此法测病，辨明"已成胃实"为热盛也，故泄之，与清法并施而愈。

本案予患者冷水服之，与《温疫论》中"舍病治弊"一节所述颇相类同。吴又可说："一人感疫，发热烦渴思饮冰水，医者以为，凡病须忌生冷，禁止甚严，病者苦索勿与，遂致两目火迸，咽喉焦燥，不时烟焰上腾，昼夜不寐，目中见鬼无数，病剧苦甚，自谓但得冷饮一滴下咽，虽死无恨。于是乘隙匍匐窃取井水一盆，置之枕傍，饮一杯，顿觉清亮；二杯，鬼物潜消；三杯，咽喉声出；四杯，筋骨舒畅；饮至六杯，不知盏落枕旁，竟而熟睡，俄而大汗如雨，衣被湿透，脱然而愈。盖因其人瘦而多火，素禀阳藏，始则加之以热，经络枯燥，既而邪传表，不能作正汗而解，误投升散，则病转剧，今得冷饮，表里和润，所谓除弊便是兴利，自然汗解宜矣。更有因食、因痰、因寒剂而致虚陷疾不愈者，皆当舍病求弊，以此类推，可以应变于无穷矣。"吴氏所谓"舍病治弊"，是说不去治疗原发病，而是矫正因用药、护理（包括饮食宜忌）不当所造成的弊害，实为补偏救弊的一种治法。这种治法，即“除弊便是兴利”之意。但是，在病邪尚盛的情况下，不能“舍病”而单纯地去治弊，而是应该治病和治弊相结合，才能更有利于助正祛邪。

（7）“实实”误治案

①虞恒德治一人，三月间得伤寒证，恶寒发热，小便淋涩，大便不行。初病时，茎中出小精血片，如枣核大，由是众医皆谓房事所致，遂作虚证治，而用补中益气等药，七八日后，热愈甚（用补而热愈甚，当思转矣），大渴引饮，胃中满闷，语言错乱。召虞诊视，六脉俱数甚，右三部长而沉滑，左手略平，亦沉实而长。虞曰：“此大实大满证，证属阳明经，宜大承气汤。”众皆惊愕，虞强作大剂，连进二服，大泻后，热退气和而愈。十日后，因食鸭肉太多，致复热，来问虞，教用鸭肉烧灰存性，生韭汁调下六七钱，下黑粪一碗许而安。（《名医类案》）

吕按：此案患者为本有宿疾（尿血凝结成核），又“得伤寒”，误用补剂，迁延“七八日后”，演变为“胃家实”证，平脉辨证可知也。大承气汤泻热通大便，方中大黄既“下瘀血”（《神农本草经》）又能泻“州都”之瘀热。

②虞恒德治一人，病伤寒阳明内实，医以补药治之，而成咳逆，十日后，召虞诊其脉，长而实大，与大承气汤大下之，热退而咳亦止。（《名医类案》）

吕按：阳明内实误补而咳者，以肺与大肠相表里，肠腑不通，肺失肃降，故“咳逆”于上。以承气通腑泻热，釜底抽薪，肺气宣肃恢复而“咳亦止”。《金匮要略》首篇首条最后引述“经曰：虚虚实实……”大意是说，虚证如用泻法，则虚者更虚；实证如用补法，则实者更实，故“虚虚实实”概指误治。应“无虚虚，无实实”（《灵枢·九针十二原》），“补不足，损有余”才是正治。

（8）三阳合病治法不专案　一人四月间得伤寒证，恶寒（太阳经），发大热而渴（阳明），舌上白苔。三日前，身脊（太阳）、百节俱痛，至第四日，唯胁痛而呕（少阳），自利（三阳合病皆自下利）六日，来请虞治。诊其脉，左右手皆弦长而沉实且数甚。虞曰：“此本三阳合病，今太阳已罢，而少阳与阳明仍在。”与小柴胡合黄连解毒，服三服，胁痛呕逆皆除，唯热犹甚。九日后，渐加气筑，痰响声如拽锯，出大汗，退后而身复热愈甚。法当死。视其面上有红色，洁净而无贼邪之气，言语清亮，间有谵语而不甚含糊。虞故不辞去，而复与治，用凉膈散倍大黄，服二服，视其所下仍如前，自利清水，其痰气亦不息，与大承气汤合黄连解毒汤二服，其所下亦如前。虞曰：“此盖热结不开而燥屎不来耳。”（此纯清水，方可断燥屎，然前云舌白苔，亦须细审。白苔为痰，想九日痰喘身热愈甚，此时舌苔亦黄）后以二方相间，日三四服，每药又各服至五贴，始得结屎如肥皂子大者十数枚，痰气渐平，热渐减，至十五日，热退，气

和而愈。(《名医类案》)

吕按：此案似乎辨证不确，治法不精。笔者以为，病初曰“本三阳合病”，但“发大热而渴……诊其脉左右手皆弦长而沉实且数甚”，此“热结在里”之大柴胡汤证。却先后“与小柴胡合黄连解毒……凉膈散倍大黄……与大承气汤合黄连解毒汤……二方相间……始得结屎……十数枚……而愈”。先后四方，似乎用之杂乱，选方不精也。如小柴胡汤之参、草、枣甘补，不宜也；黄连解毒汤之连、芩、柏、栀子苦寒燥湿清热，且主药黄连又“厚肠”(《名医别录》)，不当也；凉膈散虽以调胃承气汤三味泻热，但配伍的栀子、薄荷、黄芩、连翘及竹叶等乃清透胸膈之药，于阳明腑实证何宜？唯大承气汤为方证相对之方，惜用之不专，致应急下之病证，延续“至十五日”始燥屎得下才愈。所幸患者素体健壮，才经得起如此“折腾”。若体弱者如此，则不知如何矣！

**2. 温疫阳明腑实证**

①施幼声，卖卜颇行，年四旬，禀赋肥甚，六月患时疫，口燥舌干，苔刺如锋，不时太息，咽喉肿痛，心腹胀满，按之痛甚，渴思冰水，日晡益甚，小便赤涩，得涓滴则痛甚，此下证悉备，但通身肌表如冰，指甲青黑，六脉如丝，寻之（重按）则有，稍轻则无，医者不究里证热极，但引陶氏全生集（明·陶节庵《伤寒全生集》），以为阴证。但手足厥逆，冷过肘膝，便是阴证，今已通身冰冷，比之冷过肘膝更甚，宜其为阴证一也；且陶氏以脉分阴阳二证，全在有力无力中分，今已脉微欲绝，按之如无，比之无力更甚，宜其为阴证二也。阴证而得阴脉之至者，复有何说，遂主附子理中汤。未服，延予至，以脉相参，表里互较，此阳证之最者，下证悉具，但嫌下之晚耳。盖因内热之极，气道壅闭，乃至六脉如无，此脉厥也。阳郁则四肢厥逆，若素禀肥盛，尤易壅闭，今亢阳已极，以至通身冰冷，此体厥也。急投大承气汤，嘱其缓缓下之，脉至厥回，便得生矣。其妻闻一曰阴证，一曰阳证，天地悬隔，疑而不服。更请一医，指言阴毒，须灸丹田，其兄叠延三医续至，皆言阴证，乃进附子汤，下咽如火，烦躁顿加。逾时而卒（不久死亡）。(《〈温疫论〉评注》)

吕按：上述病案载于《温疫论》中“体厥”一节之后。“厥”指厥冷，有手足、四肢厥冷和全身厥冷之轻重程度的不同，亦有寒热虚实之异。温疫病高热情况下突然出现全身厥冷、脉搏细伏，是热极似寒的假象，故《伤寒论》有“热深厥亦深，热微厥亦微”之说。这与寒邪直中三阴所生之厥逆和元气大亏阴阳离决之虚脱，实有原则性差别。在治法上是清热泻实，还是温阳救逆，亦绝然不同。案例施某六月患疫见“口燥舌干，苔刺如锋”，此属热证；“咽喉肿痛……小便赤涩，得涓滴则痛甚”，此亦热盛之象；“心腹胀满，按之痛甚”，此阳明腑实证据。因此，吴氏指出“下证悉备”，是抓住了疾病的本质，确有见地。本证虽有身冷脉伏，实系热深厥亦深也。有些医生置一派热象于不顾，仅凭全身厥冷一点而引陶氏有关辨别阴证的论点，实偏执一端。热极再用大热之药，下咽即毙，此大论所谓“桂枝下咽，阳盛则毙”之训，临床应引以为戒。

《温疫论》还有“论阳证似阴”一节，引录原文如下：“凡阳厥，手足皆冷，或冷过肘膝，甚至手足指甲皆青黑，剧则遍身冰冷如石，血凝青紫成片，或六脉无力，或脉微欲绝，以上脉症，悉见纯阴，犹以为阳证何也？及审内证，气喷如火，龈烂口臭，烦渴谵语，口燥舌干，舌苔黄黑或生芒刺，心腹痞满，小腹疼痛，小便赤色，涓滴作痛，非大便燥结，即大肠胶闭，非协热下利，即热结旁流，三焦悉见阳证，所以为阳厥也。粗工不察，内多下证，但见表证，脉体纯阴，误投温剂，祸不旋踵。”吴氏本节对阳证似阴论述何等精辟！辨证如此精细，值得重视。本节所论是对《黄帝内经》的深刻发挥，其曰“重阴必阳，重阳必阴”“重寒则热，重热则寒”是指寒证发展到极点，会见到热的假象，热证到了极点，也会出现寒的假象。这些证候的出现，一般表明疾病发展到了危重的关头，辨证尤宜仔细，不要被假象所迷惑。

②朱海畴，年45岁，患疫得下证，四肢不举，身卧如塑，目闭口张，舌上苔刺，问其所苦不能答，问其子，两三日所服何药，云进承气汤三剂，每剂投大黄两许不效，更无他策，唯待日而已，但不忍坐视，更祈一诊。余诊得脉尚有神，下证悉具，药浅病深也。先投大黄一两五钱，目有时而小动；再投舌刺无芒，口渐开能言；三剂舌苔少去，神思稍爽；四日服柴胡清燥汤（吕按：载于“下后间服缓剂”一节中。处方：柴胡、黄芩、陈皮、甘草、天花粉、知母、姜枣，煎服）；五日复生芒刺，烦热又加，再下之；七日又投承气养荣汤（按：载于“解后宜养阴忌投参术”一节中。处方：知母、当归、芍药、生地、大黄、枳实、厚朴、生姜，煎服），热少退；八日仍用大承气，肢体自能少动。计半月，共服大黄十二两而愈。又数日，始进糜粥，调理两月平复。凡治千人，所遇此等，不过三四人而已，姑存案以备参酌耳。(《〈温疫论〉评注》)

**吕按：**吴又可《温疫论》在“因证数攻”（按：指用攻下法治病，只要有下法的适应证，就可用攻下逐邪，而且可以反复多次运用）一节后附录上述病案。其“因证数攻”正文说：“温疫下后二三日，或一二日，舌上复生苔刺，邪未尽也。再下之，苔刺虽未去，已无锋芒而软，然热渴未除，更下之，热渴减，苔刺脱，日后更复热，又生苔刺，更宜下之。余里周因之者，患疫月余，苔刺凡三换，计服大黄二十两，始得热不复作，其余脉症方退。所以凡下不以数计，有是证则投是药，医家见理不透，经历未到，中道生疑，往往遇此证，反致耽搁。但其中有间日一下者，有应连下三四日者，有应连下二日间一日者，其中宽缓之间（按：指暂缓用下药期间），有应用柴胡清燥汤者，有应用犀角地黄汤者。至投承气，某日应多与，某日应少与，其间不能得法，亦足以误事，此非可以言传，贵乎临时斟酌。”下法是吴氏治疗温疫病的主要方法之一。他主张“因证数攻”“凡下不以数计”，竟毅然决定提出“下后”“再下之”“更下之”“更宜下之”这种有邪必逐、除寇务尽的观点，确是治疗温疫病的独得之见。吴氏善用下法而不妄用下法，强调“有是证则投是药”，并指出在数次攻下之间要有间歇期，要讲究用量的多少，在停用下药期间要根据情况适当地间服清泄余热、调和胃气、养阴凉血等不同方剂。所有这些，充分体现了辨证论治的特点。

以上医案与医论，明辨阳证与阴证，是用承气汤之攻下法，还是用姜附类之温补药，关键在舍脉从舌。以舌象证候反映其真实病机，故应从之也。“杂病重脉，时病重舌”之经验总结，是对先圣后贤有关脉诊、舌诊辨证的点睛之笔。脉诊与舌诊，为中医学诊法之两大特色，应兼学互参，并四诊以求万全。

③马某，男，30岁，成都人。1920年3月患瘟疫病已七八日，延余诊视，见其张目仰卧，烦躁谵语，头汗如洗，问其所苦不能答，脉象沉伏欲绝，四肢厥逆，遍身肤冷，唇焦齿枯，舌干苔黑，起刺如铁钉，口臭气粗，以手试之，则口气蒸手，小便短赤点滴，大便燥结已数日未通。查其前服之方，系以羌活、紫苏、荆芥、薄荷、山楂、神曲、枳实、厚朴、栀子、黄连、升麻、麻黄及葛根等药，连进四剂，辛散发表过甚，真阴被劫，疫邪内壅与阳明燥气相合，复感少阴君火，热化太过，逼其真阴外越，遂成此热深厥深，阳极似阴之证，苟不急为扑灭，待至真阴灼尽，必殆无救，拟下方治之。处方：大黄（泡水兑入）26g，生石膏30g，枳实15g，厚朴15g，芒硝10g，知母12g，生地黄60g，黄连10g。服1剂，病情如故；服2剂，大便始通，脉息沉而虚数，但仍神识朦胧，问不能答；照方再服2剂，连下恶臭酱黑粪便，臭不可当，其后口津略生；又照原方再服2剂，大便始逐渐黄而溏，舌钉渐软，唯舌中部黑苔钉刺尚硬，唇齿稍润，略识人事，始知其证索饮而渴。进食稀粥少许，照前方去枳实、厚朴，加天冬、麦冬各15g，沙参20g，生地12g，甘草6g，将大黄分量减半。连进4剂后，人事清醒，津液回生，苔皮渐退而唇舌已润，唯仍喜冷饮。继以生脉散加味，连服3剂而愈。

**原按**：阳明急下之证，患者已严重昏聩至不省人事，不能询及渴饮与否，如症见壮热面赤，口气蒸手，唇舌焦燥，鼻如烟熏等为实热证情已具，当急下，切勿迟疑，以免贻误病情，证变难挽。（《吴佩衡医案》）

**吕按**：本案救治之方为大承气汤加清热解毒、凉血养阴药。其攻下之力不可谓不猛，但连服7剂才病有转机，由此可知，伤寒与温疫之下法有所不同也。

### 3. 四时温病

（1）风温时毒 周恒和妇，年52岁。原因：吸受风温，误服辛热。证见：头面赤肿，壮热便闭，谵语昏狂，口大渴，舌鲜红，溲赤而短。诊断：两脉洪数有力，已成阳明热盛之候。疗法：先用釜底抽薪法，后用清凉品以消热毒。处方：生大黄五钱，元明粉三钱，生甘草一钱，济银花五钱，小枳实五钱，青连翘三钱，玄参五钱。次诊：服一剂，下大便二次，色黑而坚，后少溏薄，尚有昏谵。次方：生大黄一钱，白池菊二钱，大青叶三钱，济银花五钱，冬桑叶二钱，天花粉五钱，生粉草一钱，活水芦根一两，生绿豆一两（煎汤代水），羌活八分，紫雪丹五分（开水先下）。三诊：服一剂热减，再剂肿全消。唯津亏热不退，不能眠，甘寒复苦寒法。三方：天麦冬各三钱，鲜生地五钱，小川连五分，鲜石斛三钱，济银花五钱，鲜竹叶三十片，大玄参三钱，汉木通八分，生绿豆一两，丝瓜络三钱，辰砂染灯心十支。效果：一剂则热清得眠，三剂痊愈。

**廉按**：识既老当，方亦清健，是得力于河间一派者。[《重订全国名医验案类编》（过允文）]

**吕按**：以上治"阳胆热盛"三方，首方"用釜底抽薪法"为主，次方"用清凉品以消热毒"，三诊方用"甘寒复苦寒法"。首方重用生大黄五钱，通腑泻热；次方仅用生大黄一钱，清泄余热；三方用川连五分（约1.5g），清残余热也。良医处方遣药用量之法度，可见一斑。

（2）春温

①春温误治 杨春芳，年48岁，南昌人，住广润门外。原因：房事过劳，时届春令，无以应生发之气，致发春温重症。误服辛温发表等剂，病日加重，延误旬日。证候：壮热不退，汗多口渴，大便旬余不通，舌苔黑生芒刺，病势危险已极。诊断：脉左右俱洪数鼓指，合参病势现象，察其前服各方，知系春温误药所致。症已至此，非大剂滋阴，兼涤肠，不及挽救。疗法：议以增液承气法，重用玄参、生地、麦冬为君，以滋水养阴，合大承气汤，以急下存津，此亦破釜沉舟之意也。处方：润玄参六钱，鲜生地六钱，杭麦冬五钱（去心），生大黄三钱，川厚朴二钱，炒枳实二钱，元明粉二钱（冲）。次诊：一剂，大便即通，热渴俱减，险象已除，遂改以复脉汤去姜、桂续进。细生地六钱，杭麦冬五钱，杭白芍三钱，阿胶珠三钱，生甘草二钱，火麻仁三钱（去壳，捣）。效果：服二剂，热渴均愈，唯胃阴不足，正气尚亏，又进益胃汤加减，以为善后调理。北沙参四钱，润玉竹三钱，细生地四钱，杭麦冬三钱，抱木茯神三钱，粉甘草二钱，鲜青果四枚（剖破，若无青果时不用亦可）。煎成后去渣，加上冰糖五钱烊化，频频服之，服四剂而痊愈。

**廉按**：春温误治，至舌黑而生芒刺，症势已险，方用增液承气法救误，确有巨功。唯续进减味复脉汤，稍嫌太骤，当先进益胃汤为合法，俟胃阴复而胃气健，然后用复脉法滋填收功，较为适当。[《重订全国名医验案类编》(陈作仁)]

**吕按：** 次诊处方为复脉汤去参、桂、姜、枣加白芍而成，既有“滋水养阴”之功，又有润肠通便之意，廉按言“稍嫌太骤”，以方中阿胶滋补，确实不妥。

②春温夹食　张修臣子，年12岁。原因：初因伤风发热，头痛自汗，不寒而渴，余投以麻杏石甘汤，加薄荷、金银花，一剂即愈。后因误食鲫鱼半碗，其症复作，他医进以辛燥，病转剧。证候：目肿如桃，头痛如劈，烦躁谵语，大渴引饮，潮热自汗，小便短数，大便不通，胃胀拒按。诊断：脉象滑实，舌绛苔燥，合病因脉象参之，此胃实证也。夫外邪初解，胃气必虚，正宜清淡滋养，以生津液，乃不戒于口，恣食荤腥，停滞于胃，复进辛燥，助阳耗液，食积得阳明燥化，致胃经所统属之地，皆结实不通。故目肿头痛者，阳明燥火上冲也；烦躁谵语者，胃热上蒸神明也；大渴引饮者，胃津竭而求救于水也；潮热者，阳明旺于申酉，实则得旺而剧也；自汗者，津液外泄也；小便短数者，津液下逼也；大便不通者，肠有燥屎也。病既内外皆实，自宜急下，以泻悍热之气，而救将绝之阴也。疗法：以大承气汤原方，先煎枳、朴，继纳大黄，次入芒硝，盖取生者气锐而先行、熟者气钝而和缓之义，欲使芒硝先化燥屎，大黄继通地道，而枳、朴除其积滞，皆所以通泻大肠而逐热也。处方：厚朴五钱，枳实四钱，大黄四钱，芒硝三钱。以水三碗，先煮枳、朴取二碗，去滓，纳大黄，煮取一碗，去滓，纳芒硝溶化，顿服。效果：服一剂，下燥屎数十枚，诸恙霍然，令以米饮调之，一周而愈。

**廉按：** 案语多所发明，选方极为确切，非精研《伤寒论》、胆识兼全者不办。[《重订全国名医验案类编》(钱存济)]

**吕按：** 此案本为春温，余邪未尽理应善后调治、饮食调养，但“后因误食鲫鱼半碗”而成宿食病，以大承气汤下之而愈。由此可知，《伤寒论》辨“差后劳复”及食复，十分必要也。

(3)暑热食积成痢　张惟慎，年25岁，住南通。原因：内有宿食，兼夹暑热。证候：里急后重，初起红白相兼，继则纯赤，滞下腹疼，苔黄溺赤，呕逆不食。诊断：脉象滑数，滑有宿食，数即热征，滑而兼数，为暑热食积互蕴肠胃，闭塞不通，致成噤口赤痢。疗法：此时祛暑不及，消食不遑（不遑：没有功夫），唯有釜底抽薪一法，以冀秽毒下行，或可挽回。处方：生大黄三钱，枳实二钱，厚朴钱半，元明粉三钱（冲），川黄连一钱，金银花三钱，鲜生地五钱，原麦冬三钱，玄参三钱，连翘三钱。效果：一剂平，二剂微效，三剂大效，后调理半月而安。

**廉按：** 暑毒赤痢，夏秋最多，釜底抽薪，是去痢之捷法。方用大

承气汤加银、翘、川连，已足攻其病毒。其中增液法，似嫌用得太早。[《重订全国名医验案类编》(丁佑之)]

**吕按**：患者之宿食，不仅是饮食自倍所致，而且进食不洁亦可导致，表现为里急后重，下利赤白。治用承气汤，既攻下宿食，又排除疫毒。加味黄连、银翘，皆为清解疫毒也。

(4)湿温化燥成实　一湿温病人，虽当壮年，但精神极萎，高热神昏已10天，渴不喜饮，白痦布满胸腹，腹满纳少，大便已数日未行，舌红苔黄腻。先以三仁汤合连朴饮治疗不效，后改苍术白虎汤加减投与，发热始终不退。以往老师教导：湿温的治疗效果很慢，不求有功，但求无过，以守为主，不宜攻伐。因湿性黏腻，最难骤化，欲速则不达。且湿邪与温相合，或从阳化热，或从阴变寒，且湿温即使治疗得当，但变证蜂起，甚难预测，故用药以稳为主，不宜用猛攻之剂，万一病人不幸死亡，会引起纠纷。所以老师治疗湿温，也是以三仁汤、苍术白虎汤、葛根芩连汤、甘露消毒丹等方加减，四平八稳，疗效甚慢，病人常一候、二候、三候(三十天)才能步入坦途。加上又限制饮食(忌口)，病人愈后只剩下皮包骨头，头发全脱，恢复甚慢，少则半年，多则数年才能复原。此人有腹满便结，壮热无汗，形体尚壮，属于阳明胃家实，想打破常规，试以大承气汤合黄连解毒汤加藿香治之，发热即大减，再以连朴饮合甘露消毒丹加减治愈。时间较之以往缩短很多，病人愈后不久即恢复工作。似这样不断地实践，逐步形成自己独到的经验，是每一个学医者必须经过的磨炼过程，不然纵读万卷书，还是无用。[《名老中医之路》(陈耀堂)]

**吕按**：此案所述治病知常而达变，以及胆大心细与不可明哲保身等提议，值得每一位敢于担当并有所作为者学习。

(5)肺燥胃实致咳　陈周溪，年近四旬，身体强盛。原因：时值秋燥司令，先房事，后宴会，酒罢当风而卧，醒则发咳。证候：干咳无痰，胸膺板闷，胃脘拒按，口干喜冷，日晡发热，夜不安寐。诊断：六脉强直有力，舌苔黄燥，合病因脉象断之，乃肺燥胃实也。先以清燥豁痰药投之，不应。继以消导豁痰药治之，转剧。此由时值燥令，胃肠积热化燥，燥火横行，宜其无济也。疗法：大承气汤合调胃法，君以苦寒荡积之大黄，佐以咸寒润燥之芒硝，臣以辛开苦泄之朴、实，少加甘草以缓硝黄之峻为使。处方：川锦纹一两(酒洗)，川卷朴三钱，炒枳实三钱，玄明粉三钱，生甘草钱半。后纳玄明粉，俟玄明粉溶化，去滓顿服。效果：服一剂，下燥屎数十枚，其病霍然。改用清燥救肺汤二剂，以善其后。

**廉按**：燥之一证，有由风来者，则十九条内“诸暴强直，皆属于风”是也；有由湿来者，则十九条内“诸痉项强，皆属于湿”是也。风为阳邪，久必化燥，湿为阴邪，久亦化燥，并且寒亦化燥，热亦化燥，燥必由他病转属，非必有一起即燥之证。《黄帝内经》所以不言燥者，正令人于他症中求而得之，由是而证以经文。及《伤寒论》各病，则凡六经皆有燥证。嘉言所制清燥救肺汤一方，独指肺金而言，断不足以概之。若言六经之燥，则唯阳明一条，最为重候。盖手足阳明之胃大肠，正属燥金，为六气之一，而可独指肺金为燥哉？嘉言唯不识十九条之皆可以求燥证，故不知十九条之所以无燥证。至补出秋燥一层，自有卓见，不可没也。此案却合胃大肠燥金为病，清燥消滞，其何济乎！断症既明，放胆用三一承气汤，苦温平燥，咸苦达下，攻其胃肠燥实，善后用清燥救肺，先重后轻，处方用药，步骤井然。[《重订全国名医验案类编》(钱存济)]

吕按：患者阳明腑实之成因，必宴会饮食过多为主因，房事过劳及酒后当风为次因，时值秋燥更次之。处方重用大黄一两，且一次顿服而攻下“燥屎数十枚”。真有胆有识之良医也。

**4. 热病战汗**

(1) 春温战汗　王皱石令弟，患春温，始则谵语发狂，连服清解大剂，遂昏沉不语，肢冷如冰，目闭不开，遗溺不饮，医皆束手。孟英诊其脉，弦大而缓滑，黄腻之苔满布，秽气直喷。投：承气汤加金银花、石斛、黄芩、竹茹、玄参、石菖蒲，下胶黑矢甚多。而神识稍清，略进汤饮。次日，去（芒）硝、(大)黄，加海蛇、芦菔（按：为“莱菔”之异名。是十字花科植物“莱菔”的新鲜根。与“莱菔子”功用主治类似)、黄连、石膏，服二剂而战解肢和，苔退进粥，不劳余力而愈。

继有张镜江邀（孟英）治叶某，又钱希敏之妹丈李某，孟英咸一下而瘳。唯吴守旃之室暨郑又侨，皆下至十余次始痊。今年时疫盛行，医多失手，孟英随机应变，治法无穷，救活独多，不胜缕载。(《回春录新诠》)

吕按：温邪不从外解，又未逆传，必致里结，法当攻下。柳宝怡云：“邪热入胃，不复他传，故温热病之热结胃腑，得攻下而解者，十居之七。”于此可见，下法在温病治疗中具有重要功用。所述王皱石令弟一案，属于伏气温病，因邪从里发，故始则谵语发狂，此乃热结阳明腑实之证，不从卫分循次传来。苔黄腻，秽气喷人，须投承气汤合清热豁痰之药，使病邪转到气分，得战汗透解。须知温病与伤寒不同，以温病因湿热内停者，大便本不干结，若峻猛下之，气阴随伤，湿邪仍胶结不去，故只宜轻法频下之。叶天士明确指出：“伤寒大便溏为邪已尽，不可再下；湿温病大便溏为邪未尽，必大便硬……以粪燥为无湿矣。”

(2) 温疫战汗　张某，男，年30岁。1924年3月，感瘟疫之邪而病，服前医之方香苏散合升麻葛根汤加羌活、枳壳、白芷、防风、黄芩等2剂未效。病已八九日，延余诊视，壮热烦渴饮冷，谵语烦躁，大便不通，小便短赤，脉来洪数，舌苔黄而生芒刺，唇赤而焦，鼻如烟煤而干燥。此系瘟疫邪气传里入腑之证，邪热内甚，形成亢阳灼阴，真阴涸竭，急当釜底抽薪以救真阴。拟白虎合承气汤方加味治之。处方：生石膏30g，知母13g，生甘草6g，白粳米13g，寸冬16g，生大黄（泡水兑入）13g，芒硝10g，厚朴（炒）13g，枳实（炒，捣碎）13g，生地13g。服后下出硬结燥屎一次。次日复诊：病状已减，壮热较退，口津略生，因嘱照原方再进1剂。三日复诊：服药后又解润大便3次，身热退去其半，谵语止，烦渴已减。拟用加味人参白虎汤，养阴生津并除余热。处方：人参24g，生石膏（碎，布包）24g，知母12g，寸冬15g，生地15g，黄连5g，玄参10g，枳壳12g，大黄（泡水兑入）6g，甘草6g，粳米一撮。服后当晚夜半，忽而肢冷畏寒，继则抖战不可忍，旋即大汗如洗，热退肤冷，脉微欲绝。斯时病家惶恐不已，促余再诊，视之则患者脉来缓弱，舌润，口生津液，渴饮已止，呼吸平和。当即告之，此名“战汗”，为病退之兆，切勿惊扰，但可温覆，否则战汗出而中止，病当不愈。四日清晨续诊：唇舌润，苔皮脱（按：黄苔剥脱），津液满口，已脉静身凉。大病悉退，进稀粥2碗，继以生脉散加当归、生地、杭芍养阴生津，服2剂而愈。

原按：“壮火食气”为本病之症结所在。邪热太盛，亢阳灼阴，真阴涸竭，患者已危在旦夕，今得凉下连进，邪热溃退，真阴来复，正气胜邪，“战汗”实为病愈佳兆。吴又可《瘟疫论·战汗》曰：“……忽得战汗，经气输泄，当即脉静身凉，烦渴顿除。”证诸临床，乃切实之经验。(《吴佩衡医案》)

吕按：患者证候，既有阳明腑实证，又有热盛伤阴证，故处方以白虎汤与承气汤加味治之。其“战汗”是热病过程中正邪抗争的一种表现，其后果有二：战汗后热退、脉静、身凉、神安，为邪去正安的好现象。《医宗金鉴》说“正胜邪却战汗平”，若汗出后肢冷、烦躁，为正不胜邪的恶化趋向。

（3）妊娠温疫战汗尸厥　蓉城东隅大慈寺侧，近机匠妇赵氏，怀孕弥月（即满月），得晚发疫，过十八日矣。日日服药，病转增剧，乃延余诊。入其门，诸医满座，见予至，去者半，留二人焉。予召机匠至前，详询所苦，拉杂道之，引入内室，见病妇卧地上，盖单被，离尺许，热气蒸人，面红黑，口裂，鼻息粗壮，唤使举手诊脉，不动；知已耳聋，伊夫以手势示之，忽摇头大叫，掀去单被，体赤露不知羞耻。脉得沉洪而实，见两乳伸缩，不禁大惊，语曰：“病于申酉时当死，此时辰初，犹可用药挽救，然非大下不为功。”留者两医曰：“温疫实证当下；孕妇敢下耶？下不大小俱伤耶？”予曰：“妇之罹此危也，皆诸公固执误之耳。明明阳明热证，当热未团结，白虎汤可解；今已恶候齐备，延至申酉阳明旺时，邪热亢极，津液尽倾，不死何待？且不见乳之伸缩乎？男子厥阴绝，舌卷囊缩而死；女子厥阴绝，舌卷乳缩而死。趁此一线未绝，姑尽吾技，以对病者，心乃安也。”急书大承气与之（大黄四钱，厚朴八钱，枳实五钱，芒硝三钱，用水先煮枳、朴，去渣入大黄，复去渣，再入芒硝，俟化与服），两医咋舌而退。予亦乘车而返。坐未定，伊夫奔来，谓诸医先告药店：“王寿芝所开系送终汤，万不可卖，卖必招祸。”予愤极，自撮一剂，复命与同至病所，督令煎服，坐视之。异哉！异哉！药不香也，病妇闻之，大呼：“好香药！好香药！”予知闻药而香，胃气未绝，即大佳兆。煎成，妇又大呼：“快与我吃。”伊夫掬一小碗灌之，顷又索药，予令与一大碗，且告以刻许，当得战汗，战时尔勿畏，汗出热退，病人必欲上床卧，卧或两三日，断不可惊醒，俟自醒大泻，病自解知。伊云：“先生施恩小坐，替予壮胆。”连连叩头，见之实不忍走，而腹号（háo。呼号，意指腹中肠鸣，即饥饿的信号）甚，令煮饮食我。饭未熟，病妇四肢乱动，口眼翕张，而大摇颤颤约两三刻，汗如雨下，热乃渐退；退尽手如冰，口无气而人死矣。斯时也，若母若姨若姊若妹一齐奔出，大哭大闹大骂，门外观者，目瞪耳语，老妪嫩妇，如观戏剧，而其夫乃请予走，余亦心摇目眩，耳聋口干，固不肯走。起而诊脉，脉乍时一动，动而复止，目又续动，大声呼曰：“众人且息，听予一言。若辈谓若死，若顷刻复生何以谢我？”其母曰：“谢线绉袍褂两套。”语际，病者大呻，若姨若姊若妹狂奔入室，恐尸走也。予起复诊，脉续续出，又告之曰：“病者再呻，必语欲上床卧，乃可扶起。”果应言而长呻，其气缓，其音平，谓：“何掷我地下？”予促其夫扶之上床，乃去。见老妪嫩妇指予偶语，不闻何说，归始早餐。噫嘻！名医岂易为哉！次日，其夫尚以睡为死，复来问故。予曰：“前言，睡当二三日，汝回静候，不死也。”果二日半乃醒。泻一次，又睡一日，醒大泄如注，腹馁思食。与粥，不欲，欲酸菜汤下饭。其夫来询，问再以何药，予曰：“不必药，少与饮食，自此无恙矣。”一月后以一豚、一雉、一鸭来谢，问袍褂，曰：“先生怜我怜我！”予笑遣之。

**原按**：陈古愚曰：“承气汤有起死回生之功，唯善读仲景书者，方知其妙。”俗医以滋润之芝麻油、当归、郁李仁、肉苁蓉代之，徒下其粪而不能荡涤其邪，则正气不复；不能大泄其火，则真阴不复，往往死于粪出之后。于是咸相戒曰：“润肠之物，尚能杀人，而大承气汤更无论矣。甚矣哉！大承气汤之功用，尽为彼庸耳俗目掩也。”

张隐庵曰：“伤寒六经，只阳明少阴有急下证，盖阳明秉悍热之气，少阴为君火之化，在阳明而燥热太甚，缓则阴绝矣。在少阴而火气猛急，弗战将自焚矣。非肠胃之实满也，若实在肠胃者，虽十日不更衣，无所苦也。仲师所云急下六证，若究省不到，不敢急下，致病此者，鲜有能生之！且予常闻之曰：痞满燥实坚五证皆备，然后可下，噫！当下者，全不在此五证。”

一阳明实证耳，孰不知用此方？而注意护胎，遂固执不敢与，以致不得汗，不得下，胃气将枯竭而死，不知经云，有故无殒，亦无殒也，衰及其半而止。金针度人，专为此等重证而言，予用此汤，看似放胆，其实成竹在胸，故敢肩此重任。服后手足乱动，口眼翕张者，阴气大至，脏腑通也。顷时战汗，亦阴阳凑拍，水气周遍，自内达表也；热退手如冰、口无气者，邪热退尽，正气续生，一时轮转不及也。幸此妇身体壮实，胎气稍固，可以听其药力旋转，热退正复，临危而安。若在膏粱罗绮中，剥丧太过，即用此药，亦必邪退而正不复，真死矣。医须眼明手快，胆大心细，方能济事。且《伤寒论》明训：传经三次，至十八日必死。此妇不死，有天幸焉！事后思之，不胜战栗！当时气盛，孟浪成功；在今日阅历久，顾忌多，亦不敢矣。后闻此妇满十二月，方生一子，良由病后虚弱，故羁迟耳。[《二续名医类案》(王廷俊)]

**吕按：**此案叙述诊治过程惊心动魄！其叙述病情及诊治经过语言生动，字字切实，句句真言，非胆大心细，知识渊博，经验丰富，心有定力，临证不慌者，不可为也！如此医案，警世奇论，价值千金！读者应认真拜读，从中学习良医之道，发奋努力，传承中医精华。

### （二）杂病医案

**1. 内科病**

（1）痿证　太学朱修之，八年痿废，更医累百，毫末无功。一日读余《颐生微论》，千里相招。余诊之，六脉有力，饮食若常，此实热内蒸，心阳独亢，证名脉痿。用承气汤，下六七行，左足便能伸缩。再用大承气，又下十余行，手中可以持物。更用黄连、黄芩各一斤，酒蒸大黄八两，蜜丸，日服四钱，以人参汤送服。一月之内，去积滞不可胜数，四肢皆能展舒。余曰，今积滞尽矣，煎三才膏十斤与之，服毕而应酬如故。(《医宗必读》)

**吕按：**平脉辨证，良医之神功也。

（2）心痛　病延二候，阙上痛，渴饮，大便八日不行，脉实，虽今心痛彻背，要以大承气汤主治。生大黄四钱（后入），小枳实四钱，中川朴一钱，芒硝二钱（后入），全瓜蒌五钱。

**曹颖甫曰：**下后胸膈顿宽，唯余邪未尽，头尚晕，乃去硝黄，再剂投之，即愈。

**原按：**大论曰：“问曰：阳明病外证云何？答曰：身热，汗自出，不恶寒，反恶热也。”此概统白虎承气而言之。若求大承气汤之全部症状，当为：一，大便不行，腹痛拒按，此以胃中有燥屎故也。二，阙上痛，《黄帝内经》以阙上属喉间病，此概以气色言之，若阳明燥气上冲及脑，则阙上必痛，其不甚者则但胀耳。三，右髀有筋牵掣，右膝外旁痛，此为吾师所独验而得之者。四，脉洪大而实，然亦有迟者。五，日晡潮热。他若舌苔黄燥厚腻，大渴引冷，当在应有之例。然而不过言其常耳，若下列诸案所引，则其变也，知常知变，乃可与言大道。

吾师善用诸承气汤，历年治阳明实证，十九痊愈。吾师之用药也，麻桂膏黄，柴芩姜附，悉随其证而定之，绝不似世之名家，偏凉偏热，以执一为能事者。余敢曰：凡仲圣所某某汤主之云者，此皆一剂知，二剂已之方也，倘能药量适合，则一剂愈病，原属平淡无奇之事，安足怪者？而《伤寒论》中之阳明病占全书篇幅四分之一，于承气汤尤反复推论，其详备明确远超三阴诸方之上，然则硝黄之用，复有何疑者？阅者能明此旨，是为知吾师者，是为知仲圣者。(《经方实验录》)

**吕按：**阳明腑实证“虽今见心痛彻背”，仍以大承气汤治之，为治病求本之旨，乃千古不移之法。全瓜蒌必因标症“心痛彻背”而加。原按中弟子总结的尊师运用大承气汤之“五个要点”，确为经验之谈，并有独到之见识，如“阙上痛”之机制。

（3）胃心痛（急性胰腺炎） 郑某，女，23岁。1973年3月9日诊。昨日中午过食油荤，入夜上腹部剧烈疼痛、拒按，并向腰部放射，恶心欲吐，口干便秘，今起发热38℃，白细胞计数$17.1 \times 10^9/L$，中性粒细胞占比82%，血清淀粉酶1600U/L，脉小弦，苔薄黄腻。湿热互阻中焦，不通则痛，急拟清热解毒通腑法，方以大承气汤加减。生大黄（后下）9g，元明粉9g，枳实9g，生山楂15g，红藤30g，败酱草30g。后两味煎汤代水煎药。服1剂腹痛除，热退，白细胞及血、尿淀粉酶均正常。(《张伯臾医案》)

**吕按：**急性胰腺炎颇类似中医胃心痛、脾心痛等证。据张伯臾先生报道，用大承气汤加减（大黄、芒硝、枳实、山楂、红藤、败酱草），治急性胰腺炎128例，其中除2例经尸检证实属坏死性胰腺炎治疗无效外，其余均在短期获得痊愈。腹痛消失时间平均为2.4天，血尿淀粉酶恢复正常时间平均为3天。此外，对由饮食诱发的发病在2~4小时以内急性胰腺炎，取压舌板催吐法，获效甚捷。

（4）呃逆

①邃嵒（yán，音严）治一人伤寒，阳明内实，地道不通而发呃，其脉长而实，以大承气汤下之而愈。(《续名医类案》)

**吕按：**《金匮要略》第十七篇第7条曰：“哕而腹满，视其前后，知何部不利，利之即愈。”哕，即呃逆。此案是遵从仲景书，依其法而处方也。

②毕镇华君，年20岁。10月13日诊。原因：平时体壮，肠胃蓄热，大便艰滞，近服补药，热遏气壅成呃。证候：呃逆连声，气从腹升，潮热便闭，脉滑舌红。诊断：肠胃热蕴，误补气滞成呃，此乃实热证也。疗法：用大承气汤加味，降热化积。若泥于冷呃之说，而用温降，何异抱薪救火乎！处方：生锦纹三钱，枳实一钱，川朴一钱，元明粉三钱，莱菔子三钱，橘皮一钱，竹茹三钱，乌梅一钱，川连一钱。次诊：10月14日。便解，热退呃止，脉弦，舌淡红。气机仍未调畅，脘满，用苦辛降逆，和中平肝法。服后气调，胃苏病痊。[《二续名医类案》(魏长春)]

吕按：此案平时胃家实，反“误补气滞成呃”，患者便闭，势必腹满等。腹实而大便不利，故以大承气汤为主，利之腹气通，胃气降，呃逆随止。

(5)噎膈　余姨母55岁，患噎膈证，自觉咽喉间有物挡塞，吐之不出，咽之不下，气上冲逆，嘈杂难受，饮食减少，形容憔悴，日吐痰涎约碗许。招余诊治，诊得胃脉沉实有力，肺脉洪大，此是子母俱实之证。肺主肃杀下降，脾主津液，肺气不降，则脾之津液不能独行，津液化为痰涎。究其本源，实因大肠之燥而成，余用大承气汤服1剂，大便解2次，下干粪30余枚，坚硬如石子，病去二三。又服2剂，燥粪已尽，后见溏便，诸症十全。此证倘作真噎膈治之不愈，死者无言，医者不醒，必归咎于命。命之一字，乃医家借口，以谢病人，告无过者也。[《二续名医类案》(翟竹亭)]

吕按：本案所谓“噎膈”，类似“咽中如有炙脔”的半夏厚朴汤证。医者翟氏平脉辨证，用大承气汤攻下“燥屎”而愈。

(6)痢疾　丁某，男，47岁。1965年三伏天，腹中绞痛，下痢红白，红多白少，里急后重，一夜间解大便30多次。形体壮实，面色潮红兼见垢腻，渴喜冷饮，小便短赤。口唇干红，舌边尖俱红，苔黄厚，六脉滑数有力。拟“通因通用”法为治。投大承气汤，清泄肠胃实热。处方：大黄15g，厚朴9g，枳实9g，元明粉(冲服)12g。水煎，分2次服完。服药1剂，下痢一夜间减为4次，里急后重亦大减。再服1剂，泻下2次水样大便后，诸症进一步减轻，唯患者感觉困倦乏力。考虑大肠余热未清，改用葛根芩连汤善后，药尽，诸症消失，恢复健康。[周克照. 中医教学，1977(2)：28]

吕按：本案采取开门逐邪法，邪毒去，病即愈。

(7)喘咳(慢性支气管炎肺气肿合并感染)　汪某，男，65岁，退休工人，1981年10月18日初诊。西医诊断：慢性支气管炎肺气肿合并感染。喘咳倚息不得卧，喉中哮鸣音，咳黄痰，用中西平喘药俱无效。入某医院，住院后用大剂量抗生素、吸氧治疗，稍缓解，但仍喘咳不休，呼吸困难，不能平卧，呻吟不止。邀余会诊，如上述证候，面青唇紫，舌苔干黄，脉象滑数，大便七日未行。因思大肠与肺互为表里，上下相应，肺气肃降，则大肠腑气通畅，反之大肠壅滞便秘亦可使肺气受阻，宜大承气汤增味，通腑泻热。处方：大黄20g，芒硝15g，枳实15g，川朴15g，葶苈子（布包）15g，麦冬20g，杏仁15g，黄芩15g，沙参15g，甘草10g。水煎，日2次服。10月22日二诊：服上方3剂，大便下泻3次，黏秽污水样便，喘咳大减，能平卧入睡，痰白，呼吸较前通畅，痰鸣音大减，苔白，脉滑。继以清肺化痰之剂治之而安。

**原按**：余遇类似本案者多例，凡喘咳兼便秘者，皆用通腑泻热法治之。大便通则喘咳减。可见肺与大肠相表里，确有实践意义。（《张琪临证经验荟要》）

**吕按**：本案辨证以大承气汤通腑，以葶苈子泻肺，有相得益彰之功。

（8）狂证　张某，女，19岁。因思虑过度，经常失眠，后遂言语失常，见人詈骂，不避亲疏；饮食亦不规律，有时食不知饱，有时终日不食；心烦不宁，有时绕街狂跑，掖（yè，音夜。用手扶着别人的胳膊）之不回。发作已有月余，越延越重。诊其脉，右侧沉滑有力，大便3~4日一行，根据其症状和脉象，断为痰涎蒙蔽清窍，用通腑清热之大承气汤加豁痰之品治之。处方：生大黄20g，枳实12g，厚朴10g，元明粉12g，瓜蒌30g，菖蒲12g，广郁金10g。连服2剂，每日溏泄2~3次，无明显的效果，后将大黄加至30g，服药后每日便泻7~8次，服至3剂，已疲惫不欲起立，精神逐渐清醒，不见以前狂言乱语及心烦不宁之情况，后以镇逆化痰和胃之剂，调理而愈。（《伤寒论临床实验录》）

**吕按**：本案宝贵之处在于服药后日泻二三次而效不佳时，加重大黄剂量，日泻七八次后始见功效。

（9）宿食病

①初患外感而后成宿食　江右黄某，营业长沙，初患外感，诸医杂治十余日，病益剧，延余治疗。病者自云肚腹硬痛，手不可按，傍晚身微热汗出，手足较甚，小便黄，大便不利，粒米不入口，已三日矣。审视舌色鲜红，苔黄不甚燥，脉沉实搏指。取阅前所服方，多杂乱无章。余即取笔纸立案，并疏大承气汤方授之。阅二日，仍延诊，则云昨晚药完二剂，下黑粪仍多，今晨进稀粥少许，各证十愈七八，为改用大柴胡汤减轻大黄，又二剂，黑粪始尽，疾如失。其家有西席，尝阅医书，谓大承气汤证，当见谵语，此证何以无之？大承气系腹有燥屎，先生乃断为食积，敢问所以？余曰："《伤寒论》云：'六七日不大便，烦不解，腹满痛者，此有燥屎。'其下又申之曰：'所以然者，本有宿食故也，宜大承气汤。'若《金匮·宿食》篇，主用大承气者甚详。盖宿食与燥屎，一而二,二而一，相去一间。至谵语有无，可不必拘。"（《遁园医案》）

**吕按**：本案始为外感，误治而演变为阳明病"胃家实"证候。治之先以大承气汤通腑泻实，转方用大柴胡汤者为何？以该方主药柴胡治"寒热邪气"

等，可兼治表里之邪，是否有兼顾“初患外感”之意耶？

②先伤食而后饮冷　黑六，里中人，遗其名。一日腹痛欲绝，强步至门，跪求余治。余曰何忽得此疾？泣诉曰：昨日吃莜面条半大碗，饭罢入瓜田渴甚，饮凉水二碗，归家则腹痛作矣，胸中如碗鼓甚，按之如刺。余曰：此食积也。但汝胸中如石塞窦无隙可通，用药治之，恐药弱而病强，攻之不破也。病者曰：然则听之乎？余曰：尔欲病愈，须遣人扶掖，在田野中，往返疾行数百步乃可，病者辞以不能。余曰：不能则难治也。再三苦求，乃以大剂承气汤加麦芽、槟榔疏之。告曰：三服乃可。病者归，初服而胸中如坠，二服后下气暴作，急如厕，则如桶脱底，胸腹空虚，负耒（lěi，音磊。古代的一种耕作农具）而耕矣。[《二续名医类案》（王堉）]

吕按：此案指出食积之自疗法是“往返疾行”，以健胃消食。

③宿食病腹痛下利　王某，女，13 岁。将近期末考试，学业劳倦伤脾。昨日中午嗜食油烧饼 6 两，胃脘胀满，今晨始腹痛，上午阵阵剧痛，且头晕头痛，周身不适如感冒状，午饭不欲食，嗳气酸腐，腹满按之痛。晚上 7~9 点钟阵阵腹痛如绞，肠鸣如雷，舌红苔黄，中为腐苔，脉滑略数，约脱 9 点时下利 1 次（矢气时大便失禁），至 10 点大便 5~6 次，量少不爽，气味臭秽。诊断为宿食病。10 点服药 1 剂，处方为储备的大黄，4~5g，茶叶一撮，沸水泡后去滓顿服。5 个小时后，即凌晨 3~6 点大便 4 次，随之腹痛渐缓，脉和，黄腐苔退。改拟异功散调补脾胃。（笔者验案）

吕按：宿食病成人有之，但儿童更多见。成因多由暴食所致。轻者减食可自愈，重者积滞肠道，非借助通下之药不可。大承气汤为峻下之方，为图简便，可只取大黄一味，或佐点茶叶，沸水泡汁，分次服之，则大便通，积滞去，立竿见影，笔者治验如上述。需要说明，服大黄数小时后，患者可觉腹痛加重，肠鸣亢进，不必惊慌，须臾大便下，腹痛自除。

④宿食病如虚状

嗜睡　高某，男，5 岁。其母代诉：患孩腹痛已 9 天。近 4 天来不叫腹痛，似睡非睡，整日不哭、不语、不食。目眶微凹陷，呈重病容，口唇紫色干燥，舌苔黄，呼吸气短而热，体温 37.9℃，便闭尿黄，腹满按之有皱眉苦楚状，身软，脉象轻按似无，重按沉迟有力。此宿食阻滞，脾胃不运，表似虚而脉症俱实。法宜苦降消导为治。处方：大黄 9g，芒硝（冲服）6g，厚朴 4.5g，枳实 4.5g，炒麦芽 9g，山楂 6g。水煎服。服药 1 剂，腹内肠鸣，频转矢气，但大便仍未通。次晨患孩能睁目，精神稍有好转，即用生石菖蒲根……外导，随解硬便数枚。继按原方再进 1 剂。服后解黑色垢便数次，更方因虑邪去正衰，以益脾兼清肠胃之品，调理而愈。[谭启文. 江西中医药，1960（10）：39]

**吕按：**本案望诊、问诊所得虽貌似虚家，而舌诊、脉诊及腹诊诊断则确为实证。故以承气攻下并用外导法而治愈。

神昏　1966年秋，余就读于天津中医学院，时外祖父已年逾八旬，素体康健，因已3日不进食，神识不清，召我往视。因家父诊务繁忙，嘱我先去外祖父家（外祖父家距我家尚五十余里）。行前家父曰：根据来人介绍发病情况分析，注意是否为承气汤证，我于正午到外祖父家时，见其神识不清，呼之不应，已3日未进食。乡医嘱其服人参汤1次，病情有增无减，细问发病情况，舅父曰：病前1日，晚饭进食猪肉韭菜水饺较多，食后而安睡，后即不能起床。诊其脉迟而滑，望舌苔黄燥，按脘腹时见其蹙眉而以手拒之。因思此乃腑气不通，阳明悍热上冲致神识不清，大便3日未行，有“内关”之虞。遂按家父所嘱，处以小承气汤：枳实10g，厚朴10g，大黄10g。乡医以为我年轻孟浪，不同意服此方，我即亲自煎与服之，先服药二分之一，约1个小时，即排出状如枣大、坚硬之粪块5枚，须臾又排略溏大便1次。随之，神识即清，扶之即可坐起，且思食矣，时已近傍晚，乃与服稀粥半碗，所余药液亦未再服，次日晨，起坐行动已如常人。

**原按：**外祖父年事已高，虽素体康健但所患乃腑实证，病情可谓危重。乡医实以虚治，予服人参汤，无异火中加薪，而惧于承气之应用者，乃未识小承气“微和胃气”之功，乃“以求地道之通……且远于大黄之锐矣”（柯琴），况所用药，大黄未倍厚朴，可谓有所变通，更不至于大泻下。至于服药方法，乃依《伤寒论》所言：“初服汤当更衣，不尔者尽饮之。若更衣者，勿服之。”外祖父服用小承气汤未尽剂竟获殊功，给我留下了深刻的印象，并坚定了以下信念：①必须重视中医理论的深入学习；②必须坚持辨证论治；③经方应用得当，可获奇效，必须深研经典。（《刘亚娴医论医话》）

**吕按：**乡医不问病因，不明舌象、脉象，四诊不参，盲目进补，医之过矣。这正如徐大椿所说：“人参误用致害，皆毒药之类也。”

（10）六年不寐凭脉定虚实案　钱国宾治陕西喻少川，久以开毡店居杭，体厚刚健，偏嗜炙爆，性躁动肝气旺，年逾五旬，终夜不寐六年，用痰火气血之药多矣。早晨诊脉，寸关洪浮有力，若坚实之象，唯两尺脉大。熟思之，以脉论，肥人当沉，今六脉洪浮有力；以症论，上身怕热，足反畏冷；以药论，清补俱已尽服。《难经》曰：“人之安睡，神归心，魂归肝，魄归肺，意归脾，志藏肾，五脏各安其位而寝。”且夜属阴主静，日属阳主动，阴阳和平，安然寤寐。此六年不睡，乃阳亢症也，当大泄其阳，使阴气渐复，则寐矣。用大承气汤加大黄二两，泄十余行，其人昏倦，睡数日方醒，进以粥食愈。（《续名医类案》）

**吕按：**此案平脉判断“终夜不寐者六年……乃阳证也”，用大承气汤“大泄其阳，使阴气渐复，则寐矣”。“早晨诊脉”乃遵《黄帝内经》诊法，《素问·脉要精微论篇》曰：“诊脉常以平旦，阴气未动，阳气未散，饮食未进，经脉未盛，络脉调匀，气血未乱，故乃可诊有过之脉。”

**2. 妇人病**

（1）九月怀胎浊气冲心案　陆养愚治一妇，孕九月，大小便不通，已三日，忽胎上冲心，昏晕数次。诊之，脉洪大而实，谓当下之，与服大承气汤一剂，少加木香、豆仁。村医见用大黄两许，摇头伸舌，其良人有难色。乃谓之曰：“余坐汝家，待其得生始去。”始安心煎服。一二时许，二便俱行，去黑矢极多，胎亦无恙。乃留调气养荣汤二剂而不服，数日后小水不利，乃煎服之而愈，月余产一男。（《续名医类案》）

**吕按：**仲景书有产后“胃实”用大承气汤法，此案“孕九月”而脉症俱为“胃家实”，以承气下之“胎亦无恙”。此即《黄帝内经》所谓“妇人重身，毒之何如？……有故无殒，亦无殒也。”

（2）妊娠阳明腑实神昏　某年夏，曾治一刘姓妇，怀孕7月，受感发热，自服姜椒汤取汗无效。延医诊，又与辛温发散药，热益甚。迁延数日，邀诊，至则见病人神识昏沉，肌肤扪之大热，但手足冷，胸腹板实，烦闷，辗转不宁。其胎儿在腹中跃动，虽隔衣而隐约可见。舌苔干而老黄，脉沉而弦劲有力。小便短赤，大便起病至此，未得一畅通。断为温邪在表，未得凉解宣散，又用辛温助热，促使病机内传，但病邪不逆传于心脑，而顺传于阳明胃腑，尚是不幸中之幸。然而燥热结实，壅于肠道，苟不急为疏导通下，则阳亢阴竭，必至危及生命。唯硝、黄气味俱厚，善于趋下，与胎有碍；又恐一下之后，变证蜂起。当时将实际情况告知病家后，其翁坚请设法，并云病势至此，服药倘有不测，亦无怨尤，更不必顾及胎儿。乃用生厚朴、生枳实各10g，先煎；再用酒洗川大黄15g，开水泡汁兑入；又用元明粉15g，随药分3次化服。服1剂腹部觉痛，大便未通。又处前方1剂，服头煎即宿粪随下，热势较和。后续下腐臭积垢多次，厥始温，热渐退，病人始知人事，而大渴不已。乃用竹叶石膏汤去半夏，加天花粉、知母、芦根之属，以肃清肺胃余邪，约10剂，病始愈。愈后周身并发暑疖多处，仍处清凉解毒药与服，而胎儿幸无恙，延至秋初即产。《黄帝内经》谓“有故无殒”，斯可信也。（《李培生医学文集》）

**吕按：**李培生先生为当代研究《伤寒论》的著名专家。先生治例，平脉辨证，思路清晰；处方遣药，颇有章法。另外，患者家属信任医生，也是敢于下药、转危为安的积极因素。

（3）腹痛（卵巢囊肿蒂扭转之急性麻痹性肠梗阻）　万某，女，28岁，1992

年6月3日初诊。阵发性腹痛2天，停经4个月，已确定早孕。2天前以突感右下腹阵发性剧痛，进行性加重住院。体检记录：体温38.5℃，心肺（-），腹部膨胀，拒按，右下腹有压痛，麦氏点无压痛，未扪及肠型及蠕动波，肠鸣音减弱，肝脾未触及。B超发现右侧卵巢有囊肿约7cm×5cm×4cm，患者疼痛难忍，当日手术切除。次日腹部胀痛加剧，肠鸣音减弱，诊断为“急性麻痹性肠梗阻”，经禁食、胃肠减压，症状未减，乃请我会诊。患者痛苦面容，腹部膨胀而痛，口渴唇干喜冷饮，时伴恶心，胸闷，小便短赤，大便5天未行，夜寐不安，舌红苔黄少津，脉滑数。中医诊断为腹痛，由阳明腑实，气机阻滞，肠道传化失职而致。治宜大承气汤，荡涤积滞，宽肠理气。处方：大黄（后下）12g，芒硝10g（冲服），枳实6g，厚朴6g。1剂水煎服。服后腹痛加剧，即频转矢气，尔后排臭之粪便甚多，顷刻腹痛腹胀大减，精神、胃纳好转。继以健脾调中安胎以善后。[蒋玉珍. 江西中医药，1995（增刊）：28]

吕按：有卵巢囊肿的患者“突感右下腹阵发性剧痛”为卵巢囊肿蒂扭转的特点。术后腹痛加剧则与肠梗阻有关。舌脉症合参，为可下之证候，故下之腑气通而愈。

**3. 儿科病**

（1）痘症　一儿季春出痘，七朝顺朗，亢极便秘，狂烦，舌有黑苔刺，痘空处隐隐有黑点，此感疫失解也。先用大承气汤治之，次以理气血而愈。(《续名医类案》)

吕按：痘乃胎毒，有寒有热、有实有虚，总宜按证立方，乃可无误。本案患儿之狂烦，类似谵语也；黑苔起刺，为热极伤津，火极似水也；痘空处黑点，与苔黑同理；亢极便秘，为阳明腑证，应当急下之。先釜底抽薪，次以善后调治为要。

（2）高热、下利　李某，男，5岁。发热40天，经服大量白虎汤及羚羊、犀角汤药，并注射青霉素等均罔效。现症：高热，唇红面赤，气粗而喘，口大渴，烦扰，舌苔黄燥，脉数。每小时泄泻10余次，为臭秽水样便。余取大承气汤与服，服后续下坚实燥屎20余枚，旋即热退泻止，诸症均安。[胡梦先. 天津医药杂志，1961（8）：224]

吕按：白虎汤及羚羊、犀角，确为清热解毒之神方灵药，但只能清无形之邪热，不能除有形之燥屎。若攻下燥屎，承气汤才为良方。此案实乃佐证之一。患儿虽无痞满燥实之四大主症，但频频下利臭秽，此为“少阴病，自利清水，色纯青……急下之，宜大承气汤”（321）之急下证也。《伤寒论》曰：“伤寒中风，有柴胡证，但见一证便是，不必悉具”（101）。柴胡证如此，阳明病腑实证亦应如此。学经典，用经方，应善于举一反三，才为善学、善用者而有所作为。

（3）咳嗽、潮热 张某，男，3岁。患儿受凉伤食，发热汗出，气逆咳嗽，病已7日。曾服疏表理肺之药数剂，病仍不解，每日午后壮热尤甚，彻夜咳嗽不休，不能合目，小便黄少，大便秘结3日，舌苔微黄而燥，指纹色紫，脉滑数。此表邪不解，入里化热，而成阳明燥实之候。当上病下取，釜底抽薪，急下存阴以拯津液，宜大承气汤加减急下之。处方：大黄6g，枳实3g，厚朴6g，芒硝6g，玄参3g，甘草3g。水煎服。上方服1剂，当晚咳嗽大减，能食入睡，翌晨得大便，下燥屎1次，午后咳嗽、高热亦平，竟1剂收功。[熊寥笙．重庆医药，1975（5）：85]

吕按：以上医案表明，承气汤法不仅对于成年人之内科病、妇人病用之得当有良效，小儿亦然。

**4. 外科病**

（1）手术后阳明腑实证（肠梗阻） 陈某，男，35岁。急性坏疽阑尾炎切除术后3天，出现肠梗阻症状，其腹部胀满，阵发性疼痛，饮食不下，大便秘结，肠鸣亢进，下腹部胀痛，以左下侧为甚。脉弦数，苔黄干厚。辨证：属里实热，气血郁滞。宜攻里通下，投以大承气汤加黄芩，1剂。服后半小时呕吐，乃改用大承气汤灌肠。注入后不久，排出多量大便，症状减轻。次日再灌肠1剂，大便通畅，症状消失，恢复饮食。[郑国柱．新医学，1975（4）：212]

吕按：本案之经验是，口服而吐，不能进药者，采用灌肠疗法。

（2）神昏（撞伤颅内血肿） 赵某，男，75岁。1995年5月17日入院。患者因恼怒而卒然倒地，不省人事，约5分钟后神识渐清。当时右额角被撞伤，留有2cm×2cm大小的瘀肿，无恶心呕吐，无二便失禁，无肢体运动障碍。半小时后进入昏睡状态，呼之能醒，醒后复睡，头痛较剧，家人未给服用任何药物，于发病24小时后送入医院。入院时患者意识模糊，头痛，口角略歪斜，烦躁不安，舌质暗苔黄腻，脉弦数。既往患癫痫病10余年，经治未愈，偶有发作，血压增高2年。查体：神志不清，压眶反射存在，右侧瞳孔扩大，对光反射迟钝，口角略歪斜，余皆为（－）。体温：37.5℃。血压：150/90mmHg。头部CT示：硬膜外血肿；脑内血肿。单纯西药治疗，如果用抗炎、降颅压及纠正电解质紊乱等法，病情未见好转，于入院第7天血压升高至172/120mmHg。体温：39.5℃。患者呈昏睡状，不时谵语，大便7日未行，腹部胀满，绕脐疼痛，拒纳饮食，舌质暗红，苔黄燥，脉沉实。入院第8天，给以小承气汤：大黄15g，枳实25g，厚朴20g。水煎服。另以大黄40g，水煎250ml灌肠。当日夜间大便1次，量多。次日，大便5次，已无发热，无腹部硬满，无腹痛，无烦躁，无谵语，测血压131/71mmHg，体温36.5℃，舌质暗苔黄，脉沉细。第10日，患者神识转清，双目转动灵活，能进饮食。5月30日，患者右侧瞳孔对光反射灵敏，脑疝症状有所改善。6月5日患者病情好转出院。[苏海燕. 内蒙古中医药，1996（1）：23]

吕按：本例患者病变在上部头颅，但大便7日未行，腹部胀满，时有谵语，已形成阳明腑实之证。热毒之气不能下行，血与气并走于上，则为大厥。口服小承气汤，并以大黄煎水灌肠，内外并投，大便得下，气血下行，神志转清，病情好转。此所谓"上病治下"、釜底抽薪之法也。

（3）跌仆瘫痪（不完全性截瘫） 吉某，男，22岁。1个月前，患者从6米高处跌下，当即腰部剧痛，双下肢不能活动，翌日，二便闭。X光摄片示：腰1椎呈楔形改变，椎体压缩约2/3，并向后凸畸形。送某医院住院治疗。入院后一直靠灌肠、导尿排出二便。治疗月余，病情无好转。查体：腰Ⅰ椎部后凸畸形，压痛明显，右下肢肌力1级，右踝下垂，左下肢肌力0级，肛门、提睾、双膝和跟腱反射均消失。少腹部可触及多个硬性包块，二便闭，舌质红，苔微黄厚腻，脉沉细有力。证属腑气不通，浊气内扰，清阳不升，四肢失养。急投小承气汤以通腑气，使浊阴降、清阳升，肢体得以温煦充养。药用：大黄（后下）25g，厚朴15g，枳实10g。服药3小时后，自觉腹部有气躁动，翌日再进上方加车前子10g，木通15g。服2剂后，解出数枚燥屎团块，小便亦能自行排出，同时右下肢肌力恢复到4级，左下肢肌力恢复到3级。尔后服虎潜丸数剂，1月余，步行出院。半年后随访，患者已参加生产劳动。[张生权. 四川中医，1988（2）：44]

吕按：本案患者出现意外事故而截瘫，卧床不起，难免情志郁结，腑气不通，燥屎阻结于肠。其腹部触及硬块，如此阳明里实证，理所当然急当通腑泻实也。腑气一通，一通百通，气血畅行四肢，故下肢肌力恢复。

（4）瘾疹（荨麻疹） 周某，男，46岁，1973年11月13日诊。因食鱼蟹，当夜全身出现大小不等淡红皮疹，搔痒难忍，伴有发热、头晕、纳呆、腹痛，舌红苔黄腻，脉弦数。诊为"荨麻疹"。用马来酸氯苯那敏等药未效，以大承气汤攻下。处方：生大黄（后下）、元明粉（冲）各12g，枳实、制川朴各9g。1剂后，泻下稀便，疹块顿时大减，次日再进1剂而愈。[陆安锡. 浙江中医杂志，1983（1）：40]

吕按：瘾疹之名，首见于《金匮要略》第五篇第3条，曰："邪气中经，则身痒而瘾疹"。此病与体质因素密切相关，往往是过敏体质，加以诱因而发病。本案辨证论治，以大承气汤通腑泻热、推陈出新而疹消。本案瘾疹为病位在表，但"因食鱼蟹"而发病，其病之根本在里。结合辨证以攻下治之而愈，为治病求因、求本之法也。

5. **五官病**

（1）失音　李某，男，25岁。平时高声嚷叫，长年累月，酿成失音，曾就诊于某医院，胸片和血、尿常规均示正常，大便难行。西药消炎、抗菌及中药润肺生津之品不间断调治月余。患者精神不振，用手指口，发不出声，将自己写好的一张纸递于我：饥不欲食，腹部不适，夜寐不宁，大便一星期未解，小便赤少，已失音一月余，痛苦难当，求医生好好诊治。察其面赤，舌红苔黑有芒刺，脉沉洪数，刻下：诊为金实不鸣，拟大承气汤。方药：大黄15g，枳实15g，芒硝15g，厚朴10g。1剂，停用其他中西药物。二诊：药后约3小时，患者陆续排大便3次，量多，色黑，其味秽臭，当晚腹部舒适，夜寐安宁，声门渐开……适当加减，复诊2次而声出。［黄连根. 河南中医，2001（3）：9］

**吕按：**失音以攻下法可取得良效。诊断：察色（面赤）、按脉（沉洪数）、望舌（质红苔黑有芒刺），且七日未大便。其疗效之原理：腑实内热炽盛也，故通腑泻热。治本之大法，中医学之独门绝技也。

（2）乳蛾（急性扁桃体炎）　余某，男，5岁，于1987年9月4日初诊。其母代诉：咽痛3天，在当地医院予肌肉注射青霉素、口服六神丸治疗，效果不显。刻下：吞咽不利，喉核红肿，不咳，口臭，烦渴喜冷饮，纳少，小便色黄，大便干结，4日未行。舌质红苔黄厚，脉滑数。查体：体温38.6℃，咽部充血，两侧扁桃体Ⅲ度肿大。血常规：白细胞计数$12.4\times10^9$/L，中性粒细胞占比74%，淋巴细胞占比26%。治宜通腑泻火，方选大承气汤：生大黄（后下）8g，厚朴、枳实各10g，芒硝（冲服）6g。1剂后泻热臭便4次，热度正常，咽痛明显减轻，饮食见增，前方去芒硝，加玄参、麦冬各10g，继进1剂而收功。［秦亮. 陕西中医，1989（5）：219］

**吕按：**上例失音与本案乳蛾，皆肺胃门户之病。病在上，根在内，火热内蒸，上熏于咽喉之病变也。承气汤下法，为釜底抽薪之治本大法。5岁小儿用如此之剂量，有病则病当之，以治病取得良效为最佳剂量。

（3）口疮　陆某，女，5岁，于1987年10月29日初诊。病起3日，舌尖及颊内见有7枚黄白色的溃烂点，大小不等，疼痛拒食，烦躁，口臭流涎，溲赤便秘，舌红苔黄腻，脉滑数，体温37.5℃，曾用西药治疗罔效。血检：白细胞$10.6\times10^9$/L，中性粒细胞占比72%，淋巴细胞占比28%。治宜通腑泻火，方投大承气汤。药服1剂，解稀便5次，其味臭，烦躁止，口臭除。前方去大黄、芒硝，加连翘10g，川连1.5g，继服1剂，口疮向愈。［秦亮. 陕西中医，1989（5）：219］

（4）牙痛　张某，女，23岁。于1988年2月患牙痛。头痛头昏，不思饮食，痛不得眠。检查：牙无龋齿，左下第一、第二磨牙牙龈红肿充血，予青霉素、庆大霉素、复方氨林巴比妥肌肉注射5天无效，要求中药治疗。询知病人腹胀，4天未解大便，左下腹可扪及硬结粪块。辨证：热结阳明，风火牙痛。即用大承气汤2剂，服第1剂后解下燥屎十余枚，腹胀大减，牙痛减轻；第2剂后续之泻下恶臭大便，周身舒服，牙痛止，告愈。[王国勤．新中医，1990（3）：44]

（5）头痛　背诵原著，学习理论是重要的，是基础。但理论必须与临床实践相结合，才能加深对理论的理解，也才能变成有用的活的理论。如《伤寒论》中“胃家实”一语，开始时父亲引经据典，反复讲解，但理解还是不深。以后随父见习，见一位病人头痛，家父却投以大承气汤，遂问其理。父云：“病人便秘拒按，苔黄脉洪，是阳明经行于前，故病人头痛部位在前。用大承气汤以泻其实邪，邪去正复，头痛自然可愈。”至此才真正悟出“胃家实”之意。更加认识到理论与实践相结合的重要性。[《名老中医之路》（张珍玉）]

**吕按**：以上五例验案，根据“病在上，取之下”（《素问·五常政大论篇》）的法则，辨证以大承气汤通腑泻热降火，“釜底抽薪”火熄而病愈。下列治眼病四则，亦通腑“抽薪”之大法。

（6）目中不了了，睛不和

①予尝诊江阴街肉庄吴姓妇人，病起已六七日，壮热，头汗出，脉大，便闭，七日未行，身不发黄，胸不结，腹不胀满，唯满头剧痛，不言语，眼胀，瞳神不能瞬，人过其前，亦不能辨，证颇危重。余曰：目中不了了，睛不和，燥热上冲。此阳明篇三急下证之第一证也。不速治，病不可为矣。于是遂书大承气汤方与之。大黄四钱，枳实三钱，川朴一钱，芒硝三钱。并嘱其家人速煎服之，竟一剂而愈。盖阳明燥气上冲巅顶，故头汗出，满头剧痛，神识不清，目不辨人，其势危在顷刻。今一剂而下，亦如釜底抽薪，泄去胃热，胃热一平，则上冲燥气因下无所继，随之俱下，故头目清明，病遂霍然。非若有宿食积滞，腹胀而痛，壮热谵语，必经数剂方能奏效，此缓急之所由分。是故无形之气与有形之积，宜加辨别，方不至临诊茫然也。

**原按**：由上实验证之，目中不了了，睛不和，确为至危至急之候，虽伤寒不过六七日，无表里证，身但微热，大便但难而不结，即为实，当急下之，宜大承气汤。仲圣笔之于论，固甚明了也。果能治之得法，获效亦捷，如本案所示者是。

目中不了了，睛不和，即为脑病之外征。外见目疾，内实脑病。较之上案所言仅满头剧痛者，其病为更胜一筹，其情为更急一等，其方药分量当更重若干，而治无第二法门，舍大承气莫属也。虽然，大论又曰：“伤寒，若吐，若下后，不解，不大便五六日，上至十余日，日晡所发潮热，不恶寒，独语，如见鬼状，若剧者，发则不识人，循衣摸床，惕而不安，微喘，直视，脉弦则生，涩者死，微者，但发热谵语者，大承气汤主之。”可见脑神经病至于不识人，至于独语如见鬼状，至于循衣摸床，至于脉涩，其微者大承气汤尚可得而主之，其剧者纵投本汤，亦无效矣。试推求其无效之故安在？曰：大承气但能治肠热之病源，不能治神经之病所，病源虽去，而病所燎原之势已成，诸神经悉受烧灼，故外见种种恶状，卒致不救也。然则当此时也，将何药以救之乎？曰：有之，其唯羚羊角乎？《本草纲目》曰：本品平肝舒筋，定风安魂，散血下风，辟恶解毒，治子痫痉疾云云。所谓恶者，毒者，因热而生也，所谓肝者，筋者，即指神经也。热毒熏灼神经，则见痉挛抽搐，是即所谓肝风动阳。羚羊角能凉和神经，使之舒静，故用之得法合量，可以治大承气所不能治之证。他药如石决明、钩藤、蝎尾、蜈蚣，皆可以为佐。

**曹颖甫曰：**恽铁樵治王鹿萍子脑膜炎，用羚羊角、犀角奏效，此王鹿萍子亲为予言之。证以佐景所言，益复可信。足见治危急之证，原有经方所不备，而借力于后贤之发明者，故治病贵具通识也。（《经方实验录》）

**吕按：**从上述曹氏师徒议论可知，“足见治危急之证，原有经方所不备”而借力于羚羊角等药，可补大承气之未逮。

②岑某妻，忽而嚎哭中宵，似不识人物，故来请诊。及至，悲声如猿啼，多方询问，置若罔闻。岑某谓其素无疾病，只日前自称微热不适及无大便耳。细心观察，觉其眸子蒙（mào，音冒。眼睛看不清楚），举手示意，其目不瞬，唇口深红，余无他象。思其年壮体健，虽长哭而气不衰，唇红为血热之征，不大便为胃家实，外微热为热在里，地气冒明，邪害空窍，乃不识人物。《伤寒论》谓“目中不了了，睛不和，无表里证，大便难，身微热”之实证是也。即投与大承气汤，化糟粕，运精微而制其太过之气。方用：大黄15g，川朴18g，枳实12g，芒硝12g。1剂霍然，主人称颂。（《伤寒论通释》）

③裴姓老妇，67岁，北京人。1985年12月6日初诊，自诉于半月前曾因发热而夜间从床上摔下地，遂去附近医院急诊，并接收住院治疗4天，体温波动在38.5~39℃之间，头痛头晕，自己要求出院转请中医诊治。余查其面色潮红，舌苔黄燥而厚，舌质绛，脉沉数有力。询知素日手足心热，小便灼热，今大便已十余日未解，但腹不满不痛，乃诊为阳明里实证。念其年高体瘦，投以调胃承气汤2剂，体温降至38℃左右，但精神烦躁，病人自诉两眼视物不清，有“重视”，羞明畏光。余霍然省悟，此正仲景所云“目中不了了，睛不和，无表里证，大便难，身微热，此为实也，急下之，宜大承气汤”，遂投大承气汤，1剂后便通下羊屎数枚，2剂后大便转稀，日二三行，热退身凉，神清而安，舌黄已去，脉仍数。病人仍觉两目羞明畏光，视物欠清。余改投增液汤加生石膏、竹叶、太子参治之，服十余剂后病告愈。（《伤寒论临床应用五十论》）

原按：此例从伤寒学讲，恰似太阳病日久传入阳明而成，是一个阳明病证。但其人外感后病邪为何不传他经，而传阳明，恐是其素体少阴阴虚有热、胃肠津液亏乏有关。

④韩某，男，21岁。于8个月前，患重感冒，经治愈后遗眼睛蒙胧，视力不佳。患者口干，舌燥，喜饮，溺短，便燥，脉大而实。据此脉症，为热邪伏里，灼伤津液，不能上润于目所致之“目中不了了”“睛不和”。宗仲景启示，以大承气汤试之，讵料应手取效，2剂而愈。(《经方发挥》)

吕按：以上四则案例综合分析，都具有一个共同的特点，即都具备典型的“痞满”之腹部症状；四诊合参，都有肠腑“燥实坚”之特点。由于影响及脑部表现为目疾，再由目疾联想到医圣之经典原文，从而想到大承气汤。为了明确和加深对《伤寒论》第252条的理解，引录尤在泾的注释如下：“目中不了了者，目光不精而视物不明也。睛不和者，目直视而不圆转也。六七日，热盛而阴伤，故其证如此。无表里证，无头痛恶寒，而又无腹满谵语等症也。然而大便难，身微热，则实证已具，合之目中不了了，睛不和，其为热极阴伤无疑，故虽无大满大实，亦必以大承气汤急下。见稍迟，则阴竭不复而死耳。”

【临证指要】大承气汤主治热病与杂病具有阳明腑实重证或热毒内盛者。西医学所述的各科许多危急重症与慢性疾病，皆可借助本方攻下之功以祛除病邪。方证相对，腑气一通，燥屎、热毒遂去，诸病可除。小承气汤与大承气汤临床应用相类似，但主治的病证较轻。

【实验研究】大承气汤具有增强肠蠕动、扩大肠胃容积、改善肠管血液循环及降低毛细血管通透性等作用。还具有抗炎、抗微生物、解热、保肝、降酶、降尿素氮、利胆、排石、止血及改善脑出血之脑水肿等多种作用。该方对肠源性内毒素对五脏等功能产生的损害具有保护效应，特别是对肠病（燥屎蕴结）及肺导致的肺损害有明显的促进修复作用，从而证明了“肺与大肠相表里”及“通腑护脏法”之机制。在临床研究中，本方能有效地促进术后患者胃肠功能的恢复，防止术后肠黏连，并能降低恶性肿瘤患者之术前、术后产生的炎症反应，减少炎性介质的分泌，促进手术后肠功能的恢复，减少术后并发症；对急性脑出血患者有明显的免疫调节作用；其治疗急腹症的药理作用与改善机体免疫功能有关。

## 六、承气汤类方串解

根据“其下者，引而竭之；中满者，泻之于内……其实者，散而泻之”(《素问·阴阳应象大论篇》)的原则，以泻下法治之，使六腑通畅，气血调和。

以大黄为主药的承气汤类9方之间的加减变通规律及主治功效如下：

①大（208）、小（208）、调胃（29）承气汤之三方所主证候，均属于里证、热证、实证，即阳明腑实证，皆可见轻重不同的潮热或发热、心烦、汗出、大便秘结、谵语等。大承气汤证痞满燥实皆重，邪热浊气上扰神明之甚者，可见独语如见鬼状、循衣摸床、目中不了了、睛不和等。方用大黄、芒硝、厚朴、枳实四味药相配伍，协力增效，相得益彰，攻下之力峻猛，为泻下剂之代表方。腑实证较轻以痞满为主者，减去芒硝，只用大黄、厚朴、枳实，名小承气汤。腑实证以燥实为主者，减枳、朴，加炙甘草，名调胃承气汤。邹澍说："三承气汤中，有用枳、朴者，有不用枳、朴者；有用芒硝者，有不用芒硝者；有用甘草者，有不用甘草者；唯大黄则无不用，是承气之名，固当属大黄。"（《本经疏证》卷十一）此说很有道理。②厚朴三物汤（十·11）、厚朴大黄汤（十二·26）两方之药与小承气汤相同，只是具体病机与证候有所不同，故方药剂量有所变通，方名随之而变。③大黄甘草汤（十七·17）可以说是调胃承气汤去芒硝而成，专为胃热上冲，食已即吐而设。本方重用大黄为君通腑气，少佐甘草和胃气，如此单捷小剂，用之得当，立竿见影。④大黄附子汤（十·15）主治寒实内结证。方中大黄与附子、细辛相伍，寒温并用，为温下代表方。⑤大黄牡丹汤（十八·4）乃承气汤变通之剂，方以大黄、芒硝泻热之通腑药与桃仁、丹皮之凉血活血药以及瓜子相伍，治疗营血瘀结于肠之肠痈脓未成者。⑥麻子仁丸（247）亦为承气汤变通之方，主治肠中燥热与脾阴不足的脾约证，方以小承气汤泻肠中之热，麻仁、杏仁、芍药益脾阴之虚，合而用之，恰合病机。

〔**附文**〕

## 腹诊论

诊脉、望舌固然是中医学的两大特色，但腹诊同样是中医学的重要诊法。人们议论中医时常说，中医治病就靠"三个指头，一个枕头"。这种议论有两种含义：一是褒义，即赞扬中医诊脉的功夫，诊脉之神奇！一是贬义，即讽刺中医太守旧！只凭诊脉怎能正确诊断所有的疾病呢？客观而论，对脉诊绝对依赖与完全否定都是极端而片面的。应该明确，一个高明的中医，他的审病辨证靠四诊合参。其中"切诊"就包括了"腹诊"，医圣张仲景就是如此。要全面地继承仲景医学，就要重视腹诊。如何论腹诊，腹诊在临床上有哪些实用价值？请读下文。

腹诊即腹部的触诊，是仲景医学的重要组成部分。人体的大部分脏腑都在腹部。因此，许多疾病只有结合腹诊，才能做出正确诊断。笔者根据仲景书中腹诊内容，归纳总结了三辨，分述如下。

### （一）辨病性

病性指疾病的虚与实、寒与热。《金匮要略》第十篇第2条曰：“病者腹满，按之不痛为虚，痛者为实，可下之。舌黄未下者，下之黄自去。”此条表明，腹诊按之痛与不痛，是辨别虚与实的一个要点。腹诊辨虚实的另一个要点，就是濡软与硬满。《伤寒论》第151条曰：“按之自濡，但气痞耳”；第154条曰：“心下痞，按之濡”；第347条曰：“不结胸，腹濡”；第375条曰：“按之心下濡”，都是从腹诊的濡软来辨无形之“虚”。如何从腹诊的硬满来辨有形之“实”呢？下面辨病位涉及腹诊之实证特点。

### （二）辨病位

病位指疾病发生的部位。举例如下：①“三承气汤”证的病位在哪？第213条曰：“腹大满不通”；第251条曰：“腹胀满”；第243条曰：“腹满痛”；第241条曰：“绕脐痛”，其胀、满、痛皆在大腹，绕脐之所，即大肠之病也。②小陷胸汤证的病位在哪？第138条曰：“正在心下，按之则痛”，即胃部之病也。③大陷胸汤证的病位在哪？第134条曰：“心下因硬，则为陷胸”；第135条曰：“心下痛，按之石硬”；第149条曰：“心下满而硬痛”；第137条曰：“从心下至少腹硬满而痛，不可近者”。这是什么病？用西医学的话来说，心下局部的病位，是“局限性的腹膜炎”；从心下至少腹广泛的病位，是“弥漫性的腹膜炎”。④大柴胡汤证的病位在哪？《金匮要略》第十篇第12条曰：“按之心下满痛”；《伤寒论》第136条曰：“热结在里”；第103条言其主症是“呕不止，心下急，郁郁微烦”，当然，还有“往来寒热”等。这是什么病？很可能是急性胆囊炎（详见《伤寒杂病论研究大成》中“大柴胡汤证是少阳腑证论”），或急性胰腺炎。⑤桃核承气汤证与抵当汤证的病位在哪？第106条曰：“少腹急结”；第124条曰：“少腹当硬满”；第125条曰：“少腹硬”，总之，是下腹部脏器之病变。⑥木防己汤证的病位在哪？《金匮要略》第十二篇第24条曰：“膈间支饮，其人喘满，心下痞坚。”所述“心下痞坚”指心下痞闷且坚硬，如果不做腹诊，你能知道心下有形的“坚”吗？以上这些例文，足以说明腹诊辨病位的重要性。

### （三）辨轻重

凡病有轻重之分。同一种病，病的轻重关系着处方的剂量、剂型等。如以上所述的大陷胸汤证，就有按之心下硬与石硬之别。再以抵当汤（丸）证为例，“少腹硬”（125）与“少腹满”（126）有轻重之别，故前者用抵当汤，后者用抵当丸。再看半夏、生姜、甘草三泻心汤证（149、157、158）、十枣汤证（152）、旋覆代赭汤证（161）、桂枝人参汤证（163）、大柴胡汤证（165）等，都有一个共同的腹部症状，即“心下痞硬”。这诸多方证的心下痞硬，以及大陷胸汤证的心下硬满有无轻重之分？有，肯定有。

以上三点充分表明，只有在临床时结合腹诊分辨虚实，明确病位，区分轻重，才能更准确地有的放矢，提高疗效。

最后说明，以上腹诊论，并没有将仲景医学之腹诊内容全部囊括，只是部分内容，举例而言。读者应举一反三，意识到腹诊的重要性与必要性，并用之实践。

“切诊”是中医学诊察疾病的四诊之一。中医切诊包括了“腹诊”。医圣张仲景切诊既重视脉诊，又重视腹诊，如此“二诊”合参，以利正确诊断。中医学“腹诊”与西医学“触诊”相类，中西医工作者应该互相学习，取长补短，共同发展，以利苍生。

## 大承气汤证古今论

大承气汤始载于《伤寒论》及《金匮要略》，为寒下法之代表方剂。方由大黄、厚朴、枳实、芒硝四药组方，乃泻下药与行气药并用，具有峻下热结之功用。伤寒热病与内伤杂病，凡“积热结于里而成痞满燥实者”，仲景均以大承气汤下之。本方荡除邪气便是扶助正气，常有一泻而转危为安之奇效。古今医家效法仲景，临证变通，以大承气汤为主方，救治了无数危急重症及疑难杂病，探讨如下。

自张仲景创制大承气汤之后，后世医家在临证中根据病情的需要，师承气汤之方法，从多方面加减化裁，衍化出各具特点的承气汤，这是对大承气汤方的发展。后世的衍化发展大致可以归纳为两大类。

**1. 攻下与解毒、凉血、活血药合方** 在承气汤中酌情加入清热解毒、泻火凉血及活血行气药，如黄芩、黄连、黄柏、栀子、石膏、知母、生地、赤芍、桃仁、莱菔子等。方如大黄汤、三黄汤、三黄丸、解毒承气汤、导赤承气汤、白虎承气汤、复方大承气汤。

**2. 攻邪与扶正兼顾** 于承气汤中适当加入益气养血之人参、海参、当归，或者加入滋阴增液之生地、玄参、麦冬等，方如黄龙汤、新加黄龙汤、增液承气汤。

大承气汤经过上述多方面的衍化，功效可由原来的峻下热结，发展为泻热解毒、泻火凉血、清气攻下、活血攻下、补气养血攻下及增液攻下等方面。主治范围也由原来的单纯阳明腑实证，扩大到兼气分热毒证、热毒蕴蒸于肌肤（发痈）的表里同病、热结胃肠而波及血分的气血同病、邪实正虚的虚实夹杂证等。变化虽多，但总以承气汤证的主因（热结于胃肠）、制方大法（荡涤胃肠热结）、主药

（大黄）三个基本要素为主。所治病证亦总是以阳明腑实证为主，根据其复杂的病情变化而加减化裁。这种“师其法而不泥其方”的精神，是善用经方的具体体现。(《金匮杂病论治全书》)

# 第四章　和法

## ——小柴胡汤临证发挥

“和解”一词，始见于金人成无已，《伤寒明理论》说：“伤寒邪气在表者，必渍形以为汗；邪在里者，必荡涤以为利；其于不外不内，半表半里，既非发汗之所宜，又非吐下之所用，是当和解则可矣。”这是和解法和和解剂的最早含义。

临床时不论外感内伤，凡病之不专在表，不专在里，不专于虚，不专于实，不宜单纯使用汗、下、温、清、补、泻之某一类药，而须诸法配合运用者，皆属“和解”的范围。诚如戴北山所说：“寒热并用之谓和，补泻合剂之谓和，表里双解之谓和，平其亢厉之谓和”。(《广温疫论》) 故和解剂寓有“调和”之义。“和解”在广义上讲，包括调和营卫、双解表里、和解少阳、透达膜原、调和肝脾、疏肝和胃、调和肠胃、分消上下等，用药可寒热并用、补泻兼施、上下同治、升降合剂，作用较为平和。但和解剂毕竟是祛邪安正的一类方剂，平和之中皆有针对性，切不可因其平和而在辨证不清的情况下敷衍用之，以免贻误患者。

本章主要论述和解少阳的代表方剂——小柴胡汤之临证发挥运用。

《医学心悟·医门八法·论和法》说：“伤寒在表者可汗，在里者可下，其在半表半里者，唯有和之一法焉。仲景用小柴胡汤加减是已。然有当和不和误人者，有不当和而和以误人者，有当和而和而不知寒热之多寡，禀质之虚实，脏腑之燥湿，邪气之兼并以误人者，是不可不辨也。

夫病当耳聋胁痛，寒热从（疑“从”为“往”字之误）来之际，应用柴胡汤和解之，而或以麻黄桂枝发表，误矣。或以大黄芒硝攻里，则尤误矣。又或因其胸满胁痛而吐之，则亦误矣。盖病在少阳，有三禁焉，汗吐下是也。且非唯汗吐下有所当禁，即舍此三法而妄用他药，均为无益而反有害。古人有言，少阳胆为清净之府，无出入之路，只有和解一法，柴胡一方，最为切当。何其所见明确，而立法精微，亦至此乎？此所谓当和而和者也。

然亦有不当和而和者，如病邪在表，未入少阳，误用柴胡，谓之引贼入门。轻则为疟，重则传入心胞，渐变神昏不语之候。亦有邪已入里，燥渴谵语诸症丛集，而医者仅以柴胡汤治之，则病不解。至于内伤劳倦，内伤饮食，气虚血虚，痈肿瘀血诸症，皆令寒热往来，似疟非疟，均非柴胡汤所能去者。若不辨明证候，切实用药，而借此平稳之法，巧为藏拙，误人匪浅。所谓不当和而和者此也。

然亦有当和而和，而不知寒热之多寡者何也？夫伤寒之邪，在表为寒，在里为热，在半表半里，则为寒热交界之所。然有偏于表者则寒多，偏于里者则热多，而用药须与之相称，庶阴阳和平而邪气顿解。否则，寒多而益其寒，热多而助其热，药既不平，病益增剧。此非不知也，和之而不得寒热多寡之宜者也。

然又有当和而和，而不知禀质之虚实者何也？夫客邪在表，譬如贼甫入门，岂敢遽登吾堂而入吾室，必窥其堂奥空虚，乃乘隙而进。是以小柴胡用人参者，所以补正气，使正气旺则邪无所容，自然得汗而解。盖由是门入，复由是门出也。亦有表邪失汗，腠理致密，贼无出路，由此而传入少阳，热气渐盛，此不关本气之虚，故有不用人参而和解自愈者。是知病有虚实，法在变通，不可误也。

然又有当和而和，而不知脏腑之燥湿者何也？如病在少阳，而口不渴，大便如常，是津液未伤，清润之药不宜太过，而半夏生姜皆可用也。若口大渴，大便渐结，是邪气将入于阴，津液渐少，则辛燥之药可除，而天花粉、瓜蒌有必用矣。所谓脏腑有燥湿之不同者此也。

然又有当和而和，而不知邪之兼并者何也？假如邪在少阳，而太阳阳明（“阳明”为衍文）证未罢，是少阳兼表邪也，小柴胡中须加表药，仲景有柴胡加桂枝之例矣。又如邪在少阳，而兼里热，则便闭谵语燥渴之症生，小柴胡中须兼里药，仲景有柴胡加芒硝之例矣。又三阳合病，阖目则汗，面垢谵语遗尿者，用白虎汤和解之。盖三阳同病必连胃腑，故以辛凉之药，内清本腑外彻肌肤，令三经之邪一同解散，是又专以清剂为和矣。所谓邪有兼并者此也。

由是推之，有清而和者，有温而和者，有消而和者，有补而和者，有燥而和者，有润而和者，有兼表而和者，有兼攻而和者。和之义则一，而和之法变化无穷焉。知斯意者，则温热之治，瘟疫之方，时行痎疟，皆从此推广之，不难应手而愈矣。世人漫曰和解，而不能尽其和之法，将有增气助邪，而益其争，坚其病者，和云乎哉？”

## 一、小柴胡汤主要原文诠释

【原文】伤寒五六日，中风，往来寒热，胸胁苦满，嘿嘿不欲饮食，心烦喜呕，或胸中烦而不呕，或渴，或腹中痛，或胁下痞硬，或心下悸、小便不利，或不渴、身有微热，或咳者，小柴胡汤主之。（96）

小柴胡汤方：柴胡半斤，黄芩三两，人参三两，半夏半升（洗），甘草三两（炙），生姜三两（切），大枣十二枚（擘）。上七味，以水一斗二升，煮取六升，去滓，再煎取三升，温服一升，日三服。若胸中烦而不呕者，去半夏、人参，加瓜蒌实一枚。若渴，去半夏，加人参合前成四两半、栝楼根四两。若腹中痛者，去黄芩，加芍药三两。若胁下痞硬，去大枣，加牡蛎四两。若心下悸、小便不利者，去黄芩，加茯苓四两。若不渴、外有微热者，去人参，加桂枝三两，温覆微汗愈。若咳者，去人参、大枣、生姜，加五味子半升、干姜二两。

【提要】论小柴胡汤主治证候与或然证的处理。

【简释】感受外邪五六日，近日表现往来寒热、胸胁苦满、嘿嘿不欲饮食、心烦喜呕等症。邪正相争，故往来寒热，即邪气盛则恶寒发热加重，正气胜则寒热减轻；邪气壅于少阳之经，故胸胁苦满；邪气郁于少阳之腑，胆气犯胃，胃失和降，故嘿嘿不欲饮食，心烦喜呕。柯琴说："寒热往来，病情见于外；苦喜不欲，病情得于内。看苦、喜、不欲等字，非真呕、真满、不能饮食也；看往来二字，见有不寒热时。寒热往来，胸胁苦满，是无形之半表；心烦喜呕，默默不欲饮食，是无形之半里。"（《伤寒来苏集》）小柴胡汤为和解表里之主方，主治"半在表半在里"（148）之证。《神农本草经》曰柴胡"治心腹肠胃中结气，饮食积聚，寒热邪气，推陈致新"；黄芩主"治诸热"。

条文所述小柴胡汤证或然证之病机及随症加减之方义，引录尤在泾注释如下："胸中烦而不呕者，邪聚于膈而不上逆也。热聚则不得以甘补，不逆则不必以辛散，故去人参、半夏，而加瓜蒌实之寒，以除热而荡实也。渴者，木火内烦，而津虚气燥也，故去半夏之温燥，而加人参之甘润，栝楼根之凉苦，以彻热而生津也。腹中痛者，木邪伤土也。黄芩苦寒，不利脾阳，芍药酸寒，能于土中泻木，去邪气，止腹痛也。胁下痞硬者，邪聚少阳之募。大枣甘能增满，牡蛎咸能软坚，好古云：牡蛎以柴胡引之，能去胁下痞也。心下悸，小便不利者，水饮蓄而不行也。水饮得冷则停，得淡则利，故去黄芩，加茯苓。不渴，外有微热者，里和而表未解也。故不取人参之补里，而用桂枝之解外也。咳者，肺寒而气逆也。经曰：肺苦气上逆，急食酸以收之，又曰：形寒饮冷则伤肺，故加五味之酸，以收逆气；干姜之温，以却肺寒。参、枣甘壅，不利于逆，生姜之辛，亦恶其散耳。"（《伤寒贯珠集》）

## 二、小柴胡汤证全书原文辑录提要

【原文】少阳之为病，口苦，咽干，目眩也。（263）

【提要】论少阳病郁火证之提纲。

【原文】血弱气尽，腠理开，邪气因入，与正气相搏，结于胁下，正邪分争，往来寒热，休作有时，嘿嘿不欲饮食，脏腑相连，其痛必下，邪高痛

下，故使呕也，小柴胡汤主之。服柴胡汤已，渴者属阳明，以法治之。（97）

【提要】论小柴胡汤证的病因病机。

【原文】得病六七日，脉迟浮弱，恶风寒，手足温，医二三下之，不能食而胁下满痛，面目及身黄，颈项强，小便难者，与柴胡汤，后必下重；本渴饮水而呕者，柴胡不中与也，食谷者哕。（98）

【提要】论病人素虚而外感，误下致变的柴胡疑似证。

【原文】伤寒四五日，身热，恶风，颈项强，胁下满，手足温而渴者，小柴胡汤主之。（99）

【提要】三阳病证俱见，治从少阳。

【原文】伤寒，阳脉涩，阴脉弦，法当腹中急痛，先与小建中汤。不差者，小柴胡汤主之。（100）

【提要】论腹中急痛的先后缓急治疗。

【原文】伤寒中风，有柴胡证，但见一证便是，不必悉具。（101）

【提要】论太阳病有小柴胡证之柴胡汤的使用法。

【原文】凡柴胡汤病证而下之，若柴胡证不罢者，复与柴胡汤，必蒸蒸而振，却复发热汗出而解。（101）

【提要】误下后服柴胡汤的机转。

【原文】本太阳病不解，转入少阳者，胁下硬满，干呕不能食，往来寒热，尚未吐下，脉沉紧者，与小柴胡汤。若已吐下发汗温针，谵语，柴胡汤证罢，此为坏病。知犯何逆，以法治之。（266、267）

【提要】论太阳病传入少阳的证治。

【原文】太阳病，十日已去，脉浮细而嗜卧者，外已解也。设胸满胁痛者，与小柴胡汤；脉但浮者，与麻黄汤。（37）

【提要】论太阳病日久之三种转归及随症处理。

【原文】太阳病，过经十余日，反二三下之，后四五日，柴胡证仍在者，先与小柴胡汤；呕不止，心下急，郁郁微烦者，为未解也，与大柴胡汤下之则愈。（103）

【提要】论少阳腑证的证治。

【原文】妇人中风七八日，续得寒热，发作有时，经水适断者，此为热入血室。其血必结，故使如疟状，发作有时，小柴胡汤主之。（144）

【提要】论热入血室的证治。

【原文】伤寒五六日，头汗出，微恶寒，手足冷，心下满，口不欲食，大便硬，脉细者，此为阳微结，必有表复有里也，脉沉亦在里也。汗出为阳微，假令纯阴结，不得复有外证，悉入在里，此为半在里半在外也。脉虽沉紧，不得为少阴病。所以然者，阴不得有汗，今头汗出，故知非少阴也，可与小柴胡汤。设不了了者，得屎而解。（148）

【提要】论阳微结的脉证治法及与纯阴结的鉴别。

【原文】伤寒五六日，呕而发热者，柴胡汤证具，而以他药下之，柴胡证仍在者，复与柴胡汤。此虽已下之，不为逆，必蒸蒸而振，却发热汗出而解。（149）

【提要】论柴胡汤证误下后证未变，故仍用原方治之而邪解之机。

【原文】阳明病，发潮热，大便溏，小便自可，胸胁满不去者，与小柴胡汤。（229）

【提要】论阳明少阳兼病的证治。

【原文】阳明病，胁下硬满，不大便而呕，舌上白苔者，可与小柴胡汤。上焦得通，津液得下，胃气因和，身濈然汗出而解。（230）

【提要】承上条再论阳明少阳兼病的证治与服小柴胡汤后的病理转机。

【原文】阳明中风，脉弦浮大而短气，腹都满，胁下及心痛，久按之气不通，鼻干，不得汗，嗜卧，一身及目悉黄，小便难，有潮热，时时哕，耳前后肿，刺之小差，外不解。病过十日，脉续浮者，与小柴胡汤。（231）

【提要】论三阳合病证治。

【原文】伤寒差以后，更发热，小柴胡汤主之。脉浮者，以汗解之；脉沉实者，以下解之。（394）

【提要】论瘥后更发热的证治。

【原文】呕而发热者，小柴胡汤主之。（379，十七・15）

【提要】论厥阴病转出少阳的证治。

【原文】诸黄，腹痛而呕者，宜柴胡汤。（十五・21）

【提要】论黄疸病肝邪犯胃的证治。

【原文】产妇郁冒，其脉微弱，呕不能食，大便反坚，但头汗出。所以然者，血虚而厥，厥而必冒。冒家欲解，必大汗出。以血虚下厥，孤阳上出，故头汗出。所以产妇喜汗出者，亡阴血虚，阳气独盛，故当汗出，阴阳乃复。大便坚，呕不能食，小柴胡汤主之（方见呕吐中）。（二十一·2）

【提要】论产妇郁冒与大便坚的证治，以及产妇“阴阳乃复”的机制。

## 三、小柴胡汤方证纵横论

【方证释义】本方功能和解少阳。方中柴胡、黄芩同用，一散一清，清透并用，外解半表之邪，内清半里之热，故而和解少阳；半夏、生姜调理胃气，降逆止呕；人参、甘草、大枣益气和中，既扶正以助祛邪，又实里以防邪入；柴胡配半夏，犹能升清降浊；生姜和大枣，更可调和营卫。本方诸药为伍，寒温并用，升降协调，扶正祛邪，有疏利三焦，调达上下，和畅气机的作用。本方可使枢机畅利，脾胃安和，三焦疏达，内外宣通，则半表半里之邪得解，不用汗、吐、下三法，而能达到祛邪之目的。本方证是以邪在少阳，气机郁结，枢机不利为主要病机的病证。包括外感和内伤两方面内容。就外感病而言，本证多发生于正气相对不足或体质较为虚弱的基础之上，即所谓血弱气尽，邪正相搏。其病位在半表半里或胸胁。据《伤寒论》和《金匮要略》叙述，本证主要包括：①邪入少阳，证见往来寒热、胸胁苦满、默默不欲饮食、心烦喜呕、口苦、咽干、目眩、脉弦细，或胸中烦而不呕，或渴，或腹中痛，或胁下痞硬，或心下悸、小便不利，或不渴、身有微热，或咳；②热入血室，为妇人中风伤寒，寒热发作有时，如疟状，经水适来适断，或胸胁下满，谵语，如见鬼状；③阳明里实未甚，兼见少阳，症见潮热、大便溏、小便自可、胸胁满不去，或胁下硬满、不大便而呕、舌上白苔；④阳微结，症见头汗出、微恶寒、手足冷、心下满、口不欲食、大便硬、脉细或沉紧；⑤产妇郁冒，症见脉微弱、呕不能食、大便反坚、但头汗出；⑥诸黄，腹痛而呕；⑦伤寒瘥以后更发热；⑧木强土弱，阳脉涩，阴脉弦，腹中急痛，先与小建中汤而不瘥；⑨其他，如呕而发热，或身热、恶风、颈项强、胁下满、手足温而渴，或短气、腹满、胁下及心痛、鼻干、不得汗、嗜卧、一身及目悉黄、小便难、有潮热、时时哕、耳前后肿。除此之外，临床还常见头晕、头痛、耳鸣、耳聋、疲乏、发作有定时等。本证临床表现甚多，涉及外感内伤诸多方面，但中心病机不离乎枢机不利，胆气内郁。临证运用小柴胡汤，应善于辨病机和抓主症，即上述诸多病证，不必面面俱到，所谓“但见一证便是，不必悉具”。

【方证歌诀】

小柴胡汤半参黄，扶正祛邪甘枣姜。

外感内伤诸般病，根系少阳此方良。

阳明合病加芒硝，大柴胡治胆腑方。

【方证鉴别】

**小柴胡汤证与大柴胡汤证** 大小柴胡汤皆主治少阳病“半在表半在里”（148）之证候，偏于半表则为少阳经，以小柴胡汤主治，使在经之邪假道太阳汗之；偏于半里则为少阳腑，以大柴胡汤主治，使在腑之邪假道阳明下之。结合现代医学分析，大柴胡汤证很可能是急性胆囊炎或胆石症等病，临床证实大柴胡汤对治疗胆道疾患等急腹症有良效。

## 四、小柴胡汤证临床心得

南宋许叔微曰：“小柴胡加地黄汤，治妇人室女，伤寒发热，或发寒热，经水适来，或适断，昼则明了，夜则谵语，如见鬼状，亦治产后恶露方来，忽尔断绝。即本方加生干地黄各半两。”（《普济本事方》）

北宋沈括与苏轼所撰的《苏沈良方》：“小柴胡汤，伤寒论虽主数十证，大要其间有五证最得当，服之必愈。一者身热，心中逆或呕吐者可服，伤寒此证最多，正当服小柴胡汤。若因渴饮水而呕者不可服，身体不温热者不可服，仍当识此。二者，恶寒、寒热往来者可服。三者，发潮热可服。四者，心烦、胁下满，或渴，或不渴，皆可服。五者，伤寒已瘥后，更发热者可服。此五证，但有一证，更勿疑便可服，服之必瘥。若有三两证以上，更得当也，其余证候，须仔细详方论及脉候，相当方可用，不可一概轻用。”

金代刘完素：“治产后日久，虽日久而脉浮疾者，宜服三元汤。即本方合四物汤。又名柴胡四物汤。”（《素问病机气宜保命集》）

明代龚廷贤：“口酸而苦者，肝胆有实热也，小柴胡汤依本方加龙胆草、青皮，并怒则口苦，或胁胀，或发热，俱可服。胆热而口苦者，乃谋虑不决也，小柴胡汤依本方加麦冬、酸枣仁、远志、地骨皮。”（《万病回春》）

明代龚廷贤：“加味小柴胡汤治茎中痛，出白津，小便闭，时作痒。本方加山栀、泽泻、炒连、木通、胆草、茯苓。”（《寿世保元》）

清代秦之桢：“小柴胡汤，此仲景和解少阳表里寒热之方。若太阳兼症，加羌活；若阳明兼症，加葛根、升麻；无汗加防风；口渴，去半夏，加天花粉；大便秘结，腹中胀痛，下症急者，加大黄；小便不利，加木通；大便滑泄，加赤茯苓，名柴苓汤；头角痛，加川芎。”（《伤寒大白》）

1. **柴胡剂在热病与各种杂病中的应用** 陈大启等总结了先师陈慎吾先生对柴胡剂的运用。他说：“先师临床擅用经方，尤其对小柴胡汤临床运用有独到之处。除少阳病外，尚有内、外、妇、儿各科杂病，每用必效，人所公认，堪称一绝。今特介绍如下，以利后学。”

（1）外感热病　不论是《伤寒论》所说之少阳病，还是今天所说的病毒引起的流感、肺炎、腮腺炎等，只要见到少阳病的主症、主脉皆可用小柴胡汤治之，疗效显著。如果是高热不退，可加生石膏、金银花、板蓝根等清热解毒之品。

（2）小儿病　幼儿为稚阳之体，脾胃之气尚未充实，故多见小柴胡汤证。该方祛邪而不伤正，小儿肺炎常用此方加石膏、杏仁、橘皮；若大便不通者，可加枳实、瓜蒌以通腑气；百日咳者，加竹茹、茯苓、青皮、陈皮、桔梗；消化不良者，加枳实或枳壳。小儿发热时易使阴血不和，常加一味芍药以和之。

（3）肝病　如急慢性肝炎、肝硬化、肝硬化腹水患者，用小柴胡汤治之均获良效。急性肝炎兼有黄疸的，多症见口渴、小便不利、腹胀满等，治用本方与茵陈蒿汤或五苓散合方；若是无黄疸型肝炎，用小柴胡汤随症加减皆效；血虚型的慢性肝炎见口苦、胸满、食少、呕吐、心烦、胁下痞硬、腹部喜按时，用本方合当归芍药散治疗；若是血瘀型的慢性肝炎，症见口苦、心烦、胸腹满痛拒按时，用本方合桂枝茯苓丸治疗；两胁疼痛较剧时，加香附、郁金或延胡索，腹胀满重者加厚朴，其余随症加减；肝硬化腹水，腹水去后，多用小柴胡汤作善后调理，此种治法疗效尚属满意。此外，治阿米巴性肝脓疡用本方加鸦胆子。

（4）胆与胰疾患　如两胁下痛，其性属于阳热者，基本用小柴胡汤加减。

（5）外科病　如瘰疬患者，用小柴胡汤加海藻、昆布、牡蛎等软坚散结。乳疮重者用本方合小金丹或犀黄丸消癥散结；轻者用本方加赤芍、丹皮、芒硝、当归、桃仁活血化瘀。

（6）五官科病　如少阳耳聋可单用小柴胡汤；若兼有水气上冲者可与苓桂术甘汤合方；目赤甚或红肿，本方加生石膏；鼻渊用本方加桔梗、辛夷、薄荷辛透开窍；口腔糜烂、咽喉肿痛，用本方与桔梗汤合方，或加生石膏，或加栀子等，皆可奏效。

（7）妇科病　小柴胡汤除可治热入血室外，还可治由于肝胆情志不遂引起的气血不和，其血虚或血瘀证亦多用本方随症加减。[陈大启. 北京中医，1987（1）：3]

**2. 柴胡汤类的加减证治**　刘渡舟先生对以小柴胡汤为主的柴胡汤类方的功效、主治体会颇深。他说：柴胡汤类，指的是以小柴胡汤为代表的一组方剂。柴胡汤是治疗少阳病的主方，它以口苦、咽干、目眩的少阳腑证和耳聋、目赤、头疼痛、胸胁苦满的少阳经证为治疗对象。邪客少阳之经，正邪相争于胁下，胁下属于表里之夹界，位于太阳、阳明两经之间。邪气进而入阴则恶寒，正气胜邪出于阳则发热。由于邪有进退，正有胜负，故病人时而发热，时而恶寒，寒来热往，热来寒往，寒热交替出现，即为往来寒热。他既不同于太阳病的发热恶寒，也不同于阳明病的但热不寒，临证之时，务须分清。少阳属胆，而连于肝，性喜疏泄，而恶抑郁，故少阳为病，可出现胸胁苦满，默默不欲饮食等气郁之证。胆气内郁，若化火而迫胆汁上溢，则见口苦；火热伤津，则见咽干；风木为病，则见目眩等，是少阳病的提纲症。太阳脉浮，阳明脉大，而少阳则脉弦，其舌苔则以白滑之象为准。

考《伤寒论》以柴胡名方的共有六方：小柴胡汤，大柴胡汤，柴胡加芒硝汤，柴胡加龙骨牡蛎汤，柴胡桂枝汤，柴胡桂枝干姜汤。以上六个柴胡方，应以小柴胡汤为基础，因此，了解柴胡汤类的加减诸方，必须先从了解小柴胡汤的组方意义开始，才有纲举目张的作用。小柴胡汤由柴胡、黄芩、半夏、生姜、甘草、人参、大枣七药组成。方中柴胡、黄芩两味苦药以清少阳之热，柴胡解经热，黄芩清腑热，这是治疗的功效之一。然少阳以疏泄为常，以抑郁为病，用柴胡、黄芩不但能解少阳之热，更能疏解少阳之气郁，这也是柴胡方的另一功效。据《神农本草经》记载：柴胡治“肠胃中结气，饮食积聚”等病，说明他可促进六腑的新陈代谢，有消积化食的作用，因而也就有推动少阳的枢机而和表调里的功效。柴胡一药而有三用，足见其在本方中的重要作用，故小柴胡汤以柴胡名方。半夏、生姜这两味药都是辛温之品，能开能降，善于和胃止呕，又能外疏风寒，内消痰饮。因少阳胆病以喜呕为多见，故以二药治呕健胃，用意良深。人参、甘草、大枣这三味药都属甘温之品，用以扶正祛邪，以助柴芩之治，更能预先实脾，以杜少阳之传，实有“治未病”的意义。由此可见，小柴胡汤的七味药物以和解少阳之邪为主，以旁治脾胃、和中扶正为辅。清解邪热，又培护正气，不通过汗、吐、下的方法，而达到祛邪的目的，故叫作和解之法。此方的剂量，柴胡应大于人参、甘草一倍以上，方能发挥治疗作用。若误将人参、甘草的用量大于或等于柴胡，则达不到和解少阳邪热的目的。因此，用本方时务须注意剂量的比例。

小柴胡汤的治疗范围颇广，其中值得注意的是，其退烧解热的功效尤著。宋代的《苏沈良方》已发现他在这方面的作用见长，并进而将其适应证归纳为四点：一是治往来寒热；二是治潮热；三是治身热；四是治伤寒瘥后更发热。验之临床，此说实不可忽视。《伤寒论》对柴胡汤的临床应用，有“但见一证便是，不必悉具”的原则。个人认为“一证”和“不必悉具”应对照来看，着重在于“不必悉具”。如呕而发热，或胁下痞硬，或往来寒热，只要见到少阳主症，使人确信不疑，便当与柴胡汤，不必待其证候全见。临床使用本方，当以此为准。《伤寒论》中以柴胡名方的方剂及后世在此基础上衍化派生出来的一些方剂，都可以看成是小柴胡汤的加减方，以下则分述各方的证治（注：下列为后世小柴胡汤加减方)。

(1)柴胡加桂枝汤　本方治太阳病兼见头痛、发热、脉浮等太阳表证，为小柴胡汤减去人参之碍表，加桂枝微发其汗而成。又能治太阳证兼有心悸、气上冲之证。

(2)柴胡加芍药汤　本方治少阳病兼见腹中痛，且有拘挛之感，按其腹肌如条索状，此乃因肝脾不和、血脉拘挛所致。为小柴胡汤减去苦寒之黄芩，加平肝缓急而疏利血脉的芍药而成。又能治疗妇女气血不和的月经不调与痛经等。

(3)柴胡去半夏加栝楼根汤　本方为小柴胡汤去半夏，并增益人参剂量，并加天花粉而成。治少阳病兼胃中津液耗伤而见口渴欲饮、舌红苔薄黄等症。临床使用，每于小柴胡汤中去半夏、生姜之燥，加天花粉以及麦冬、沙参等以滋津养液；若其人津气两伤、口渴为甚，则宜加重方中人参的剂量。本方亦治"糖尿病"辨证属少阳不和、胃热津伤者。

(4)柴胡加茯苓汤　本方为小柴胡汤去黄芩加茯苓而成。治少阳三焦不利，水邪内停为患，症见小便不利、心下悸动不安、脉弦、舌苔水滑并具有少阳病主症者。于小柴胡汤内去苦寒之黄芩防其伤阳，再加茯苓、泽泻以利小便，使水邪去则愈。此方若再加白术，亦治小便不利、大便作泻、口渴、心烦等症。由此可见，口渴一症，有津少和津聚之分，应从小便利与不利、舌苔薄黄与舌苔水滑上加以区分鉴别。

(5)柴胡姜味汤　本方为小柴胡汤减人参、大枣、生姜，加干姜、五味子而成。治少阳不和兼寒饮束肺、肺气不温、津液不布之咳嗽、舌苔白润、脉弦而缓之证。此方和小柴胡汤、小陷胸汤合方相较，一治痰热，一治寒饮，两相对照，则前后呼应。(《伤寒论十四讲》)

**3. 小柴胡汤煎法、加减法探讨及临床应用经验**　刘渡舟、傅士垣等指出，小柴胡汤要求去滓重煎，使之浓缩，从6升再浓缩成3升，分3次服用，这是古人的经验。凡用和解剂，都如此煎药。前人认为，和解剂中，诸药性味有或苦，或辛，或甘之不同，其作用又有或清，或补之区别，其效应又有或取其气，或取其味的差异。若按一般煎法，则性味不匀和，效应不一致，而去滓重煎则可使诸药性味匀和、作用协调。但现今此种煎药方法已多不沿用，也同样有效。

原方后所附七种基本加减法应掌握。实际上本方加减化裁变化甚多，运用极广，但其范围总不外表里寒热虚实六个方面。换言之，他既可和解表里，又可调和阴阳，且能调节上下升降，故不仅治疗外感热病，还能治疗内伤杂病。犹如桂枝汤在外可调和营卫，在内能调和脾胃一样，两方运用之广确有媲美之处。

本方治疗肝胆疾患常是得心应手，对于慢性低热、急性高热，以及所谓

“无名热”兼有少阳证者，其退热作用也十分显著。如曾治甘瓷器厂一青年女工，低烧久久不愈，伴有胸胁苦满、月经不调、行经腹痛、乳胀、呃逆等症，六脉皆弦。病本为肝胆气郁，化热伤阴之候，而医者不知低热由何而生，尽用鳖甲、生地、地骨皮等一派滋阴清热药物，虽有时低热暂退，但总是反复发作，始终不愈。后投小柴胡汤加减，仅数剂而病愈。又如，某患儿因患急性肝炎、急性肝坏死，住某传染病院、高热40.5℃持续不退，用他药无效，病情十分危重。急予小柴胡汤加石膏，连用2剂，高热渐退而化险为夷。(《伤寒论诠解》)

**4. 小柴胡汤“和解枢机”探讨及临床应用**　陈亦人说，少阳病的治法是“和解枢机”，乃是针对“枢机不利”的病机而言，同时也区别于以逐邪为主要手段的汗、吐、下法。所谓“和解”，并不意味着调和折中，邪正不分，实际是助正达邪，使邪从外解，防邪向内传，从而收到积极的治疗效果。和解法的主方是小柴胡汤，此方柴胡升清透邪，黄芩清热和阴，柴芩同用，可加强透邪之力；半夏、生姜降逆和胃，与黄芩相伍，又具有辛开苦泄作用；佐以人参、炙甘草、大枣甘温益气以助正，既能达邪外出，又能防邪内传，的确是一张配伍严谨、效高用广的良方。从小柴胡汤服后的效果来看，不仅能使邪从汗解，而且有利小便与通大便的功能。它既非发汗剂，又非利水剂，更非攻下剂，何以会具有这些作用？论中第230条曰：“上焦得通，津液得下，胃气因和，身濈然汗出而解”，就是一个很好的答案。因为服用小柴胡汤，首先是上焦气机得到通调，随之津液能够输布下行，胃气因而得和，胃气和则正气恢复，抗邪有力，正胜邪却，自然会全身濈然汗出而解。原意是说明汗解的机制，但从津液得下，可知有利水作用；从胃气因和，可知有通便功能。这些已被大量实践所证明，不多赘述。兹将小柴胡汤的运用范围简述于后，以供参考：①能治胃肠升降功能紊乱，呕吐，二便失调。②能治肝胆疏泄不利，胁部、腹部胀痛。③能治小便短少，对慢性肾炎、腹水、少尿、肾功能严重破坏又伴有柴胡证者，投小柴胡汤加味显著效果。④能治心悸，对阵发性心律失常有效。⑤能治长期低热及其他发热待查，特别是对寒热间歇发作有效。⑥能治胆经郁热之鼻渊与风火上扰之耳聋，以及木火犯肺之咳嗽。据史载宋朝元祐三年（1087年）时行咳嗽，无论长幼，服此皆愈。⑦能治热入血室及其他血分瘀热证，可加生地、丹皮、地骨皮之类。

如上所述，可见小柴胡汤的主治范围确实是很广的。但是也有不同认识，如提出“柴胡劫肝阴”，以致后人不敢使用。这一说法对于不辨证而滥用柴胡者有警诫作用，但仅是在肝阴虚的情况下禁用，并非所有肝胆疾患均不能用。即使是肝阴损伤，在用养肝阴方剂中少佐柴胡以调肝，不但不会劫肝阴，还可提高疗效。(《〈伤寒论〉求是》)

**5. 小柴胡汤之运用不限于少阳病** 张琪说："伤寒中风，有柴胡证，但见一证便是，不必悉具。"此条可作为运用小柴胡汤之指针。邪入少阳出现胸胁苦满，往来寒热，默默不欲饮食，心烦喜呕，口苦，咽干，目眩，耳聋等症，凡见一症便可用本方无不获效。结合前人论柴胡除寒热之功效，又遵《伤寒论》"但见一证便是"之训，凡外感而临床表现发热恶寒、苔白、脉浮数、恶心欲吐等症，投以此方，重用柴胡，去人参（因正气不虚可不用），莫不取效，不必局限于见往来寒热方可用之。通过大量病例观察而屡用屡效，足见柴胡为解热之良药。小柴胡汤加石膏治疗外感发热不退之证有卓效。笔者曾以此方治愈高热不退之热性病数例，足以为证。(《张琪临证经验荟要》)

**吕按：**以上引录了古今医家，特别是现代治伤寒名家陈慎吾、刘渡舟、陈亦人以及治杂病专家张琪等对小柴胡汤的独到见解、发挥应用、宝贵临床经验，以及对小柴胡汤类方的应用。下文高飞、裴永清皆刘渡舟先生高徒，高氏对小柴胡汤证候的归纳言简意赅，裴氏对原著之中小柴胡汤广泛应用的概述提纲挈领。最后为笔者对小柴胡汤应用之要点的提炼。

**6. 小柴胡汤证的常见症状** 据统计，本证最常见的症状有四组：一是往来寒热或发热；二是胃肠症状，如食欲不振、恶心、呕吐等；三是胸胁部症状，如胸胁苦满、胁痛等；四是口苦、咽干、目眩。脉象多为弦细、弦数，舌苔多见薄白、薄黄。[高飞. 北京中医学院学报，1988（11）：16]

**7. 原著中小柴胡汤的广泛应用概述** 裴永清说：小柴胡汤出于《伤寒论》，是一首举世皆知的名方，尤为"经方派"临床家所喜用。迄今而言，在论及小柴胡汤证治时，伤寒学家或中医学者通常认为本方用于和解少阳半表半里之邪，是治疗少阳病的主方。方剂学无一例外将其归入和解剂中，并作为和解少阳的首方加以介绍，似乎对于小柴胡汤如此论定已尽其义。殊不知如此论说小柴胡汤之功用，大狭了仲景之原意，更有碍于小柴胡汤诸多功用之发挥。诚然，小柴胡汤具有和解少阳之功能，为治疗少阳病的主方，症见往来寒热、胸胁苦满、口苦、咽干、目眩、脉弦等证候。但这仅仅是小柴胡汤的功用之一，并非其全貌。仲景在《伤寒论》中所论述的小柴胡汤之证治甚广，迥非少阳一病所能赅。从小柴胡汤条文分布上看，已见小柴胡汤之证治所涉甚广之端倪，非限于少阳病。为倡仲景之学，广小柴胡汤之用，今以《伤寒论》原文为依据，对小柴胡汤之证治加以再认识：①小柴胡汤可和解少阳，主治少阳病。②小柴胡汤可疏肝、调脾、和胃，用于治疗肝气郁结、肝脾不和、肝胃不和等证。③小柴胡汤治外感病。④小柴胡汤治热入血室证，其治在血。⑤小柴胡汤治"阳微结"证。⑥小柴胡汤治黄疸。⑦小柴胡汤治少阳头痛证。⑧小柴胡汤治肝热犯胃呕吐证。⑨小柴胡汤治发热。⑩小柴胡汤治大便难。

综上所述，小柴胡汤之证治，上可及于头目，中可见于胸胁，下可达于血室，外可解太阳之表，内可和阳明之里。小柴胡汤之所以有如此广泛之用，就在于它既可和解少阳，枢机得利，三焦通畅，又可疏肝解郁调气机、理血散结。仲景于小柴胡汤方后注文中列举了七个加减变化之法，乃举例而言，示人以法，旨在说明小柴胡汤可随症加减。《伤寒论》中以小柴胡汤为底方进行衍变化出的六个方，柴胡加芒硝汤、柴胡加龙骨牡蛎汤、柴胡桂枝干姜汤、柴胡桂枝汤、大柴胡汤等诸方，亦可以看作是仲景对小柴胡汤的随症加减变化运用的举隅。尤其是柴胡桂枝汤，为小柴胡汤与其他方合而用之，为合方的出现开拓了先河。后世的柴胡陷胸汤、柴平汤、柴胡建中汤等诸方，即是师仲景柴胡桂枝汤的合方之法而成。一言以蔽之，小柴胡汤之功用众多，随症加减变化无穷，可表可里，可气可血，故其所赅证治甚广，难以言尽。(《伤寒论临床应用五十论》)

8. **小柴胡汤之应用要点**　笔者探索仲景原文及后世医家应用小柴胡汤的经验，结合自己的临证体会，认为用好小柴胡汤应注重以下三点。

第一，明确小柴胡汤适应病证。《伤寒论》第103条："伤寒中风，有柴胡证，但见一证便是，不必悉具。"所谓"一证"是指小柴胡汤证部分证候。小柴胡汤有两大方面的适应病证：一是外感热病。凡具备少阳病柴胡证，症见小柴胡汤证的主症及或然证的部分证候，即可用之。二是内伤杂病。凡具备少阳病柴胡证，症见肝胆病证、脾胃病证、三焦病证之部分证候，即可用之。

第二，明确小柴胡汤证辨治要点。要点有四：①单纯少阳经病证，方证相对者，即用原方。②如果少阳经病证与其他经病证同时出现者，称为"合病"，即用"合方"治之。③具备少阳经病证的主要病机与主症，未解而又兼见他经病证的证候，称为"并病"，即可以本方加减治之。④凡是气血不和，阴阳失调，正虚邪实所致的各种病证，具有"发作有定时"的特点，皆可酌情以本方加减治之。

第三，明确小柴胡汤加减大法。本方大法有三：一是祛邪，用柴胡、黄芩；二是扶正，用人参、炙甘草、大枣；三是和胃，用半夏、生姜。根据上述组方大法，可酌情加祛邪、扶正、调中等他药。

上述三点，全在临证变通，活学活用，方不失仲景大经大法。刘渡舟先生曾明言："小柴胡汤擅开肝胆之郁，故能推动气机而使六腑通畅，五脏安和，阴阳平衡，气血调谐，故其功甚捷，而其治又甚妙。故无麻、桂而能发汗，无硝、黄而能通便，无苓、术而能利水，无常山、草果而能治疟。所谓不迹其形，而独治其因，郁开气活，其病可愈。"

## 五、小柴胡汤古今医案赏析

### （一）伤寒医案

#### 1. 往来寒热

①万密斋治胡晏，年五十。病伤寒，十六日不解，其症乍寒时，即以衣被厚覆，蒙头而卧，不胜其寒；乍热时，即撤去衣被，暴露其身，更用扇，不胜其热。如此一日夜十余次，医皆不识。万至告以症状可怪，邀诊其脉。曰：不必诊，此易知耳。夫恶寒病在表也，何以无头痛症？恶热病在里也，何以无渴及便溺不利症？此病在半表半里，阴阳混乱也。阴气乘阳则恶寒，阳气乘阴则恶热，宜用小柴胡以治其半表半里之邪，栀子、豆豉以治其阴阳错杂之邪。服之，寒热不再作而愈。（《续名医类案》）

**吕按：**本案即“本太阳病不解，转入少阳者”（266）。“其症乍寒……乍热”之特点，即典型的“寒热往来”，故以小柴胡汤为主方治之而愈。

②赵某，男，28岁，为住院患者。患病毒性感冒，发热持续不退，体温39.6℃，并与恶寒交替出现，类似疟证。特邀刘老会诊。经仔细询问，夜晚发热更甚，身疼痛无汗，头痛，眩晕，口苦，咽干口渴，呕恶不欲食，胸胁满闷，视其舌红而苔黄，切脉则弦数。刘老辨为邪客少阳之半表半里，正拒邪入则发热，邪进正退则恶寒，正邪分争所以往来寒热而如疟。然口渴苔黄反映少阳与阳明并病。当和解少阳，兼清阳明之热。柴胡16g，半夏14g，党参6g，炙甘草6g，黄芩10g，生姜8g，大枣7枚，桔梗10g，枳壳10g，连翘10g，生石膏30g，板蓝根16g，玄参14g。服药3剂，汗出热退，体温降至38℃，又服2剂，寒热不发，脉静身凉而病愈。

**原按：**本案寒热往来为邪在少阳。少阳居于半表半里之间，为三阳之枢机。伤寒，邪传少阳，正邪分争，正胜则热，邪胜则寒，故见发热与恶寒交替出现，更有口苦、咽干、眩晕、胸胁满闷、呕恶不欲食等症，则断为少阳病无疑。其身痛、无汗之症，为邪热壅盛，气机不利所致。治疗以和解少阳，斡旋气机为主，兼以清解气分热毒。方以小柴胡和解少阳枢机，肝胆出入之机转，从而鼓正祛邪；以枳壳、桔梗，一降一升，斡旋上下；以石膏、连翘、板蓝根、玄参，清气分之热毒，彻邪外出。诸药共伍，能和畅气机，宣通内外，调达上下，疏利三焦。服之则使少阳和畅，枢转气活，自能鼓邪热随汗外出。本方用于外感发热不退，邪入少阳者，屡获效验。（《刘渡舟临证验案精选》）

**吕按：**此为寒、温并见之证，故刘老采用寒、温并治之方。

③邢某，男性，14岁，学生。1977年8月30日诊。着凉后发烧5天，于

某医诊为“感冒”，因青霉素过敏，应用链霉素、卡那霉素、复方阿司匹林等及其他解热镇痛剂，如银翘解毒片、桑菊感冒片等辛凉解表成药治疗均不效，体温反而继续上升达40.0℃，发冷发热，寒热夹杂，多为先恶寒后发热，有汗热不退，咽中稍痛，舌尖稍红，苔薄白，脉象弦数症状。咽部稍红，扁桃体Ⅰ度肿大。时值当地“流行性感冒”盛行。此病虽已发病5日，少阳证仍在，仍宜用小柴胡汤和解法治疗。柴胡15g，黄芩10g，半夏10g，党参10g，生甘草9g，生姜10g，大枣4枚（去核）。上药煎服1剂后，发热即退；连服3剂后，发热恶寒等症状消失未发。观其舌苔稍腻，脉象缓和。此半表半里之邪已去，邪去正衰，给予香砂六君子汤加炒三仙2剂为之善后。(《伤寒论临床研究》)

吕按：本案提醒读者，对于一个“感冒”病人，必须分辨是外感风寒，还是湿邪上受，只有方证相对，疗效始佳。同时说明，不可盲目应用抗生素，用之不当，当然无效。

**2. 感冒后2个月下午低热不退**　我曾治一女性成年病人，症状为胸胁满胀，胃脘堵闷，食欲不振，口苦耳鸣，下午低热，有时恶心，二便正常，月经正常，舌苔薄白，脉象右手滑中带弦，左手弦。病已近2个月，经西医院检查，诊为低热待查。询其病史为在一次感冒发热时，自购一些治感冒药服了几次，热渐退即上班工作，二三天后下午仍发热，并且症状越来越多，曾到几家医院诊治未效。据此症状结合脉象、病史，诊为少阳证。投用和解少阳之法，以小柴胡汤加减。处方：柴胡12g，黄芩10g，半夏10g，生姜3片，炙甘草3g，枳壳10g，枳实6g，瓜蒌30g，川连5g，桔梗6g。水煎服。进5剂病去大半。再以上方去枳实，加陈皮10g，生麦芽10g，香稻芽10g，又进4剂而痊愈。(《焦树德临床经验辑要》)

吕按：本案为一个“感冒”患者，病经2个月后而表现为“少阳证”，故以小柴胡汤随症加减治之而愈。

**3. 少阳与阳明合病**　陆养愚治周雨峰。头痛身热，又舟行遇风几覆。比至家，胁大痛，耳聋，烦渴，谵语，医来诊，忽吐血盘许。医曰：两尺不应寸脉者死。况两尺乃人之根蒂，今不起，根蒂已绝，孤阳上越，逼血妄行，据脉症不可为矣，辞去。陆至，血已止而喘定，脉之两寸关弦而微数，两尺果沉而不起。盖证属少阳，弦数宜矣，胁痛耳聋，亦少阳本症，两尺不起，亦自有故。经云：南政之岁，阳明燥金司天，少阴君火在泉，故不应耳。吐血者，因舟中惊恐，血菀而神慑，为热所冉也。谵语者，三阳表证已尽将三阴也。先以小柴胡和之，俟坚实而下之，旬日当愈。因与二剂，明日胁痛减，耳微闻，但仍谵语，胸膈满闷，舌上薄黄苔，仍以小柴胡加桔梗、黄连，日服一剂。二日胸膈少宽，而苔黑有刺，大便不行约七日矣，乃以润字（按：疑为“肠”字之误）

丸三钱，煎汤送下，至夜更衣身洁，诸症顿失。后去枳桔加归芍，调理旬日而起。(《续名医类案》)

**吕按**：此案患者病因先是外感，后因船欲翻而惊恐，恐其尚有宿病，新病引发旧病，故显现复杂病情。四诊合参而辨证，以少阳病为主，故“先以小柴胡汤和之”；其“大便不行约七日矣”等症属阳明里实证，故后“以润肠丸三钱，煎汤送下”。如此方法，即《伤寒论》第104条“先宜服小柴胡汤以解外，后以柴胡加芒硝汤主之”之大法也。

**4. 湿温如疟**　秦某，男，32岁。因尿血住某医院。经西医治疗，尿血已愈，欲将出院，忽然发热，体温在39.6~40℃之间。西医检查：心肺（-），肝脾不大，肥达氏反应（-），未查出疟原虫。二便自调，经注射各种抗生素，高热仍持续不退，急邀先生出诊。患者头痛身疼，发热而汗自出，又时发寒战，其状如疟，口中干渴欲饮。视其舌苔白黄厚腻，切其脉弦细而数。发热每于日晡时分为高。辨为“湿温”之邪横连膜原，又犯少阳、阳明两经。方用柴胡12g，黄芩9g，生石膏30g，知母10g，苍术10g，草果3g。服1剂即热退，再剂则诸症皆愈。

**原按**：湿温病，邪伏膜原。膜原，始载于《素问·疟论篇》：“邪气内薄于五脏，横连膜原”。对于膜原的部位，后世医家说法不一。一般多认为是居夹脊之前，肠胃之后的位置。病邪侵此既不在经络，又不在脏腑，而是在经络与胃交界的半表半里部位。此证高热，汗出，口渴，似阳明热证；而发生的寒战，头身作痛，舌苔厚腻，又似湿遏少阳横连膜原之象。夫热为阳邪，湿为阴邪，两邪纠缠不清，进退于表里之间，故其邪甚为难解。其脉弦属少阳，故用柴胡、黄芩清透少阳半表半里之邪热；口渴、汗出为阳明，故用石膏、知母以清阳明气分之热；胸满、舌苔厚腻、日晡热为湿盛之证，故取达原饮之苍术、草果苦温化湿，理气开结。此证热连阳明而湿连太阴，必须治从少阳，少阳枢机一转，则热清湿化，表里之邪方解。某生随诊在侧，问曰：师之方不为温病所载，而何所本耶？先生笔曰：“此方乃‘柴白合方’加苍术、草果而已，其源盖出于仲景之法，孰云无所本耶？”(《刘渡舟临证验案精选》)

**吕按**：刘渡舟先生晚年撰文“古（经方）今（时方）接轨论”。以上案例可知先生学贯古今，善于变通。笔者临床也有经验，凡是少阳病柴胡证之患者，又夹杂痰浊湿（苔腻为特点），或从热化（苔黄腻）者，以小柴胡汤与达原饮化裁治之，热势较高应加生石膏，必有疗效。

**5. 疟病寒热往来（疟疾）**

（1）间日疟　患者李某，男性，30岁，1966年10月17日初诊。自3个月前1966年7月7日发现疟疾，隔日一发，头晕，无力，耳鸣，口苦，食欲不振，经某医院用奎宁等多种抗疟药物治疗不效。于8月1日首次来诊，遂给予小柴胡汤加味。患者取药归后未服，只恐中药不效而又去某医院服抗疟西药治疗，又治疗3个多月仍不愈，于10月17日又来门诊。当时正值恶寒后发热之中，遂查耳血并找到“间日疟”原虫。舌苔薄白，脉弦而数，又处以小柴胡汤加味：柴胡10g，黄芩10g，半夏12g，党参10g，炙甘草6g，生姜10g，大枣4枚（去核），常山4.5g，草果10g。将每剂药煎好两煎，嘱其在寒热发作前2小时服第1次药取微汗，服后经30分钟不汗者再服第2次以助取汗。服用2剂后，其寒热发作时间由下午3点改到上午11点开始发作寒热，但程度较前大为减轻。又服2剂药后，已终止寒热发作，口唇出现葡萄形疱疹，且已部分结痂。舌苔薄黄稍腻，脉弦数象减轻，此间日疟经治疗后，疟发已止，而有痰湿化热之势，遂给予苍术白虎汤合三仁汤加减，又服2剂后诸症状消失而愈，且愈后观察多年未发。(《伤寒论临床研究》)

吕按：《伤寒论临床研究》为现代王占玺著。本案之疟疾，在《黄帝内经》中论之甚详，仲景书亦有专篇。典型的疟病发作特点是“先寒后热……热止汗出”(《素问·刺疟篇》)，即发作有定时的周期性发生：恶寒期→发热期→出汗期。临床上以间日而作的“间日疟”为常见。患者所用的“奎宁”是西医抗疟疾一线用药，如此常用之药不知为何无效。小柴胡汤是治疗少阳病“寒热如疟”的良方，而常山、蜀漆（乃常山之苗）才是治疗疟疾的专药。治疟方药一定在发作之前服用才有疗效，如《金匮要略·疟病脉证并治》篇第5条曰：“蜀漆散方……临发时服一钱匕”。

（2）三日疟 王某，男，22岁，陕西人，护士。于1955年8月间某日下午，突然四肢无力，全身疲惫，膝关节疼痛。翌日下午8时左右，高烧达40℃，经注射百龙及口服奎宁后，当晚12时许，大汗淋漓，体温下降而解……以后每隔3日或5日即发病1次，症状同前。1955年共计发作4次，均以前法治疗，约半月左右渐愈。1956年6月2日又发病，症状同前，3日发作1次，全身无力，食欲大减，重病面容，服百乐君仍未能制止发作。经采血检查，发现“三日疟”原虫，确诊为三日疟，建议服用中药。处方：柴胡6g，党参9g，半夏6g，条芩4.5g，甘草3g，大枣3枚，干姜3g，葛根9g，常山9g，草果6g，槟榔6g，乌梅3枚。于发病前3~4小时将上药头煎服下，继之即煎服第2煎。遂1剂治愈。经1957年及1958年观察，未再复发。［刘文汉．中医杂志，1959（4）：41］

吕按：刘文汉是笔者的大学同窗知音。《金匮要略·疟病脉证并治》篇附方两首：一为柴胡去半夏加栝楼根汤（即小柴胡汤去半夏加栝楼根），主“治疟病发渴者，亦治劳疟”。一为柴胡桂姜汤，治疟寒多微有热，或但寒不热。以上二例治验可佐证，小柴胡汤加减为治疟主方之一，常山、草果为治疟病专药，这体现了专方与专药合用以治专病的宝贵经验。

6. **形似柴胡证（人工流产后感染性发热、败血症）** 患者，宋某，女性，37岁，住某医院。病史：妊娠四月半。因坐凳不慎跌倒，以致阴道流血，于8月22日急诊入院。检查外阴正常，子宫颈外口松弛，内口闭合，宫底脐下一横指，胎音不好，阴道有血，给以保胎治疗，次日阴道流血增多，似月经样，即人工流产，手术经过顺利，但术后随即高热，口服四环素，而高烧寒战，连续4天不退，体温39.6℃，当时诊断为晚期感染性流产、败血症，连续用过土、金、链霉素及多黏菌素和中药柴胡桂枝汤加减数剂，体温于9月1日渐降至正常，但患者自觉症状仅腹痛减轻，其他无好转，身困胸闷，不思饮食，头晕，9月3日体温又升高，畏寒发热，周身酸痛，用抗生素皆不敏感，体温日益增高，9月7日体温39.7℃，西医会诊认为产后感染未能控制，据检查，炎症不是仅限于子宫内膜，而是已进入肌层及结缔组织，胎盘残留不下，主张手术摘除子宫。家属及本人未同意而于9月8日请求蒲老会诊：体温39.7℃，自诉寒热往来日数发，发寒时四肢亦发凉，热蒸时汗出不彻。胸闷，腹微满，少腹按之痛，头痛不眩，全身酸楚，不思饮食，口苦口干不欲饮，恶心呕吐1次，吐出所食之物，大便先干后稀不畅，小便黄，恶露尚有少量，为稀薄脓样。脉象模糊，浮沉皆无力，舌质暗红，苔黄白秽厚满舌，神色不衰，语音清亮，按症实脉虚、神色不衰是实非虚，当舍脉从症。因小产正虚，湿热蕴伏，以致复发热，形似柴胡证，但脉不弦，胁不满，张仲景虽云小柴胡证“但见一证便是，不必悉具”，但其主要证候非属足少阳经证而似手少阳证，表现三焦郁闭之象，治宜调和三焦，疏解湿热。处方：茯苓皮9g，杏仁（去皮）6g，薏苡仁12g，白豆蔻（打）3g，茵陈9g，猪苓6g，法半夏6g，滑石块12g，黄芩（酒炒）3g，晚蚕沙（包煎）12g，白通草4.5g，淡竹叶6g。2剂，每剂煎2次共取300ml，分4次服……9月15日四诊：体温正常，大便每日1次，纳食增加，味和，精神渐振，腹胀已微，时有矢气，阴道已不流脓样液，脉和缓，舌质正红苔退净，停药观察以饮食休养十余日出院，不久恢复健康参加工作。

**原按：** 本例为人工流产继发感染。炎症不仅局限于内膜，而波及子宫肌层结缔组织。胎盘残留未出，对各种抗生素皆不敏感，西医会诊主张手术摘除子宫，而中医根据脉症，审证求因，辨证非产后热入血室，而乃产后蕴伏湿热为病。患者流产已8次，为谨防再度流产，宜多睡少活动。时逢长夏，阴雨尤多，居处卑湿，久而伤气，湿邪蕴伏；复因损伤动胎，西药保胎无效，继则人工流产，正气再损，蕴伏湿热之邪乘虚而发；三焦郁闭，营卫不通，虽脉象模糊，浮沉无力，但神色不衰，故当舍脉从症，据汗出热不解、热而不烦、周身困倦酸疼、胸膺发闷、少腹微满、小便黄、大便先干后稀、舌苔秽厚腻、口干不欲饮，辨为湿热郁闭。拟调和三焦，疏解表里，达邪外出。服1剂药后里通表和，肌表之邪由潮汗而解，蕴积肠胃之湿由下泻而出，体温随即降至正常。中医认为郁闭已开，三焦通畅，湿不遏郁，其热自除；服2剂后体温稳定，诸症悉减，但仍恶心、食不知味、腹微痛，故去清里之黄芩，宣泄之竹叶、晚蚕沙，加厚朴、藿梗、神曲，重点转向调理肠胃；（又服）1剂后饮食加味，精神好转，脉转沉缓有力，秽腻苔退而未净，湿热之势虽衰，余邪未彻；（守前方）去苦降之杏仁、淡渗之通草，加陈皮、稻芽和中健胃以冀恢复脾胃功能，脾胃健强，营卫调和，三焦通利，余邪即可消除。服3剂后，脉象缓和，舌质正常，苔退净，精神、饮食、二便俱正常，停药观察，嘱病者以饮食调养，病去强之以药反伤胃气。患者颇遵医嘱，不久恢复健康而出院。（《蒲辅周医案》）

吕按：本案病史、四诊及西医检查详备，认症切脉望舌十分精确。其辨证要点为“形似柴胡证，但脉不弦，胁不满……其主要证候非属足少阳经证而似手少阳证，表现三焦郁闭之象，治宜调和三焦，疏解湿热”。此案9月8日处方为三仁汤加减。其诊治过程使我们深深领会到，善治热病者，必然是将《伤寒论》与温病学说融会贯通，将古人的智慧结晶内化于心，指导临床，取得良效者，才不愧为现代之良医也。

**7. 病后劳复** 一人病伤寒后劳复发热，自汗，经七日，或以为病后虚劳，将复补之。滑曰：不然，劳复为病，脉浮，以汗解。奚补为（吕按：病后劳复怎么补呢？），以小柴胡汤三进，再汗而安。（《名医类案》）

吕按：“滑”指元代医学家滑寿，字伯仁。理解此案，需要理解《伤寒论》第394条随症治之之法，曰：“伤寒差以后，更发热，小柴胡汤主之。脉浮者，以汗解之；脉沉实者，以下解之。”若病伤寒后期，“正气不足，余邪未尽，留在半表半里之间，故亦用小柴胡”（徐灵胎）助正达邪，“必蒸蒸而振，却发热汗出而解”（149）。如此案“发热，自汗……以小柴胡汤三剂，再汗而安”。

**8. 小柴胡汤误用案** 太守刘云亭患伤寒，发热，面红唇赤，面壁蜷身而卧。诸医以小柴胡汤、解毒汤之类数剂弗效。诊之，六脉浮大无力。此命门无火也（吕按：脉与症相参为戴阳证）。以人参、附子、沉香，服之立愈，三服全安。（《续名医类案》）

吕按：本案警示读者，临床上四诊合参，平脉辨证，随症治之，是中医取得良效的根本保证。笔者临证多年，深思熟虑后，提出了“内外相因”之新三因学说（见后记）。本案患者很可能是素有阳气不足而又“伤寒”也。

## （二）伤寒与杂病相关医案

**1. 心悸（风心病）感冒** 张某，女，59岁。患风湿性心脏病。初冬感冒，发热恶寒，头痛无汗，胸胁发满，兼见心悸，时觉有气上冲于喉，更觉烦悸不安，倍感痛苦，脉来时止而有结象。此为少阳气机郁勃不舒，复感风寒，又因心阳坐镇无权，故见脉结而挟冲气上逆。此证原有风心病而又多郁，外感内伤相杂，故治宜解少阳之邪，兼平上冲之气。处方：柴胡12g，黄芩6g，桂枝10g，半夏9g，生姜9g，大枣5枚，炙甘草6g。服3剂后诸症皆安。

**原按**：本案治疗用小柴胡汤去人参加桂枝法。加桂枝一药，起到治疗三种证候的作用：①桂枝解表；②桂枝通阳下气；③桂枝又治风心病。柴胡汤方后注云："若不渴，外有微热者，去人参，加桂枝三两，温覆微汗愈。"不渴，为邪未入里；外有微热，是兼有表邪。故以小柴胡汤去人参之壅补，加桂枝以解外。可见本方是用于少阳病兼表邪不解之证。本案患者素有心脏病又兼感冒，出现发热、恶寒、头痛、胸胁发满、心悸等少阳气机不利而兼表证不解之症状。此外，患者还突出表现为"气上冲"而致烦悸不安。桂枝于解表之中又善于温通心阳，平冲降逆下气。刘老常将小柴胡去人参加桂枝汤用于治疗少阳病又兼有心悸、气上冲等症，疗效确切。(《刘渡舟临证验案精选》)

**吕按**：治例体现了刘渡舟先生对仲景书融会贯通之水平，也彰显了经方用之得当之良效。

**2. 眩晕（高血压病）、感冒**　王某，女，59岁，农民。2004年9月12日就诊。患者腹痛时发数年，与饮食有关。近3日阵发性身体发冷，测体温偏高，眩晕，头痛，口苦，舌紫苔白薄腻满布，脉沉弦。有高血压病史11年，今日上午11点血压170/110mmHg，经常服用降压药尼群地平。处方：小柴胡汤（柴胡20g，黄芩10g，半夏10g，党参15g，炙甘草10g，生姜20g，大枣10枚）加白芍30g，丹皮20g，石决明20g，代赭石20g。9月13日复诊：昨日下午4点、晚上7点和10点分别服药1次。4点服药后卧床休息2小时，醒来即感病情好转。今日眩晕明显减轻，头痛、口苦亦轻，恶寒未发作。舌偏紫，苔腻较前好转，脉弦。原方再服1剂，上述症状明显减轻，测血压142/86mmHg。改用滋水清肝饮（出自《医宗已任编》，即六味地黄汤加柴胡、当归、白芍、酸枣仁、栀子）标本兼治。（笔者验案）

**吕按**：患者目眩、口苦、为少阳病提纲证；阵发性身体发冷，属寒热往来的特点，平素腹痛时发为其或然证之一。对于小柴胡汤的运用，第101条说："伤寒中风，有柴胡证，但见一证便是，不必悉具。"此例患者的主要脉症与少阳病相类，故以小柴胡汤加味治之。疗效称奇的是，不但外感症状迅速缓解，而且血压亦明显下降（西药用量未变），腹痛缓解。这体现了中医辨证论治的重要性和疗效的独特性。

**3. 产后发热（产后感染）**　刘某，女，28岁，第一胎足月自娩，产前血压

150/100mmHg，曾一度发痉。产后第七天，体温突然上升至39.6℃。恶露无臭气。白细胞计数13.4×10⁹/L，中性粒细胞占比85%。曾用抗生素治疗3天无效，症见恶露虽少，未净，腹不胀痛，寒热往来，连日不解，头面浮肿，口苦作恶，胸痞，时太息，舌淡红苔薄腻，脉弦数。肝阳素旺，复因产后血室空虚，邪乘虚入，居于肝胆之经，少阳之气不和，营卫失调。拟下方：醋炒柴胡2.4g，姜半夏9g，炒黄芩4.5g，人参（吞）4片，全当归9g，炒白芍4.5g，紫丹参9g，粉甘草1.5g，益母草9g，炒黑荆芥2.4g，生姜1片。服上药1剂得汗热减，服2剂热退（37.4℃），服3剂后热罢。最后以和养之剂调治，服药8剂收效。[沈衡甫．上海中医药杂志，1965（10）：14]

吕按：此案处方剂量较小，这与南方地理环境及产后病等有关。

**4. 气郁发热（皮肌炎后遗症）** 陈某，女，36岁。1993年6月2日初诊。患者1年前因高热、全身不适、眼睑皮疹、下肢肌肉剧痛无力就诊，某医院诊为“急性皮肌炎”收入住院，经治疗肌肉疼痛基本痊愈。但出院后，每日低热不止，体温在37~38℃之间波动，胸胁满闷，心烦，夜寐不安，身体虚羸，频频外感。舌边尖红苔白，脉弦。证属少阳气郁发热之证，治当疏肝解郁，本“火郁发之”之义。处方：柴胡16g，黄芩10g，半夏12g，生姜10g，党参10g，炙甘草10g，大枣7枚，当归15g，白芍15g。共服7剂，热退身爽，诸症亦安。

原按：本案断为“气郁发热”，其辨证眼目有二：一是胸胁满闷，心烦不寐，此为少阳枢机不利，气郁不疏之象；二是舌边尖红，脉弦。低热不退又为肝胆之郁热不得宣畅之所致。治疗这种发热，既不能滋阴壮水以制阳光，也不能苦寒直折以泻壮火，唯宗《黄帝内经》“火郁发之”“木郁达之”之旨，以疏达发散郁火为法，投小柴胡汤治疗。本方为治气郁发热之代表方剂，因久病之后，发热不止，必伤阴血，故加当归、白芍以养血滋阴，兼柔肝气。（《刘渡舟临证验案精选》）

**5. 热病后复视** 李某，男，30岁。患温病发高热，后遗双目复视，用过不少中西药治疗均无效，内科医生曾怀疑过是脑部疾患，患者非常焦虑。就诊时除复视外，尚有头晕，口干，耳鸣等症，脉数，无苔。考虑是邪热久羁于少阳之经，损伤其阴液，肝阳之火熏蒸于眼目，而产生复视，试给予小柴胡汤加减2剂。处方：柴胡12g，黄芩、党参、甘草、玄参、麦冬各15g，半夏6g，生姜10片，大枣5枚，杭菊花30g。服2剂后，目中所见两物的距离有明显的缩短；守方共服6剂，复视痊愈。（《经方发挥》）

吕按：热病则伤阴。本案抓主症、辨病因，以小柴胡汤加味治之而愈。

**6. 热病后呃逆** 王某，女，17岁。患温病发热十数日，热退后，各种证候也相继消失，唯遗留心烦不宁、呃逆频频、有声无物、欲吐不得，用中西止呕药皆无效。凡三日三夜无暂止时，痛苦异常。诊断为胆气不得下降，引起胃气上逆，治以小柴胡汤加陈皮、竹茹、伏龙肝，以和解少阳，清利胆腑。1 剂减轻，3 剂痊愈。(《经方发挥》)

吕按：小柴胡汤证的主症之一为“心烦喜呕”。本案辨呕逆之成因，用之加味治之而愈。

### (三)类伤寒

**1. 肝郁寒热**

①薛立斋治一寡妇，因怒致不时寒热，久而不已，肝脉弦紧，用小柴胡加生地治之而愈。但见风，寒热仍作，此是脾胃气虚，用加味归脾、补中益气二汤，兼服而止。(《名医类案》)

吕按：因怒而伤肝，肝胆相连，枢机不利可“不时寒热”，此肝郁证而类伤寒，如肝郁“奔豚……往来寒热，奔豚汤”证之例。阴血不足，肝脉拘急，可见“肝脉弦紧”，故“用小柴胡汤加生地”滋水涵木，调理少阳而愈。此后治法，说明“脾胃气虚”亦可发生寒热之类伤寒证候。

②一室女寒热，左手脉弦长而出寸口，用小柴胡加生地、乌梅治之而愈。既嫁而诸症悉痊。(《名医类案》)

吕按：室女肝脉弦而发寒热，非因外感，乃是肝郁类伤寒也。“既嫁而诸症悉痊”者，此乃事遂心愿，病因去除而病自愈。

**2. 阳虚发热误治**　一人七月内病发热，或令其服小柴胡汤，必二十六剂乃安。如其言服之，未尽二剂，则升发太过，多汗亡阳，恶寒甚，肉瞤筋惕。乃请滑(滑伯仁)诊视，脉细欲无，即以真武汤。进七八服，稍有绪，更服附子七八枚乃愈。(瓘曰：汗多亡阳则内益虚；恶寒甚而肉瞤、筋惕者，里虚而阳未复也。故宜真武汤，多服附子而效。)(《名医类案》)

吕按：本案之发热非小柴胡汤证，故服之而甚。滑氏平脉辨证，从阳虚发热治之而愈。

**3. 虚证似实误治**　一产妇恶寒发热，欲以八珍加炮姜治之。其家知医，以为风寒，用小柴胡汤。薛曰：“寒热不时，乃气血虚。”不信，仍服一剂，汗出不止，谵语不绝，烦热作渴，肢体抽搐。薛用十全大补一剂，益甚。脉洪大，重按如无，仍以前汤加附子，数剂稍缓，再服而安。(《名医类案》)

吕按：从此案所述诊治经过可知，其产后“寒热”非外感，乃体虚营卫失和之类伤寒。所服小柴胡汤虽为虚实兼顾和解之剂，但重用柴胡“主除伤寒”(《名医别录》)而治“寒热邪气”，为发汗祛邪为主，误用之，故表现“汗出不止”等恶候。薛氏凭“脉洪大，重按如无”，用“十全大补一剂，益甚……仍以前汤加附子……再服而安”。如此临危而方寸不乱，敢于守方守法者，非良医莫为，真功夫也！深入思考，为何“大补”无误，却“益甚”呢？此特殊病人之特殊反应，知常达变，临变不惊，泰然处之，此学验俱丰之良医本色。所谓“大器晚成”，此之谓也。

**4. 杂病（淋证）似热病**

（1）急性肾盂肾炎　王某，男，36岁。病起突然寒战高热，头晕胸闷，泛恶欲吐，腰酸，溲行涩痛，舌苔薄黄，脉象弦数。体温40.5℃。尿常规：有蛋白、红细胞少许，有大量脓细胞。小便培养：革兰阴性杆菌（+）。治疗：初起予疏解清热之剂……服药2剂，壮热虽减，但转为寒热往来，即予小柴胡汤加黄柏、知母各9g，海金沙15g。连服4剂，寒热即净，最后尿常规正常。[俞济人. 江苏中医，1961（2）：26]

**吕按：**淋证热型颇似少阳病，《临证指南医案》有“淋属肝胆”之说。此案以小柴胡汤治淋证而获得疗效。笔者亦有治例如下。

（2）泌尿系感染　阮某，女，52岁，退休工人。2005年1月15日就诊。10天前表现尿频、尿急，尿道疼痛而发热，腰部空痛，且手足心热，烦躁，口苦，舌偏暗苔薄黄腻，脉沉细少力。平时胃口较弱。3日前做尿常规检查：白细胞（+），上皮细胞（+）。处方：小柴胡汤（柴胡20g，黄芩10g，半夏10g，党参15g，炙甘草10g，生姜20g，大枣10枚）加猪苓15g，茯苓30g，泽泻15g，滑石15g，竹叶5g。服药4剂后（1月19日）患者尿道症状均有好转，小便次数减少，尿量增多，腰空痛亦减轻。服药6剂后（1月21日），患者上述症状明显减轻。服药11剂后（1月26日），患者淋证表现消失，腰部空痛及心烦口苦等症状消除。复查尿常规已正常。（笔者验案）

**吕按：**小柴胡汤是和解少阳的主方，少阳统辖胆与三焦，三焦为决渎之官，乃水气通行的道路。邪入少阳，影响三焦水道通调，就会导致气化失常而表现小便不利。小柴胡汤证的或然证之一即“小便不利”。此患者舌苔薄黄腻，表明湿热蕴结下焦，所以治用小柴胡合用猪苓汤去阿胶加竹叶，利水泻热通淋。方证相对，故取得可靠疗效。

## （四）内科病验案

**1. 定时发病**

（1）早餐后发热恶寒2年　杨某，男，54岁。成都市居民。1960年10月来诊。近2年来，每日早餐后发热，体温38℃左右，汗出较多，持续约2小时，热退汗止，即觉畏寒，眩晕，口苦咽干，胸胁苦满，心中烦躁，舌质红苔白微黄腻，脉弦数。经某医院检查，发热原因不明，治疗未见好转。此为少阳证发热，法宜和解少阳，以小柴胡汤加减主之。处方：柴胡 24g，黄芩 10g，法半夏 15g，沙参 15g，甘草 10g，知母 15g，石膏 30g，牡蛎 24g，陈皮 9g，茯苓 12g。上方服 1 剂，热退，诸症悉减。嘱其停药，调养数日而愈。其后，患者与范老常来往，知其病未复发。

**原按**：此病迁延 2 年，如《伤寒论》所谓“柴胡证仍在者，先与小柴胡汤”。兼有郁热之象，故去姜、枣，加知母、石膏以清之。又因胸胁苦满较甚，夹有湿邪，故加牡蛎、陈皮、茯苓，以渗湿化滞散结。(《范中林六经辨证医案选》)

（2）午后寒热往来 4 年　孙某，男，20 岁。1992 年 1 月 8 日就诊。患低热、鼻衄已 4 年之久，累服中、西药治疗无效。患者每于午后寒热往来，其特征是：先是恶寒、头痛，继之发热，体温徘徊在 37.5~38℃之间，随之则鼻衄不止，衄后则头痛，发热随之减轻。面色萎黄，形体消瘦，纳差，口苦，二便尚可，舌边红苔白腻，脉弦细。辨为少阳经郁热内伏，迫动营血，血热妄行之证。治宜和解少阳邪热，清火凉血止衄。用柴胡 15g，黄芩 10g，水牛角 15g，丹皮 12g，白芍 20g，生地 30g。服 7 剂，寒热不发，鼻衄亦止。唯口苦，脉弦仍在，又与小柴胡汤加白芍、丹皮而愈。(《刘渡舟临证验案精选》)

**吕按**：本案处方取小柴胡汤之主药柴胡、黄芩合犀角地黄汤。本案善师古代圣贤之方法，无伤寒、温病门户之见，熔经方、时方于一炉，切合临床之实际，故取良效。

（3）食后喘作数月（神经性哮喘）　白某，女，49 岁，水泥厂职工，因每于饭后气喘胸闷，发作甚剧，为此不能正常进餐，只好将食物纳口中反复咀嚼数十次后自然消尽咽下。曾为此求医于广州、上海、北京等地，医治数月不愈，痛苦万状。曾诊断为“自主神经紊乱”“神经性哮喘”等。余诊之：询知其病发生于恼怒之后，症见胸闷不适，善叹息，脉弦，苔白。每于食后喘作，无其他明显不适。余思《素问·阳明脉解篇》“阳明厥则喘”之训，认定本证为肝郁气滞、气郁在肝，气逆于胃，气阻于肺，又因肝之经脉夹胃，上贯膈，遂发食后气喘胸闷。治以小柴胡汤加减，疏肝和胃。处方：柴胡 10g，黄芩 10g，半夏 15g，生姜 6g，党参 6g，杏仁 10g，枳实 10g，炙甘草 6g。服 3 剂不效。余再诊之，仍以为是，继投原方将柴胡用量加至 25g，服 3 剂后病愈。2 年后该患者之夫出差至京，特面告其妻病愈未发。

**原按**：通过本病例，可以说明两点：一，小柴胡汤确有疏肝和胃之良功；二，使用小柴胡汤，方与病证应相符，但若药量不当，或是柴胡之用量不妥，亦难奏效。仲景所载小柴胡汤原方中的柴胡用量为“半斤”（约合今日 24g 左右），应当引起注意。目前，大有“柴胡劫阴”之说，遂使一些医者畏劫阴之说而多避之不用。或虽用而量亦微，轻至 3g 或 6g，不知此量用以升举中气可偕参芪之行，佐归芍可以疏肝柔肝之用，若用之清解肝胆郁热，何能奏效？余临证常用小柴胡汤加减治疗内、妇、儿科，其成人一般用量多在10~12g左右。倘若有典型的肝胆气郁之患，常用至25g左右，获效甚捷，从未见劫阴之弊。倘若病家素有肝阴亏损，舌红，脉细者，自当慎用柴胡，而一般香附、川楝子等理气疏肝之品亦当少用，不独柴胡耳。若肝郁而阴不足者用柴胡，其用量要轻，并须配鳖甲、白芍、当归等养阴血之品。(《伤寒论临床应用五十论》)

**吕按：**本案体现了审因辨证论治之疗效。“原按”为活用小柴胡汤经验之谈。

（4）秋末咳嗽40年　孙某，女，47岁，家庭妇女。1970年来诊。从小咳嗽至今，历40年，每年秋末发作，冬季较甚，夏季自愈。在发作期间，昼轻夜重，甚则难以入眠，痰多而稀，喉咙发痒，其神色形态无明显病容。窃思此病已数十年，患者服药较多，不见效果，一般治咳之剂均已用过，若不另想方药，恐难取效。忆起陈修园《医学实在易》治咳论中有云：“胸中支饮咳源头，方外奇方勿漫求，更有小柴加减法，通调津液治优优。”考虑用此方较为合适。遂欣然疏方，以观其效。处方：柴胡9g，半夏9g，黄芩9g，党参9g，五味子9g，甘草6g，生姜9g，大枣4枚。水煎服。服上方1剂即能安然入睡，服4剂后咳嗽已去大半，继服数剂而咳止。[张磊．河南中医学院学报，1979（4）：31]

**吕按：**本案方证相应，40年之久咳数剂而愈！其得益于博览与强记。陈修园对仲景书融会贯通，其歌诀言简意赅，值得背诵。小柴胡汤方后注即有“若咳者，去人参、大枣、生姜，加五味子半升、干姜二两”。

（5）申时热发痛作　彭璞山令郎，年20岁，患腹痛。每日申刻发热，腹乃大痛，上及胸胁，烦躁不安，夜不成寐，至天明则热退痛止，无汗，微渴。余见其色黑而瘦，两脉弦数无力，饮食不进，不能起床。念多日前所服药，均术、附、香、砂之类。因语之曰：此木为土郁，木来克土，则腹痛而及胸胁者，肝脾部位也。至申酉便发者，木气已困，至金气得令之时，木气又为金伤，而不甘于受制，则热发痛作，因木以愈困而愈横也。少阳、厥阴经证，无不皆然。为用小柴胡汤加酒白芍五钱，2剂热退痛减，4剂痊愈。[《二续名医类案》(姚龙光)]

**吕按：**每日之申时是15至17点，酉时是17点至19点。其以五行说理似乎抽象。其为平脉辨证，处方加白芍（为“止痛”专药），为取效之关键。

（6）每晚发热及左乳下痛3个月　毛某，年十几岁，一日肩舆至余馆，形色瘦暗，须持掖乃能行。问之则曰：患儿每晚发热，汗出，左乳下痛，夜不能寐，卧病学舍已三月矣。医者皆谓虚劳，治愈剧，未审有方救济否？脉之弦结，舌苔淡白，即令解衣，视乳下皮色如常，又不觉冷热，以手按之则愈痛。余曰：

“痛处是否受伤？”曰：“未也，唯三年前与同学戏，为其推压案角，正着乳下，患处疼痛，以药敷治而愈，至今年则未受何伤。”余曰：“病根在此，瘀血内伏，不发痈即成痨，迄今图之，保无他虑。”授小柴胡加归、芍、桃仁、红花、荆芥炭、延胡索、青皮，嘱其服药后，以大便下尽黑粪为度，逾一月，以书来谢，曰：“药完3剂，下黑粪甚多，病如失矣。”[《二续名医类案》（萧伯章）]

吕按：本案辨“瘀血内伏”之要点有四：有“推压”外伤史，一也；望之“形色瘦暗”，二也；问之“每晚发热”，三也；“以手按之则愈痛”，四也。小柴胡汤为治定时发病之专方，加入治血行气药，瘀血从大便而去，病如失矣。

（7）手足心刺痛，子夜加重半个月　张某，女，21岁，河北望都县人。2001年7月13日诊。主诉手足心刺痛半个月，在子夜前后（23点~1点）加重，日间较轻。舌淡苔薄白，脉细而少力。查血红蛋白6g/L。琢磨再三，忽有所悟，考虑手足为人体之末端，阴阳之气交接于此，而子夜正是天地阴阳之气消长之时，其枢机不利，故此时病加重。治用交通阴阳法。处方：柴胡30g，黄芩10g，清半夏10g，党参10g，生姜20g，大枣10枚，炙甘草10g。4天后电话随访：服药2剂，症状明显减轻；服4剂后，子夜已不再发作手足心刺痛。（笔者验案）

吕按：以上定时发病者七例，发病时间最短者半个月，最长者40年，其间或数月，或数年；发病年龄有少年，有青年，多是中年人；发作时辰有早餐后、午后、晚上、子夜，以及历40年之秋末发病；发病症状有寒热往来、有喘、有咳、有痛等。但七则案例最突出的共同特点是“定时发病”，这是选用小柴胡汤化裁治之的关键。

**2. 高热（寒热往来）**

（1）无名高热　1972年治一男性中年病人，主诉为反复发作性高热已近2年。每于发作时先感发冷，继则发热，并咳吐血痰，体温高达39℃以上，共热3~4天或1周，用抗生素治疗2~3天，即可退烧。但过7~10天后仍发作如前。如此反复发作已近2年。经多家医院多次做心肺等检查，均未见异常，亦未能治愈。本次来就诊时，已是发作后的第六、七天，自觉又要发作。舌质、舌苔均未见异常，双手脉象均弦。据其定时寒热，六脉皆弦，诊为少阳郁热之证，治用和解少阳，清热凉血法。以小柴胡汤加减。处方：柴胡22g，黄芩12g，半夏9g，党参12g，地骨皮12g，青蒿12g，白薇12g，生地12g，白及9g。水煎服，初诊投3剂。二诊时，情况良好，已距上次发作10余天，一直未再发作，六脉弦象渐退，仍投上方，减柴胡为12g，再服3剂。又过8天后追访，病已痊愈，未再发热。又过20多天，再去家中随访，一直未再复发，也没有欲发病的感觉，正常上班，精神健旺。

**原按：**小柴胡汤在临床上很常用，我曾以本方随症加减治愈不少疑难病证。(《焦树德临床经验辑要》)

**吕按：**本案发热虽已近2年，但其主症“定时寒热”为柴胡证，脉弦为少阳病之主脉，故以小柴胡汤加减治之而愈。

(2) 过敏性休克高热 荣某，男，52岁，售货员。患者于1983年2月22日因患门静脉性肝硬化，合并上消化道出血、腹水而住院，拟手术治疗。3月30日由静脉输入血浆200ml后，出现寒战、心悸、恶心、呕吐、头痛、高热(体温升至40℃以上)，脉搏140次/分钟，血压80/30mmHg。诊断为“过敏性休克”。即刻注射异丙嗪、肾上腺素、地塞米松、多巴胺、间羟胺等抢救。虽已抢救7天，但仍要用浓度较大的升压药(在500ml 5%葡萄糖中加100mg多巴胺、40mg间羟胺，滴速25滴/分钟)，才能维持血压90/60mmHg，体温为37.5℃，口腔内及舌上溃疡，尿多不能控制，病情危重，故于4月5日特请我急去会诊。时见患者胸胁苦满，口苦咽干，寒热往来，头晕恶心，不思饮食，口舌生疮，颊内及上腭均有白色疱疹，小便黄而量多(每日3170ml)，舌苔白厚腻，脉细无力。辨证分析：此证系邪据少阳，阴阳失调，虚火上炎而致。治宜和解少阳，燮理阴阳，引火归原，佐以清心热之法。选用小柴胡汤加减：柴胡12g，黄芩10g，半夏10g，党参20g，沙参9g，生地10g，木通6g，紫肉桂2g，连翘10g，川黄连6g，升麻6g，地骨皮6g。服上方1剂后，升压药物用量减少亦能维持血压正常，呼吸平稳。4月8日二诊：服2剂药后，口腔溃疡减轻，尿量减少(每日1700ml)，能进饮食，口疮已结痂。舌苔尚白厚，脉略弦。再守原法，上方去升麻，加竹叶9g，佩兰12g。3剂继服。4月11日已不用升压药物，患者血压仍稳定在正常水平，体温、小便正常，余症均除。

**原按：**对本例患者的抢救，我并没有着眼于选择具有“升压”作用的药物，如麻黄、附子、肉桂、桂枝等，而是从整体观念出发，根据四诊所得，分析其证候特点，知其为邪据少阳而采用了小柴胡汤加减。阴阳气血趋于平衡，血压也自然得到了恢复。

我从医50余载，在方剂的灵活运用方面，积有一些心得体会，常把经方、时方、验方、单方的长处结合起来创组新方。以上就是我灵活运用小柴胡汤的治例之一。(《焦树德临床经验辑要》)

**吕按：**本案取效之关键有二：一是抓主症，患者具备了少阳病之提纲证与小柴胡汤证；二是活用经方而“创组新方”。

(3) 胆管癌术后高热 芦某，男，61岁。患者因纳呆腹胀，全身黄疸进行性加重1个月，在某医院外科诊断为“胆管癌”。于1994年5月17日住院。原拟行胆总管切除术，术中因癌肿扩散，改行胆囊切除，体外胆汁引流，部分胆汁回输，术后黄疸减轻，但刀口愈合不良，术后第8天出现寒战高热，发作有时，查疟原虫排除疟疾。用多种抗生素、支持疗法等治疗一月余发热不退，于7月15日转入我院。入院后诊为内伤发热，投以苦寒清热，益气养阴之剂治疗十余日，体温仍不降，仍于每日下午或晚上寒战高热，体温高达40℃，口苦咽干，胸脘痞满，纳呆食少，全身皮肤发黄，舌红苔黄，脉弦。考虑患者久病术后，正气不足，感受风寒之邪后无力祛邪外出，化热入里伏于少阳经脉发为本病，投以小柴胡汤加减：柴胡15g，黄芩12g，半夏12g，太子参20g，青蒿20g，丹皮15g，茵陈30g，甘草6g，生姜3片，大枣5枚。日1剂，水煎服。服药2剂，体温下降至38℃，诸症皆减。续服5剂，体温正常，但仍纳呆食少，全身黄疸，改投他方治疗。[孟中安．中华中医药学会第二届仲景学术思想研讨会，1995：370]

吕按：本案不拘于癌症之诊断，抓主症，辨病机，方证相应，以小柴胡汤加减，更加切合病情，故治之热退矣。

**3. 肝胆气郁证**

（1）肝木乘土　太守朱阳山，因怒，腹痛作泻，或两胁作胀，或胸乳作痛，或寒热往来，或小便不利，饮食不入，呕吐痰涎，神思不清。此肝木乘脾土，用小柴胡，加山栀子、炮姜、茯苓、陈皮、制黄连（黄连、吴茱萸等分，用热水拌湿，淹二三日，同炒焦，取连用），一剂即愈。(《名医类案》)

吕按：本案说“一剂即愈”，难免言过其实，“愈”可理解为“效”。方中加白芍如何？

（2）肝火血热　一妇人因怒，寒热头眩，或耳项胸胁胀痛，或少腹阴道闷坠，或小便频数下血。此属肝火血热，先用小柴胡汤，加炒黑山栀、川芎、当归、车前，二剂，诸症顿退。又用加味逍遥散，补其阴血而愈。(《名医类案》)

吕按：怒伤肝，肝郁化火，此案诸症皆肝胆经郁热证候。其“小便频数下血”者，以少阳主胆，亦主三焦。“三焦者，决渎之官，水道出焉”，少阳郁热，影响三焦水道通调，故可致尿频及尿血。如此肝胆火盛证候者，是否用龙胆泻肝汤更切合病机？

（3）胁下肿痛　薛己治一妇人，胁下肿痛、色赤、寒热。用小柴胡加芍药、山栀、川芎，以清肝火而愈。但经行之后，患处仍痛，用八珍汤以补气血而安。若因肝胆二经血燥所致，当用小柴胡加山栀、胆草、芎、归主之。久而脾胃虚弱，补中益气为主。若兼气郁伤脾，间以归脾汤。朝寒暮热，饮食少思，须以逍遥散为主。(《名医类案》)

吕按：本案以小柴胡汤加味着重“清肝火”。但经行后胁痛，为肝血虚少，不荣则痛，故补虚可止痛。

（4）胁痛　咳嗽　一娠妇因怒，咳嗽吐痰，两胁作痛，此肝火伤肺金。以小柴胡汤加山栀、枳壳、白术、茯苓，治之而愈。但欲作呕，此肝侮脾也。用六君子汤加柴胡、升麻而愈。(《续名医类案》)

吕按：本案加白术、茯苓，既健脾化痰，又培土生金。

（5）疟母　疟后胁下积痞不消，下连少腹作胀。此肝邪也。当以法疏利之。人参、柴胡、青皮、桃仁、茯苓、半夏、甘草、牡蛎、黄芩、生姜。

诒按：此小柴胡法也。加青皮以疏肝，桃仁以和瘀，牡蛎以软坚，用意可云周到。唯少腹作胀，乃肝邪下陷之证。若再加川楝子、归尾、延胡，似更完密。

邓评：疟母以此法缓消，极称妥善。想其不用仲圣之鳖甲煎丸者，良以中虚作胀故也。再合金铃子散亦未尝不可。[《增评柳选四家医案》(尤在泾)]

吕按：小柴胡汤为和解少阳主方，由于本方具有助正达邪之功效，故许多外感、内伤之患，及五脏、六腑之疾，凡属于正虚邪恋者，皆可以本方变通治之。尤氏治疟母此案，即活用小柴胡汤法也。

（6）腹痛　邑东台屯村蒋某，年将弱冠，患腹痛，时痛时止，痛时手足皆青，冷汗淋淋，呼天喊地，求死不得。诊其脉知系肝气郁结，木不条达。遂用小柴胡汤：酒炒柴胡120g，白芍60g，香附30g，当归18g，青皮15g。水煎服。1剂稍轻，4剂痊愈。(《二续名医类案》)

吕按：此案治方妙也！妙在仅取小柴胡汤之君药，重用之以疏达气机而“治心腹肠胃中结气……推陈致新”，并重用酸苦涌泻之白芍为臣以养血柔肝而“治邪气腹痛，除血痹……止痛”，随后三味皆为佐药，皆具辛味以助柴胡调气，且当归和血又助白芍理血也。

（7）胁痛　吐血　本城内吴姓女，年19岁。被诬奸情事，出堂就审，女恃理直气壮，触犯县尊，恼羞变怒，横加严刑拷打，任死不屈，三堂后无二词。大冤昭雪归家，愤恨郁怒，大病在床，两胁疼如刀刺，时上冲心，口吐鲜血。每日夜四五发，每一次辄疼死，约半小时方能苏醒。诸医治法，均是止血止疼之药，服二十余剂罔效，后事已备，待死而已。又过三日，病仍旧，无奈请余诊疗。诊得肝脉沉弦有力，直冲至寸部，脾脉滑数微虚，知属郁怒伤肝，木旺土衰，脾虚生痰。此证应疏肝调气为主，清利脾热化痰为标，用小柴胡汤重剂加减：柴胡（酒炒）240g，白芍（酒炒）60g，法半夏（姜炒）10g，香附（酒炒）12g，郁金10g，乌梅3个，牙皂3g。水煎服。服1剂病去二四，共服4剂，诸症消除。(《二续名医类案》)

吕按：此案病因明确，为烈性女子蒙受“大冤……愤恨郁怒……郁怒伤肝”也！肝脉弦劲，为木失条达，郁结壅滞之象也。故以小柴胡汤之柴胡原量八两服下，本案药量非重用难以解肝之郁。

上述两案，腹痛之甚，痛不欲生；胁痛发作，疼至欲死。病重则药量应大，两案柴胡之重，量大惊人而疗效卓著！这启示读者，临床上在辨证准确、治疗得当，但疗效不佳时，可效法此案，适当加大方药剂量，以期增效。

（8）瘀血胁痛误治　虞恒德治一人，年四十余，因骑马跌仆，次年，左胁胀痛，医与小柴胡汤，加龙胆草、青皮等药，不效。诊其脉，左手寸尺皆弦数而涩，关脉芤而急数，右三部，唯数而虚。虞曰：明是死血症（脉涩为血少。又云：失血之后，脉必见芤。又曰：关内逢芤则内痛作，论脉固属血病，然断之曰死血，亦因跌仆胁胀痛故耶？）。用抵当丸一剂，下黑血二升许，后以四物汤，加减调理而安。(《名医类案》)

吕按：治病必求于因，必求于本。此案病因跌仆，伤之重者，必致血瘀，瘀血不去，久之则成“死血”，仲景书称曰“干血”。肝为藏血之脏，肝气行于左，外伤引发内脏血瘀，瘀血碍气，肝气失于条达，故“左胁胀痛”。胁痛之本为血瘀，标为气滞，故以小柴胡汤加味舍本治标法“不效”。抵当丸本为治“太阳随经，瘀热在里”之蓄血证的缓治方。根据异病同治之大法，善于攻逐瘀血的抵当丸，将虫类逐瘀通络药（水蛭、虻虫）与草木类活血化瘀药（大黄、桃仁）并用，此乃治瘀血重病之仲景心法。服了抵当丸，“晬（zuì，音醉）时（周时，即一昼夜）当下血，若不下者，更服”。服之“下血”，乃瘀血得去之验。此案“下黑血”，久瘀之血也。

**4.“有柴胡证，但见一证便是，不必悉具”**

（1）呕而发热　李某，女，38岁。长期呕吐，兼见低烧，服药已百余剂不效，舌苔白滑，当时有进修医生陈君在侧，问曰：“此何证也？”余曰：“呕而发热者，小柴胡汤主之。”果服3剂而呕止烧退。[佚名．中医杂志，1978（1）：18]

吕按：呕而发热，为少阳郁热犯胃所致。刘渡舟先生以小柴胡汤3剂而愈。此正如林亿等在《金匮要略方论》序中所说：“尝以对方证对者，施之于人，其效若神。”

（2）胁痛　尤某，女，50岁。患者周身游走憋痛3年多，月经前较重。近1年多来日有发展，两胁部疼甚，步履艰难，稍一行动即需家人扶持，咳嗽、吸气、翻身转侧时疼不可忍。脉弦数，舌质深红两侧沿有瘀斑，两胁下痛不可触。治以小柴胡汤加当归、川芎、丹皮理气解郁，活血化瘀。加减化裁共服20余剂，两胁疼痛基本消失，唯四肢疼痛未愈。(《经方发挥》)

（3）头晕　田某，男，40岁，教师。患者在建校时被椽木击伤头部，曾昏迷半个月之久，经抢救治疗苏醒后即遗留头晕症，不论坐、卧、行走，头不敢转动，否则即天旋地转，有摇摇欲仆之势，晕甚时耳鸣、恶心、呕吐，已达4年之久。经医院多方治疗未愈。患者面白无华，神情呆钝，易于惊恐，间作失眠、心悸，有时因心悸而致夜不得入睡，记忆、智慧锐减。经服小柴胡汤加当归、川芎、白芷等，共治疗2个月痊愈。(《经方发挥》)

吕按：以上二案，前者为气滞血瘀，肝脉失和，以小柴胡汤加活血药而痛止。后者为脑震荡后瘀阻清窍，肝胃失和，以小柴胡汤加当归、川芎活血化瘀，及白芷芳香通窍而获效。

（4）磨牙　周某，男，16岁，中学生。1981年4月2日就诊。病者学习、生活均正常，无明显病态，唯夜间磨牙。其磨牙的势态，竟可吵醒同房间的小同学，日复一日，同学有异议，故来求治。察其体态健壮，唯自觉疲劳，精神较差，口苦，咽干，舌淡红，脉缓有力。姑拟小柴胡汤加味试治：柴胡10g，太子参15g，黄芩10g，法半夏10g，炙甘草5g，大枣3枚，浮小麦20g，生龙牡各15g，郁金10g。水煎每日1剂，分2次服。嘱服5剂。时隔3个月，偶遇其父，告之，孩子服5剂药后，磨牙即消失，亦未反复，未再服药，甚赞中药之神奇！(《伤寒实践论》)

吕按：本案患者所诉之症，除磨牙之外，唯一可以作为用小柴胡汤的根据，是“口苦，咽干”。把磨牙与口苦、咽干联系起来，可知磨牙为少阳胆火亢旺所致，故用小柴胡汤治之而愈。

（5）少阳病（黑色素瘤）　举一个近期看的病例，这个病人是专程从桂林赶来就诊，西医诊断是“黑色素瘤”，恶性程度很高的肿瘤。手术以后，又广泛地转移，已转移至肺脏和腹腔。最近3个月来疼痛非常厉害，要吃强效止痛药，打吗啡最多也只能顶3个小时。不打麻醉剂，不服止痛药，晚上根本没法睡觉。近来又出现恶心呕吐，一点东西也不想吃，口很苦。以上这些就是病人的症。……除了上述的这些证以外，右脉沉细弱，左脉弦细略滑，二便还可以。从这些症里，你明白了什么？你看到了什么？西医说这是黑色素瘤的广泛转移，你不要也跟着叫黑色素瘤，这个与中医的病名风马牛不相及。从上述这些症，提示他应该与少阳相关，属少阳病的可能性大。一个口苦，一个默默不欲饮食，一个心烦喜呕，一个脉弦细，少阳证的很多证据都齐备了，对这样一个病你不从六经去考虑，你不从少阳去考虑，你只考虑他黑色素瘤，就不对了。这个病就从少阳去考虑。但是，病人的舌苔白厚腻，六气中还兼湿，所以，从少阳挟湿去考虑。开了小柴胡原方加上《太平惠民和剂局方》平胃散，再加了浙贝和卷柏，就是这么一个简单的方子，方开出去以后，不到3天就有了反馈，病人的丈夫给我打电话，说服药以后的效果非常好，疼痛大大减轻，这两天不用打吗啡，也不用服止痛药，晚上能够安然入睡，而且呕吐基本消除。

原按：大家想一想，对于这样一个高恶性程度的肿瘤病人，姑且不论她以后的走向会怎么样，单就这个疗效就很不一般了。吗啡和强效止痛剂都难以减轻的疼痛，一个小小的柴胡汤、平胃散就给大大地减轻了，这说明一个什么问题呢？这只能说明证的重要，只能说明辨证的重要，只能说明随证治之的重要。在你看来这是一个黑色素瘤转移引起的疼痛，而在我看来这是少阳的问题。少阳出了问题，那这个少阳领地的气血流通就会发生障碍，就会出现不通，不通则痛。你现在调整了少阳，少阳的问题解决了，少阳领地的气血流通没有障碍了，他怎么还会疼痛？但你凭什么知道这是少阳的问题呢？凭的就是这个证，中医不能丢掉辨证。中医的证值得我们花大力气去研究，《伤寒论》讲辨病脉证，病主要通过脉症来反映、来把握。张仲景提到一个很重要的治病原则就是："观其脉证，知犯何逆，随证治之。"（《思考中医》）

吕按：本案平脉辨证，认定是少阳病，小柴胡汤证；望舌为湿浊中阻。治之以经方与时方合用，切合病情，故服之取得止痛之疗效。

## （五）妇人病

### 1. 热入血室

（1）热入血室主症主方

一妇经来适断，寒热往来。以小柴胡汤二服，寒热即止。继以四物汤，数服而安。（《名医类案》）

雷妇于农忙时，经虽行，仍复参加劳作。晚浴用水稍冷，致感受风邪，经行遂止，次日发寒热，其夫用辛温药汗之，白天人尚安适，只觉胸胁满痛，口苦微干，夜复寒热，神昏谵语，如见鬼状，历时旬日未解。延余往诊，其夫备述病程始终，因此处予小柴胡汤去半夏加丹皮、鳖甲、生地、栀仁、桃仁、红花等，3剂而愈。[赵守真. 新中医，1963（5）：32]

吕按：血室空虚，冷浴外邪乘虚而入，以致经血内结。心主血脉，又主神明，血结不行，可见神志症状。以小柴胡汤加减助正达邪，凉血活血，方证相对，故取效甚捷。

（2）热入血室变治法　虞恒德治一少妇，夏月行经，得伤寒似疟，谵语狂乱（此行经在先而病在后）。诸医皆以伤寒内热，投双解散、解毒汤，服之大汗如雨，反如风状，次以牛黄丸、金石之药，愈投愈剧。一日，延虞诊视，脉弦而大。虞思伤寒内热狂乱，六阳俱病，岂不口干舌黑，况脉不数，病体扪之，或热或静，其腹急痛。意必有内伤在前，伤寒在后。今伤寒得汗虽已，内伤则尚存故也。因细问之，患者曰：正行经时，因饮食后多汗，用冷水抹身，因得此症。方知冷水外闭其汗，内阻其血，邪热入室，经血未尽，血得邪热，乍静乍乱，寒热谵语，掉眩类风，须得玉烛散下之而愈（玉烛散：四物加大黄、朴硝，非大便燥结不可用），下后，谵语已定，次以四物、小柴胡汤，调理五日，热退身凉，其患遂瘳。（《名医类案》）

**吕按：**此案审病求因，辨证论治，随证变法，先以玉烛散之四物调经血，黄、硝下内结之蕴热，“次以四物、小柴胡汤调理”未调之气血及未尽之余邪。如此治法，乃热入血室之变治法。

（3）热入血室类证　张仪表令爱发热，经水来，昏乱谵语，如见鬼状，投小柴胡汤增剧。询其病情云：“醒时下体恶寒，即愦时亦尝牵被敛衣。”因语此证，平素必患带下，且完姻未久，隐曲之事未免过当。复值经水过多，精血两亏，阴阳并竭。其恶寒发热，由阴阳相乘所致，非外感邪热深入也。投发散清热，证同亡阳。《伤寒论》云：“亡阳则谵语。”《内经》云：“脱阳者，见鬼是也。”用肾气丸，早晚各二钱，神气即清。随以苁蓉易桂、附，数剂痊愈。（《续名医类案》）

**吕按：**此案证候类似热入血室，而“非外感邪热深入也”。乃因新婚房劳伤肾，“复值经水过多，精血两亏，阴阳并竭”，而表现恶寒发热等类热入血室证候。肾精（阴）亏虚，阴损及阳，阴阳两虚者，为肾气丸证，故用之而获效。

**2. 月经不调**　薛立斋治一妇人，因怒，经事淋沥，半月方歇。遇怒，其经即至，甚则口噤筋挛，鼻血头痛，痰涎搐搦，瞳子上视。此肝火炽甚，以小柴胡汤加熟地、山栀、钩藤治之，后不复发。（《续名医类案》）

**吕按：**此案因怒，气郁化火，肝火炽盛，波及血分而月经不调。治用小柴胡汤加熟地补血虚，山栀解火郁，钩藤止痉挛。以方测证，不仅火甚，并且正虚。

**3. 痛经**　郝某，女，22岁，学生。肝气素郁，经常胸胁发满，胃脘作痛，每至月经来潮之时，小腹拘挛作痛，月经色黑有块，舌苔薄白，脉弦细。此乃肝气郁结，血脉受阻所致，宜疏肝和血止痛。处方：柴胡12g，赤白芍各10g，炙甘草6g，党参6g，生姜10g，半夏10g，当归尾12g，泽兰10g。连服6剂，诸恙皆瘳。（《刘渡舟临证验案精选》）

**吕按：**本案患者“肝气素郁”，失于条达，故胸胁作满；木郁土壅，胃失和降，故胃脘作痛；肝主藏血，气郁而血行不畅，故经来腹痛。处方师法小柴胡汤方后注所云：“若腹中痛者，去黄芩，加芍药三两。”贵在处方重用赤白芍，并加泽兰、当归尾以活血通经益佳。

**4. 妊娠病**

（1）妊娠淋证　一妊妇小便作痛，其胎不安，气攻左右，或时逆上，小便不利，用小柴胡汤加青皮、山栀，清肝火而愈。后因怒，小腹胀满，小便不利，水道重坠，胎仍不安，此亦肝木炽盛所致。用龙胆泻肝汤一剂，诸症顿愈。乃以四君子加柴胡、升麻，以培脾土而安。（《续名医类案》）

吕按：叶天士有“淋属肝胆”之说。淋证者，尿频、尿急、尿痛。此案“妊妇小便作痛”等，用小柴胡加味治之而愈。此案还告诉我们，肝火轻者，小柴胡汤为主方；肝火盛者，龙胆泻肝汤为主方。

（2）妊娠尿血　一妇妊娠六月，每怒气便见血，甚至寒热头痛，胁胀腹痛，作呕少食。薛（立斋）谓寒热头痛，肝火上冲也；胁胀腹痛，肝气不行也；作呕少食，肝侮脾胃也；小便见血，肝火血热也。用小柴胡加芍药、炒黑山栀、茯苓、白术而愈。（《名医类案》）

吕按：本案之病机分析，言简意明。处方之味：栀子清肝火，白芍柔肝止痛，“见肝之病，知肝传脾，当先实脾”，故以白术、茯苓助小柴胡汤中之参、草、枣益气健脾也。

（3）妊娠吐血　一妇妊娠因怒，吐血块，四日不止，两胁胀痛，小便淋涩。此怒而血蓄于上部，火炎而随出也。胁胀腹痛，小便淋涩，肝经本病也。用小柴胡合四物，四剂而止，却用六君子、安胎饮调理而安。（《名医类案》）

吕按：本案与上案之病因，皆因怒气伤肝而化火，火热逼迫血行流溢，故或尿血，或吐血。见血非止血，清火即可止血，上案加栀子，本案亦应加之。

### （六）男科病

**1. 阴囊肿痛**

①司厅张检斋阴囊肿痛，时发寒热，若小腹作痛，则茎出白津。用小柴胡，加山栀、胆草、茱萸、芎、归而愈。（《名医类案》）

②一男子患囊痈，肿痛发热，以小柴胡汤加黄连、青皮，四剂少愈，更以加减龙胆泻肝汤而愈。（《续名医类案》）

③一男子囊痈，脓热作胀，致小便不利。令急针之，以小柴胡汤加黄柏、白芷、金银花，四剂少愈，更以托里消毒散，数剂而痊。（《续名医类案》）

吕按：上述三则案例以小柴胡汤加味治之而愈。但若囊肿较重，形体强壮者，以龙胆泻肝汤清泻热毒，功用更强，可适当加味。

**2. 茎中作痛**　薛立斋治庶吉士刘华甫茎中作痛，或出白津，或小便秘涩，先用小柴胡加山栀、泽泻、黄连、木通、胆草、茯苓二剂，以清肝火、导湿热，诸症渐愈。因劳倦，忽寒热，用补中益气汤治之而安，又用六味丸以生肝血、滋肾水，诸症痊愈。（《名医类案》）

吕按：本案必素体不足而患茎痛，故以小柴胡汤加味治之渐愈。转方用补中益气汤、六味地黄丸，皆以扶正为主也。

**3. 悬痈**

①一男子患悬痈，脓不溃，胀痛，小便不利，急针之，尿脓皆利。更以小柴胡汤加黄柏、白芷、金银花，四剂痛止，以托里消毒四剂而愈。常见患者多不肯用针，待其自破。殊不知紧要之地，若一有脓，宜灸针之，使毒外发，不致内溃。故前人云："凡疮，若不针烙，毒结无从而解，脓瘀无从而泄。"又云："宜开户以逐之。"今之患者，反谓地部紧要，而不用针，何其悖哉！（《续名医类案》）

**吕按：**明代龚廷贤《万病回春》说："悬痈者，此疮生于谷道外肾之间，初发甚痒，状如松子，四十日赤肿如桃。迟治则破，而大小便皆从此出，不可治矣。"此案表明，针灸与方药，乃中医学治病的两套方法，应结合应用，以提高疗效。

②一男子患此症（指悬痈），肿痛发热，以小柴胡汤加黄连、青皮，四剂少愈，更以加减龙胆泻肝汤而消。（《续名医类案》）

**吕按：**本案初诊即用龙胆泻肝汤化裁如何？

**4. 下疳**

①薛立斋治一男子下疳，肿痛不消；一男子溃而肿痛，发热，小便秘涩，日晡或热；一小儿肿痛，诸药不应。俱以小柴胡汤吞龙荟丸，数服而愈。（《续名医类案》）

②一男子患下疳，肿硬焮痛，寒热。先以人参败毒散，二剂而止。更以小柴胡汤加黄连、青皮，治之而愈。（《续名医类案》）

③一男子患下疳，溃而肿痛，小便赤涩。以加减龙胆泻肝汤加青皮、黄连，二剂少愈。又以小柴胡汤加知、柏、当归、茯苓，数剂而愈。（《续名医类案》）

④一男子患下疳，溃而肿痛，发热，日晡尤甚。以小柴胡汤加黄连、知母、当归而愈。（《续名医类案》）

⑤一男子患下疳已愈，唯茎中一块不散。以小柴胡汤加青皮、荆、防服之，更以荆、防、牛膝、首乌、滑石、甘草各五钱，煎汤熏洗，各数剂而消。（《续名医类案》）

⑥王锦衣年逾四十，素有疳疮，焮痛倦怠。用小柴胡汤加黄连、黄柏、青皮、当归而愈。（《续名医类案》）

**吕按：**下疳属于性病，分硬性和软性两种。硬下疳是梅毒初期，生殖器、舌、唇等形成溃疡，病灶的底部坚硬而不痛。软下疳在生殖器外部形成溃疡，病灶的周围组织柔软而疼痛。下疳之辈必正气不足，疮肿邪毒难以消除，故以疏邪与扶正为大法的小柴胡汤为主方加味治之。

5. **梅疮**

①一童子外肾患此症，延及小腹数枚，作痛发热，以小柴胡汤吞芦荟丸，更贴神异膏，月余而安。(《续名医类案》)

②一男子阴茎患此症，肿痛。先以导水丸、龙胆泻肝汤各四服，少愈。再以小柴胡汤加黄柏、知母、苍术，五十余剂而平。(《续名医类案》)

③一男子患此症，阴茎肿溃，小便赤涩，肝脉弦数。以小柴胡汤加木通、青皮、龙胆草，四剂，又服龙胆泻肝汤，数剂而痊愈。(《续名医类案》)

吕按：所谓梅疮很可能就是梅毒，亦属性病范畴。由以上三则案例可知，小柴胡汤与龙胆泻肝汤为治疗"梅疮"的有效方剂。

6. **阳痿**　李某，男，32岁。年龄虽壮，却患阳痿。自认为是肾虚，遍服各种补肾壮阳之药，久而无功。视其两目炯炯有神，体魄甚佳，而非虚怯之比。切其脉弦有力，视其舌苔则白滑略厚。除阳痿外，兼见胸胁苦满，口苦，心烦，手足冰冷。细询患病之由，乃由内怀忧恚心情，久而不释，发生此病。肝胆气郁，抑而不伸，阳气受阻，《伤寒论》所谓"阳微结"也。气郁应疏之达之，而反服补阳壮火之品，则实其实，郁其郁，故使病不愈也。当疏肝胆之气郁，以通阳气之凝结。柴胡16g，黄芩10g，半夏14g，生姜8g，党参10g，炙甘草10g，白芍15g，枳实12g，大枣7枚。仅服3剂而愈。

原按：……肝主筋，其经循阴器；肾藏志，为作强之官，技巧出焉。肝肾一体，乙癸同源，肝胆气郁，疏泄不利，阳气受阻，则使阳痿不举。王节斋说："少年阳痿，有因于失志者……"。本案选小柴胡汤与四逆散合方，必以斡旋气机为要，使枢机一开，阳痿可愈矣。(《刘渡舟临证验案精选》)

吕按：读罢案例与原按，不禁拍手叫好！好就好在对阳痿患者治病求因，四诊合参，平脉辨证，以小柴胡汤与四逆散合而治之愈。如此不落俗套之方法，开拓思路，增人智慧也。

## （七）外科病

1. **项痈**　一妇人项患痈，焮痛，发寒热，以荆防败毒散二剂少愈。以小柴胡汤加连翘、牛蒡、桔梗，四剂而消。(《续名医类案》)

2. **结核**

①一妇人因怒，肢体结核，睡中发搐，左关弦洪，此肝火血燥筋挛。当清肝火养元气，遂用加味小柴胡汤、加味逍遥散，渐愈。又用八珍汤加丹皮、柴胡、山栀、钩藤而愈。(《续名医类案》)

②一妇人项患五核，时常寒热，肝脉弦长，而出寸口，此血盛无耦之症也。用小柴胡汤加生地、乌梅，治之而愈。（按：阴虚者，每见此脉，治宜壮水，小

柴胡加梅、地，不过用法之一格耳。）（《续名医类案》）

**3. 疙瘩**

①一妇人因忿怒，身发疙瘩，憎寒发热。此肝火，用小柴胡汤加山栀、黄连，治之而愈。后口苦胁痛，小便淋漓，复用前药，遂痊愈。（《续名医类案》）

②一妇人患前症，发热，夜间谵语。此血分有热，以小柴胡汤加生地，治之而安。后用四物汤加柴胡、山栀、丹皮而热退，又用逍遥散痊愈。（《续名医类案》）

**吕按：**上述项痈、结核及疙瘩案例五则，其成因或因怒，或病位为肝胆经之病变，故皆以小柴胡汤疏达气机，并随症加味治之。

**4. 斑疮**　一室女年十四，天癸未至，身发赤斑痒痛，左关脉弦数，此因肝火血热。以小柴胡汤加山栀、生地、丹皮，治之而愈。若因怒而致者，亦宜治以前药。（《续名医类案》）

**吕按：**本案室女年届十四，经血当至未至而发赤斑，疑有隐情而致肝郁，肝郁化火，血热泛溢肌表，则"身发赤斑痒痛"。治以小柴胡汤加味，疏理气机、清热凉血。

**5. 杖伤**　一人杖后，瘀血失砭，胀痛烦渴，纵饮凉童便，胀顿止。以萝卜细捣涂之，血渐散。已而患处作痒，仍涂之，痒止后口干作渴，小腹引阴茎作痛，小便如淋，时出白津，此肝经郁火也。遂以小柴胡汤加大黄、黄连、山栀饮之，诸症悉退，再用养血药而安。夫小腹引阴茎作痛等证，往往误认为寒症，投以热药，则诸窍出血，或二便不通，以及危殆。轻亦损其目矣。（凡肝郁病，误用热药皆贻大患）（《续名医类案》）

**吕按：**杖伤，指被用刑法后致伤。杖伤之处瘀血，当用针刺散血法以去瘀血。内饮童便，伤处外涂萝卜，皆疏散瘀血之简便法。针对"肝经郁火"之"阴茎作痛"等症，此案以小柴胡汤加味治之。

## （八）头面五官病

**1. 耳内外肿痛**

①吴开之，二月间患头痛身热，服药已逾旬日矣。忽耳后红肿作痛，大发寒热。或以为毒，用天花粉、连翘解表，数剂不效。或以为痰核，用南星、半夏，数剂反甚，胸胁满痛，饮食不进，气喘而粗，夜卧不安。脉之，两寸关弦数，两尺和。此本伤寒少阳之邪不解，所以发颐。耳之前后上下，乃少阳部分，寸关弦数，亦少阳不和之脉，宜小柴胡汤和解之。用软柴胡七钱，干葛、黄芩各三钱，生甘草、桔梗、苏子、白芥子各一钱，姜、枣煎服，二剂喘定，四剂肿痛全消而愈。（《续名医类案》）

吕按：《伤寒论》第266条曰："本太阳病，不解，转入少阳……"本案之发病过程，即太阳病转入少阳者也。平脉辨证，凭经络辨证，明确"耳后红肿作痛"乃少阳之邪，以小柴胡汤加减治之而愈。

②一妇人耳内外肿痛，胸胁不利，寒热往来，小便不调。此肝火伤血，先用龙胆泻肝汤四剂，诸症顿退，又用加味逍遥散而愈。又因怒复作，用小柴胡汤而痊。(《续名医类案》)

吕按：此案经验表明，耳肿火盛者，以龙胆泻肝汤为宜。肝胆气郁化火轻证可用小柴胡汤。

③一妇人怀抱素郁，因怒，耳作肿痛，经行不止，发寒发热，面色青赤，肝脉弦数。此久郁伤脾，暴怒伤肝，先用加味小柴胡汤，随用加味逍遥散而痊。(《续名医类案》)

④一妇人耳内肿痛出水，寒热口苦，肿连颈项，饮食少思，此肝火甚也。用小柴胡汤加山栀、丹皮少愈，又加味逍遥散渐愈。用八珍汤加柴胡、丹皮、山栀，调补肝脾痊愈。(《续名医类案》)

⑤一男子每怒耳下肿，或胁作痛，以小柴胡汤加青皮、木香、红花、桃仁，四剂而愈。(《续名医类案》)

吕按：以上数案经验表明，小柴胡汤为治肝胆火郁耳肿之专方，但应随症加减为宜。若肝胆火甚者，又以龙胆泻肝汤为好。酌用逍遥散加味调肝脾以善后。

**2. 耳壳流痰（耳郭假性囊肿）** 谷某，男性，40岁，2001年7月6日初诊。主诉：右侧耳壳肿大约3周，经口服抗生素、激素等药物治疗无效来诊。刻诊：右侧耳壳肿大如硬币，局部皮肤无红肿渗液等变化，按之有柔软波动感，抚之无热感，口苦，食少，尿赤，舌质淡苔薄黄腻，脉弦缓。西医诊断：耳郭假性囊肿（渗出性软骨膜炎）。中医诊断：耳壳流痰。《伤寒论》第231条："……耳前后肿，刺之小差……与小柴胡汤。"此证系风邪挟痰湿上窜耳壳。内治：清热疏风，燥湿祛痰，消肿散结。方宜柴胡二陈汤加味，处方：柴胡10g，清半夏10g，党参10g，甘草10g，黄芩10g，生姜10g，大枣10枚，橘皮10g，茯苓10g，川连9g，胆南星9g，连翘、蒲公英、金银花各30g。日1剂，水煎2遍，合汁约600ml，分3次温服。外治：常规消毒穿刺，抽出黄色黏性液体约1.5ml，抽液后肿胀消退，并加压包扎。服药3剂而病愈。

原按：该患素嗜烟酒，痰湿内蕴，挟风邪循经上扰耳壳。小柴胡汤善于清透半表半里之邪热，发中有收，攻中有补以祛外邪。而内里痰湿以二陈汤燥湿祛痰，散结消肿而收功。柴胡、二陈两汤古今接轨，则枢机畅利，痰湿可祛，可谓安内攘外，各建其功。（张顺启验案）

**吕按：**本案以经络辨证与脏腑辨证相结合，以经方与时方合方治之，加味之胆南星祛风化痰消肿，川连、连翘、蒲公英清热解毒消肿，共建其功也。

**3. 耳聋**　范某，男，42岁。1987年3月12日诊。素体健壮，近日因事不悦，心情郁闷，饮食乏味，不耐操劳，耳鸣耳聋，头晕目眩。去某医院诊治，查血压偏高162/94mmHg，云“肾虚肝火”，以杞菊地黄丸与牛黄降压丸治之。各服用30丸，竟无效果，反耳聋益甚，且胸胁胀满，心中烦闷，苦不堪言。转诊求治，按其脉弦细略数，舌偏红，苔微黄。审病求因，乃因于肝郁，脏病及腑，火郁少阳之经。治病求本，本在少阳，与肾无涉，故补肾降压无功。小柴胡汤为主治之方，处方：柴胡24g，黄芩12g，半夏9g，党参9g，炙甘草6g，生姜6g，大枣6枚。日1剂，煎服如原法，并嘱其节思戒怒。服3剂见效，6剂显效。原方减少柴、芩用量，加白芍、菊花。又服4剂后，耳聪目明，神清纳增，血压复常。[吕志杰. 北京中医药大学学报，1991（4）：53]

**吕按：**“肾开窍于耳”，肾虚则耳鸣耳聋，此言其常也。然耳聋之因，并非一端，亦有少阳郁火，循经上扰而致聋者，法当清少阳之火，若补肾则愈补愈聋。《伤寒论·辨少阳病脉证并治》篇说：“少阳中风，两耳无所闻。”此为外邪传入少阳，循经上扰于耳所致，与内伤七情，气郁化火上扰者，病因虽异，但病机相似，皆可用小柴胡汤统治。且患者所现诸症，均属少阳证候，故以小柴胡汤治之取效。有曰柴胡升散，若血压高者不宜用。须知《黄帝内经》有“火郁发之”之法，方中柴胡与黄芩，君臣相得，有升有降，疏泄肝胆，发散郁火。火清则耳聪，火降则血压随之而降，经方之精如此。

**4. 鬓疮**

①薛立斋治一男子，患鬓疽，焮肿作痛，发热，以小柴胡汤加连翘、金银花、桔梗，四剂而消。（《续名医类案》）

②一男子因怒后鬓际肿痛发热，以小柴胡汤加连翘、金银花、天花粉、桔梗，四剂根畔俱消。唯疮头作痛，以仙方活命饮二剂，痛止。脓成针之，更以托里消毒药而愈。（《续名医类案》）

③维阳俞黄门，年逾三十，冬月鬓患毒肿，烦躁，便秘脉实，此胆经风热壅上而然也。马氏云：“疮疡之症，热壅而不利者，大黄汤下之。”遂以一剂，便通疮退。更以荆防败毒散二剂，再以十宣散去桂，加天花粉、金银花，数剂而愈。大宗伯罗公耳后发际患此痛，脉紧数，以小柴胡汤加桔梗、牛蒡、金银花，四剂而愈。（《续名医类案》）

**吕按：**鬓疽（非阴疽，而是泛指外疡疮肿），即脸旁边靠近耳朵处患疮肿作痛。治以小柴胡汤为主方疏解少阳经之邪，或加清热解毒药排痈（连翘、金银花、天花粉、桔梗等），或以发表剂（荆防败毒散）透邪于外，或以大黄为主药清泻热毒于下。如此或透热于外，或泻热于下，皆为了使少阳邪热有出路也。

5. **瘰疬**

①一室女年十七，项下时或作痛，乍寒乍热如疟状，肝脉弦长，此血盛之症也。先以小柴胡汤二剂，少愈。更以地黄丸治之而痊。(《续名医类案》)

②一室女性急好怒，耳下常肿，痛发寒热，肝脉弦急。投以小柴胡汤加青皮、牛蒡、荆、防而寒热退。更以小柴胡对四物，数剂而肿消。其父欲除病根，勿令再发。谓肝内主藏血，外主荣筋。若恚怒气逆则伤肝，肝主筋，故筋蓄结而肿。须病者自能调摄，庶可免患，否则肝迭受伤，则不能藏血，血虚则为难瘥之症矣。后不戒，果结三核，屡用追蚀药而殁。(《续名医类案》)

吕按：上述两则案例，项下、目下肿痛，寒热如疟，为肝胆经郁热之症；前者“肝脉弦长”与后者“肝脉弦急”，皆伤及肝血，阴不敛阳，阳气外张之象。治法以小柴胡汤加减疏理肝胆气机，并以四物汤与六味地黄汤化裁养血柔肝、滋水涵木。例二好怒伤肝之恶果，应深以为戒！

【临证指要】小柴胡汤是仲景书中治疗外感病与杂病之最常用的经方之一。该方证的基本病机是：血弱气尽，邪正相持，或枢机不利，气机郁滞。该方功能和解表里，调和阴阳，疏利肝胆，调节上下升降，为扶正达邪之总方。临证不论是外感发热性疾病，还是内、外、妇、儿、五官各科的多种疾病，凡是具备少阳病、柴胡证之往来寒热、胸胁症状、胃肠症状及“提纲证”之部分证候特点，以及肝胆经循行部位之病变与肝郁气滞所致的周身病变，脉象以弦脉为特点，舌质淡红或偏红，苔薄白或薄黄者，皆可以小柴胡汤原方或适当加减治之，多能取得良效。

【实验研究】国内外学者对小柴胡汤的药理作用进行了多方面深入的研究，综合有关资料可知，本方具有抗炎、保肝利胆、解热、镇痛、解痉、镇静、抗惊、增强非特异性抗感染免疫，以及抑制变态反应等作用。其解热、抗炎、增强免疫等作用可缓解寒热往来征象；抗炎、保肝、解痉及镇痛等作用可缓解“胸胁苦满”症状；镇静抗惊，促进消化分泌、镇吐等作用有助于对默默不欲食和心烦喜呕症状的治疗。此外，本方还有预防及抑制肝癌、兴奋垂体—肾上腺皮质功能、抑制血小板聚集以及抗癫痫等作用。

## 六、小柴胡汤类方串解

后人认为，“和者，和其不和也；解者，解化之，使之不争而协其平者也”。即不论外感内伤，凡病之不专在表，不专在里，不专于虚，不专于实，不宜单纯使用汗下温清补泻之药，而须诸法配合运用者，皆属“和解”范围。

柴胡汤类6首方剂，主治病证为以下四种。

1. **单纯的少阳经病**　小柴胡汤证（96）为典型的少阳经病，其临床表现以口苦，咽干，目眩，往来寒热，胸胁苦满，默默不欲饮食，心烦喜呕，苔薄白，脉弦细为典型特点。

2. **少阳兼太阳表证**　柴胡桂枝汤证（146）为表证未解，邪犯少阳，症见发热、微恶风寒、肢节烦痛等，并见微呕、心下支结之少阳病证，舌苔薄白或微黄，脉多弦中带浮。

3. **少阳兼里实证**　该病证包括大柴胡汤证（103）和柴胡加芒硝汤（104）。证均属于少阳病兼里热壅实之证。从病机上看，大柴胡汤证属邪实而正气未伤；柴胡加芒硝汤证属燥结较甚而正气已伤。笔者对大柴胡汤证的病因、病机、病位、病证、治法及方药组成有个人的见解，认为“大柴胡汤证是少阳腑证”。

4. **太阳病误治而邪陷少阳病证**　该病证包括柴胡加龙骨牡蛎汤证（107）与柴胡桂枝干姜汤证（147）。前证方是小柴胡汤去甘草，加桂枝、龙骨、牡蛎、茯苓、大黄、铅丹而成。尤在泾说：“伤寒下后，其邪有并归一处者，如结胸、下利诸候是也。有散漫一身者，如此条所云诸证是也。胸满者，邪痹于上；小便不利者，邪痹于下；烦惊者，邪动于心；谵语者，邪结于胃，此病之在里者也。一身尽重，不可转侧者，筋脉骨肉，并受其邪，此病之在表者也。夫合表里上下而为病者，必兼阴阳合散以为治，方用柴胡、桂枝，以解其外而除身重；龙、蛎、铅丹，以镇其内而止烦惊；大黄以和胃气，止谵语；茯苓以泻膀胱，利小便；人参、姜、枣，益气养营卫，以为祛除邪气之本也。如是表里虚实，泛应曲当，而错杂之邪，庶几尽解耳。”（《伤寒贯珠集·太阳篇下》）后证方亦是小柴胡汤化裁而成。方中柴胡、黄芩合用和解少阳之邪，加桂枝以散未尽之表邪；加干姜以助误下所伤之阳；加天花粉以复汗下所伤之津；加牡蛎以消胸胁之结。因不呕故去半夏，胃气不虚故去人参、大枣之壅补，仍用甘草调和诸药。此方虽以小柴胡汤加减较多，但仍不失为疏利少阳之方，故方后注云：“初服微烦，复服汗出便愈。”以初服正邪相争，故见“微烦”；复服之后，表里之气通，故“汗出便愈”。

〔**附文**〕

## 仲景书中的小柴胡汤证述要

在《伤寒杂病论》中，小柴胡汤证分布甚广，《伤寒论》有关原文共19条，在太阳病篇最多，计12条（37、96、97、98、99、100、101、103、104、144、148、149条），其他篇依次为：阳明病篇3条（229、230、231条），少阳病篇2

条（265、266条），厥阴病篇1条（379条），阴阳易差后劳复病篇1条（394条）。《金匮要略》有关小柴胡汤证的条文是：黄疸病篇第21条，呕吐哕下利病篇第15条（与《伤寒论》第379条文字相同），产后病篇第2条，妇人杂病篇第1条（与《伤寒论》第144条文字相同）。从上述条文的分布综合分析可以认定：小柴胡汤为治疗少阳病的主方，但并非仅限于少阳病。在其他伤寒病与杂病发病过程中，只要具有小柴胡汤主治证候，就可以用此方为主或适当加减治之。例如：

**1. 太阳病小柴胡汤证** 第96条曰："伤寒五六日，中风，往来寒热，胸胁苦满，嘿嘿不欲饮食，心烦喜呕……小柴胡汤主之。"这显然是太阳病外邪由表传里，波及少阳，并胃失和降等。所以然者，接着下一条（97）明确指出："血弱气尽，腠理开，邪气因入……正邪分争……"这就是说，平素血气虚弱的体质，或素有肝胆，或有脾胃病变者，一旦感受外邪，则易演变为少阳病之小柴胡汤证。小柴胡汤是一个祛邪（柴胡、黄芩）、扶正（人参、炙甘草、大枣）、和胃（半夏、生姜）三者兼顾之方，故主治上述证候。

**2. 阳明病小柴胡汤证** 涉及原文有3条。第229条曰："阳明病……胸胁满不去者，与小柴胡汤。"此论阳明少阳兼病而治与小柴胡汤。第230条曰："阳明病，胁下硬满，不大便而呕，舌上白苔者，可与小柴胡汤。"此承上条再论阳明少阳兼病而治与小柴胡汤。第231条曰："阳明中风，脉弦浮大……胁下及心痛（按：心痛实指胆气犯胃所致之胃痛）……脉续浮者，与小柴胡汤。"此论三阳合病治与小柴胡汤。

**3. 少阳病小柴胡汤证** 《伤寒论·辨少阳病脉证并治》自第263~272条有10条。其中第266条曰："本太阳病，不解，转入少阳者，胁下硬满，干呕不能食，往来寒热。尚未吐下，脉沉紧者（徐大椿说："……少阳已渐入里，故不浮而沉，紧则弦之甚者，亦少阳本脉。"）与小柴胡汤。"此论太阳病转入少阳的证治（这与前述"辨太阳病脉证并治"之第96条所述相似）。前面第264条曰："少阳中风，两耳无所闻……"第265条曰："伤寒，脉弦细，头痛发热者，属少阳。"这两条所述都属于少阳自受外邪，是原发的少阳病，第266条所述之少阳病，是由太阳病传入而来。这就告诉我们，少阳病证有原发与继发之不同。

**4. 厥阴病小柴胡汤证** 第379条曰："呕而发热者，小柴胡汤主之。"此论厥阴病转出少阳的证治。尤在泾曰："此邪在少阳之经，非厥阴本病……或厥阴病而外连少阳者亦有之。"以厥阴与少阳为表里，呕而发热，乃脏邪还腑，其发热特点是寒热往来或低热不退，口苦，脉弦细，故用小柴胡汤从少阳治之。

**5. 伤寒瘥后小柴胡汤证** 第394条曰："伤寒差后，更发热，小柴胡汤主之。脉浮者，以汗解之；脉沉实者，以下解之。"此论外感发热性疾患，病瘥以后，更发热者，应随症治之，或用小柴胡汤扶正祛邪之和法，或以汗法为主，或以下法为主。

6. **黄疸病小柴胡汤证**　《金匮要略·黄疸病脉证并治》第21条曰："诸黄，腹痛而呕者，宜柴胡汤（原按：必小柴胡汤）。"此论黄疸病发病过程中，若腹痛而呕，辨证是肝邪犯胃所致者，宜柴胡汤疏肝和胃，止痛止呕。关于"柴胡汤"之具体方剂，尤在泾主张用小柴胡汤，程林主张用大柴胡汤，吴谦主张辨证选用二方之一。若用小柴胡汤，则应如《伤寒论》该方之方后注所云："腹中痛者，去黄芩，加芍药三两。"

7. **产后病小柴胡汤证**　《金匮要略·妇人产后病脉证治》第2条曰："产妇郁冒，其脉微弱，呕不能食，大便反坚……小柴胡汤主之。"此论产妇郁冒与大便坚治用小柴胡汤。新产妇人，感受外邪，故见外邪束表及郁冒证候。其脉微弱者，此产后正虚之脉象。新产胃气未和，失血复汗而肠燥，故呕而不能食，大便坚难。尤在泾曰："……小柴胡主之者，以邪气不可不散，而正气不可不顾，唯此法为能解散客邪，而和利阴阳耳。"（《金匮要略心典》）

8. **太阳病与少阳病并病之小柴胡汤证**　《伤寒论》第101条曰："伤寒中风，有柴胡证，但见一证便是，不必悉具。"本条之前后文联系起来分析可知，太阳病患者，具有小柴胡汤证之部分证候，即可考虑以小柴胡汤为主方加减治之。如第96条方后注曰："若不渴，外有微热者，去人参，加桂枝。"

综合以上七种病证治用小柴胡汤可知，该方在伤寒病与杂病证治过程之中具有广泛用途。之所以如此，就在于小柴胡汤能调理枢机，通畅三焦，扶正达邪。随症加减，可表可里，可气可血，变化无穷！

## 后世医家对小柴胡汤变通应用规律概述

小柴胡汤是古今医家都注重研究，并且应用十分广泛的经方，医家们师张仲景运用小柴胡汤之法，变通其应用的规律之要点，归纳为三个方面：一是小柴胡汤加味方，二是加减方，三是合方。分述如下。

### （一）小柴胡汤加味方

1. **小柴胡加干姜陈皮汤——和解少阳，理中理气**　见《温病条辨》。柴胡三钱，黄芩一钱五分，半夏二钱，人参一钱，炙甘草一钱五分，生姜三片，大枣二枚，干姜二钱，陈皮二钱。水煎，分3次服。本方以小柴胡汤和解少阳、畅达枢机，加干姜、陈皮温中理气，用于治疗少阳如疟证而寒重脉弦迟者。

2. **加味小柴胡汤——和解枢机，截疟达邪**　见《医学衷中参西录》。柴胡、黄芩、知母、党参、鳖甲（醋炙）、酒曲、生姜各三钱，清半夏二钱，常山（酒炒）一钱半，草果、甘草各一钱，大枣二枚。水煎服。方以小柴胡汤和解少阳，畅达枢机，加常山、草果、酒曲燥湿而截疟，知母清热，鳖甲入阴搜邪。治久疟不愈，脉弦而无力。

**3. 柴胡散——和解少阳，润肺和胃** 见《伤寒论辑义》引圣惠方。柴胡、黄芩、半夏、人参、生姜、大枣、炙甘草、麦门冬、枳壳、枇杷叶。方用小柴胡汤和解清热，加麦冬、枇杷叶润肺降逆，枳壳理气舒胸。治伤寒干呕不止、心胸烦躁、四肢热者。

**4. 柴胡双解饮——和解少阳，调肝和胃** 见《伤寒六书纂要辨疑》。柴胡一钱二分，黄芩一钱，陈皮八分，芍药、人参、半夏各五分，甘草三分，水二盅，姜一片，枣二枚，槌法加生艾汁三匙，煎温服。方用小柴胡汤和解少阳，宣展枢机，加芍药和营泻热，陈皮调胃降逆。治足少阳胆经受邪，耳聋胁痛，寒热往来，呕而口苦，脉来弦数，属半表半里证者。

**5. 滋阴清热饮——疏利肝胆，滋阴清热** 见《伤寒论辑义》引伤寒蕴要近代名医加减法。柴胡、黄芩、半夏、人参、知母、黄柏、牡蛎粉、甘草、生姜、大枣。方用小柴胡汤疏利肝胆，加知母、黄柏清热滋阴，牡蛎固敛阴气。治脉弦虚发热，或两尺脉浮无力，此必有先因房事，或曾梦遗走泻，或病中不禁房事者。

**6. 地骨皮散——和解疏透，扶脾退蒸** 见《伤寒论辑义》引小儿直诀方。柴胡、黄芩、半夏、地骨皮、人参、茯苓、知母、生姜、甘草、大枣。方用小柴胡汤和解疏透，加知母、地骨皮清热退蒸，茯苓助人参健脾益气。治小儿虚热。

**7. 参胡三白汤——柔肝和胆，健脾益气** 见《伤寒论辑义》引伤寒蕴要近代名医加减法。柴胡、黄芩、半夏、人参、白术、白茯苓、白芍、甘草、生姜、大枣。方用小柴胡汤和解少阳，疏肝扶脾，加白术、白茯苓增其健脾益气之功，加白芍柔肝抑木。治脉弦虚，发热口干，或大便不实，胃弱不食者。

**8. 增损柴胡汤——和解少阳，清热益气** 见《伤寒论辑义》引保命集方。柴胡、黄芩、半夏、人参、生姜、大枣、甘草、石膏、知母、黄芪。方用小柴胡汤和解少阳，加石膏、知母清泻阳明，黄芪助人参补益元气，治产后经水适断，感于异证，手足牵搐，咬牙昏冒者。

### （二）小柴胡汤加减方

**1. 柴胡枳桔汤——和解少阳，清宣肺热** 见《杂病源流犀烛》。麻黄、杏仁、枳壳、桔梗、柴胡、黄芩、半夏、知母、石膏、葛根各一钱，甘草五分，生姜三片。水煎服。本方即小柴胡汤合麻杏石甘汤加减而成。方用柴、芩和解少阳，麻杏石甘汤清宣肺热，枳壳、桔梗开胸行气，半夏化痰降逆，知母助黄芩、石膏清热而不伤阴，葛根助柴胡疏解外邪，甘草调和诸药。治伤寒潮热，咳嗽痰盛，胸胁痛，烦渴引饮，脉洪数。

2. **柴胡四物汤——和解少阳，养血和营** 见《素问病机气宜保命集》。川芎、熟地、当归、芍药各一两半，柴胡八钱，人参、黄芩、甘草、半夏曲各三钱。为粗末，水煎服。方以柴、芩和解清热，参、草扶正安中，归、芍、地、芎养血和营，半夏和中调气。治日久虚劳，微有寒热者。又，《医垒元戎》名调经汤，《妇科玉尺》名和解四物汤，皆治产后阴血亏虚而寒热往来、脉浮疾等症。

3. **柴胡白虎汤——和解少阳，清热止渴** 见《重订通俗伤寒论》。柴胡一钱，石膏八钱，天花粉、粳米各三钱，黄芩一钱五分，知母四钱，甘草八分，鲜荷叶一片。水煎服。方用柴、芩和解少阳，白虎汤清气分之热，加天花粉、荷叶清热除烦，生津止渴。治寒热往来，寒轻热重，心烦汗出，口渴引饮，脉弦数有力。

4. **柴胡六合汤——和解少阳，理血安胎** 见《医垒元戎》。当归（酒炒）、川芎、白芍、熟地（酒蒸）各一两，柴胡、黄芩各七钱。为粗末，水煎服。方用柴、芩和解少阳，疏利肝胆气机，四物汤调和阴血。治妊娠伤寒，胸胁满痛而脉弦者。

5. **柴胡饮子——和解少阳，补虚泻热** 见《宣明论方》。柴胡、黄芩、人参、当归、芍药、大黄、甘草各半两。为粗末，每服三钱，加生姜三片，水煎服，日三次。方用柴胡、黄芩和解少阳，大黄清下积热，当归、芍药养血和血，人参、甘草补气安中。治骨蒸积热，寒热往来，蓄热寒战，及伤寒发汗不解，或口干烦渴，或下后热未愈，汗后劳复，或骨蒸肺痿喘嗽，妇人产后经病。

6. **柴胡养营汤——和解少阳，养阴清热** 见《温疫论》。柴胡、黄芩、陈皮、甘草、当归、白芍、生地、天花粉、知母。加姜、枣，水煎服。方用柴胡疏解表热，黄芩清解里热，天花粉、知母清热生津，当归、白芍、生地补血行血，陈皮、甘草调补脾胃。加姜、枣煎服，以助和中安胃。治温病下后，重亡津液，里证未尽，而表有余热者。

7. **柴胡陷胸汤——和解少阳，散结消痞** 见《重订通俗伤寒论》。柴胡、桔梗各一钱，姜半夏三钱，黄连八分，黄芩、枳实各一钱半，瓜蒌五钱，生姜汁四滴（冲）。水煎服。方用柴胡、黄芩和解少阳，以小陷胸汤加枳实、姜汁散结消痞，桔梗宣通肺气。治少阳证具，而见胸膈痞满，按之痛者。

8. **柴胡栀连汤——和解少阳，泻火解毒** 见《症因脉治》。柴胡、黄芩、陈皮、甘草、黄连、栀子。水煎服。方用柴胡、黄芩清利肝胆，黄连、栀子泻火解毒，陈皮、甘草调理中土。治肝火胁痛，痛连小腹，夜多不寐，每至五更，小腹左角一筑，急欲登厕，火性急速，一泻即止者。

9. **栀子柴胡汤——和解少阳，清泻余热** 见《症因脉治》。栀子、柴胡、黄芩、竹茹、知母、甘草。水煎服。方用柴胡、黄芩和解少阳，栀子清热除烦，知母泻火存阴，竹茹清化痰热，甘草顾护胃气。治少阳余热未尽之不得卧者。

**10. 九味柴胡汤——清肝泻火，和血补中** 见《保婴撮要》。柴胡、炒黄芩各五分，人参、炒栀子、半夏、炒龙胆草、当归、炒芍各三分，甘草二分。水煎服。本方即小柴胡汤去生姜、大枣加味而成。方用柴、芩、栀子、胆草清肝泻火，当归、芍药行血和血，参、草扶正安中，半夏化痰散结，增强了原方清热解毒之力，更增行血散结之功。适用于肝经热毒下注，便毒肿痛，或小腹胁间结核，一切疮疡或风毒，恶核瘰疬等病证。

**11. 加减小柴胡汤——透达枢机，和血调中** 见《温病条辨》。柴胡三钱，黄芩二钱，人参一钱，丹皮一钱，白芍（炒）二钱，当归（土炒）一钱五分，谷芽一钱五分，山楂（炒）一钱五分。水煎，分三次服。本方以小柴胡汤去其姜、夏之温，甘、枣之壅，以柴胡、黄芩透达枢机，人参合谷芽宣补胃阳，丹皮、归、芍凉血养血护阴气，谷芽、山楂行积滞，适用于疟邪热气，内陷变痢，而日久土虚、面浮腹膨、里急肛坠之中虚伏邪证。

**12. 栀子乌梅汤——清利少阳，养肝除烦** 见《类证活人书》。栀子、黄芩、甘草（炙）各半两，柴胡一两，炒乌梅十四枚。为粗末，每服四钱，加生姜三片、竹叶十四片、豆豉五十粒，水煎服。本方即栀子豉汤合小柴胡汤化裁而成。方用柴胡、黄芩清利少阳，栀子、竹叶清热除烦，乌梅酸以养肝，炙甘草、生姜和中。治伤寒后余热未尽之虚烦不眠，心中懊侬。

**13. 小柴胡加枳实汤——疏利肝胆，破结消痞** 见《伤寒论辑义》引医经会解方。柴胡、人参、黄芩、半夏、枳实、牡蛎、甘草、生姜。方用小柴胡汤去大枣之甘满，可疏利肝胆，运转枢机，加枳实、牡蛎破结消痞。治胁下痞闷者。

**14. 柴胡饮——和解透邪，凉血调中** 见《景岳全书》。柴胡二至三钱，黄芩、生地、陈皮各一钱半，芍药二钱，甘草八分。水煎，分二次服。本方以小柴胡汤去参、枣之甘壅，生姜、半夏之辛燥，以柴胡、黄芩疏泻清热，以生地、白芍凉血和阴，陈皮行气和胃，甘草调和诸药，适用于阴血亏虚而感受外邪，或因郁怒，热入血室；或产后、经后，外感风寒，以致寒热如疟等外有邪而内有郁火者。

**15. 升阳散火汤——和解少阳，和血建中** 见《伤寒六书纂要辨疑》。人参、当归、芍药各八分，黄芩、麦门冬、白术、柴胡各一钱，陈皮、茯神各八分，甘草三分，水二盅，姜二片，枣二枚，槌法入金首饰煎之。热服。方用小柴胡汤去半夏以和解少阳，疏利肝胆邪热，当归、芍药调理营血，白术、陈皮健脾和中，茯神宁心安神。治叉手冒胸，循衣摸床，谵语昏沉，不省人事者。有痰加姜汁炒半夏；大便燥，谵语发渴者，加大黄。

**16. 栝楼汤——和解透邪，清热生津** 见《全生指迷方》。天花粉四两，柴胡八两，人参、黄芩、炙甘草各三两。为粗末，每服二钱，加生姜三片、大枣一枚，水煎服。本方即小柴胡汤去半夏之辛燥，以之和解少阳，运转枢机，俾疟邪外出，加天花粉清热生津。治疟疾热多者。

**17. 镇青丸——清肝利胆，和中止呕**　见《伤寒论辑义》引保命集方。柴胡、黄芩、半夏、人参、生姜、炙甘草、青黛。为细末，姜汁浸，蒸饼为丸。方用小柴胡汤去大枣之甘满，和解少阳，降逆止呕，加青黛增强其清泻肝胆邪热之力。治呕吐，头痛，有汗，脉弦者。

**18. 清胆竹茹汤——清胆解郁，化痰和胃**　见《症因脉治》。柴胡、黄芩、半夏、陈皮、竹茹、甘草。水煎服。方用小柴胡汤去参、枣之甘壅，生姜之辛散，和解少阳，疏解胆郁，加陈皮、竹茹配合半夏化痰和胃，调理脾土。治胆火乘脾，不得卧寐者。

**19. 黄龙汤——和解退热，凉血安中**　①见《证治准绳》。柴胡五钱，炒黄芩、炙甘草各二钱，赤芍三钱。为粗末，每服一钱，加姜、枣，水煎服。本方即小柴胡汤去半夏、人参，加赤芍而成。方以柴、芩和解退热，赤芍和营泻热，姜、枣、草扶正安中。治小儿发热不退，或寒热往来。②见《校注妇人良方》。柴胡二钱，炒黄芩、人参、甘草各一钱。水煎服。方用小柴胡汤去半夏、姜、枣和解少阳、疏肝扶脾。治妊娠伤寒，寒热头痛，嘿嘿不食，胁痛呕痰，及产后伤风，热入胞宫，寒热如疟，或经水适来，劳复热不解散。

**20. 家秘黄芩汤——宣展枢机，清透邪热**　见《症因脉治》。黄芩、栀子、柴胡、甘草。水煎服。方用柴胡宣展少阳枢机，以利邪热外透，黄芩、栀子清泻少阳邪热，甘草调和诸药。治少阳里热不得卧。

**21. 柴葛解肌汤——宣展枢机，解表清里**　见《伤寒六书》。柴胡、葛根、甘草、黄芩、芍药、羌活、白芷、桔梗、石膏。加姜、枣，水煎服。本方即小柴胡汤去半夏、人参加味而成。方用柴胡、葛根解肌散热，羌活、白芷疏风通络，黄芩、石膏清泻里热，桔梗开宣肺气，芍药敛阴和营，合甘草酸甘化阴，姜、枣调和营卫，安中和胃。治外感风寒，寒郁化热，而见恶寒渐轻、身热渐甚、头痛肢楚、目痛鼻干、心烦不眠、眼眶疼痛、舌苔薄黄、脉浮微洪者。

### （三）小柴胡汤与诸方之合方

**1. 柴胡建中汤——和解少阳，建中止痛**　见《伤寒论辑义》引伤寒蕴要。柴胡、半夏、人参、桂枝、芍药、甘草、生姜、大枣。方用小柴胡汤去黄芩之苦寒，疏利少阳，调畅枢机，合用桂枝汤调和营卫。治腹痛恶寒者，亦治自汗恶风、腹痛发热者。

**2. 柴苓汤——和解少阳，淡渗利湿**　见《伤寒论辑义》引伤寒蕴要。柴胡、黄芩、半夏、人参、猪苓、泽泻、白术、茯苓、甘草、生姜、大枣。方用小柴胡汤和解少阳，合五苓散去桂枝之辛燥，淡渗利湿，治发热烦渴，脉浮弦而数，小便不利，大便泻利者。内热多者，此名协热而利，加炒黄连、白芍。

3. **柴胡百合汤——和解少阳，养阴清热** 见《伤寒六书纂要辨疑》。柴胡、生地、黄芩各一钱，知母、百合、陈皮、人参各八分，甘草三分，水二盅，姜三片、枣二枚，槌法醋煮鳖甲煎之，温服。方用小柴胡汤去半夏之辛燥，以和解退热，合用百合地黄汤、百合知母汤清热养阴除烦，加陈皮理气和胃。治瘥后有昏沉发热，口渴，错语失神，及食复、劳复、百合病等病证。头微痛加羌活、川芎；胸中烦躁加栀子；呕吐入姜汁炒半夏；食复加枳实、黄连；瘥后干呕，错语失神，呻吟睡不安者加黄连、犀角；心惊悸为血少者加当归、茯苓、远志；咳嗽加杏仁；痰甚加瓜蒌、贝母；劳复时热不去者加葶苈子、乌梅、生姜汁；虚汗加黄芪、酸枣仁；胸中虚烦加竹茹、竹叶；脾虚加白术；腹如雷鸣加煨生姜。

4. **柴平煎——和解少阳，理气燥湿** 即柴平汤。见《景岳全书》。柴胡、人参、半夏、黄芩、甘草、陈皮、厚朴、苍术。加姜、枣。水煎服。本方即小柴胡汤与平胃散合方而成。方以小柴胡汤和解少阳、运转枢机，加苍术、厚朴、陈皮理气燥湿。治湿疟，一身尽痛，手足沉重，寒多热少，脉濡者。

5. **参胡清热饮——和解退热，补益气阴** 又名清热生脉汤。见《伤寒论辑义》引伤寒蕴要。柴胡、黄芩、半夏、人参、五味子、麦门冬、甘草、生姜、大枣。方用小柴胡汤和解退热，生脉饮（人参、五味子、麦冬）补益气阴。治脉虚弱，发热，口渴不饮水者。

6. **和解四物汤——和解少阳，养血和血** 见《妇科玉尺》。熟地、当归、白芍、川芎、柴胡、黄芩、人参、半夏、甘草、生姜、大枣。水煎服。本方以小柴胡汤和解少阳，调达枢机，合四物汤以养血和血。治产后阴血亏虚而有寒热往来，盗汗，脉浮等症者。

7. **三分汤——宣展枢机，养血和血，健脾益气** 见《伤寒论辑义》引保命集方。柴胡、黄芩、人参、半夏、生姜、甘草、大枣、地黄、芍药、川芎、当归、白术、茯苓、黄芪。方用小柴胡汤宣展枢机，疏利肝胆；四物汤养血和血，苓、术、黄芪助人参健脾益气。治产后日久虚劳，针灸、诸药俱不效者。

8. **柴胡石膏汤** 见《伤寒论辑义》。柴胡、黄芩、半夏、人参、石膏、知母、生姜、甘草、大枣、粳米。方用小柴胡汤和解少阳，白虎汤清泻阳明。治脉洪数无外证，恶热，内热甚，烦渴饮水者。

# 第五章　清法
## ——白虎汤临证发挥

凡以清热药为主组成，具有清热、泻火、凉血、解毒等作用的方剂，统称为清热剂。属于八法中的“清法”。

清热剂用于治疗里热证。《素问·至真要大论篇》所谓“热者寒之”“温者清之”是清法的理论依据。清热剂的作用，张介宾概括为：“寒方之制，为清火也，为除热也”。(《景岳全书》)

里热证从部位上划分，大体上有气分、血分、脏腑等区别，故治法相应分为：清气分热、清血分热、清脏腑热、清虚热及气血两清等五类，本章主要讨论清气分热，主方白虎汤类。

白虎汤为清热法代表方剂，是张仲景用于治疗阳明经热证的主方，清代温病学派将其视为清气分热的良方。本方治疗由于外因或内因所致的里热实证，用之得当，效果卓著。历代医家对本方无不推崇，并有很多阐发。为了扩大白虎汤的应用范围，历代医家创制了一系列的白虎汤类方，以治疗复杂的热性病及杂病。

《医学心悟·医门八法·论清法》中有曰：“清者，清其热也。脏腑有热，则清之。经云‘热者寒之’是已。然有当清不清误人者，有不当清而清误人者，有当清而清之不分内伤外感以误人者，有当清而清之不量其人，不量其症以误人者，是不可不察也。

夫六淫之邪，除中寒、寒湿外，皆不免于病热。热气熏蒸，或见于口舌、唇齿之间，或见于口渴、便溺之际，灼（本义为烧、炙，在此引申为明白透彻）知其热而不清，则斑黄狂乱，厥逆吐衄，诸症丛生，不一而足，此当清不清之误也。

然又有不当清而清者何也？有如劳力辛苦之人，中气大虚，发热倦怠，心烦溺赤，名曰虚火。盖春生之令不行，无阳以护其荣卫，与外感热症，相隔霄壤。又有阴虚劳瘵之证，日晡潮热，与夫产后血虚，发热烦躁，证象白虎，误服白虎者难救。更有命门火衰，浮阳上泛，有似于火者。又有阴盛隔阳，假热之证，其人面赤狂躁，欲坐卧泥水中，或数日不大便，或舌黑而润，或脉反洪大，峥峥然鼓击于指下，按之豁然而空者，或口渴欲得冷饮而不能下，或因下元虚冷，频饮热汤以自救，世俗不识，误投凉药，下咽即危矣。此不当清而清之误也。

然又有清之而不分内伤外感者何也？盖风寒闭火，则散而清之。经云：‘火郁发之’是也。暑热伤气，则补而清之，东垣清暑益气汤是也。湿热之火，则或散，或渗，或下而清之，开鬼门，清净府，除陈莝是也。燥热之火，则润而清之，通大便也。伤食积热，则消而清之，食去火自平也。唯夫伤寒传入胃腑，热势如蒸，自汗口渴，饮冷而能消水者，藉非白虎汤之类，鲜克有济也。更有阳盛拒阴之证，清药不入，到口随吐，则以姜汁些少为引，或姜制黄连反佐以取之，所谓寒因热用是也。此外感实火之清法也。若夫七情气结，喜怒忧思悲恐惊，互相感触，火从内发，丹溪治以越鞠丸，开六郁也；立斋主以逍遥散，调肝气也；意以一方治木郁而诸郁皆解也。然经云：怒则气上，喜则气缓，悲则气消，恐则气下，惊则气乱，思则气结。逍遥一方，以之治气上气结者，固为相宜，而于气缓、气消、气乱、气下之证，恐犹未合。盖气虚者，必补其气；血虚者，必滋其血；气旺血充而七情之火悠焉以平。至若真阴不足而火上炎者，壮水之主，以镇阳光；真阳不足而火上炎者，引火归原，以导龙入海。此内伤虚火之治法也。或者曰：病因于火，而以热药治之何也？不知外感之火，邪火也，人火也，有形之火，后天之火也，得水则灭，故可以水折。内伤之火，虚火也，龙雷之火也，无形之火，先天之火也，得水则炎，故不可以水折，譬如龙得水而愈奋飞，雷因雨而益震动，阴蒙沉晦之气，光焰烛天，必俟云收日出而龙雷各归其宅耳。是以虚火可补而不可泻也。其有专用参芪而不用八味者，因其穴宅无寒也。其有专用六味而不用桂附者，因其穴宅无水也。补则同，而引之者稍不同耳。盖外感之火，以凉为清；内伤之火，以补为清也。

然又有清之而不量其人者何也？夫以壮实之人，而患实热之病，清之稍重，尚为无碍。若本体素虚，脏腑本寒，饮食素少，肠胃虚滑，或产后、病后、房室之后，即有热证，亦宜少少用之，宁可不足，不使有余，或余热未清，即以轻药代之，庶几病去人安。倘清剂过多，则疗热未已而寒生矣。此清之贵量其人也。

然又有清之不量其证者何也？夫以大热之证，而清剂太微，则病不除；微热之证，而清剂太过，则寒证即至。但不及犹可再清，太过则难医药矣。且凡病清之而不去者，犹有法焉，壮水是也。王太仆云：大热而甚，寒之不寒，是无水也，当滋其肾。肾水者，天真之水也，取我天真之水以制外邪，何邪不服？何热不除？而又何必沾沾于寒凉以滋罪戾乎！由是观之，外感之火，尚当滋水以制之，而内伤者更可知矣。大抵清火之药，不可久恃，必归本于滋阴。滋阴之法，又不能开胃扶脾，以恢复元气，则参苓芪术，亦当酌量而用。非曰清后必补，但元气无亏者，可以不补，元气有亏，必须补之。俟其饮食渐进，精神爽慧，然后止药可也。此清之贵量其症也。

总而言之，有外感之火，有内伤之火，外感为实，内伤为虚，来路不同，治法迥别。宁曰‘热者寒之’，遂足以毕医家之能事也乎？”

## 一、白虎汤证主要原文诠释

【原文】伤寒，脉浮（按：《九十论》第三十七无“浮”字）滑，此以表有热，里有寒（按：《伤寒来苏集》中“寒”作“邪”字），白虎汤主之。（176）

白虎汤方：知母六两，石膏一斤（碎），甘草二两（炙），粳米六合。上四味，以水一斗，煮米熟汤成，去滓，温服一升，日三服。

【提要】论阳明病表里俱热的证治。

【简释】吴谦：“王三阳云，经文‘寒’字，当‘邪’字解，亦热也。其说甚是。若是‘寒’字，非白虎汤证矣。此言伤寒太阳证罢，邪传阳明，表里俱热，而未成胃实之病也。脉浮滑者，浮为表有热之脉，阳明表有热，当发热汗出；滑为里有热之脉，阳明里有热，当烦渴引饮。故曰：表有热里有热也，此为阳明表里俱热之证，白虎乃解阳明表里之俱热之药，故主之也。不加人参者，以其未经汗、吐、下，不虚故也。”（《医宗金鉴》）

## 二、白虎汤证全书原文辑录提要

【原文】伤寒脉浮，发热无汗，其表不解，不可与白虎汤。（170）

【提要】论白虎汤禁用证和应用重点。

【原文】三阳合病，腹满，身重，难以转侧，口不仁，面垢，谵语，遗尿。发汗则谵语；下之则额上生汗，手足逆冷。若自汗出者，白虎汤主之。（219）

【提要】论三阳合病偏重于阳明经证的治疗及误治变证。

【原文】伤寒，脉滑而厥者，里有热，白虎汤主之。（350）

【提要】论热厥的证治。

## 三、白虎汤方证纵横论

【方证释义】本方功能清热透邪生津。方中石膏辛甘寒而质重气轻，性寒质重则沉降而清热，味辛气轻则透热而解肌（说石膏味辛，乃言其透邪之功，实则石膏无任何气味），善清阳明气分之热，并清解肌热；知母苦寒而润，能清热养阴；甘草、粳米益胃和中。本方证是以里热炽盛，尚未成实为主要病机的病证。《伤寒论》中本方证有二：一是三阳合病，邪热弥漫，症见腹满、身重、难以转侧、口不仁、面垢、谵语、遗尿、自汗出；二是热邪内盛，阳气不能外达，症见脉滑而厥等。后世医家不仅以本方治疗阳明经热盛，并且用于治疗温热病气分热盛，症见高热头痛、口干舌燥、烦渴引饮、面赤恶热、大汗出、舌红苔黄燥、脉洪大有力或滑数。本方证候典型者为“四大症”，即大汗、大热、大渴、脉洪大，但临床不必拘泥，应明辨病机。

【方证歌诀】

西方金神曰白虎，虎啸山林冷乎乎。
阳明经证气分热，石膏知母甘米熟。

【方证鉴别】

**白虎汤证与调胃承气汤证** 王子接说：“白虎汤治阳明经表里俱热，与调胃承气汤为对峙，调胃承气导阳明腑中热邪，白虎泻阳明经中热邪。”（《绛雪园古方选注》）

## 四、白虎汤证临床心得

**1. 白虎汤主治的时气温病与小儿病** 明代李梴《医学入门》：“白虎汤治一切时气温疫杂病，胃热咳嗽发斑，及小儿疱疮瘾疹、伏热等证。”

**2. 白虎汤通治的阳明病证** 清代汪昂《医方集解》：“白虎汤通治阳明病，脉洪大而长，不恶寒反恶热，头痛，自汗，口渴，舌红苔黄，目痛，鼻干，不得卧，心烦躁乱，日晡潮热，或阳毒发斑，胃热诸病”。

**3. 白虎汤主治麻疹、头目口齿病阳明热盛证** 日本汉方医西方派代表吉益东洞首著《类聚方》，尾台榕堂为之详加批注、增益著《类聚方广义》说，白虎汤“治麻疹大热谵语，烦渴引饮，唇舌燥烈，脉洪大者。又曰：治齿牙疼痛口舌干而渴者。又曰：治眼目热痛如灼，赤脉怒张，或头脑眉棱骨痛，烦渴者，俱加黄连良”。

**4. 白虎汤变通应用** 清末民初医家张锡纯《医学衷中参西录》：“镇逆白虎汤，治伤寒、温病邪传胃腑，燥渴身热，白虎证俱，其人胃气上逆，心下满闷者，即本方去甘草、粳米，加清半夏八钱，竹茹粉六钱”。

**5. 白虎汤证及其类方** 刘渡舟说，白虎汤类指的是白虎汤、白虎加人参汤、白虎加桂枝汤、竹叶石膏汤、白虎加苍术汤、玉女煎、化斑汤 7 个方剂。这 7 个方剂，以白虎汤为代表，其余 6 方，皆是在白虎汤基础上，加减变化而成的。白虎汤是治阳明热证的主方。阳明热证，是指阳明里热炽盛，但尚未敛结成为腑实，热在阳明气分而弥漫全身，充斥内外，表现为表里俱热的一种证候。阳明热证与阳明腑实证比较，腑证可以说是有形之里实，而热证则是无形之里热。因热证之身热来自于里，并非邪在经表，故也不同于阳明经证。阳明里热，弥漫全身，充斥内外，故一身表里皆热；热盛迫津外泻，故汗出；热盛津伤，故口燥舌干，烦渴而喜冷饮；阳明热甚，气血沸腾，故脉洪大或浮滑而数。以上所述大热、大汗、大渴、脉洪大，即“四大症”，可以说是阳明热证的典型证候，也是阳明热证的辨证要点。其中尤以烦渴和汗出为使用本方主要根据。（《伤寒论十四讲》）

**6. 白虎汤禁忌证**　刘渡舟、傅士垣等指出，白虎汤是甘寒清热的重剂，表寒证用之，每可冰伏表邪，郁遏阳气，甚或引邪内陷而病必不除。过去在临床上就曾有过这样的教训：一邻居周某，女，感冒发热不退。初诊辨证未确，就使用辛凉平剂的银翘散加石膏。服药后病反不解，而发热更甚。再诊仍不醒悟，反认为石膏剂量犹轻，而又继续加大药量，结果不仅热仍不退，反而出现了神昏谵语之症。后来患家另请一位老医生诊治，经详细检查并问清病情之后，指出此病得之石膏用之太早，使邪气冰伏不得透出，急以鸡冠血合黄酒、蜂蜜让病人饮服，然后盖被取汗。果然服后汗出，胸前见有大片针尖大小的皮疹，而内陷之邪得以透发，则热退神安。这一案例足以说明表邪不解，而过早使用石膏的危害。结合第 170 条原文体会，更可加深理解。（《伤寒论诠解》）

**7. 白虎汤之适应证与禁忌证辨识**　刘炳凡综合古今医家及自己的经验，分析了白虎汤及其主药生石膏的临床宜忌。他认为：《伤寒论》白虎汤共 8 条，此外，虽有白虎汤的现象而不用白虎汤者 1 条（25 条），此条为“服桂枝汤大汗出，脉洪大者（《玉函经》作‘若脉但洪大者’，可从）与桂枝汤如前法”。陆渊雷云：“大汗而脉洪大，疑似阳明白虎证，然汗出为桂枝、白虎共有之症，脉但洪大而无烦渴壮热之主证，则非白虎证明矣。”（《伤寒论今释》）故撇开现象抓住本质，仍予桂枝汤，解肌和营卫而汗自止，化气调阴阳而脉自敛。此与下一条“服桂枝汤，大汗出后，大烦渴不解，脉洪大者，白虎加人参汤主之”（26 条）同样应作鉴别。因为“四大症”是白虎汤的主要证治，上条从临界线排疑是借宾定主之法，示人要注意病的本质，不要为现象所惑。临证察机要善于在临界线上排疑。然而白虎汤的组成是符合辛凉重剂解热原理的，石膏辛甘大寒以解肌清胃，知母苦润以泻火滋燥，甘草、粳米和胃缓中，此有制之师也。刘完素加生姜 2 片以济其寒，张锡纯以党参代人参、以山药代粳米，亦甚恰当。如 168、169 两条白虎加人参汤证，前条有“时时恶风”，类似桂枝汤证，后条有“背微恶寒”，类似附子汤证（304 条）。但这都是病的现象，而“大渴，舌上干燥而烦，欲饮水数升者”，乃白虎加人参汤的本质。为什么出现不协调的症状？汪苓友说：“时时恶风者，乃热极汗多，不能收摄，腠理疏，故时时恶风也。”钱天来说：“背微恶寒，口燥渴心烦者，乃内热生外寒也，与少阴证口中和而其背恶寒者相鉴别，临证时注意寒热二字，若高热之时，不应寒而恶寒者极须深思（此热高心弱的表现）。”“时时恶风”“背微恶寒”等类似阳虚表证，只要抓住舌上干燥与大烦渴饮水多的主证，就不难确诊。

有适应证必有禁忌证，白虎汤也不例外。如“伤寒，脉浮发热无汗，其表不解，不可与白虎汤；渴欲饮水无表证者，白虎加人参汤主之”（170条）。这条非常重要，特别是针对时弊而言。有许多外感热病，是风寒暑湿之邪郁而为热，应该“体若燔炭，汗出而散”（《素问·生气通天论篇》）。若忽视此理，以为是“炎症”“病毒”，开手即用苦寒杀菌、清凉解毒以求退热，反复使用，结果挫伤了人体的自然疗能，病不愈而反剧。仲景此条之示禁与“病在阳，应以汗解之，反以冷水潠之，若灌之，其热被劫不得去，弥更益烦，肉上粟起，意欲饮水，反不渴者，服文蛤散……”，不啻为此等殊途同归的疗法作一生动的写照。可知这种冷水疗法，对于邪尚在表须从汗解的太阳表热阶段，是不适宜的。以此推之，现代的物理降温法如冷敷头身等也只宜暂用于阳明里热的高热阶段，如恶寒无汗的表热阶段也是不适宜的。潠灌变证的救逆法，原文用一味文蛤散，柯韵伯说：“此等轻剂，恐难散湿热之重邪。《金匮要略》云‘渴欲得水而贪饮者，文蛤汤主之’。即大青龙汤去桂枝加文蛤”。审证用方，“则此散而易彼汤为宜”，柯说诚是。“肉上粟起”为水寒外束，非麻黄不解；“弥更益烦”为郁热内伏，非石膏不除。这与大青龙汤外寒内热证，同一机制而小其制，且为麻杏石甘汤证到白虎汤证指出了演变规律，即麻黄汤证失治则发展为大青龙汤证，大青龙汤证失治则发展为白虎汤证，汗下误用，则可出现“汗出而喘，无大热”等邪热壅肺的麻杏石甘汤证。这些方剂，清里以达表，石膏是首选。即使在“其表不解，不可与白虎汤”的同时，仲景还明确地指出“渴欲饮水无表证者，白虎加人参汤主之”（170条）。谁说仲景只能治伤寒不长于治热病？热病属于广义的伤寒，观白虎汤的加减即可窥其鳞爪。没有比较就没有鉴别，《金匮要略》云：“太阳中热者，暍是也，汗出恶寒，身热而渴，白虎加人参汤主之。”《伤寒论》曰：“发汗，病不解，反恶寒者，虚故也。芍药甘草附子汤主之。”（68条）这两条比较，白虎证之恶寒，正如尤在泾所说：“热气入则皮肤缓，腠理开，则洒然寒”，其实质是表里热炽，与伤寒恶寒者不同，与168、169条之“时时恶风”“背微恶寒”的病机是相同的。

但传形者多，传神者少。如1995年石家庄乙脑流行，诊为暑温之偏于热者，用白虎汤治之良效。次年长沙乙脑流行，按石家庄经验用白虎汤治之不效，察其原因，时在六七月间，当地雨水多，导致本病暑温偏于湿，李星鹄老医师用藿香正气散加减以治湿遏，他的秘诀是“不关门”，用卧地泥疗以治其高热，其理由是吸热而不冰伏。36例按法治之，2~3周全部治愈出院，无1例死亡或患后遗症。此非方之不灵，实用之者不审证求因也。

白虎汤之主药为石膏，故后人有专门研究用石膏而著名者，清代陆定圃《冷庐医话》中载顾松园治热深厥深，王孟英《温热经纬》载余师愚治热疫，均能独树一帜。近代孔伯华亦善用石膏，是从燥、渴、喘、呕4症着眼，在他的著作《时斋医话》中详细分析说："谙石膏之疗能，其体重能泻胃火，其气轻能解肌表（解表清热），生津液，除烦渴，退热疗斑，宣散外感温邪之实热，使从毛窍透出。按邹润安云：'石膏随击乃解，纷纷星散而丝丝纵裂，无一缕横陈，故其性主解横溢之热邪也'。"其性之凉并不寒于其他凉药，但其解热之效，远较其他凉药而过之，治伤寒头痛如裂，壮热如火，尤为特效，并能缓中益气，邪热去，中得缓而元气回，治肺热、胃热之发斑或热痰凝结更是要药。无怪乎徐亚枝谓"伤寒脉浮滑，此表有热，里有寒"之白虎汤证，"里有寒，寒字当痰字解，与滑脉相应，与义较协"。王孟英谓"徐君此解可称千古只眼"，与孔伯华说"热痰凝结"之病理产物亦无不合。民间治"火伤风"目赤心烦，用灶心土烧红置钵内，加入栀子、石膏淬水澄清，服之良效。

可见读书之要，博采之多，在于活学活用，用石膏如此，用麻桂、硝黄、附子、干姜亦莫不如此。南齐·褚澄说："博涉知病，多诊识脉，屡用达药"(《褚氏遗书》)。这种可贵的治学经验，对我们今天发掘、整理、提高中医学来说，仍是大有裨益的。(《中国百年百名中医临床家丛书》)

**8. 白虎汤临床应用述要**　左季云简要综述了白虎汤的临床应用，分述如下：

①对暑火炽盛而霍乱者，王孟英云："霍乱症，粳米宜用陈仓米，又石膏治暑良药。"

②小儿伤暑，烦躁，身热，痰盛，头痛口燥，大渴者。本汤为末，水煎，每服二钱。

③上消者，渴而多饮也。因邪火在胃，血液大伤。血为阴，阴伤则引水以救者，阴与阳相亲也，白虎汤力能扑火以存阴，故可治之愈。

④心下一寸间，乃胃之上口也，发生疮疾，红肿甚者，因邪热结于胃之上口间，故发疮疾，白虎汤专清胃热，故可治之愈。

⑤牙龈，乃阳明所主。牙龈红肿，痛甚饮冷者，今胃火聚于上，故见红肿痛甚。又见饮冷，知其邪火伤阴，白虎汤力能清胃之热，故治之愈。

⑥两乳，乃阳明脉过之所，今见红肿痛甚，是胃中之邪热壅滞所致也。白虎汤专清胃热，邪去而肿自消，故可治之愈。(《伤寒论类方法案汇参》)

**吕按：**以上引录了古今医家，特别是现代名家刘渡舟、刘炳凡、左季云所述白虎汤方所治证候特点、禁忌证辨证以及白虎汤与其主药生石膏的临床发挥应用。下文是笔者的简要综述。

**9. 白虎汤中石膏的功用、剂量、剂型**　白虎汤是张仲景治疗阳明经病热证的主方，温病学家将其视为清气分热的良方。本方用之得当，疗效卓著。而用好白虎汤的关键是要明确方中石膏的功用、剂量和剂型。下面把医家的经验加以归纳。

（1）功用　白虎汤以石膏为主药，故欲知白虎汤之主治，须知石膏之功用。《神农本草经》曰："石膏味辛、微寒，无毒。主中风寒热，心下逆气，惊喘，口干舌焦，不能息，腹中坚痛，产乳，金疮。"《名医别录》说："石膏味甘，大寒，无毒。除时气头痛身热，三焦大热，皮肤热，肠胃中膈热，解肌发汗，止消渴烦逆，腹胀暴气喘急，咽热。亦可作浴汤。"《长沙药解》说："石膏清心肺，治烦躁，泻郁热，止燥渴，治热狂、火嗽，收热汗，消热痰，止鼻衄，调口疮，理咽痛，通乳汁，平乳痈，解火灼，疗金疮。"上述古代文献可知，石膏不但治外感热病之热，而且治内伤杂病之热，以其"辛能解肌，甘能缓热，大寒而兼辛甘，则能除大热"(《本草经疏》)，为清透实热之首药。

（2）剂量　石膏为矿石类药，质重，20~30g 不过一小撮。注意：仲景书之白虎汤中石膏注明一个"碎"字。由此可知，用石膏必须打成碎末而与方中诸药同煎为要。不必先煎。临床用量，小量十几克，中量几十克，大量几百克。必须明确，石膏除大热，必重用始能奏效。

（3）剂型　当今多用汤剂，而古代用丸剂与散剂者亦不少。如《金匮要略》治"妇人乳中虚，烦乱呕逆，安中益气，竹皮大丸主之"之方，即有石膏。近代名医张锡纯善用散剂，认为石膏研细末冲服可增加效力数倍，他指出："其退热之力，一钱可抵煎汤者半两。"张氏对热退复燃者，汤剂重用五六两，并送服散剂一两许，"其热即可全消"。还需要明确，用石膏清热必须生用。煅石膏其性收敛，多为外用以收疮敛肌。(《金匮杂病论治全书》)

**10. 名医活用白虎汤之经验**　陈亦人教授曾撰文综述《伤寒论》有关白虎汤证的内容及名医运用白虎汤的经验。摘录其部分内容如下。

白虎汤为辛凉重剂，能够清热保津，达热外出，是治阳明胃热津伤的主方。一般以"四大症"为审证依据，似乎简单扼要，便于掌握，实际比较机械，临床不会如此典型，所以并无多大价值。论中有关白虎证的条文仅有 8 条（太阳病篇 5 条，即第 26、168、169、170、176 条；阳明病篇 2 条，即第 219、222 条；厥阴病篇 1 条，即第 350 条），内容很简要，绝没有机械的论述，而是通过对寒热疑似、虚实模糊病情的讨论，体现了具体问题具体分析的辨证方法。因此，对临床实践富有指导意义……很明显，大烦渴与舌苔干燥是白虎加人参汤证中的最关键症状，只要具有这两个主症，即使没有大热、大汗、脉洪大，也应使用白虎加人参汤……

如上所述，不难看出白虎汤与白虎加人参汤主治的主要区别在于津伤程度的轻重，然而怎样才能准确地运用？论中还不够具体，后世医家对此有较多地补充，如明代吴又可说："白虎汤辛凉发散之剂，清肃肌表气分之药也。"又说：

“若下后热减不甚，三四日后精神不慧，脉浮者，宜白虎汤汗之。服汤后，不得汗者，因津液枯竭也，加人参，覆卧则汗解。”近代张锡纯说：“伤寒法，白虎汤用于汗吐下后当加人参。究之脉虚者即宜加之，不必在汗吐下后也。愚自临证以来，遇阳明热炽，而其人素有内伤，或元气素弱，其脉或虚数，或细微者，皆投白虎加人参汤。”以上皆名医经验之谈。(《〈伤寒论〉求是》)

**11. 儿科名医赵心波以白虎汤治儿科温病经验** 赵老认为，儿科温病重在热毒，往往是表里俱热，上下同病，神昏或惊厥或出血，皆因热盛所致。他说：“余伯陶云，‘阳明之火蒸腾入脑神即昏矣，是则神经之昏，乃是神经受热，仍由阳明而来。盖人迎胃脉，由胃过颈后入脑，悍气即循此脉上冲’。这是经验之谈。”赵老治疗小儿温病清气分之热，首选白虎汤合清瘟败毒饮，即使症见神昏、抽搐，也不离清气法。例如，一暑温（乙型脑炎）患儿，高热、神昏、抽搐、脉细数略浮、舌质微红苔薄黄。赵老辨证为表邪未解，里热已炽，热极生风。用银翘散合白虎汤加减为主治疗，同时加紫雪散，经治3天体温正常，6天痊愈出院。赵老十分强调指出：温热病引起的抽风主要是热毒引起，所谓肝风内动也是高热引动，治疗必须以清热解毒为主，平肝息风仅仅是辅助治疗。(《名老中医之路》)

## 五、白虎汤古今医案赏析

### （一）热病医案

#### 1. 伤寒医案

（1）三阳合病

①光禄卿吴玄水患伤寒，头痛腹胀，身重不能转侧，口中不和，语言谵妄，有云表里俱有邪，宜以大柴胡下之。余曰：此三阳合病也，误下之，决不可救。乃以白虎汤连进两服，诸症渐减，更加天花粉、麦门冬，二剂而安。(《医案必读》)

②一人伤寒六日，两脉微弱不起，面垢遗尿，自汗谵语，身重不能转侧。此三阳合病，汗、下两不可用。仲景云：“腹满身重，口不仁而面垢，谵语遗尿，自汗者，白虎汤主之。”盖三阳合邪，至遗尿谵语，其中州扰乱，真气与津液并伤可知。故仲景复云：“发汗则谵语，下之则额上生汗，手足逆冷。”以汗则偏于阳，而津液益伤；下则偏于阴，而真气复损。唯白虎一法，解热而不碍表里。但三阳病，其脉当浮大，而反微弱不起者，以邪热郁遏不得外达，非阳衰脉微之比，但清其壅热，而脉自起矣。用大剂白虎，一服便得大睡，再剂神清脉起。与补虚清热而痊。(《续名医类案》)

（2）热病头齿大痛　施笠泽治孝廉唐后坡长公，病寒热面赤，头齿大痛。诊之，脉洪而数，此热证也，当用白虎汤。每剂石膏一两，一剂而头痛齿痛俱已，寒热亦除。但脉尚搏指，曰："须依前再进一剂，不然两日后定发斑矣。"乃疑而谋之专科，曰："是何斗胆也，石膏岂堪重剂乎？"置不服。半月后复求治，云："两日后果发斑，斑十日不退，退后犹灼热。"曰："曲突徙薪，其有功乎？"投柴苓芍药汤，一剂而热退。后用参、术调理而痊。(《续名医类案》)

**吕按：**服了白虎汤痛热已除，"但脉尚搏指"，此病根未除之象。仲景心法曰："……脉数急者，为传也。"有如此诊脉功夫，才是合格中医。

（3）热厥

①吕某，男，48岁，农民。初秋患外感，发烧不止，体温高达39.8℃，到本村医务室注射"氨基比林"等退烧剂，旋退旋升。四五日后，发热增至40℃，大渴引饮，时有汗出，而手足却反厥冷，舌绛苔黄，脉滑而大。此乃阳明热盛于内，格阴于外，阴阳不相顺接的"热厥"之证。治当辛寒清热，生津止渴，以使阴阳之气互相顺接而不发生格拒。急下白虎汤：生石膏30g，知母9g，炙甘草6g，粳米一大撮。仅服2剂，即热退厥回病愈。

**原按：**热厥的辨证特点是发热在前，手足厥冷在后。本案厥冷、发热、口渴、脉滑大，为阳热郁遏于气分，阳气不能外达，正如《伤寒论》所说："伤寒脉滑而厥者，里有热，白虎汤主之。"白虎汤大辛大寒，善于清解气分之热，无论伤寒还是温病，凡邪热不解、口渴、脉洪大，或阳热内盛格阴于外、手足厥冷等，皆可使用。(《刘渡舟临证验案精选》)

②患者某氏，40余岁，台山人。诊时微热，神气呆，面色焦燥，齿干，舌黄黑，不渴，心烦，四肢厥冷，苦热，频频易其坐卧处，两手反复置石桌，使人扇风不稍停，目不交睫者10余日，大便少，小便黄，无脉。迭经医治，为病日笃。诊下，知其为内蕴大热而有假象，恰如灰掩红炉，所谓不得火之明，而具火之烈者，乃作二方为分治法：一与白虎汤日服，以清肃其伏热；另与栀子豉汤夜服，使坎离交媾而能睡。分头消杀，免其炎热沸腾，致有一发而不可复遏之势。一诊稍宁，三诊告安。[马云衢．广东中医，1963（5）：35]

**吕按：**在一般情况下，疾病内在的病机与外现的证候是统一的，即寒证表现寒象，热证表现热象。但是，当疾病发展到严重阶段时，内在的病机与外现的证候又可能出现互相矛盾的情形，寒证反现热象，热证反现寒象。医者只有在病者的寒热属性真假难辨时，善于辨识疾病本质，才能立于不败之地。此案诸症多为"内蕴大热"之象，四肢厥冷乃热厥也。"无脉"为特殊体质。唯"不渴"难以理解，疑问诊不确或传写之误。

（4）热盛神昏（昏迷）　史某，女，38岁，甘肃人，社员。1963年8月7

日请出急诊，至则病人已陷入昏迷3小时，发热已2日，急性热性病容，体质营养均良好，全身多汗，皮肤湿润，体温40.5℃，手足微冷，心跳急速，口腔干燥，薄白苔，脉滑而有力。腹诊：腹部紧张度良好，无抵抗、压痛。告以病重，须住院。来院后静脉注射25%葡萄糖100ml。处白虎汤原方。6小时后病人诉口渴，饮凉水，少量频服，次日神志清楚，诉头痛乏力，体温38.5℃；续服前方，病情继而好转；第3日恢复常温，能下床大小便；继与前方5日量，住院一周，痊愈出院。[雷声. 中医杂志，1964（11）：22]

**吕按：**患者高热，多汗，昏迷，腹诊无压痛，脉滑有力，此属无形燥热充斥阳明，热盛神昏证候，故予白虎汤治之有良效。

（5）反复高热　某女，约30岁。高热反复发病数月之久。曾采用多种抗生素、激素及中药治疗，热势时起时伏。近来又复发热，医院输液、打针治之不退，转求笔者诊治。诊其有发热（体温39.6℃）、头痛、口渴、脉滑数、舌绛红苔黄等证候。显系阳明气分热盛，久病波及血分，为气血两燔之证。治用白虎汤清透邪热，加金银花、连翘以解毒，再加丹皮、生地以凉血。服药3剂而热退身凉（体温37.5℃），唯头晕，时呕欲吐，食欲不振，改拟竹叶石膏汤3剂善后调治。数日后及3个月后两次相告，热退不复升矣。

**2. 九种温病医案**

（1）风温　余因公晋省，途次资州莲池铺，在彼暂憩。因茶社人满，即在药店少坐。见一老媪来店诊脉。气喘吁吁，须臾饮茶数次，面赤气粗。其医处以温散之方，携药而去。余曰："此媪之病，此方恐非所宜。"其人讶，曰："阁下必能知医。"余曰："略知皮毛。"其人虚心，即求指示。余曰："虽未诊脉，观其外象，乃属风温之证。此病最忌温散。"渠曰："其媪系我舍亲，已服表药2剂，其热渴俱不能退。既属知医，敢求赐一良方。"余曰："此白虎汤证也，外加玄参、麦冬、生地、天花粉、连翘等味，可服2剂。"其人即照方拣药，将前方立刻换回。余即前进。嗣后折回，问及此事，渠云："即服足下之药而愈。"并云："从此知治温之法矣。"感甚！(《二续名医类案》)

**吕按：**此案对话，体现了"望而知之谓之神"。更贵在温氏对患者的负责任态度，以及某医虚心好学的精神。

（2）暑温　慈溪天生杨先生，馆江湾镇。时值盛暑，壮热头痛，神昏发斑，狂乱不畏水火，数人守望，犹难禁止，甚至舌黑刺高，环口青暗，气促眼红，谵语直视，迎余往治。余见众人环绕，蒸汗如雨，病人狂躁无有休息，循衣摸床，正在危候。强按诊脉，幸尚未散，急取箸头缠绵，用新汲水掘开口，凿去芒刺，即以西瓜与之，犹能下咽，乃用大桶置凉水，浇湿中间空地，设席于地，扶患者卧上，再用青布丈许，摺作数层，浸湿搭在心间，便能云：顿、入、清、凉、世、界六字，语虽模糊，亦为吉兆。遂用大剂白虎汤与服，加黄芩、山栀、玄参。半日之间，狂奔乱走，目无交睫，此药入口，熟睡如泥，乡人尽曰：休矣。余曰：此胃和而睡着也，不可惊觉。自日中至半夜方苏，其病遂愈。(《二续名医类案》)

**吕按：** 此案为暑热内盛，干扰神明，故神昏、谵语、狂躁不休等。治用凉敷法，即现代施行的“冰敷降温疗法”，亦有测病机之意，而治本良法为用大剂白虎汤加味与服，入口如“久旱得甘露”，胃和而熟睡矣。

（3）春温

①春温病误用辛温而成阳明经热证　王某，男，年25岁，住四川省会理县北关，于1924年2月患温病已4日，前医以九味羌活汤加葛根、柴胡、紫苏等与服之，服后汗出未解，发热更甚。延余诊视，病者壮热，恶热而烦渴喜冷饮，头疼，但头汗出，面赤而垢，鼻干而喘，唇赤口燥，苔黄而无津，小便短赤，大便3日不解。此系春温病误用辛温发汗，耗伤阴液而成阳明经热之证，以人参白虎汤加寸冬治之。处方：生石膏一两（碎，布包），知母七钱，沙参五钱，寸冬四钱，甘草二钱，粳米三钱。连服2盏，竟仰卧而寐，数刻则全身大汗淋漓，热势渐退。次日复诊烦渴已止，脉静身凉，继以生脉散加生地、杭芍，1剂霍然。

②春温病饮冷水治愈案　李某，女，年五旬，住四川省会理县南乡农村。于1920年2月患春温病已5日，延余诊视之时，见其张目不寐，壮热烦渴而饮冷，舌苔白厚而燥，舌尖绛，唇焦齿干，脉来洪数，恶热头痛，小便短赤。据云已服发表之剂未愈。查前所服之方，系用羌活、独活、苏叶、荆芥、防风、柴胡、葛根之剂。服后但见头汗出，身热尤甚，气粗而喘，烦渴引饮。余诊后断为春温病误用辛温发散，耗劫阴液所致，急须清热养阴生津为治。因患者居处远乡僻壤，药材缺乏，未能如愿配方，但见患者烦渴索饮之状，遂与冰凉之冷水任意饮之。患者饮1碗尽，自言心中爽快，又求再饮，饮至4碗，顿觉清凉不烦，竟然闭目熟睡。俄顷，则见汗出淋漓，湿透内衣。约半个时辰后再诊，已脉静身凉，津液满口，诸症悉除。

**原按：** 春温初起，客邪内传与阳明燥气相合，误投辛散发表，不但邪不得解，反致伤阴劫液，内热燔炽，水源涸竭。今得冷水相济，补阴救焚，从而阴阳调平，气机通达，则汗出而引邪外散。此为饮冷水救阴液之例，当与人参白虎汤清热生津救焚之意谋同，故能获此良效。

温热病证，内热如焚，真阴欲竭之际，急需清凉之剂以济之。西瓜汁、鲜梨汁，甚至清凉冷饮，皆可以滋添阴液。但见某些病家或医者，习俗为常，以为凡病皆须忌生冷，戒之最严，虽病热者苦索无已，尚不知其相宜而须投之。

实热病情，以硝黄石膏为治，其效若灵，滋阴、清热、苦寒之品，在所必用，又何须拘禁于生冷哉？（《吴佩衡医案》）

**吕按：**此案说明，适当的饮食疗法也可治病。在医疗条件具备时，治病还是以药物治疗为主，但不可忽视适当的饮食辅助疗法。《金匮要略·疟病脉证并治》就明文指出在针药治疗的同时，“以饮食消息止之”。

（4）伏邪

①伤寒兼伏热　马朴臣，年过五旬，业商，住奉天大西边门内。原因：家本小康，因买卖赔钱数万元，家计顿窘，懊侬不已，致生内热。仲冬因受风，咳嗽声哑，有痰微喘，小便不利，周身漫肿。愚用越婢加半夏汤，再加凉润利水之药而愈。旬日之外，又重受外感。证候：表里大热，烦躁不安，脑中涨疼，大便间日 1 行，似干燥，舌苔白厚，中心微黄。诊断：脉极洪实，左右皆然，此乃阳明腑实之证。凡阳明腑实之脉，多偏见于右手，此脉左右皆洪实者，因其时常懊侬，心肝积有内热也。其脑中涨疼者，因心与肝胆之热，挟阳明之热上攻也。疗法：当用大剂寒润，微带表散，清其阳明胃腑之热，兼以清其心肝之热。处方：生石膏四两（不可煅，用煅者则伤人），知母一两，甘草四钱，粳米五钱，青连翘三钱，煎至米熟，取清汤 3 茶盅，分 3 次温饮下，病愈后停服。说明：此方即白虎汤加连翘也。白虎汤为伤寒病阳明腑热之正药，加连翘者，取其色青入肝，气轻入心，又能引白虎之力，达于心肝以清热也。效果：1 剂服完，其热稍退，翌日病复还原。连服 5 剂，生石膏加至八两，病仍如故，大便亦不滑泻。至第 6 剂，生石膏仍用八两，将汤药服后，又用生石膏细末二两，俾蘸梨片嚼服之，服至两半，其热全消，病遂愈。

**廉按：**和田东郭云：石膏非大剂则无效，故用白虎汤、竹叶石膏汤，而其他石膏诸方，其量过于平剂。世医不知此意，为小剂用之，譬如一杯水救一车薪火，宜乎无效也。吾国善用石膏者，除长沙汉方外，明有缪氏仲淳，清有顾氏松园、余氏师愚、王氏孟英，皆以善治温热名。凡治阳明实热之证，无不重用石膏以奏功。今用石膏由四两加至八两，看似骇然，然连服五六剂，热仍如故，大便亦不滑泻，迨外加石膏细末用梨片蘸服又至两半，热始消而病愈，可见石膏为凉药中纯良之品，世之畏石膏如虎者，可以放胆而不必怀疑矣。（《重订全国名医验案类编》）

②伏邪重用白虎汤之石膏案　患者初为太阳病，桂枝证，服药后寒热止。不料一日之后，忽又发热，脉转大，身烦乱，因与白虎汤。处方：生石膏八钱，知母五钱，生甘草三钱，粳米一撮。服后，病如故。次日，病更甚，又增重白虎汤药量，并加生地、丹皮、天花粉等凉血清热之品。令以大锅煎汁，口渴即饮。共饮三大碗，神志略清，头不痛，壮热退，并能自起大小便。尽剂后，烦

躁亦安，口渴大减。翌日停服。至第三日，热又发，且加剧，周身骨节疼痛，思饮冰凉之品，夜中令其子取自来水饮之，尽一桶。因思此证乍发乍止，发则加剧，热又不退，证大可疑。适余子湘人在，曰，论证情，确系白虎，其势盛，则用药亦宜加重。第就白虎汤原方，加石膏至八两，余仍其旧。仍以大锅煎汁冷饮。服后，大汗如注，湿透衣襟，诸恙悉除，不复发。唯大便不行，用麻仁丸二钱，芒硝汤送下，一剂而瘥。(《经方实验录》)

**吕按**：此案说明，临床上在辨证准确，方药得当而疗效不佳之时，应考虑是否为病重而药轻之故。此案与白虎汤，初诊方“生石膏八钱……病如故”，三诊方“加石膏至八两……诸恙悉除”。非有胆有识者，岂敢用八两（240g）之重耶？

③伏暑　王某，女，年38岁。由于夏令劳碌过度，暑邪内伏，至深秋九月感新凉而身发壮热，无汗，口渴引饮，唇焦口燥，舌质红，苔灰燥，诊其脉两手洪大。此暑热内伏，因外感而诱起伏热，证候属于阳明之经。因表邪郁闭，应于白虎汤内加解肌宣表之剂，宣表邪以清内热。处方：生石膏30g，肥知母12g，粉甘草6g，粳米15g，金银花12g，青连翘12g，薄荷10g。服药1剂后得汗热减，3剂后诸症痊愈。(《伤寒论临床实验录》)

**吕按**：此案治伏暑法，关键是两个字：一个是“清”，用白虎汤也；一个是“透”，所加三味也。笔者曾撰文：叶天士以“透”为主论。叶氏于温病之卫、气、营、血的四个阶段，都注重透邪于外。

④伏暑发疹　柴屿青治陈勾山舆人梁大患疹，身热谵语，口渴遗尿。服药增剧，求治。两脉沉伏，意其疹尚未透，拟用消毒饮子。不信，势已濒危，复求诊，脉尚如故，探其舌，燥裂生刺，且面垢唇焦，始信为伏暑（即伏气也，发于阳明，故现以上诸症）实热之证。急投白虎汤二剂，病解而脉始洪矣。故临证者，脉既难凭，尤当察其舌也。(《续名医类案》)

**吕按**：案语最后说：“临证者，脉既难凭，尤当察其舌也。”此临床经验之真言。“其舌燥裂生刺”，显然为燥热之象。而“身热谵语，口渴……唇焦”等，皆热盛于内证候。热蕴于内，其“两脉沉伏”，细心寻按，其沉伏应为搏指有力之脉，只不过非典型的洪数之象。诊脉师法仲景，望舌当学叶氏。

（5）温毒　董某，男，24岁。肺胃蕴热，深入血分而遍身发斑。初起大热无汗，周身皆赤，而现大小不一斑点，神志昏闷，夜间有时谵语，口渴溺赤，大便燥结。舌苔黄燥、尖边绛紫，脉象左弦数右洪数。脉症合参，知为热毒炽盛，气血两燔之候。应以白虎汤清肺胃之热，加金银花、玄参、犀角以凉血解毒化斑。处方：生石膏30g，肥知母12g，粳米15g，金银花18g，润玄参18g，犀角片3g，粉甘草6g。服药2剂，得微汗而身热畅解，神清烦止，斑亦见退。

3剂后赤斑均退，脉象已变为虚弦而较数。后以清余热养阴之剂调理而愈。（《伤寒论临床实验录》）

**吕按：**此案说服药“得微汗而身热畅解”。方中并没有解表发汗药，为何“得微汗”？须知白虎汤之主药生石膏为辛甘寒。亲口尝之，并无辛味，以其具有既“清”热又“透”邪之功用也。

（6）燥痉　陈秀山之幼子，年3岁，住奉天小西边门外。原因：外感燥热而发。证候：周身壮热，四肢拘挛，有抽掣之状，渴嗜饮水，大便干燥。诊断：婴儿脉不足凭，当舍脉从症，知系燥热引动其肝经风火，上冲脑部，致脑气血妄行，失其主宰之常也。疗法：直清阳明为主，佐以息风舒筋。处方：生石膏一两，生甘草一钱，薄荷叶一钱，全蜈蚣二条，肥知母三钱，生粳米二钱，钩藤钩三钱。煎汤1钟，分2次温饮下。效果：1剂而抽掣止，拘挛舒。遂去蜈蚣，又服1剂，热亦退净而愈。

**廉按：**《黄帝内经》谓“阳明之上，燥气治之”。故凡燥热致痉，即《伤寒论》阳明热盛，习习风动之候。此案直清阳明为主，佐以息风舒筋，却是正治。唯蜈蚣性温微毒，病家每不敢服，然据张氏《药学讲义》云：“蜈蚣性有微毒，而专善解毒。凡一切疮疡诸毒，皆能消之，其性尤善搜风，内治肝风萌动，癫痫眩晕，抽掣瘛疭，小儿脐风；外治经络中风，口眼歪斜，手足麻木。用时宜带头足，去之则减力，且其性原无大毒，故不妨全用也。”（《重订全国名医验案类编》）

**吕按：**张锡纯对中药的研究颇为深入，张氏有许多单味中药验案，弥足珍贵！以上引述的张氏对蜈蚣功用特点之论，源于实践，值得学习。

（7）温疫

①暑湿并重（流行性乙型脑炎）　王某，男，9岁，1956年8月23日住某医院。诊断为“流行性乙型脑炎”。住院检查：略。病程及治疗：8月19日发病，高热、头痛、嗜睡，次日发现神识不清，23日入院，已见昏迷，体温39.6℃，无汗，目赤，无大便，小便黄，脉象浮洪有力，舌苔黄腻，确为暑湿并重之证，拟用辛凉重剂。处方：生石膏二两，知母二钱，金银花三钱，连翘三钱，淡竹叶三钱，甘草二钱，粳米三钱，淡豆豉一两，葱白五寸，鲜芦根一两。次日，体温38℃，目赤已退，仍昏睡，未出汗，小便黄，大便仍未行，口不渴，舌苔黄腻，脉仍浮数有力，是暑湿之邪尚伏而未去，宜清暑利湿。处方：生石膏一两，滑石五钱，茯苓皮三钱，杏仁二钱，香薷二钱，鲜藿香三钱，郁金二钱，连翘三钱，黄芩二钱，白通草一钱五分，茵陈三钱，神曲三钱，淡竹叶三钱。服药之后，汗出热解，体温降为36.8℃，神识清楚，脉亦缓和，予以清热和胃之剂。处方：茯苓皮三钱，薏苡仁四钱，蒺藜三钱，钩藤（后下）三

钱，连翘三钱，桑枝五钱，生稻芽四钱，鲜荷叶一两。服后食欲恢复，余症皆愈。次日出院。

**原按**：本例暑湿弥漫三焦，营卫闭塞，汗腺不通，热不得解，故先予辛凉解表，新加白虎中复以葱、豉，防其内犯，而热去湿伏仍宜宣透，乃更以二香与正气散加减，服后湿泻热透，引邪外达，遂无惊厥之患。这里使我们体会到，温病虽然忌汗，而于清解之中，辛开宣透之药仍不可少。(《蒲辅周医案》)

②大热脉缓（肠伤寒）　莫某，男，32岁。患大热病，住某医院一周，确诊为“肠伤寒”。症见面色晦黄，肌肤秽浊，神志昏妄，循衣摸床，便溏下血，小便赤涩，舌质深紫、黑苔干裂，脉象洪缓困顿，体温39℃。证属危殆，勉为救治。亟投白虎汤，石膏用至五两，1日5次分服，2日平平。第3日反增发狂，予镇定用药。第4日神志稍清。第5日下血下利均止，黑苔渐退，脉洪缓匀整，神志全清，乃减石膏量为每剂四两，第9日基本好转，胃纳渐佳，再减石膏为二两，续服2日愈。

**原按**：石膏性乃微寒而非大寒，味微辛而气轻，善于透发体内之蕴热；其性凉而微寒，故又善清阳明之热而令胃津得复。基于上述观点，先生对石膏及以石膏为主药之白虎汤的临床应用得心应手、独具匠心。他认为，凡热病而有洪滑脉象，唇舌质红，苔白稍粗涩，口略有渴意，无恶风寒的严重表证（如兼见轻微恶风或恶寒象不拘忌），可以放手应用。虽然仲景明确指出以有汗、热、烦、渴等症为使用白虎汤的条件，但不须刻板完全符合才可以用，如能掌握病机，体察其将出现这些证候的先兆时，预先施用，收效便特别快捷满意，往往病势凶险，也可一剂顿挫，病即霍然。至于病情演变到如《伤寒论》所云谵语遗尿、脉滑而厥的真热假寒证时，固须投以大剂白虎汤，一剂不足，继之以二三剂，甚至连服五七剂才能获救，就算是一般较严重的大热病，也须用至相当的剂量，并连续服用至足量，始能获满意疗效。(《伤寒论通释》)

**吕按**：以上验案，守方9日病情才“基本好转”，这需要学验俱丰，胆大心细的“镇定”心态。按语所述石膏之性味、功效特点及白虎汤运用之适应证候，非有阅历者，不能道此真言，很值得效法。

（8）温病，战汗，病经至，三战三解　余姻侄世职马荣升，年十六龄。于夏初陡患温病，身热如火、头晕、鼻衄，即延余诊视。审其脉洪数。余告之曰：“此名温病，症实凶猛。若见发热，误认为寒，辛温一投，危亡立至。”……余始用清凉散二剂，散其表热，衄止头轻。随现口渴便闭，继用白虎汤加玄参、生地、枳、桔等味，以荡其内热。服两剂，忽而寒战，继之以大汗淋漓，湿透重衣，汗后酣然大睡，四肢冰凉。其母惶恐其气脱，赶余往视。余询其出汗情状，见其脉静身凉，因晓之曰：“此汗系服凉药而出，并非发出之汗，乃大吉之征，非脱象也。任其熟眠，不可惊觉。”果然酣睡一夜。次日晨早，大便已通，泻出稀屎，其热臭非常。调理至十四日之久，复行发热，前症俱作，较先略轻。其母深怪自不谨慎致有此变。余曰：“此乃温病之常，不足怪也。”仍用前法增减疗治。又复战汗而解。至二十余日，又复发热，余曰：“因病深重，此三反也。”仍前调治，复汗而解，随用清润之品以善其后，缠绵直至两月之久，始能扶杖而行。此次若非病家信任之专，余何能尽其挚爱之忱。修园曰：“医本无权，而任医之人有权。”同患此病，死者数人。其母深感再造，余亦乐不可支。（《二续名医类案》）

吕按：此案为温病急症，服白虎汤战汗而“脉静身凉”；十四日后又复发热，“复战汗而解”；二十日后再发热，“复汗而解”。如此“三战三解”，若病家不信任，医家无本领，岂能有如此起死回生之效哉？

**3. 中暑医案**

（1）中暑之后体虚案　汪希说治一壮男子，形色苍黑，暑月客游舟回，患呕哕，颠倒不得眠，粒米不入六日矣。脉沉细虚豁，诸医杂投藿香、柴、苓等药，不效，危殆。汪曰：“此中暑也。”进人参白虎汤，人参五钱，服下呕哕即止，鼾睡，五鼓方醒，索粥，连进二三服，乃减参稍轻，调理数剂而愈。（《名医类案》）

吕按：患者健壮，暑月出门在外而中热，暑热内伤气阴，胃失和降则呕哕、粒米不入；热扰神明故不得卧；“脉沉细虚豁”者，以热伤气阴，又六日不进食、不得眠，其脉岂能不虚？患者素体健壮而“形色苍黑”，只因暑热伤气阴，治宜白虎汤清暑热，人参益气阴，此仲圣传授的千古不移之大法良方也。此案提示：辨证不可忽略体质。素体攸关病情的发展。如少阴病有寒化、热化以及“三急下”证者，体质使然也。

（2）老年中暑案　江应宿治岳母年六十余，六月中旬，劳倦中暑，身热如火，口渴饮冷，头痛如破，脉虚豁，二三至一止，投人参白虎汤，日进三服，渴止热退。头痛用白萝卜汁吹入鼻中，良愈。（《名医类案》）

吕按：“脉虚豁”，既与年老体衰有关，又与暑伤气阴有关。而脉“二三至一止”，则为年老心病（室早）故疾。以白虎汤治中暑乃常法，“用白萝卜汁”吹鼻治头痛乃经验之谈。

（3）中暑护理古法　江篁南曰：夏月热倒人，昏迷闷乱，急扶在阴凉，切不可与冷饮，当以布巾衣物等，蘸热汤，覆脐下及气海间，续续以汤淋布巾上，令撤脐腹，但暖，则渐醒也。如仓促无汤处，掬道上热土于脐端，以多为佳，冷则频换也，后与解暑毒。若才热倒，便与冷饮，或冷水淋之，即死。又一法，道途无汤下，即掬热土于脐上，仍拨开作窝子，令众人溺于中，以代热汤，亦可取效。解暑用白虎汤、竹叶石膏汤之类。凡觉中暑，急嚼生姜一大块，冷水送下，如不能嚼，即用水研灌之，立醒。路途仓促无水，渴甚，急嚼生葱二寸许，和津同咽，可抵饮水二升。(《名医类案》)

吕按：夏月中暑热甚者，“解暑用白虎汤、竹叶石膏汤之类”，此千古不易之法。护理之法，此案经验是：“急扶在阴凉，切不可与冷饮……便与冷饮，或冷水淋之，即死！”所以然者，暑热伤气阴，冷水饮之、淋之则冻结气血，气血不周流，故暑热虽去，寒疾又生。法当热汤覆脐，或热土覆脐而溺于其中。内治简易法为“急嚼生姜一大块，冷水送下……”此亦白虎汤法。以生姜之辛、冷水之寒，为白虎汤主药生石膏辛寒之性清热透（散）热之法。现代西医对高热者采取冰镇之物理降温法，以寒治热，不无道理，但难免顾此失彼，冰伏其邪，冰结气血，变证随起矣！治病之道，充满了辨证论治思想。不可孤立、静止、片面地看问题，偏执一端，与“一阴一阳谓之道”相悖也。

## （二）杂病医案

**1. 内科病医案** 详见附文之一“王孟英运用白虎汤医案”。

**2. 妇人病医案**

（1）妊娠热病 曾医房婶，怀孕3个月而患热病，求予药。吾见其口燥心烦，渴欲饮冷者，阳明里热也，法宜白虎汤以撤其热；汗出恶热，大便秘结者，胃实也，法宜调胃承气汤以荡其实；口苦咽干者，少阳腑证也，法宜黄芩以泻腑热；舌苔干黑，芒刺满口者，内火烁干精液，阴欲竭之征也；腹微痛，而胎欲动者，热邪逼及胞胎也。若不急行去阳救阴之法，胞胎立坏，不可为矣。即用白虎汤合调胃承气汤加黄芩1剂，而热势略杀，再投1剂，泻下2次，结去津回，诸症皆愈，其胎立安。此但治其病，不必安胎而胎自无不安也。(《二续名医类案》)

吕按：此案辨证条理分明，立法处方丝丝入扣。处方之两方相合加黄芩，即师仲圣合方之法也。方证相对，荡其实、撤其热，则胎自安矣。

（2）热入血室 沈尧封治一妇，热多寒少，谵语夜甚，经水来三日，病发而止。本家亦知热入血室，用小柴胡数剂病增，舌色黄燥，上下齿俱是干血。沈用生地、丹皮、麦冬等药不应，药入则干呕，脉象弱而不大。因思弱脉多火，胃液干燥，所以作呕。遂用白虎汤加生地、麦冬，二剂热退神清。唯二十余日不大便，与麻仁丸，三剂得便而安。(《续名医类案》)

吕按：小柴胡汤为治热入血室之良方，但方不对证，当然无效。其舌苔“黄燥”，为热伤气阴之象，故“用白虎汤加生地、麦冬”，清气热、益阴津，始方证相对而获效。仲景书曰：“阳明病，下血谵语者，此为热入血室……”

（二十二·4），此案则说“热多寒少，谵语夜甚，经水来三日，病发而止”。皆为阳明热盛，影响血分，一者“下血”；一者“经水……而止”，由于二者病机相同，故皆以白虎汤清热而凉血可也。

**3. 小儿病医案**

（1）痘症

①一痘八朝浆满，身热而渴，咳有痰涎，火盛津液涸也，用白虎汤而愈。（《续名医类案》）

②一痘后热渴能食，便秘溺赤，咽干口燥，此心胃二经受邪也，用白虎汤而愈。（《续名医类案》）

③一痘如前，顶突根绽，此是阳火有余，胃气大热也，服白虎汤一剂而愈。（《续名医类案》）

**吕按：**古人记载的痘症，很可能就是“水痘”。水痘是一种常见的病毒性疾病，主要表现为皮肤红疹和水疱，常伴发热，好发于儿童，但成人亦有发生者。水痘传染性极强，可通过呼吸道飞沫或直接接触被感染，被传染后10~20天发病。上述治验三则，皆以阳明热证为主，故皆以白虎汤治之而愈。而例二之“便秘”，为阳明腑实证。对此证候，张锡纯的经验是，以白虎汤重用生石膏，既清胃热，又泻腑实。

（2）高热　孙某，女，3岁。出麻疹后，高热不退，周身汗出，一身未了，又出一身，随拭随出，与《伤寒论》所说“濈濈汗出”之证极为相似。患儿口渴唇焦，饮水不辍，视其舌苔薄黄，切其脉滑数流利。辨为阳明气分热盛而充斥内外，治宜急当清热生津，以防动风痉厥之变。处方：生石膏30g，知母6g，炙甘草6g，粳米一大撮。服1剂即热退身凉，汗止而愈。

**原按：**本案为《伤寒论》的“白虎汤”证。该方为阳明之热弥漫全身，充斥内外的“表里俱热”而设，临床以大热、大汗、大渴、脉洪大为辨证要点。患儿疹出之后，续发阳明病的“四大症”，说明邪热弥漫表里，未见大便燥结，尚未敛结成实而用白虎汤大清阳明气分邪热，故能热退身凉汗收而病愈。（《刘渡舟临证验案精选》）

【临证指要】白虎汤治外感热病具有广泛的适应范围，不论是传染病还是非传染病，细菌感染还是病毒感染，只要辨证属于正邪交争的气分热盛，或波及血分者，均应以白虎汤为主方治疗，重用生石膏（少儿几十克，青壮年可用至二三百克），都有确切的疗效。各科疑难杂病及危急重症，只要是以里实热为主的病变，均可以白虎汤为主，适当加味，疗效可靠。临床报道：白虎汤对急性热病、流感、流行性乙型脑炎、流行性出血热、肺炎及各科多种疾病，凡辨证为气分热盛证为主者，皆有显著或较好疗效。

【实验研究】白虎汤的药理作用可归纳为三点：首要的是具有显著的解热功用，是全方协同作用的结果。本方对因内毒素所致发热的家兔有明显的解热作用。白虎汤退热作用与石膏含钙量密切相关，而肠道对石膏中钙吸收的多少则是影响退热作用强弱的重要因素。现在已知钙离子有很强的中枢调节作用，能抑制出汗和烦渴感，从而解除白虎汤证。第二是白虎汤有抗病毒作用。实验结果显示，其抗乙脑病毒作用与对照组比较，具有显著差异。第三是白虎汤能够增强免疫功能。该方可以促进巨噬细胞成熟，并可增强肺泡巨噬细胞对细菌的吞噬能力。

## 六、白虎汤类方串解

白虎汤类四方均以石膏为清热要药，以白虎汤（176）为清热主方。仲景治疗热病与杂病里热炽盛而耗气伤阴者，以白虎加人参汤（26）清气热而养气阴；治温疟，以白虎加桂枝汤（四·4）清里热而解表邪；治伤寒解后，余热未除而气阴受伤的竹叶石膏汤（397），亦为白虎汤之变方。

后世医家师仲景心法，衍化出一系列的白虎汤类方，例如：《类证活人书》之白虎加苍术汤，《景岳全书》之玉女煎，《温病条辨》之化斑汤，《温热经纬》之羚羊白虎汤，《疫病篇》之清瘟败毒饮，《血证论》以白虎汤加大黄，《医学衷中参西录》以白虎汤加蜈蚣。诸如此类，不断扩大了白虎汤的临床应用范围。

〔附文〕

## 王孟英运用白虎汤医案心得

熟悉《伤寒论》与温病学说者都知道，白虎汤是治疗阳明经证，亦即气分热证之主方。而全面了解仲景医学之后可知，白虎汤不但治热病，而且治杂病（如暍病、消渴病）。温病四大家之一的王孟英既善治温病，又长于治杂病。王氏临证如何灵活运用白虎汤呢？请看本文。

周振鸿《回春录新诠·序》：“王孟英，清代温病学派四大名家之一，是叶天士、薛生白、吴鞠通以后之‘集大成者’。《回春录》与《仁术志》是他的学术思想和临床经验的总结，后世的医家们认为王氏造诣深邃，见识卓越，临证清奇，机轴灵活。他的医案议论精辟，理法严谨，处方熨帖而效果彰著。”笔者通读了该书，颇受启发，其中王氏以白虎汤为主方治疗热病及杂病的真知灼见，很值得记取。现选录书中白虎汤医案，适当整理，加以归类，并深入分析，附以心得，以便较系统地学习王孟英运用白虎汤的宝贵经验。

## （一）热病医案

**1. 暑温**　金晓耕，发热两旬，医予表散，竟无汗泄。嗣投温补，而大解泄泻，小水不行，口干肌削，势濒于危。胡纫秋荐孟英诊之。右寸独见沉数。曰：暑热锢于肺经耳。予：白虎（汤）、苇茎（汤）、天水（散）加（茯）苓、桔（梗）、杏（仁）、贝（母）为方，服后，头面痧遍发，密无针缝，明如水晶光，人皆危之。孟英曰：此肺邪得泄也。果肌润热退，泻止知饥。又服甘凉濡润二十余剂，痧始愈。(《回春录新诠》)

**2. 湿温**　顾竹如孝廉令嫒（ài，音爱。旧时对别人女儿的尊称），患感十余日，耳聋不语，昏不识人，客未入室，而彼反先知，医以为祟。凡犀角、地黄、牛黄清心（丸）、复脉等汤，遍服无效，已摒挡后事矣。所幸濮根崖嘱延诊于孟英，脉至滑数，舌不能伸，苔色黄腻，遗溺便闭，目不交睫者已四昼夜。胸腹按之不柔，予白虎汤去（粳）米、甘草，加石菖蒲、玄参、犀角、鳖甲、天花粉、杏仁、竹叶、竺黄、竹沥，投一剂即谵语滔滔。渠父母疑药不对病。孟英曰：不语者欲其能语，是转机也。再投之，大渴而喜极热之饮。渠父母又疑凉药非宜。孟英姑应之曰：再服一剂，更方可也。三投之，痰果渐吐；四剂后，舌伸便下，神识渐清，乃去石菖蒲、石膏、犀角、鳖甲，加生地、石斛、麦冬、贝母。数剂，热尽退，而痰味甚咸，又去杏（仁）、贝（母）、竺黄，加西洋参、牡蛎、龟甲、肉苁蓉，服之痊愈。(《回春录新诠》)

**3. 伏暑**

①庄半霞，芝阶中翰之三郎也，闱（wéi，音围。科举时代称考场为闱）后患感，日作寒热七八次，神气昏迷，微斑隐隐，医者无策，始延孟英视之。曰：此平昔饮酒，积热深蕴，挟感而发，理从清解，必误投温补，以致热势披猖若是。询之果三场皆服（人）参，且携枣子浸烧酒入闱。初病尚不至此，因连服羌、防、姜、桂，渐以滋甚。孟英先予白虎汤三剂，斑化而寒热渐已。继用大苦寒之药泻其热结，所下黑矢，皆作枣子气。旬日后，予甘润滋濡之法，两月始得痊愈。(《回春录新诠》)

②石诵羲，夏杪患感，多医广药，病势日增，延逾一月，始请孟英诊焉。脉至右寸关滑数上溢，左手弦数，耳聋口苦，热甚于夜，胸次迷闷，频吐黏沫，啜饮咽喉阻塞，便溏溺赤，间有谵语。曰：此暑热始终在肺，并不传经，一剂白虎汤可愈者，何以久延至此也？乃尊北涯，出前所服方见示，孟英一一阅之，唯初诊顾听泉用清解肺卫法为不谬耳，其余温散升提，滋阴凉血，各有来历，皆费心思，原是好方，惜未中病。而北涯因其溏泻，见孟英君石膏以为治，不敢与服。次日复诊，自陈昨药未投，唯求另施妥法。孟英曰：我法最妥，而君以为未

妥者，为石膏之性寒耳，第药以对病为妥，此病舍此法，别无再妥之方，若必以模棱迎合为妥，恐贤郎之病不妥矣。北涯闻而感悟，颇有姑且服之之意，而病者偶索方一看，见首列石膏，即曰：我胸中但觉一团冷气，汤水且须热呷，此药安可投乎？坚不肯服。然素仰孟英手眼，越日仍延过诊，且告之故。孟英曰：吾于是证，正欲发明，夫邪在肺经，清肃之令不行，津液凝滞，结成涎沫，盘踞胸中，升降之机亦窒，大气仅能旁趋而旋转，是一团涎沫之中，为气机所不能流行之地。其觉冷也，不亦宜乎？且余初诊时，即断为不传经之候，所以尚有今日，而能自觉胸中之冷。若传入心包，则舌黑神昏，才合吴古年之犀角地黄汤矣。然虽不传经，延之逾月，热愈久而液愈涸，药愈乱而病愈深，切勿以白虎为不妥，急急投之为妙。于是，方有敢服之心矣。而又有人云：曾目击所亲某，石膏甫下咽，而命随之，况月余之病，耳聋泄泻，正气已亏，究宜慎用。北涯闻之惶惑，仍不敢投，乃约翌（yì，音异。明。翌日：明日）日广征名士，会商可否。比孟英往诊，而群贤毕至，且见北涯求神拜佛，意乱心慌，殊可怜悯。欲与众商榷，恐转生掣肘，以误其病，遂不遑谦让。援笔立案云：病既外延，药无小效，主人之方寸乱矣。予三疏白虎而不用，今仍赴召诊视者，欲求其病之愈也。夫有是病，则有是药，诸君不必各抒高见，希原自用之愚。古云："鼻塞治心，耳聋治肺"，肺移热于大肠，则为肠澼，是皆白虎之专司，何必拘少阳而疑虚寒哉？放胆服之，勿再因循，致贻伊戚也。座中顾听泉见案，即谓北涯曰："孟英'肠热胆坚'，极堪依赖，如犹不信，我辈别无善法也。"顾友梅、许芷卿、赵笛楼亦皆谓"是"。疏方：以白虎加西洋参、贝母、天花粉、黄芩、紫菀、杏仁、冬瓜仁、枇杷叶、竹叶、竹茹、竺黄，而一剂甫投，咽喉即利；三服后，各恙皆去，糜粥渐安。乃改甘润生津，调理而愈。予谓此案不仅治法可传，其阐发病情处，识见直超古人之上。(《回春录新诠》)

**4. 疫喉痧** 段春木之室烂喉，内外科治之束手。姚雪蕉孝廉荐孟英视之，骨瘦如柴，肌热如烙，韧痰阻于咽喉，不能咯吐，须以带帛搅而曳（yè，音液，作牵引、拖拉解）之。患处红肿白腐，龈色皆糜，米饮不沾，汛事非期而至。按其脉，左细数，右弦滑。曰：此阴亏之体，伏火之病，失于清降，扰及于营。先以犀角地黄汤清营分，而调妄行之血，续与白虎汤加西洋参等，肃气道而泻燎原之火，外用锡类散扫痰腐而消恶毒，继投甘润药，蠲余热而充津液，日以向安，月余而起。(《回春录新诠》)

**5. 疟病（疟疾）**

①酷热之际，疟疾甚行，有储丽波患此，陆某泥今岁寒水司天，湿土在泉，中运又从湿化，是以多疟。率投平胃、理中之法，渐至危殆，伊表兄徐和圃荐孟英视之，热炽神昏，胸高气逆，苔若姜黄，溺如赭赤，脉伏，口渴，不食不便。

曰：舍现病之暑热，拘司气而论治，谓之执死书以困活人。幸其体丰阴足，尚可救药，然非白虎汤十剂，不能愈也。和圃然之。遂以：生石膏、知母、金银花、枳（实）、贝（母）、黄连、木通、天花粉、（竹）茹、（黄）芩、杏（仁）、（石）斛、海蛇、竹叶等相迭为方，服旬日，疟果断。（《回春录新诠》）

②庄晓村，芝阶姊夫之侄孙也。馆于金愿谷舍人家，病疟。孟英曰：吸受暑热，清涤即瘳。越数日，疟作甚剧，目赤狂言，汗如雨下，居停大惊，闻服凉剂，疑为药误。亟速孟英至，正在披狂莫制之时。按其脉，洪滑无伦；视其舌，深黄厚燥。心疑其另服他药之故，而扑鼻呋来一阵姜枣气，因诘曰：得无服姜枣汤乎？曰：恣饮三日矣。孟英即令取西瓜一枚，劈开任病者食之，方从白虎，而生石膏用一两六钱，病即霍然。逾六年，以他疾亡。（《回春录新诠》）

③许氏妇，患间疟，寒少热多，不饥大渴，善呕无汗，脉滑而弦，孟英投白虎汤加天花粉、柴胡而愈。（《回春录新诠》）

④吴西瀍（chán）患疟，寒微热甚，旬余不愈。孟英诊之，脉滑而长。疏大剂白虎汤与之。渠兄濂仲云：沈、顾二君，皆主是方，屡服无效。孟英索方阅之，汤虽白虎，而石膏既少且煨，兼不去米。因谓其兄曰：汤虽同，君药已重用，而去米，加天花粉、竹茹等，其力不同科矣。濂仲大悟，服之寻愈。此可以见服药不可徒有汤头之名也。（《回春录新诠》）

### （二）内科病医案

**1. 胃脘痛** 金朗然之母，偶发脘痛呕吐。医与温补药，初若相安，渐至畏寒不寐，四肢不仁。更医云是“风痹”，仍投温补，因而不饥不食，二便不行，肌肉尽削，带下如溺。始延孟英诊之，曰：暑伏脾胃耳。其多投温补而不遽变者，以熟地等阴柔腻滞为之挟制也。然津气灼烁而殆尽，脂液奔迫以妄行，治节无权，阳明涸竭，焉能卫皮毛而畅四肢，利机关以和九窍哉？与白虎汤加西洋参、竹茹、橘皮、丝瓜络、石斛、天花粉、竹沥、海蛇，连进二十剂，始解黑矢，而各恙渐安。嗣与和肝胃，调八脉以善后，遂愈。（《回春录新诠》）

**2. 水肿** 石北涯令正，久患龈痛，渐至身面浮肿，或以为虚，或以为湿，病日以剧，气逆不饥。孟英察脉，左洪数，右弦滑。阴分虽虚，先当清其肺胃之痰热者。投白虎（汤）加沙参、天花粉、冬瓜皮、枇（杷）叶、栀子、竹茹、芦根，服之，肿即消。继佐滋阴，龈痛亦止。（《回春录新诠》）

**3. 吐血** 郑某，吐血盈碗，孟英脉之，右关洪滑，自汗口渴，稍一动摇，血即上溢，人皆虑其脱，意欲补之。孟英曰：如脱，唯我是问。与白虎汤加西洋参、大黄炭，一剂霍然。（《回春录新诠》）

## （三）儿科病医案

**1. 惊风** 陈姓小儿，发热肢搐，幼科与惊风药，遂神昏气促，汗出无溺。孟英至而视之，曰：暑也。令取蕉叶铺于泥地，予儿卧之。投以：辰砂六一散加石膏、知母、西洋参、竹叶、荷花露，一剂而瘳。继有胡氏女，病略同，儿科云不治，因恳于孟英，亦以此法活之。(《回春录新诠》)

**2. 麻疹** 仲夏，瘖（xī，音昔。江浙称麻疹为瘖）疹流行，幼科执用套药，夭折实多。有王子能参军所亲楚人刘某，仅一子，甫五龄。陆某见其瘖点不绽，连进柽柳等药，壮热无汗；面赤静卧，二便不行。参军闻其殆，延孟英视之，投犀羚白虎汤而转机。陆某力阻石膏不可再饵，仍进温散，以至气喘痰升，复加麻黄八分，欲图定喘，而喘汗濒危，二便复秘。再恳孟英救之，投白虎（汤）加西洋参、竹叶而愈。(《回春录新诠》)

## （四）其他

**1. 疖** 濮妪，于酷热之秋，浑身生疖如疔，痛楚难堪，小溲或秘或频，大便登圊则努挣不下，卧则不能收摄。人皆谓其虚也。孟英诊脉滑数，舌紫苔黄而渴。予白虎汤加天花粉、竹叶、栀子、白薇、紫菀、石斛、黄柏，十余剂而痊。(《回春录新诠》)

**2. 两目肿痛** 江萝花如君，患两目肿痛，不能略张。医投风药，昏谵欲厥。浼（měi，音每。恳托）孟英诊之，脉至洪滑，大渴，便秘，予：白虎汤二剂，霍然。(《回春录新诠》)

### 读案心得

以上热病与各科杂病案例，皆以白虎汤为主方治之而获良效。笔者将诸案例综合分析，有如下心得：

**1. 白虎汤之适应证** 临床各科疾病，凡是气分热证，或曰阳明经证，皆为白虎汤适应证。但是，我们从王孟英的病案中可以看出，王氏所治并非典型的白虎汤证，而是变化多端，病情复杂之证，非真正掌握白虎汤方之适应病机及灵活运用者，很难用好该方，难免误治，上述医案误治者为数不少。因此，识证乃诊病第一要务。通过分析上述医案，得出其具体病机如下：①暑邪侵犯阳明；②暑邪侵犯肺经；③宿有积热，复感温邪，气分热盛，初入血分；④湿温热重于湿；⑤邪热稽留气分；⑥气分热盛欲传营分；⑦阳明少阳合病阳明为重；⑧暑犯脾胃；⑨阴虚痰热，热盛为主；⑩阳明郁热；⑪ 气分热盛兼有腑实，等等。成因大致有两种情况，即外感与内伤。外感多为温热之邪；内伤或为饮食不节，积热内蕴，或为素有阴虚，火邪内伏等。我们要学习王孟英分析问题的方法，以应付临床复杂的病情。

**2. 白虎汤证误治之因** 从上述医案可见，误治的原因归纳如下：①误用温补。为何误治呢？一者，患者不了解医药，擅自温补；二者，虽为大热证，反而出现里寒或外寒之假象；三者，忽视辨证，反拘泥五运六气而治之；四者，主观臆断，辨为寒证；五者，内大实而外反现虚象。②误用辛温解表法。一是见疹即用辛温透疹之常法，二是见寒热即用辛温解表之法。③热入气血，而气分为主，过早清血分之热。④热在气分，反苦寒下之。总之，误治的原因无非以下几种情况，即以热为寒、以里为表、以实为虚、以经为腑。此外，虽辨证无误，却用药失误，或剂量偏小，或炮制失当。

**3. 白虎汤之加减法** 上述医案用原方者仅见两例，其他或为加味，或为加减，且以加减者为多。综合上述医案，王氏运用白虎汤加味或加减法，可归纳如下：①内热壅盛，津液受伤者，去甘草、粳米以防甘温助热。②暑邪夹湿者，加利湿化痰之药，尤其湿温之病，更要治湿。治湿之法，首先去甘草、粳米，以防甘缓恋湿，然后加祛痰利湿之药，且多从肺入手。具体药物：杏仁、桔梗、川贝、冬瓜子、芦根、滑石、薏苡仁、竺黄、竹沥、枇杷叶、紫菀、竹茹、枳实、木通等。③热盛已衰而津伤为甚者，除保留甘草、粳米，另加甘寒养阴之品，如天花粉、玄参、石斛、西洋参、沙参、荷花露等。④兼见他经病者，加引经之药，如治少阳加柴胡。⑤初入血分，或气血两燔者，加凉血止血之药，如犀角、生地等。⑥见窍闭神昏者，加开窍之药，如石菖蒲、竹沥等。⑦兼有火毒炽盛者，加清热解毒之药，如羚羊角、黄连、黄芩、栀子、黄柏、金银花等。⑧兼惊证者，加镇静之药，如辰砂、牡蛎等。从上述加减法及其药物分析可知，王孟英在治疗疾病时乃根据患者具体病情而灵活运用白虎汤，加味有加味之法，减味有减味之理，且用药轻重适当，主次分明，思路清晰，足资我辈效法。

**4. 王孟英用药特点** 王孟英以白虎汤治疗热病，除上述加减法之外，还有以下三个特点：①疏通三焦，以宣肺为先。常配贝母、杏仁、桔梗等，宣肺气、疏气机。②清化痰湿，以清气道为要。善以竹茹、竹叶、天竺黄、竹沥等清气道、疏经络。③滋阴益气，扶正祛邪为本。喜伍西洋参、天花粉、石斛、沙参、芦根等顾阴津、复正气，邪退而正安。

综上所述，王氏孟英运用白虎汤不但治热病，而且治杂病；不但用原方，而且善于加减应用。其识证之准确，处方选药之妥当，精思善变之魄力，堪为后人师表。这为我们临证治病用好白虎汤指明了方向、坚定了信心、拓宽了思路。

# 第六章　温法

## ——理中汤、四逆汤临证发挥

凡以温热药物为主组成，具有温中祛寒作用，以治疗脾胃虚寒为主的方剂，称为温中剂。适用于中焦虚寒证。脾胃为后天之本，主受纳运化。中阳不足，阴寒内盛，可见脘腹冷痛，喜温喜按，手足不温，呕吐下利，吞酸吐涎，不思饮食，口淡不渴，舌苔白滑，脉沉细或沉迟等。本类方剂的配伍特点是温中散寒与健脾益气药相结合。代表方剂如理中汤。

凡是以温热药为主组成，具有回阳救逆、温阳散寒、温通经脉作用，用于治疗阳虚寒盛的方剂，统称为回阳温阳剂。本类方剂可分为回阳救逆剂与温阳剂两大类。回阳救逆剂用于救治危急之病证，代表方剂为四逆汤。温阳剂乃针对阳气虚衰、阴寒水湿之邪内侵所致的水气病、痛证、胸痹等痼疾杂病。温阳剂与回阳剂一样，以附子为主，适当配伍其他药。但需要明确：仲景书治急症之四逆汤类方，皆用生附子；治杂病之温阳剂诸方，皆用炮附子。

《医学心悟·医门八法·论温法》曰："温者，温其中也。脏受寒侵，必须温剂。经云：'寒者热之'是已。然有当温不温误人者，即有不当温而温以误人者，有当温而温之不得其法以误人者，有当温而温之不量其人、不量其症与其时以误人者，是不可不审也。

天地杀厉之气，莫甚于伤寒，其自表而入者，初时即行温散，则病自除。若不由表入，而直中阴经者，名曰中寒。其症恶寒厥逆，口鼻气冷，或冷汗自出，呕吐泻利，或腹中急痛，厥逆无脉，下利清谷，种种寒症并见，法当温之。又可寒湿侵淫，四肢拘急，发为痛痹，亦宜温散。此当温而温者也。

然又有不当温而温者何也？如伤寒热邪传里，口燥咽干，便闭谵语，以及斑黄狂乱，衄吐便血诸症，其不可温，固无论矣。若乃病热已深，厥逆渐进，舌则干枯，反不知渴，又或挟热下利，神昏气弱，或脉来涩滞，反不应指，色似烟熏，形如槁木，近之无声，望之似脱；甚至血液衰耗，筋脉拘挛，但唇口齿舌，干燥而不可解者，此为真热假寒之候，世俗未明亢害承制之理，误投热剂，下咽即败矣。更有郁热内蓄，身反恶寒；湿热胀满，皮肤反冷；中暑烦心，脉虚自汗，燥气焚金，痿软无力者，皆不可温。又有阴虚脉细数，阳乘阴而吐血者，亦不可温，温之则为逆候，此所谓不当温而温者也。

然又有当温而温之不得其法者何也？假如冬令伤寒，则温而散之。冬令伤风，则温而解之。寒痰壅闭，则温而开之。冷食所伤，则温而消之。至若中寒暴痛，大便反硬，温药不止者，则以热剂下之。时当暑月，而纳凉饮冷，暴受寒侵者，亦当温之。体虚挟寒者，温而补之。寒客中焦，理中汤温之。寒客下焦，四逆汤温之。又有阴盛格阳于外，温药不效者，则以白通汤加人尿猪胆汁反佐以取之。经云：'热因寒用'是已。复有真虚挟寒，命门火衰者，必须补其真阳，太仆有言：大寒而盛，热之不热，是无火也，当补其心。此心字，指命门而言，《内经》所谓'七节之旁，中有小心'是也。书曰：益心之阳，寒亦通行；滋肾之阴，热之犹可是也。然而医家有温热之温，有温存之温。参芪归术，和平之性，温存之温也，春日煦煦是也。附子姜桂，辛辣之性，温热之温也，夏日烈烈是也。和煦之日，人人可近；燥烈之日，非积雪凝寒，开冰解冻，不可近也。更有表里皆寒之症，始用温药，里寒顿除，表邪未散，复传经络，以致始为寒中，而其后转变为热中者，容或有之。藉非斟酌时宜，对症投剂，是先以温药救之者，继以温药贼之矣。亦有三阴直中，初无表邪，而温剂太过，遂令寒退热生，初终异辙，是不可以不谨。所谓温之贵得其法者此也。

然又有温之不量其人者何也？夫以气虚无火之人，阳气素微，一旦客寒乘之，则温剂宜重，且多服亦可无伤。若其人平素火旺，不喜辛温，或曾有阴虚失血之症，不能用温者，即中新寒，温药不宜太过，病退则止，不必尽剂，其为克当其人矣。若论其症，寒之重者，微热不除；寒之轻者，过热则亢；且温之与补，有相兼者，有不必相兼者。虚而且寒，则兼用之，若寒而不虚，即专以温药主之。丹溪云：客寒暴痛，兼有积食者，可用桂附，不可遽用人参。盖温即是补，予遵其法，先用姜桂温之，审其果虚，然后以参术辅之，是以屡用屡验，无有差忒（tè，音特。差错），此温之贵量其症也。若论其时，盛夏之月，温剂宜轻，时值隆冬，温剂宜重。然亦有时当盛暑而得虚寒极重之症，曾用参附煎膏而治愈者，此舍时从症法也。譬如霜降以后，禁用白虎，然亦有阳明症，蒸热自汗，谵语烦躁，口渴饮冷者，虽当雨雪飘摇之际，亦曾用白虎治之而痊安，但不宜太过耳。此温之贵量其时，而清剂可类推已。

迩（ěr，音耳。近也）时医者，群尚温补，痛戒寒凉，且曰：阳为君子，阴为小人。又曰：阳明君子，苟有过，人必知之，诚以知之而即为补救，犹可言也。不思药以疗病，及转而疗药，则病必增剧而成危险之候，又况桂枝下咽，阳盛则殆，承气入胃，阴盛以败。安危之机，祸如反掌，每多救援弗及之处，仁者鉴此，顾不痛欤！吾愿医者，精思审处，晰理不差于毫厘，用药悉归于中正，俾偏阴偏阳之药，无往不底（于此同"抵"，达到之意）于中和，斯为善治。噫！可不勉哉！"

# 第一节　理中汤临证发挥

## 一、理中汤证主要原文诠释

【原文】霍乱，头痛，发热，身疼痛，热多欲饮水者，五苓散主之；寒多不用水者，理中丸主之。(386)

理中丸方：人参、干姜、甘草（炙)、白术各三两。上四味，捣筛，蜜和为丸，如鸡子黄许大，以沸汤数合，和一丸，研碎，温服之，日三四，夜二服。腹中未热，益至三四丸，然不及汤。汤法，以四物依两数切，用水八升，煮取三升，去滓，温服一升，日三服。若脐上筑者，肾气动也，去术加桂四两；吐多者，去术加生姜三两；下多者，还用术；悸者，加茯苓二两；渴欲得水者，加术，足前成四两半；腹中痛者，加人参足前成四两半；寒者，加干姜，足前成四两半；腹满者，去术加附子一枚。服汤，如食顷，饮热粥一升许，微自温，勿发揭衣被。

【提要】论霍乱病的两种证治。

【简释】尤在泾曰："霍乱该吐下而言，头痛发热，身疼痛，则霍乱之表证也，而有热多、寒多之分，以中焦为阴阳之交，故或从阳而多热，或从阴而多寒也。热多则渴欲饮水，故与五苓散去水而泻热；寒多则不能胜水而不欲饮，故与理中丸燠土以胜水……

"脐上筑者，脐上筑筑然跳动，肾气上而之脾也。脾方受气，术之甘能壅脾气，故去之；桂之辛能下肾气，故加之……

"吐多者，气方上壅，甘能壅气，故去术；辛能散气，故加生姜……

"下多者，脾气不守，故须术以固之……

"悸者，肾水上逆，故加茯苓以导之……

"渴欲得水者，津液不足，白术之甘，足以生之……

"腹中痛者，里虚不足，人参之甘，足以补之……

"寒者，腹中气寒也，干姜之辛，足以温之……

"腹满者，气滞不行也，气得甘则壅，得辛则行，故去术加附子。"(《伤寒贯珠集·太阳篇下》)

吕按：本条所述"头痛，发热，身疼痛……"与第383条所述"病发热，头痛，身疼，恶寒……"之证候，为霍乱病兼症。对如此"兼症"，古今注家见解不一，多数注家解释为霍乱兼太阳表证之证候，少数注家则解释为"似伤寒之证"而非表证。笔者认为，若患霍乱病兼感外邪，当然应释之为表证；若并未感受外邪，则应释之为霍乱吐下后，其正邪相争于内而营卫失和于外之证候。如此证候，在《金匮要略》中亦可以找到佐证，例如其第十篇第17条说："腹痛，脉弦而紧，弦则卫气不行，即恶寒；紧则不欲食，邪正相搏，即为寒疝。"所谓"恶寒"，即寒疝邪正相搏于内，阳气不行于外所致，非外寒表证也。同篇最后第26条说："脉紧，头痛，恶寒，腹中有宿食不化也。"这说明，宿食停积于内，亦可见类似风寒表证之证候。还有第七篇的肺痈，第十八篇的疮痈、肠痈，其热毒壅盛于内，正邪相争，都可表现营卫失调的恶寒（振寒）发热等类似伤寒表证之证候。总之，霍乱病是否兼外感表证，应当"辨证求因"，始不致误。

## 二、理中汤证全书原文辑录提要

【原文】大病差后，喜唾，久不了了，胸上有寒，当以丸药温之，宜理中丸。（396）

【提要】论瘥后虚寒喜唾的证治。

【原文】胸痹，心中痞，气结在胸，胸满，胁下逆抢心，枳实薤白桂枝汤主之，人参汤（《金匮要略》称本方为人参汤，其中甘草不炙，四味药用量亦为各三两）亦主之。（九·5）

【提要】论胸痹正虚邪实，治疗须分先后缓急。

## 三、理中汤方证纵横论

【方证释义】本方功能温中祛寒，健脾益气。方中干姜温中祛寒；人参补中益气，气充则阳旺；白术健脾燥湿，助运化水湿；炙甘草甘缓补中，调和诸药。四药合用，共奏温运脾阳之功。本方有丸、汤二法，一般病缓用丸，病急用汤。本方证是以中焦虚寒为主要病机的病证。据《伤寒论》和《金匮要略》所述，本方证包括：①中寒霍乱吐利后，症见头痛、发热、身疼痛、寒多不用水。②大病瘥后，胸上有寒，喜唾，久不了了。③胸痹属中焦虚寒，寒气上冲者，症见心中痞气、胸满、胁下逆抢心。④太阴病，腹满而吐，食不下，自利益甚，时腹自痛，不渴。本证特点是腹痛，喜温喜按，腹虽满而不坚，常兼见倦怠乏力，手足欠温，舌淡，苔白，脉迟弱。

【方证歌诀】

脾胃虚寒理中汤，人参白术草干姜。
呕吐下利腹中痛，胸痹阳虚亦此方。

【方证鉴别】**理中丸（汤）证与人参汤证**　理中丸为一方二法，既可制成丸剂，亦可煎汤服用。病情缓而需久服者，可用丸；病势急或服丸剂效果不佳者，当用汤剂。服药后，腹中由冷而转有热感者，为脾阳恢复之征兆；若腹中未热，说明是病重药轻，当增加丸药的服用量，由一丸加至三四丸，或改用汤剂。为增强药物疗效，温养中气，服药后约一顿饭的时间，可喝些热粥，并温覆以取暖。

理中丸于《伤寒论》第396条并治“大病差后，喜唾，久不了了，胸上有寒”者。理中汤于《金匮要略》第九篇又名人参汤，主治虚寒性胸痹，两方之药物组成，均为人参、干姜、甘草、白术各三两，不同在于理中丸与汤剂用炙甘草，人参汤用的是生甘草。

甘草之用，《神农本草经》《名医别录》不分生用、炙用，经方始分别用之。一般而言，需要清热解毒、利咽、排脓及治金疮，皆应生用之；取其补益之功、调和诸药时，则宜蜜炙。

## 四、理中汤证临床心得

**1. 扶老理中汤** 日本·丹波康赖《医心方》曰：“小品扶老理中汤，治羸老冷气恶心，食饮不化，腹虚满拘急短气，及霍乱呕逆，四肢冷，心烦满，气闷流汗，理中汤加麦门冬、附子、茯苓。”

**2. 理中汤证及其加减法解析** 刘渡舟认为，理中汤是治疗太阴脾气虚寒证的主方。脾居中州，依赖脾阳的运化功能而升清降浊，运化水谷精微而为后天之本。若中阳虚衰，脾阳不运，则寒湿不化，升降不利，即形成了太阴病。其症状表现为：腹泻益甚，腹胀不减，时腹自痛，不欲饮食，脉沉迟无力，舌淡苔白。治用理中汤温中暖寒，健脾运湿，使腹泻止则病愈。服理中汤后，经一食顷的时间，须饮热稀粥一升许，避寒保温，勿揭衣被。

若兼见脐上筑（即脐上悸动之意），为肾气发动之兆，应去白术而加桂枝降逆平冲；若呕吐频繁，为胃气上逆之候，则应去白术而加生姜和胃止呕；若腹泻为甚，虽然有吐，还得用白术补脾以止泻；若心下悸而小便少，则为挟有蓄饮之征，可加茯苓以利小便；若口渴而欲饮水，则属脾虚而津液不布，则应增加白术的剂量，补脾以行津液；若中寒甚而腹痛，则应增加干姜的剂量以暖脾寒；若腹不疼而胀满为甚，则应去掉白术，而加附子以助阳消阴寒之凝结。至于理中丸，他的药物同理中汤一样，只是改汤剂为蜜丸如鸡子黄大。以沸汤和丸，研碎，温服，日3丸，夜2丸为准。若服药后腹中未热，亦可增加到三四丸，量病情轻重而定。

理中丸的适应证有二：一是治吐泻而不饮水的寒性霍乱，二是治大病瘥后，胸上有寒的“喜唾”之证。余在青年时期，一次因食生冷而致脾寒作泻，乃就医于某老中医。诊毕授以理中丸，嘱曰：白天服3丸，夜间服2丸。余服药1日，下利依旧，腹中仍疼胀。乃问于老医，胡不效耶？曰：腹犹未热？答：未觉。曰：第服之，俟腹热则病愈矣。后果然腹中发热而病愈。当时颇奇其术之神，后学《伤寒论》理中丸的方后注，方知出自仲景之手，而更叹老医学识之博。(《伤寒论十四讲》)

《伤寒论诠解》中提到，理中汤为治太阴虚寒证的主方，因其作用在于温运中阳，调理中焦，故取名“理中汤”。本方又名人参汤，治虚寒性的胸痹证。关于理中汤的临床应用，刘渡舟、傅士垣等指出：若是中焦虚寒下利，又挟热见大便黏腻不爽者，可加黄连，为连理汤；兼胃寒吐逆不止，可加丁香、吴茱萸，为丁萸理中汤；兼吐蛔者，可加乌梅、川椒，为椒梅理中汤。随症加减，临床均有较好疗效。

《伤寒集验》曰：“理中石膏汤，治霍乱烦渴，有热转筋，即理中汤加石膏。又曰：理中加茵陈汤，治伤冷中寒，脉弱气虚变为阴黄，即理中汤加茵陈。又曰：增损理中汤，治太阴病下之胸满硬，即理中汤加黄芩、枳壳。右为末，蜜丸如弹大，沸汤熔化。渴者，加天花汤；汗出者加牡蛎。”

**3. 理中汤治内科杂病及妇儿病的广泛应用** 关于理中汤的广泛临床应用，将左季云之论述归纳如下。

（1）霍乱 寒霍乱，口不渴者。

（2）吐血 吐血之症，多由中州失运，阴血遂不归经，瘀阻闭塞清道，以致清阳不升，阴血僭上，便成血逆。理中汤力能调中州之气，中州健运，血自归经，其病自已。

（3）四肢浮肿 四肢属土，土虚则元气发泄，不能潜藏，故见四肢浮肿。理中汤力能温暖脾胃，脾胃有权，元气不致漫散，故治之而愈。

（4）心下嘈杂吐水 胃主纳，而脾主运，脾气衰而不运，津液上逆于胃口，以致心气不宁，故嘈杂吐水，即是明验。理中汤力能温暖中宫，脾土健运，水气下行，嘈杂吐水自已。

（5）咳嗽吐清水 咳嗽之病，属于肺经，理应从肺而治，今用理中汤者，原由中州失运，水聚于上，肺气欲下降而不能，故咳唾清水。理中汤力能健脾，脾土健而水湿下趋，肺气降而咳唾自已。

（6）唾水不休 唾水之病，多属胃冷。理中汤力能温暖中宫，土暖而水湿自消，唾病立愈。

（7）呃逆不休 呃逆之病，原有寒热之分，果属胃寒而呃逆不休者，理中汤能暖中寒，中寒去而呃逆自已。

（8）手足微冷少神 四肢逆冷之症，原有四逆之法，此乃微冷少神，明系中宫气衰，不能充周四肢。理中汤大能温暖中宫，中州气旺，肢冷自愈。

（9）虚寒脏燥　此脾寒而津液少，法取理中汤甘温补益脾土，助化精血而治虚寒，与阴虚火乘之津血枯竭之脏燥证有别。

（10）久病大便难　此乃脾气素虚，遂生阴寒，秽菌之不能去者，以中寒凝聚故也。与阳明热结之大便难而用承气者迥异。

（11）久患腹泻成佝偻　此佝偻由于久泻，久泻由于脾肾，与堕伤无关也。法宜理中加附子汤治之。补脾温肾，病可自愈。

（12）遗精　脾虚不能摄精，法当温补脾土，故以理中汤治之愈。

（13）安胎　此因中焦虚弱，故用理中汤益脾胃而胎自安。

（14）反胃　此中焦虚寒，病成反胃，故以理中汤补脾津以和其胃，助消化以止其逆。

（15）口中流涎　此中寒则津上逆于口，溢而为液。理中汤力能温补脾脏，祛除虚寒，俾水津四布，液自不流。

（16）口渴　脾土虚弱，灌溉失职，不能为胃转输津液上升于口，而遂作渴。理中汤温补脾土，津液得升，口渴乃解。

（17）上热下寒之喉痹大泻证　既患大泻，又患喉痹，两症互见，治此不碍彼，张锐治产后有此症为理中丸裹紫雪。盖以喉痹非寒药不可，泄泻非理中不可，紫雪下咽，则消释无余。（紫雪裹理中法，本于吕元膺以紫雪治喉口之热，理中治中焦之寒。盖谓药入中焦即化耳。）

（18）伏阴发斑　阴斑者，因内有伏寒，或误进寒凉，逼其虚阳，浮散于外，其斑点隐隐而微，脉虽洪大，按之无力，或六脉沉微，手足逆冷，舌苔白滑，或黑苔胖滑，此阴斑无疑也。先用炮姜理中汤以复其阳，次随症治。若内伤生冷，外感寒邪而发斑，调中汤最捷。

（19）小儿慢惊　慢惊风者，病之寒病之虚也。即补也，此证理中加附子，或六君子汤加炮姜亦可。

（20）口疮　丹溪曰：口疮服凉药不愈者，此中焦气不足，虚火泛上无制，用理中汤。甚者加附子，或噙官桂亦可。（《伤寒论类方法案汇参》）

**6. 应重视方后注之饮粥食疗法**　笔者提示读者，学习仲景书之原文，应注重方后注内容，其中的食疗法值得重视，其中，饮粥疗法就很有学问，列举三个方子探讨如下。

大家最熟悉的一个方子就是桂枝汤，仲景曰："服已须臾，啜热稀粥一升余，以助药力，温覆令一时许，遍身漐漐微似有汗者益佳……"一个就是这个理中汤，指出"服汤后，如食顷，饮热粥一升许，微自温，勿发揭衣被"。

还有一个是《金匮要略》第十篇第 14 条的大建中汤，强调服药后"如一炊顷，可饮粥二升，后更服（按：指服药），当一日食糜粥，温覆之”。

以上三方的饮粥疗法可归纳以下四个要点：①饮粥时间：服药“须臾”，服药后“如食顷”（吃一顿饭的时间），或“如一炊顷”（烧一顿饭的时间），为20~30分钟。②饮粥之量：粥量有“一升许”或“二升”。汉代一升折合当今约200ml，大概一碗粥。③饮粥温度：强调饮“热稀粥”，即温暖可口而偏热、偏稀（不宜太黏稠）的玉米面粥，或小米粥，其他如面片汤、挂面汤等亦可。④饮粥后一定要用衣被“温覆”以保暖。

以上三方服药后饮热粥的目的是：桂枝汤证是“以助药力”而发汗解表；理中汤证与大建中汤皆为以助药力而补脾温里。总之，“五谷为养”而补充胃气，胃气强则有利于内外诸病的去除。

饮粥食疗法不止以上三方，例如：服了十枣汤，“得快下利后，糜粥自养”，则另有学问。

## 五、理中汤古今医案赏析

### （一）热性病与危症医案

**1. 伤寒阴证似阳**　休宁吴文哉，伤寒，烦躁面赤，昏乱闷绝，时索冷水，其弟日休乞余决死期。手扬足掷，难以候脉，五六人制之，方得就诊，洪大无伦，按之如丝。余曰：浮大沉小，阴证似阳也，与附子理中汤，当有生理。日休骇曰：医者十辈至，不曰柴胡承气，则曰竹叶石膏，今反与热剂，乌乎敢？余曰：温剂犹生，凉剂立毙矣！日休卜之吉，遂用理中汤加附子二钱，煎成入井水冷与饮。甫及一时，狂躁定矣。再剂而神爽，服参至五斤而安。

文哉（吴文哉对自己之谦称）遗以书曰：弟为俗子所误，既登鬼录矣，而兄翁拯全之，大奇亦大幸也。方（副词。正，正当）弟燥热之时，医以三黄汤入牛黄服之，转加闷绝，举室哀号，唯是治终具候目瞑而已。不意兄翁毅然以为可活，参附一投，阴霾见日见（xiàn，音现。太阳出现），荆妻（对人称己妻的谦词）雅子（幼子），含泪欢呼，一日即醒，经年乃复。呜呼！父母生之，兄翁再生之，昊天（苍天。昊：元气博大貌）罔极，莫可云喻。敢志巅末，乞附案帙，俾天下万世，知药不可浪投，命不可轻弃，何莫非大仁人回春之泽哉！（《医宗必读》）

**吕按：** 此案证候似为阳证，然平脉辨证，断为“阴证似阳也”。这彰显了良医之本色！患者吴文哉谈论了自己被误治之实情与感恩救命之心情，真是情真意切！《医宗必读》为明代名医李中梓之代表作。李氏该书所论内科杂病后附列的验案，其案语四诊合参，辨证精细，如身临其境。读罢诸案可以领会到，李氏诊病尤重切脉，如脉“洪大无伦，按之如丝”“六脉细软”“六脉沉细”“左关尺俱沉迟”“脉大而数，按之豁然”等等。上述诸脉，或为虚寒之典型脉象，或为“阴证似阳”之假象。李氏以理中汤温中补虚，灵活加减变通，诸病证皆取得良效。

**2. 太阳太阴并病** 喻嘉言治刘泰来，年三十二岁，面白体丰，夏月用冷水灌汗，坐卧当风，新秋病疟。三五发后，用药截住，遂觉胸腹胀满。不旬日外，腹大胸高，上气喘急，二便全无，食饮不入，能坐不能卧，能俯不能仰，势颇危急。医以二便不通，下之不应，商用大黄二两，作一剂。喻骇曰：“此名何病，而敢放胆杀人耶？”医曰：“伤寒肠结，下而不通，唯有大下一法，何谓放胆？”喻曰：“世有不发热之伤寒乎？伤寒因发热，故津液枯槁，肠胃燥结，可用下药，以开其结，然有不转矢气者，不可攻之戒，正恐误治太阴经之腹胀也。此病因腹中之气散乱不收，故水液随气横溢成胀，全是太阴脾气不能统摄所致。一散一结，相去天渊，再用大黄猛剂，若不胀死，定须腹破矣。”医唯唯辞去，病家仍欲服之，喻乃掷去其药，另与理中汤，畏不敢服，欲俟来日。喻曰：“腹中真气渐散，今夜子丑二时，阴阳交剥之界，必大汗眩晕，难为力矣。”不得已，令煎就以待，既而果发晕，即服下得睡片时，次日略觉减轻。遂以三剂作一服，加人参至三钱，服后又进一大剂，少加黄连，胀已大减。谓大便未通不敢进食，但饮米汤。喻曰：“腹中原是大黄推荡之滞粪，以膀胱胀大，撑住大肠不得出耳”。于是以五苓散与之，以通膀胱之气。药才下咽，即觅圊，小便先出，大便随之，滞下半桶而愈。(《续名医类案》)

**吕按：**此案审病求因，辨证论治，审“胸腹胀满……势颇危急”之虚实，以理中汤治之，又以五苓散“通膀胱之气”治二便不通。如上幽微辨证，神妙治法，皆师法医圣仲景也。

**3. 伤寒黑苔** 薛立斋云：郑汝东妹婿患伤寒，得纯黑舌。医士曾禧谓当用附子理中汤，人咸惊骇，遂止。迨困甚，治棺，曾往视之，谓用前药，犹有生理。其家既待以死拼从之，数剂而愈。大抵舌黑之症，有火极似水者，即杜学士所谓薪为黑炭之意也，宜凉膈散之类以泻其阳；有水来克火者，即曾所疗之人是也，宜理中汤以消阴翳。又须以老生姜擦其舌，色稍退者可治，坚不退者不可治。(《续名医类案》)

**吕按：**此案凭舌诊辨证：舌苔黑者有热极（火极似水）与寒甚（水来克火）之分。热极必苔黑而燥，且有阳热证候；寒甚必苔黑而润，且有虚寒证候。

**4. 伤暑** 马元仪治陆太史，时值秋暑，偶发热头痛。诊得脉大而虚，谓中气大虚，非补不克。彼云：“伤暑小恙，况饮食不甚减，起居不甚衰，何虚之有？但清暑调中，去邪即已，何用补为？”乃勉与清暑益气而别。明晨复诊，脉之大者变为虚微，发热如故，曰："今日不唯用补，更当用温，宜亟服之，迟则生变矣。"遂用理中汤，服下少顷，出汗如涌泉。午后复诊，两脉虚微特甚，汗如贯珠，乃连进人参四两，附子两许，日夜约用人参十两，附子四两，汗止精藏，渐调而愈。(《续名医类案》)

吕按：读罢此案，不得不感叹良医之凭脉辨证功夫。此案也让读者领会了"用补……用温"之不同脉象。

**5. 理中汤精减治危症**　一孀妇，年六十，素忧怒，胸痞少寐，所食枣栗面饼少许，略进米饮，则便利腹痛十年矣，复大怒，两胁中脘或小腹作痛，痰有血块。用四君加炒黑山栀、茯苓、神曲，少佐以吴茱萸十余剂，及用加味归脾汤二十余剂，诸症渐愈。后因子忤意，忽吐紫血块碗许，次日复吐鲜血盏许，喘促自汗，胸膈痞闷，汤水不入七日矣，六脉洪大而虚，脾脉弦而实，此肝木乘脾，不能统摄，其血上涌，故其色鲜，非热毒所蕴（辨证精确）。以人参一两，炮黑干姜一钱，服之即寐，觉而喘汗稍缓，再剂，熟寐半日，喘汗吐血俱止。若脾胃虚寒，用独参汤，恐不能运化，作饱，或大便不实，故佐以炮姜。(《名医类案》)

吕按：治病之方药不在多而在精。此案非见血止血，而是辨证重用人参大补元气，少佐温而不燥的炮姜温运脾气。如此小方比理中汤更精良专一而不杂，补其不足，所谓"有胃气则生"也。

**6. 药治与食疗并用救危症**　罗谦甫治真定府武德卿，年四十六岁，因忧思劳役，饮食失宜，病四肢体冷，口鼻气亦冷，额上冷汗出，时发昏聩，六脉如蛛丝。……遂以理中汤，加黑附子，每服五钱，多用葱白煎羊肉汤，取清汁一大盏，调服之。至夕，四肢渐温，汗出少，夜深再服。翌日，精神出，六脉生，数服而愈。(《名医类案》)

吕按：此案治用理中汤加味者，病如白通汤证之"脉微者……服汤，脉暴出者死，微续者生"也。治以理中汤加附子，"多用葱白煎羊肉汤"调服之，以加强温通、温养之功，为此案之独到经验，值得效法。

**7. 重病施以灸与药并治法**　罗谦甫治廉台王千户，年四十五，领兵镇涟水，此地卑湿，因劳役过度，饮食失节，至秋深，疟痢并作，月余不愈，饮食全减，形羸瘦，仲冬舆疾归。罗诊脉弦细而微，如蛛丝，身体沉重（湿也），手足寒逆（寒也），时复麻痹（虚），皮肤痂疥，如疠风之状，无力以动，心腹痞满，呕逆不止，皆寒湿为病久淹（断之寒湿妙，宜细玩之），真气衰弱，形气不足，病气亦不足。《针经》云："阴阳皆不足也，针所不为，灸之所宜。"《内经》曰："损者益之，劳者温之。"《十剂》云："补可去弱。"先以理中汤加附子，温养脾胃散寒湿。涩可去脱，养脏汤加附子，固肠胃，止泻痢，仍灸诸穴以并除之。经云：“府会太仓（即中脘也）。”先灸五七壮，以温养脾胃之气，进美饮食。次灸气海百壮，生发元气，滋荣百脉，充实肌肉。复灸足三里（胃之合也）三七壮，引阳气下交阴分，亦助胃气。后灸阳辅（足少阳胆穴）二七壮，接续阳气，令足胫温暖，散清湿之邪。迨月余，病气去，神完如初。（《名医类案》）

**吕按：**罗天益，字谦甫，元代医家。此案罗氏以温养方法扶助正气，以艾灸温养阳气，此中医治阳气虚衰之两大“法宝”，彰显中医治病的优势与专长。此案药治与艾灸并用，确能提高疗效，理应效法。自古以来脉学无丝脉之名。笔者2020年出版的《古代脉学名著与名医脉案导读》一书中，有“新编脉学歌诀”，其中专立“丝脉”。丝脉比细脉更细，主重病虚衰证。此案“脉弦细而微，如蛛丝”，为“真气衰弱”也。

**8. 除中死证**　某刑部高年久痢，色如苋汁，服芩、连、白芍之类二十余剂，渐加呃逆。六脉弦细如丝，与理中加丁香、肉桂。疑不服，仍啜前药。数日病愈甚，而骤然索粥，诸医皆以能食为庆。张再诊，则脉至如循刀刃（真脏脉也），此中气告竭，求救于食，除中症也。与伤寒之例同，不可为矣。（《续名医类案》）

**吕按：**此案彰显良医凭脉以判断生死之功夫。患者“六脉弦细如丝”，此阳气衰微而胃气尚存。《黄帝内经》曰：“病深者，其声哕。”故病人“呃逆”已是病危之兆。病情到了其“脉至如循刀刃”，即所谓“……死肝脉来，急益劲，如新张弓弦，曰肝死”（《素问·平人气象论篇》）。此“但弦无胃”之义为“人无胃气曰逆，逆者死”。

## （二）内科病医案

### 1. 肺病

（1）喘证

①社友宋敬夫令爱，中气素虚，食少神倦，至春初忽喘急闷绝，手足俱冷，咸谓立毙矣。余曰：气虚极而金不清肃，不能下行，非大剂温补，决无生理。遂以人参一两，干姜三钱，熟附子三钱，白术五钱。一服即甦。后服人参七斤余，姜附各二斤，痊愈不复发。（《医宗必读》）

**吕按：**中气素虚而食少，精微日亏也。土不生金，肺气日虚，失于肃降而上逆，故喘也。治以大量人参为君，臣以白术，补中益气；更以姜附补助阳气，方专力宏，立见功效，继续温服，以恢复元气。处方以理中方而不用甘草，虑其缓也。

②给谏黄健庵，中气大虚，发热自汗，喘急。余诊之，脉大而数，按之如无，此内有真寒，外见假热，当以理中汤冷饮。举家无主，不能信从，唯用清

火化痰之剂，遂致不起。(《医宗必读》)

吕按：良医遇见愚昧之病家，贻误病情矣！

(2)咳嗽　张致和治沈方伯良臣患痰嗽，昼夜不能安寝。屡易医，或曰风、曰火、曰热、曰气、曰湿，汤药杂投，形羸食减，几至危殆。其子求治。张诊脉沉而濡，湿痰生寒，复用寒凉，脾家所苦，宜用理中汤加附子。其夜遂得贴枕，徐进调理之剂，果安。或曰："痰症用附子，何也？"殊不知痰多者，戴元礼常用附子治疗之。(《名医类案》)

吕按：本案平脉辨证，治病求本，良医之所为也。

**2. 心病**

(1)胸痹心痛　宋某，患胸膺痛数年，延余诊治。六脉沉弱，两尺尤甚，予曰：此为虚痛，胸中为阳气所居，经云上焦如雾，然上天之源，在于地下，今下焦虚寒，两尺沉弱而迟，在若有若无之间，生阳不振，不能化水为气，是以上焦失其如雾之常，虚滞作痛。治此病宜摆脱气病套方，破气之药，固在所禁，顺导之品，亦非所宜。盖导气始服似效，久服愈导愈虚，多服一剂，即多加虚痛。胸膺为阳位，胸痛多属心阳不宣，阴邪上犯，脉弦，气上抢心，胸中痛，仲景用瓜蒌薤白汤泻其痞满，降其喘逆，以治阴邪有余之证。此证六脉沉弱，无阴邪盛之弦脉，胸膺作痛非气上撞心，胸中痛之剧烈与寻常胸膺痛迥别，病在上焦，病源在下焦，治法宜求之中焦。盖执中可以运两头，且得谷者为后天之谷气充，斯先天之精气足，而化源有所资生。拟理中汤加附子，一启下焦生气，加吴茱萸，一振东土颓阳。服十剂后，脉渐敦厚，痛渐止，去吴茱萸，减附子，又服二十余剂痊愈，数月不发。次春赴乡扫墓，因外感牵动又作，体质素弱，真气未能内充，扶之不定，而况加以外邪，嗣后再发，再治再愈。治如前法，与时消息，或温下以启化源，或温上以宣化机，或温中以生生之本，又或申引宣发，合上下而进退之，究之时仍微发，未能除根，盖年逾八八，肾气就衰，未能直养无害，经进一步筹划，觉理中加附子虽曰对证，而参、术呆钝，徒滞中焦，桂、附刚烈，反伤阴液，因借镜虚劳而悟到仲景小建中汤刚中之柔，孙处士复脉汤柔中之刚，纯在凌空处斡旋，不以阳求阳，而以阴求阳，直于阴中生出阳来。丸剂常饵，带病延年。克享遐龄，于此盖不无帮助。(《冉雪峰医案》)

吕按：冉雪峰先生是当代研究仲景书的专家，著有《冉注伤寒论》，笔者通读之，收获良多。先生对经典理论具有深厚的研究，用之分析患者病机精细入微，处方用药恰到好处，思考长远治本之法与带病延年之方，充分体现了善师古法、活用经方之审慎态度，真乃苍生大医之风范也。《金匮要略》论胸痹有属虚属实的不同，属实者，宜用枳实薤白桂枝汤通阳宣痹；属虚者，宜用人参汤

（即理中汤，但一为炙甘草，一为生甘草）补助阳气。此例胸痛数年，六脉沉弱，属脾肾阳衰无疑。故予理中汤加附子、吴茱萸鼓舞阳气，驱散阴霾而获得良效。

（2）胸痹心痛病（冠心病心绞痛） 马某，女，49岁。1997年12月12日诊。2年前感冒时发生胸骨后憋闷喘息，当地按"气管炎"治疗无效。近2个多月来发作频繁，故来求治。详问病情，其胸骨后憋闷时发时止，甚则伴有辛辣灼热感，多在活动时发病，持续几分钟到十几分钟，休息后可自行缓解。患者经常心中悸动，倦怠乏力，食少便溏，脘腹胀满，脉沉细而结（62次/分，每分钟间歇十几次），舌淡紫胖，苔薄腻。查心电图示：冠状动脉供血不足、频发室性早搏。以瓜蒌薤白半夏汤与冠心Ⅱ号方（丹参、川芎、红花、赤芍、降香，为现代名医郭士魁经验方）复方治疗，服药7剂，疗效不佳。审查病机，乃脾阳不足，胸阳不振，心脉瘀阻。上述方药只能治标，不能治本，病在上焦，治法宜求之于中焦。仍以原方治标，加人参汤治本。处方：人参、白术、干姜、甘草各15g，瓜蒌18g，薤白12g，清半夏9g，丹参18g，川芎、赤芍、红花、降香各9g。服药3剂，病情好转。守方连续服用20余剂，胸闷而喘很少发作，心悸基本控制，其他诸症均明显改善。复查心电图示：冠状动脉供血不足有改善，偶发室性早搏。用人参归脾丸、复方丹参片以巩固治疗。[吕志杰．中医杂志，1998（增刊）：104]

**3. 脾胃肠病**

（1）噎膈 江右太学张春和，年近六旬，多欲善怒，患噎三月，日进粉饮一钟，腐浆半钟，且吐其半。六脉细软，此虚寒之候也。用理中汤加人乳、姜汁、白蜜、半夏，一剂便减，十剂而日进糜粥。更以十全大补加竹沥、姜汁四十剂，诸证皆愈。(《医宗必读》)

**吕按：**此案凭"细软"之脉，断为"虚寒之候"。辨证所选之方，为理中合大半夏汤。噎膈类似于"食道癌"，辨证以理中汤为主方治之取得良效。所谓"愈"，应理解为缓解。

（2）纳呆 胃寒背冷，食入则倦，喜温恶清。以背为阳位，胃为阳土，土寒则食不运，阳伤则气不振也。治宜温养阳气。人参，桂枝，益智仁，厚朴，炮姜，茯苓，炙甘草，白术。

**诒按：**此温中和气，平正通达之方。

**邓评：**一派虚寒，温养奚疑？[《增评柳选四家医案》（尤在泾）]

**吕按：**所处之方，既是理中汤温中之法，又是苓桂术甘汤"温药和之"之意。

（3）泄泻

①泄泻、齿衄　中气虚寒，得冷则泻，而又火升齿衄。古人所谓胸中聚集之残火，腹内积久之沉寒也。此当温补中气，俾土厚则火自敛。四君子汤加益智仁、干姜。

**诒按：**议病立方，均本喻氏。近时黄坤载亦有此法。

**邓评：**辨真假之关键处，学者最宜留意。若属夫肾者，又须八味丸治之。干姜宜易炮姜。[《增评柳选四家医案》(尤在泾)]

**吕按：**理中汤重在温中阳，四君子汤重在补中气，两方合用，“温补中气”。

②泄泻、呕吐　泄为脾病，呕为胃病，脾胃属土，居中而司升降。脾宜升，不升则泄；胃宜降，不降则呕，土衰则木横，木横而土益衰。高年当此，颇虑土败木贼。古人治肝，当先实脾。况兹土弱，尤当先补其中，稍佐平肝可也。理中汤加茯苓、橘饼。

**诒按：**案语理明词达，方法切实不浮。但既有呕恶见证，则半夏似不可少，拟再加木瓜、白芍、砂仁。

**邓评：**治肝实脾，原为脾土弱者而设。方于平肝一面自嫌疏漏，柳师增味颇合，如乌梅、防风、白蒺藜、金铃子、吴茱萸、川连等味，均可临时选用。

**孙评：**木横则土益衰，所以柳氏加瓜、芍平肝，于土亦有益，大有见解。[《增评柳选四家医案》(王旭高)]

**吕按：**土衰脾病而泄泻，法当以理中汤治之，稍佐平肝，颇虑土败木横。但柳氏加白芍以平肝，似乎不妥。以《伤寒论》第280条曰：“太阴为病，脉弱，其人续自便利，设当行大黄、芍药者，宜减之，以其人胃气弱，易动故也。”芍药之味酸寒，虽不若大黄之峻，但用之量大，亦可致便多而溏也。

③下利、呃逆　马元仪治葛怀，年六旬外，下痢呃逆，两足微冷，或以痢治之，转剧。诊之两脉虚微，此中气挟寒下痢，当大剂温补，以恢复元气。时有言下痢多由湿热在胃，不行清理而反温补，恐未合。曰：湿热伤者，其脉必实，其腹结痛，且无呃逆足冷之症。此由年高气弱，火衰于下，气虚于中，因之升降失常而输泄无度，温补非治痢也，阳回则痢自止耳。若必俟痢止而后补之，晚矣！遂与人参四两，合附桂理中汤，连投四大剂而瘥。(《续名医类案》)

**吕按：**《黄帝内经》曰：“病深者其声哕。”本案患者年高而气弱，下痢而呃逆，乃病情深重之候。大剂温补，恢复元气，此治病求本之法，故转危为安。

④泄泻、下血　韩晋度春捷锦旋，患腹痛，泄泻下血。用香连丸，遂饮食艰进，少腹急结，小便癃闭，不喜汤饮，面色萎黄，日夜去血五十余度。诊之，气口沉细而紧，所下之血，瘀晦如苋菜汁。与理中汤加肉桂二钱，一剂溺通，

小腹即宽。再剂血减食进，四剂泄泻止三四次。去后微有白脓，与补中益气加炮姜，四剂而愈。(《续名医类案》)

**吕按：**香连丸原名“大香连丸”，首载于《太平惠民和剂局方》。该丸重用黄连（二十两，同吴茱萸十两同炒令赤，去吴茱萸），少用木香（四两八钱八分），为细末，醋为丸。治“下痢脓血，里急后重”等症。此案患者服香连丸“遂饮食艰进”为何？其主药黄连苦寒，以寒凉药治虚寒证，故反甚也。

⑤慢性泄泻　王某，男，39岁，缝纫工，1949年2月11日初诊。病者腹泻已逾1年，经常肠鸣，大便稀溏，日下八九次，食欲欠佳，完谷不化，曾经数十医诊治而少效。予诊时，患者面色惨白无华，精神疲乏，腹部稍胀而喜按，舌苔浮有一层黄色厚腻苔，脉细迟。此是脾虚泄泻，法宜补中益土，方用理中汤。处方：人参9g，炒白术9g，黑干姜7.5g，炙甘草6g。连服6剂后复诊，病情大有好转，继进前方6剂，药尽即瘥。[袁文斐. 江西医药，1964（3）：149]

**吕按：**本案四诊合参，显系脾虚中寒、寒湿下注之候，不可被“浮黄厚腻”苔所迷惑。

⑥急性泄泻、呕吐（急性胃肠炎、脱水性休克）　谭某，男，36岁，1983年6月14日就诊。1天前参加农田劳动时，因天气酷热，连喝两大碗凉开水后，又进食1市斤李子，至晚突发腹痛，头身痛，继而水泻及呕吐。一夜达十余次。次晨急诊入院。查脉缓迟无力，眼窝下陷，消瘦，皮肤松弛，肌肉痉挛，嗜睡，口唇苍白，寒战，血压低至几乎测不出。诊断为“急性胃肠炎、脱水性休克”。处方：红人参9g，干姜9g，炙甘草9g，白术9g，炮附子6g。服上方2剂，吐止，腹泻次数减至1日2次，精神稍有好转。但中虚寒盛，仍有腹痛、干呕、心下悸。于前方人参加至12g，去干姜加生姜10g，茯苓10g，2剂后，腹痛、呕利均止，4剂后诸症全消，7日后出院。(《伤寒论通释》)

**吕按：**本案暴饮凉水，损伤脾胃阳气，又进食李子过多，更伤脾气，“脾伤则不磨”（十七·5），遂至脾气不升，胃失和降，升降悖逆，则上吐下泻等。治以附子理中汤，中病而愈。

（4）痢疾

①屯院孙潇湘夫人，下痢四十日，口干发热，饮食不进，腹中胀闷，完谷不化，尚有谓其邪热不杀谷者，计服香连、枳壳、豆蔻、厚朴等三十余剂，绝谷五日，命在须臾。迎余诊之，脉大而数，按之豁然(《里中医案》作“按之如蜘蛛丝”)，询得腹痛而喜手按，小便清利，此火衰不能生土，内真寒而外假热也。亟煎附子理中汤冰冷与服，一剂而痛止，六剂而热退食进，兼服八味丸二十余日，霍然起矣。(《医宗必读》)

**吕按：**此案脾肾阳虚危候根据“火衰不能生土”，以附子理中汤治之而转危为安。

②褚某尊堂，深秋久痢，噤口不食者半月余，但饮开水及瓜汁，啜后必呕胀肠鸣，绞痛不已，烦渴闷乱，至夜转剧，所下皆脓血，日夜百余次，小水涓滴不通，六脉皆弦细乏力。验其积沫，皆瘀淡色晦。询其所服，皆芩、连、槟、朴之类。所见诸症俱逆。幸久痢脉弱，尚宜温补，用理中加桂、苓、紫菀调之。服后，小便即通，得稍寐，数日糜粥渐进，痢亦渐减。更与理中倍参，伏龙肝汤泛丸，调理而痊。(《续名医类案》)

吕按：此案乃久痢误用苦寒攻伐，而正气日虚，以理中温补救误而渐愈。

③李某，男，34岁。腹痛里急，下痢赤白，每日三四次，小便清利，形寒肢冷，脉象细弱，舌苔薄白。此太阴寒痢，仿东垣法，以理中汤加枳实温中导滞。处方：党参9g，白术9g，炮姜9g，炙甘草4.5g，枳实6g。3剂后腹痛下利止，大便正常，饮食较好，但手足未温，脉仍沉细，再以附桂理中汤3剂调治而愈。[杨志一. 江西医药杂志，1965(9)：1010]

吕按：本案平脉辨证所处方中，似乎宜加入治痢疾专药“黄连”，如连理汤方。

(5)呕吐　杜壬治安业坊阎家老妇人，患呕吐，请石秀才医，曰：“胃冷而呕。”下理中丸至百余丸，其病不愈。石疑之，杜至，曰：“药病相投，何必多疑。”石曰：“何故药相投，而病不愈？”杜曰：“药力未及，更进五十丸必愈。”果如其言。石于是师法于杜。(《续名医类案》)

吕按：此案说明，虚寒久病，不可急于求功。方证相对，应守方守法，药力达到了，必见功效。

(6)呃逆(胃神经官能症)　罗某，男，25岁。四川新津县某乡农民。1969年冬，时感胃脘隐痛，按之似包块。便秘而腹不满，未予治疗。翌年，胃脘持续疼痛，嗳气吞酸，呃逆气阻，嗳出始舒。曾按“胃炎”治疗数年，后转成都某医院诊为“胃神经官能症”，后改由中医按“肝胃不和”等论治，时痛时缓，迁延至1973年冬，病情加剧。1974年4月初来诊。初诊：形体消瘦，面色不荣，阵阵呃逆，胃脘疼痛，遇寒加剧。数月来，只能食稀粥流质，饮入频频发呕，泛吐清涎。大便先结后溏，数日1次。舌质偏淡苔白滑，脉沉。此为足太阴脾虚寒呃，法宜温中健脾，行气化浊，以理中汤加味。处方：党参20g，干姜15g，白术15g，炙甘草6g，茯苓20g，砂仁12g，白豆蔻10g，法半夏15g。3剂。二诊：呃气减少，腹痛缓解，继上方加公丁香、吴茱萸，暖肝行气止痛，再服5剂。三诊：呃逆止，食欲增，大便畅，精神好转。嘱忌生冷。再次服上方10余剂。月余后患者来告，饮食如常，已参加农业劳动。(《范中林六经辨证医案选》)

吕按：本案病经四五年，治不得法，演变为中气虚寒证。故以理中汤治本，佐以和胃降逆药而愈。

（7）吐血、便血　崔右……上为吐血，盈盏成盆，下为便血，色黑如墨。舌淡白，脉芤无力。所谓阳络伤则血上溢，阴络伤则血下溢也。上下交损，宜治其中。用理中汤。处方：潞党参4.5g，白术4.5g，茯苓9g，炮姜2.4g，陈皮3g，炙甘草1.2g，丹参6g，怀牛膝6g，炒当归6g，藕节炭2枚，灶心土30g。二诊：投2剂，上下之血均止，唯胃呆纳少，加砂仁2.4g，焦谷芽12g。(《丁甘仁医案》)

吕按：本案平脉辨证，以理中汤为主方，其中干姜（温散）改为炮姜（温补）颇有法度。加藕节炭、灶心土温中止血。本案处方改为治疗“吐血不止者”（十六·14）之柏叶汤（柏叶、干姜、艾）加童便等，亦可。

（8）便秘

①黄某，女，35岁。患水肿病新瘥，面部仍有轻微浮肿，面色淡黄，唇色不荣。近日胃脘作痛，绵绵不休，口中干燥，大便3日未通。脉象沉涩，舌白而干。拟理中汤1剂，方用党参12g，白术9g，干姜6g，炙甘草9g。门人问：“口燥便秘而用理中汤，岂不使燥结更甚？”我说：“此证乃脾虚中阳不振，运化失司，水津不布，津液不上输，故口燥舌干；不下行，故大便秘。其痛绵绵不休，腹无硬结，不拒按，是虚痛。故用理中汤温中健脾，使脾阳振奋，津液得行，所有症状即可解除。”次日复诊，大便已通，口舌转润，胃脘痛随之而减，遂与六君子汤以善其后。(《伤寒论汇要分析》)

吕按：本案充分体现平脉辨证，治病求本之理念、之良效。

②易某，43岁，家庭妇女，1947年12月4日初诊。病者大便不利已月余，近5日大便竟未行1次，面色蜡黄，唇淡饮热，恶寒畏冷，小便清长，舌苔白润而滑，脉来沉细。拟理中汤。处方：人参12g，漂白术9g，炙甘草6g，黑干姜4.5g。6日复诊：连服2剂，大便已通，诸恙悉减，再3剂，遂瘥。[袁文斐.江西医药，1964（3）：149]

吕按：本案四诊合参，为中脏虚寒证。土虚不运而大便不行，治用培土温中助运法，以理中汤收功。

（9）腹胀　马元仪治华氏子，患腹胀已三月，形色憔悴，而脉沉微。治者但谓邪气盛，不知其正气虚也。《灵枢》曰：“脉之应于寸口，其大坚以涩者，胀也。”《素问》曰：“征其脉与色俱夺者，此久病也。”今两脉微弱无神，面色不华，肢体倦怠。其初亦邪正相搏而成，治者但责其实而忘其虚，攻伐过多，始则邪气当之，继乃转伤元气，运化失职，升降不利，热者变寒，实者变虚，而病机迁矣。经曰：“足太阴之别，公孙（穴）虚则鼓胀。又胃中寒则满胀。”可见中脏虚寒，亦能成胀，不独实病为然也。治法但用温补之剂，健脾胃，补三焦。然须积久成功，不可欲速，所谓新病可急治，久病宜缓调也。遂恪服加桂理中汤三十余剂，胀渐消，脉渐转，两月后痊安。(《续名医类案》)

吕按：此案以《黄帝内经》相关理论为指导，分析证候，脉、色、症相参；分析病机，阐明实热证不可过于攻伐；分析治法，指出"新病可急治，久病宜缓调"。中脏虚寒而腹胀者，当与温补之剂，此亦仲圣成法。

（10）痛证

①胃痛　一妪胃痛久，诸药不应。六脉微小，按之痛稍定，知中气虚而火郁为患也。投理中汤，一服随愈。(《续名医类案》)

吕按：此案平脉为虚证，胃痛喜按亦为虚象。中气虚寒宜投理中汤。而又说"火郁为患"，处方却未用治"火郁"之药，难以理解。

②腹痛　陆肖愚治尤少溪，年近六十，性急多怒，因食冷粽四枚，遂患腹痛，并胁亦痛。医用平胃散加枳实、黄连不效。彼亦知其家润字丸方，以五钱分三服，令一日内服之，大便已泻，而痛仍未止。谓通则不痛，今通而仍痛，药力浅而积未尽也，再以五钱，令一日服之，大便数十行皆清水，而痛反增剧，号叫不已，饮食不进，面色青紫，势危极。陆脉之，弦细沉弱，右关弦而有力，曰："虚中有实，消则元气即脱，补则腹痛尚剧。"因用理中汤料五钱，配枳实五钱，一日二剂，始下坚积缶（fǒu，音否。古代一种大肚子小口儿的瓦器）许，是夜痛大减。明日减枳实之半，又二剂而腹痛痊愈。第胁间尚微痛，去枳实加青皮、吴茱萸，数剂而痊。后以调气养荣汤理之。(《续名医类案》)

吕按：此案陆氏平脉辨证、处方遣药虚实兼顾，补虚用理中汤，泻实先后选药很有讲究：枳实为中焦理气导滞药，青皮、吴茱萸入肝行气止痛，分别用之，以发挥不同特性中药之专长。作为良医，必须具有如下素质：善于审病求因，精细辨证，准确处方，选药精当。

③脐周痛　朱丹溪治一人，痛当脐，绵绵不已，脉弦伏无力，因作挟阴治，理中加肉桂八分，附子三分，煎冷服，随愈。(《续名医类案》)

④少腹痛　京卿胡慕东，少腹作痛，连于两胁，服疏肝之剂，日甚一日。余诊之，左关尺俱沉迟，治以理中汤加吴茱萸。一剂知，大剂起矣。(《医宗必读》)

吕按：此案加吴茱萸甚妙，以其既温肝经，又善止痛。

⑤疮痛　王文远臂患疮，作痛，服寒凉药，遂致食少，大便不实。以理中丸二服，更以六君子汤加砂仁、藿香治之，再以托里药，脓溃而愈。人凡疮痛甚者，如禀厚有火，则宜苦寒之剂；若禀薄者，则宜补中益气汤加芩、连之类，在下加黄柏；人肥而疮作痛者，用荆、防、羌、独之类，盖取其风能胜湿也。(《续名医类案》)

**吕按：**本案辨证论治，更重视辨体质以处方选药。如据“禀厚……禀薄……人肥……”以区别治之。

⑥虚劳病　左寸关搏指，心肝之阳亢；右脉小紧，脾胃之虚寒，是以腹中常痛，而大便不实也。病延四月，身虽微热，是属虚阳外越。近增口舌碎痛，亦属虚火上炎，津液消灼，劳损何疑？今商治法，当以温中为主，稍佐清上，俾土厚则火敛，金旺则水生。古人有是论，幸勿为世俗拘也。党参，于术（按：于潜所产之白术品质最佳，特称为“于术”），茯苓，甘草，炮姜，五味子，麦冬，灯心草。

**诒按：**此阴亏而虚火上炎之证也。方以理中合生脉法，温中清上，两面都到。所云土厚则火敛，金旺则水生，见理极精，非浅学所能学步。

**邓评：**论病了然，无纤云片翳；立法明显，如玉洁冰清。五味易白芍如何？［《增评柳选四家医案》（王旭高）］

**吕按：**上述案例之平脉辨证与治法、处方，彰显了良医之水平与中医理论之特色。

（11）痔　一男子年逾四十，有痔漏，大便不实，服五苓散，愈加泄泻，饮食少思。此非湿毒，乃肠脾胃虚也，当以理中汤治之。不信，乃服五苓散，愈甚，乃以理中汤及二神丸，月余而平。（《续名医类案》）

**吕按：**痔漏属肛肠科病，应用专治之法。而痔漏又大便不实，综合分析为中气虚寒，当用理中汤为主。若脾虚及肾，则当兼用温肾固肠方药。

### （三）妇科病

**月经过多**　何某，女，46岁，教师。月经过多1个月，在当地医院药物治疗不效，遂做刮宫术，仍不能控制阴道出血，故送来我院诊治。妇科再做诊刮治疗，同样未能取效。患者日益头昏心悸，手脚震颤，体力不支，转中医门诊。症见面色苍白，畏寒肢冷，头冒虚汗，手脚抖擞，唇舌淡白，脉沉缓无力。此属冲任虚寒，脾不统血，即拟固本止崩汤加减3剂（即理中汤干姜易炮姜，加黄芪、当归、祈艾、益母草，增强益气调经止血之力）。患者服药3剂后，经血明显减少，其余诸症亦随之减轻，再服4剂，经血基本全止，改用归脾汤加减调理善后。［张秀霞．中医杂志，1976（10）：49］

**吕按：**妇人经血量多，其成因不外功能性无形之病变与器质性有形之病变两大类。前者中医药有优势，后者于必要时应采取手术等疗法。本案患者刮宫术无效，应平脉辨证，以整体治疗为要。处方以理中汤加味固本为主，体现了“有形之血不能速生，无形之气所当急固”的思想。

## （四）儿科病

（1）痘症 一儿痘四五日，毒已尽，形色无神，二便自利，四肢厥冷，腹胀发哕，里气虚弱也，稍迟则胃气脱矣。急以理中汤，连进二服，内气一暖，痘即发光红活，四肢温暖。又以补中益气汤加丁香，哕止而愈。(《续名医类案》)

**吕按：**本案说明两点：一是理中汤温补阳气有良效，二是小儿生机旺盛，处方得当，可立见功效。

（2）惊证、夹食伤寒 喻嘉言治袁仲卿子，因捉彭蜞，仆水中，家人救出，少顷，大热呻吟。或与镇惊清热丸散，二日，遂昏迷不醒，胸高三寸，颈软头倾，气垂绝无生理矣。诊其脉，止存蛛丝，过指全无。以汤二匙入口，微有吞意。曰："外症之重不足惧，但脉已无根，不可救也。"一医云："鼻如烟煤，肺气已绝，纵有神丹，亦将奈何？"因思此儿受症，何至此极？请主人及客稍远，待某一人独坐静筹其故（病危之家，亲朋满座，议论纷纭，徒乱人意，不可不知）。良久曰："得之矣，凡惊风一症，乃前人凿空妄谈，后之小儿受其害者，不知凡几。昔与幼科争论，殊无证据。后见方中行《伤寒条辨》后附《痉书》一册，颛言其事，始知昔贤先得我心。如此症，因惊而得，其实跌仆水中，感冷湿之气，为外感发热之病，其食物在胃中者，因而不化，当比夹食伤寒例，用五积散治之。医者不明，以金石冷药，镇坠外邪，深入脏腑，神识因而不清。其食停胃中者，得寒凉而不运。所进之药，皆在胃口之上，不能透入（何以上云镇坠深入脏腑？），转积转多，以致胸高而突。宜以理中汤，运转前药。倘得症减脉出，再从伤寒门用药，尚有生理。或谓鼻如烟煤，肺气已绝，而用理中，得无重其绝乎？"曰："所以独坐沉思者，正为此耳。盖烟煤不过大肠燥结之征，若果肺绝，当汗出大喘，何得身热无汗？又何得胸高而气不逼，且鼻准有微润耶？此所以望其生也。"遂以理中汤一盏，灌入口中，大爆一口，前药一齐俱出，胸突顿平，颈亦稍硬。但脉仍不出，人亦不苏，此食尚未动，关窍阻塞之故。再灌前汤些少，热渐退，症渐减，乃从伤寒下例，以元明粉一味，化水连灌三次。是夜，下黑矢甚多。次早，忽然一声云："我要酒吃。"此后尚不知人事，以生津药频灌，一日而苏（雄按：此用理中，必加枳实，所云镇坠之药，性皆重降，药虽停于胃口，邪则不能外解而深入矣）。(《续名医类案》)

**吕按：**此案细细读之，启发良多。首先，医者临证时，面对病危者应临危不乱，镇定自若，细审发病之因，病机之变，施治之法，如良将临敌，运筹帷幄，才能克敌制胜。第二，脉理精微，因病而异，应审脉求因，凭脉辨证，不可脱离具体病情而论脉。第三，此案"以理中汤一盏，灌入口中，大爆一口，前药一齐具出"，此吐法可提升脾气以降胃气，从而"运转前药"，故病有转机也。继则“从伤寒下例，以元明粉一味下黑矢甚多”，病根消除。噫！治法之巧，用药之精，非良医莫为也。

（3）呕吐　万密斋治教谕熊文村子，二岁病呕吐，更数医不效，食饮入口即吐出。万视之曰：“病可治也。问用何方？”曰：“理中汤。”曰：“服多剂矣，不效奈何？”曰：“如在《内经》乃阴盛格阳之病，寒因热用，伏其所主，先其所因则效矣。”乃作一剂，取猪胆汁、童便各半，和药炒干，煎而服之（即仲景白通汤入人尿、猪胆汁之法），吐立止。后称渴，以汤饮之，复作吐。万曰：“凡呕家多渴者，胃脘之津液干也，当得一二时吐止，胃气回，津液生，渴自止矣。”令将前药渣再煎服之，仍禁其饮食，半日而安。熊问同是理中汤，前用之不效，今用之而效，何也？曰：“公子胃寒而吐，当以热药治之。乃寒盛于中，投之热剂，两情不得，故不效也。今以理中为治寒之主，用猪胆汁之苦寒，小便之咸寒为佐，以从其格拒之寒，药下于咽，而寒相得入于胃，阴体渐弱，阳性乃发。其始则同，其终则异，故曰：‘伏其所主，先其所因也。’此轩岐之秘旨，启元子之奥义，张长沙之良法也。”后珉肃子，半载呕吐不纳乳，昏睡仰卧而努其身，有作慢风之候，亦以理中末三分，用水一杯，煎至半杯，入猪胆汁、童便各一匙搅匀，徐徐灌之而瘥。（《续名医类案》）

**吕按：**幼儿病治之之难，在于不能问诊，又不能脉诊，缺此二诊，如何正确诊治呢？从上述案例，可总结三点经验：一是思考前医施治之误。如“更数医不效”，以药与食入口即吐，如何不效？为何即吐呢？明确了病机，施治得当，自然取效；二是病程。患儿前者“半载呕吐不纳乳”，后者望之“昏睡仰卧而努其身”，皆虚证无疑；三是活用经方。所用方药，师法仲圣，但具体用之，有独到之处，前者取猪胆汁、童便与理中“和药炒干，煎而服之”，后者煎“理中末”（将经方等成方制成粉末，备用）与猪胆汁、童便搅匀“徐徐灌之”，皆因人、因病制宜之法。关于吐止“后称渴”云云，即仲景书所谓“先呕却渴者，此为欲解”之机制。总之，师法仲圣，智慧无穷。

（4）呕吐、泄泻

①一儿暴吐泻，上下所出皆乳不化，用理中丸服之效。一儿暴吐泻，上下所出皆黄水，中有乳片，用二陈汤加黄连姜汁炒，煎服效。或问二病同，而治之异者，何也？曰：所出之乳不化者，胃有寒也，故以理中丸急温之。所出乳片不化者，胃有邪热，邪热不杀谷，宜半夏、黄连以解之，此病同异治法也。（《续名医类案》）

**吕按：**此案观察小儿吐泻之物，分辨寒证与热证，同病而异治之。

②一小儿腹胀，饮食后即泻，手足逆冷。此脾气虚寒也。先用人参理中汤，后用六君子汤而愈。（《名医类案》）

**吕按：**经曰“脏寒生满病”，脾不运化，气滞则腹部胀满；脾虚且寒，不能腐熟水谷，故食后即泻。治以先温补，后调补，此转方之法也。

③田某，男，3岁。大人在外兴修水利，晨起晚归，小儿在家护理不周，患吐利二月，经治无效，求如九诊治。诊儿形体浮肿，面色萎黄，精神倦怠，懒于动作，唇口苍白，肚腹胀满，按之虚空，食物即吐，物下即泻，完谷不化，小便短少。指纹淡黄，舌淡无苔，脉无力而弱。如九曰：此脾阳不振，升降失司，吐泻乃作。治法：和胃止呕，温脾止泻。方药：理中汤合小半夏汤加味。党参三钱，炒白术二钱，炮姜一钱，法半夏一钱五分，扁豆三钱，陈皮一钱五分，生姜两片，大枣一枚，伏龙肝鸡蛋大一块（熬水澄清代水煎药）。1日4次。药服后，吐泻即止，后以参苓白术散加减，调理半月而愈。（《二续名医类案》）

**吕按：**本案有两点提醒读者：一是用理中汤去甘草，以“呕家不喜甘也”；二是方取伏龙肝之用法不可忽视。

④崔某，男，5岁，呕吐，泄泻，高热，来势凶猛，延诊。热退吐止，仍泻，有轻中度脱水，建议转诊，治疗7日，脱水纠正，但泄泻仍作，到某医院治疗14日，泄泻未瘥，出院延余诊。症见神疲体倦，面色苍白，四肢不温，口不渴，大便清稀，舌淡苔白，脉沉弱迟。辨证为脾胃虚寒，治宜温中祛寒，补益脾胃，拟理中汤加味。处方：人参5g，炒白术10g，炮干姜5g，炙甘草3g，炮附子5g，肉桂3g，砂仁（后下）3g，茯苓10g。日1剂水煎服，连服2剂而愈。[崔兆兰. 河北中医，2000（9）：686]

**吕按：**患儿病经半月之久，泄泻不止。平脉望舌，辨证准确，方药得当，服药2剂而愈。如此中医药之独特理论、之良方神效，万万不可失传也。

（5）慢脾风　小儿肌肉柔脆，脏腑怯弱，最易致病，多延时日，变证错综，饮食绝而脾虚，泄泻久而肾虚，元气无根，孤阳外越，每至壮热不退，酿成慢惊，即古所称阴痫是也。治法以理中汤为主方，重则十全大补之类。先严治病，奇功甚多，曾诏（本义是诏书，引申为告诉）余曰：“医者，意也。读古人书，当师其意，以意治病，其技乃神。”丁亥十月，余又至此镇西，有潘纪福之子方三岁，病两旬余，面色萎白，大便时泻，所谓“慢脾风”是也。前医予以清润之味，已服过半，余曰：“此药幸未服完，若服完，恐不治矣。”因师古人治阴痫意，用理中汤加附子、砂仁为方，一服，泄止；再服，纳乳；三服，喜笑如恒，而其病若失。（《二续名医类案》）

**吕按：**案语先述先严（父亲）之教诲，后讲自己之案例。说理言辞恳切，治验疗效切实。总之说明：治疗“慢脾风”，理中汤方法为良方大法也。

（6）噤口痢　嘉言治叶氏幼男病痢，噤口发热，呕哕连声。诊其关脉，上涌而无根。再诊其足脉，亦上涌而无根。曰：“此作噤口痢症，乃胃气将绝之症也。噤口痢者，虚热在胃，壅遏不宣，故不思食，治宜补虚清热两法。此因苦寒之药所伤，不能容食，唯有温补一法而已。”以理中汤连进二剂，不一时，下十余行。叶恐误，求更方。喻曰：“吾意在先救胃气之绝，原不治痢。即治痢，人之大小肠，盘叠腹中甚远，虽神丹不能遽变其屎，今藉药力催之速下，正为美事，焉可疑之？”遂与前药连服二日，人事大转，思食不哕。四日后，只便糟粕，以补中益气调理旬日痊愈。此可见小儿之痢，纵啖伤胃者多，内有积热者少，尤不宜用痢疾门中通套治法也。(《续名医类案》)

吕按：此案寸口脉与趺阳脉合诊，乃胃气将绝，“因苦寒之药所伤”也。治用温补，意在先救胃气，不意服药后便下十余行。从而总结经验说：“小儿之痢，纵啖伤胃者多。”可知小儿病常见病因之一是不知饥饿而伤食，家人应节制之。

(7)便秘　何某，男，新生儿。患儿出生后大便通畅，但近半月来大便秘结，伴哭啼不乳，屡服清热润肠通便之药不效，用甘油栓等办法亦未能奏效，由父母抱来门诊。患儿面色苍白带青，精神疲惫，唇舌淡白苔薄白，肢冷，小溲清长，指纹淡红沉滞。此属虚寒便秘，阴寒痼结，阳气受阻，气机不畅，传导无力而便秘。治宜温中祛寒，拟理中汤2剂。两天后复诊，患儿大便已通，乃改四君子汤加减善后。[张秀霞. 中医杂志，1976(10)：49]

吕按：对患儿病情四诊合参，整体辨证，诊为典型之虚寒证候也。其便秘为肠道“传导无力”，此乃整体之不足而导致局部之病变。处方理中汤不仅温补脾胃，并且温补周身之阳气。“大气一转，其气乃散”(十四·30)，肠腑之气通畅，便秘自解矣。

## (五)其他

(1)喉痹　一男子，患喉痹，专科治之甫愈，而通身肿势日增，医者惊走。孟英诊之曰：病药(按：谓病由误药所致)也。投附子理中汤，数剂而愈。予谓喉痹治以寒凉，法原不谬，而药过于病，翻成温补之证，是病于药也。尝闻孟英云：病于病而死者十之三，病于药而死者十之七，以余观之，诚非激论也。吁！可叹矣。(《回春录新诠》)

吕按：此案初治不误，惜未“中病即止”，以致“药过于病”，反成脾肾阳虚，土卑水泛，症见“通身肿势日增”之外，必有脉微而迟，苔滑舌嫩，胸腹痞满，故以附子理中汤治之。

(2)口舌生疮

①薛立斋治周上舍脾胃虚，服养胃汤、枳术丸，初有效而久反虚。口舌生疮，劳则愈盛，服败毒药则呕吐，此中气虚寒也，以理中汤治之少愈，更以补

中益气汤加半夏、茯苓，月余而平。夫养胃汤，香燥之药也，若饮食停滞，或寒滞中州，服之则燥开胃气，宿滞消化，少为近理。使久服则津液愈燥，胃气愈虚，况胃气本虚而用之，岂不反甚其病哉？（《续名医类案》）

吕按：此案是一则难得的教学案例。其讲述的要点有三：首先是重点分析了治病变化，即服药后“初有效而久反虚”之道理；二是以药测证，即从“服败毒药则呕吐”推测“口舌生疮，劳则愈盛”为中气虚寒。以虚火当补，不可凉药泻之；三是转方之法，即虚寒当温补，但不可温之太过，故“以理中汤治之少愈，更以补中益气汤”补虚为主。

②立斋治一男子，口舌生疮，服凉药愈甚，治以理中汤而愈。又一男子，口舌生疮，饮食不甘，劳而愈甚，亦与前汤顿愈。（《续名医类案》）

吕按：此案为以服药测证法与凭问诊测证法举例。

③口糜　王肯堂治许少薇口糜，谓非干姜不愈，卒如其言。又从子（“将亲兄弟之子称作从子”为从子之一义）懋铻，亦患此，势甚危急，欲饮冷水，与人参、白术、干姜各二钱，茯苓、甘草各一钱，煎成冷饮，日数服，乃已。盖土温则火敛，人多不能知。此所以然者，胃虚食少，肾水之气逆而乘之，则为寒中，脾胃虚衰之火被迫上炎，作为口疮。其症见饮食少思，大便不实，或手足逆冷，肚腹作痛是也。（《医学读书记》）

吕按：尤怡于本案先说王肯堂用干姜治口糜之经验，后讲自己之治例。患者脾胃虚衰证，却“欲饮冷水”，为何？判定为虚火上炎。“盖土温则火敛”，以理中汤治本，绝妙之方法也。若非有真知灼见者，岂敢以热药治饮冷水者也？

【临证指要】理中汤（丸）是“温调脾土之剂，为温中第一方也”（文通《百一三方解》），凡脾胃虚寒所致的各科病证，皆可以该方主治，或适当加减治之。

【实验研究】理中汤对消化系统（脾虚泄泻、胃溃疡等）、物质代谢（蛋白质代谢、糖代谢、脂质代谢等）及肾功能、免疫功能、生殖功能（精子运动功能）等，均有改善作用或有利影响。另外，理中汤还能提高中枢神经系统兴奋性、促进骨髓造血、提高基础代谢率，并有抗寒、镇痛作用。此外，临床儿科研究表明：理中汤对腹部寒冷具有温暖作用，而对温暖的腹部则没有升温作用。

## 六、理中汤类方串解

本类方主治证候以中焦虚寒为主，里虚、里寒是其主要病机。根据《素问·三部九候论篇》“虚者补之”、《素问·至真要大论篇》“寒者热之”、《素问·阴阳应象大论篇》“形不足者，温之以气”等治疗原则而立法处方。

脾胃为后天之本，主受纳运化，中阳不足，阴寒内盛，可见脘腹冷痛，喜温喜按，手足欠温，呕吐下利，吞酸吐涎，不思饮食，口淡不渴，舌苔白滑，脉沉细或沉迟等。其主方为理中汤。

脾胃虚弱，病深日久，可见阴阳气血诸不足及“五脏不安”证候。根据治病求本的法则，应以建中汤类方剂为主治之。

尚须明确，五脏病变互相影响，脾胃病日久常累及其他四脏，而四脏病变亦影响脾胃，治当分辨标本缓急而兼顾之。

理中汤类四首方剂功用之异同如下。①理中汤（386，九·5）：本方由人参、干姜、白术、炙甘草各三两组成。主治脾胃虚寒所致的多种病证，本方温中健脾，以恢复脾胃清阳上升、浊阴下降、中气健运之功能。②桂枝人参汤（163）：本方是理中汤原方，加桂枝四两，并加重炙甘草用量至四两而成。用治脾胃虚寒，兼有表证未解之病证，取温中解表，内外兼治之功。③甘姜苓术汤（十一·16）：本方是以理中汤去人参加茯苓而成。主治寒湿之邪留着于腰部之病证。“其病不在肾之中脏，而在肾之外腑。故其治法，不在温肾以散寒，而在燠土以胜水。”（尤在泾《金匮要略心典》）④甘草干姜汤（29，七·5）：本方为理中之半，方用炙甘草四两，炮干姜二两，辛甘合化为阳，温补脾肺。对此单捷小剂，不可轻视之。上述四方，皆用干姜、炙甘草温中健脾，或配人参以补气，或合白术、茯苓以除湿，或用桂枝以解表，全在临证变通。

## 第二节　四逆汤临证发挥

### 一、四逆汤证全书原文辑录提要

【原文】伤寒，脉浮，自汗出，小便数，心烦，微恶寒，脚挛急，反与桂枝欲攻其表，此误也……若重发汗，复加烧针者，四逆汤主之。（29）

四逆汤方：甘草二两（炙），干姜一两半，附子一枚（生用，去皮，破八片）。上三味，以水三升，煮取一升二合，去滓，分温再服。强人可大附子一枚，干姜三两。

【提要】本条以举例示范的形式论述虚人外感误汗的变证及随症救治的方法。

【原文】伤寒，医下之，续得下利，清谷不止，身疼痛者，急当救里；后身疼痛，清便自调者，急当救表。救里宜四逆汤……（91）

【提要】论表里同病的先后缓急治则。

【原文】病发热头痛，脉反沉，若不差，身体疼痛，当救其里，宜四逆

汤。（92）

【提要】论表里同病先治里虚。

【原文】脉浮而迟，表热里寒，下利清谷者，四逆汤主之。（225）

【提要】论真寒假热证治。

【原文】自利不渴者，属太阴，以其脏有寒故也，当温之，宜服四逆辈。（277）

【提要】论太阴自病的主症、病机及治则。

【原文】少阴病，脉沉者，急温之，宜四逆汤。（323）

【提要】论急温之脉。

【原文】少阴病……若膈上有寒饮，干呕者，不可吐也，当温之，宜四逆汤。（324）

【提要】辨胸中痰实宜吐与膈上有寒饮宜温的证治。

【原文】大汗出，热不去，内拘急，四肢疼，又下利厥逆而恶寒者，四逆汤主之。（353）

【提要】论阳虚厥利的证治。

【原文】大汗，若大下利而厥冷者，四逆汤主之。（354）

【提要】论大汗或大下利而厥冷的治疗。

【原文】吐利，汗出，发热，恶寒，四肢拘急，手足厥冷者，四逆汤主之。（388）

【提要】论霍乱吐利液脱阳亡的证治。

【原文】既吐且利，小便复利而大汗出，下利清谷，内寒外热，脉微欲绝者，四逆汤主之。（389）

【提要】承上条论阳气虚衰更重的证治。

【原文】下利腹胀满，身体疼痛者，先温其里，乃攻其表。温里宜四逆汤……（372，十七·36）

【提要】虚寒下利兼有表证的治则及主方。

【原文】呕而脉弱，小便复利，身有微热，见厥者，难治，四逆汤主之。（377，十七·14）

【提要】论阴盛阳虚的证治。

## 二、四逆汤方证纵横论

【方证释义】四逆汤之功能乃回阳救逆。方中姜、附俱辛热，附子善走，回阳祛寒，干姜善守，温中散寒；更以甘草甘温益气和中，并解附子之毒。全方为温补脾肾，回阳救逆之剂。本方证是以阳气虚衰，阴寒内盛为主要病机的病证。症见神疲欲寐，恶寒蜷卧，腹中冷痛，口鼻气冷，口淡不渴，甚则四肢厥冷，二便失禁，舌质淡，苔白滑，脉沉迟细微等。

千般疢难，当病情发展到阳气衰微，阴寒内盛之垂危阶段时，回阳救逆为施治大法，四逆汤为代表方剂。本方证在太阳病、阳明病、太阴病、少阴病、厥阴病、霍乱病等各篇都有论述。张仲景对四逆汤的运用，归纳如下：一是误汗亡阳证（29）。二是表里同病，里虚寒盛证（91、92、372）。三是少阴寒化、心肾阳虚证（323、324）。四是太阴、厥阴虚寒证（277、353、354、377）。五是霍乱阳气虚衰证（388、389）。六是阴盛格阳证（225）。

阳衰阴盛，变化多端，症见不一，处方亦当灵活变通以切合病情，故仲景以回阳救逆的四逆汤为基本方，创制了一系列类方。例如，四逆加人参汤（385）、茯苓四逆汤（69）、通脉四逆汤（317）、通脉四逆加猪胆汁汤（390）、白通汤（314）及白通加猪胆汁汤（315）等。其中四逆汤、通脉四逆汤亦载于《金匮要略》第十七篇。诸方的鉴别在于：四逆汤主温阳；白通汤及通脉四逆汤主温通；四逆加人参汤与茯苓四逆汤温阳救阴并重；白通加猪胆汁汤（并加人尿）与通脉四逆加猪胆汁汤皆加入反佐药。七方证均属阴证、里证、寒证、虚证，但因临床证候不尽相同，故方药有别。

历代医家以四逆汤为主方，救治了无数危急重病与疑难痼疾患者，详见下文“医案赏析”。其他四逆汤类方验案也详见下文。要注意四逆汤类方证之验案的互参。

【方证歌诀】

回阳救逆四逆汤，生附炙草与干姜。
阳虚诸病此为主，随症加减系列方。

【方证鉴别】四逆汤证与通脉四逆汤证（317）、四逆加人参汤证（385）、茯苓四逆汤证（69）、干姜附子汤证（61）、甘草干姜汤证（29）、白通汤证（314）、白通加猪胆汁汤证（315）、通脉四逆加猪胆汁汤证（390） 包识生曰：“四逆，回阳之方也。以干姜温气，则上焦之阴寒散而外阳回矣；以附子温水，则下焦之阴寒散而内阳长矣；得甘草之和中，则姜附之力合，上下连成一气，而阳日当空，表里之阴霾自散。按汗、吐、下、火，误用之则阳亡，而现四肢厥逆，故名曰四逆汤也。加重姜附名通脉四逆，治阴盛格阳无脉之重证；加参则兼救阴；加参、茯名茯苓四逆，并可救阴制水；去甘草则名干姜附子汤，则热力愈强；去附子名甘草干姜，专回上焦气分之阳；去甘草加葱白，名白通，使内脱之阳，藉葱外达，热力更雄猛快捷也；白通加猪胆、人尿，胆可入肝，尿能入肾，苦咸味寒之品，引阳入阴，阴阳并救也；通脉加胆，亦是此意。”（《伤寒方讲义》）

## 三、四逆汤证临床心得

**1. 四逆汤活用加味法**　明代陶节庵《伤寒六书》：“回阳反本汤，此汤治阴盛格阳，阴急发燥，微渴面赤，欲坐于泥水井中，脉来无力，或脉全无欲绝者，宜用。即本方加人参、麦门冬、五味子、腊茶、陈皮。面戴阳者，下虚也，加葱七茎，黄连少许，用澄清泥浆水一钟煎之，临服入蜜五匙，顿冷服之，取汗为效。”

明代吴绶《伤寒蕴要全书》：“凡阴症手足冷，脉沉细而咳嗽者，宜四逆汤加五味子一钱五分主之。”

**2. 四逆汤证候复杂多变，精心辨别，一方可治百病**　左季云论述了四逆汤方法所治疗的多种疑难杂病。

（1）脑冷　脑为元神之府，清阳聚会之处，如何得冷？其所以致冷者，由命门火衰，真气不能上充。四逆汤力能扶先天真阳，真阳旺而气自上充，故治之愈。

（2）气喘痰鸣　气喘之症，举世皆谓属肺寒，不知先天之真气衰，即不能镇纳浊阴之气，阴气上腾，上干清道，故见痰喘。四逆汤力能温下焦之阳，故治之愈。

（3）耳肿皮色如常　耳肿之症，每多肝胆风火，今见皮色如常，明是阴气逆于上也。四逆力能扶阳祛阴，故治之愈。

（4）唇焦舌黑　舌黑唇焦之症，多由阳明胃火而作。胃系阳明，胃火必现烦躁，口渴饮冷，二便闭塞等。此则舌黑唇焦，其人并不口渴，却反少神，明是真阳衰极，不能熏蒸津液于上，当知阳气缩一分，肌肉即枯一分，此舌黑唇焦所由来也。四逆汤力能回先天之阳，阳气一回，津液复升，枯焦立润，故治之愈。张某因误服寒凉攻伐药，致唇焦舌黑，危在旦夕。季云投理中四君加山药等药而愈，实师于此。

（5）喉痛畏寒脚冷　喉痛一症，原非一端，此则畏寒脚冷，明是少阴受寒，逼出真火，浮于喉间，故喉痛而脚冷。四逆汤力能温少阴之气，逐在里之寒，故治之愈。

（6）喉痛身大热　喉痛面赤身热，似是阳证，然又见目瞑、舌冷，却是阴盛格阳于外之证。四逆汤力能祛逐阴寒，迎阳归舍，故治之愈。

（7）吐血困倦　吐血一症，总缘地气上腾，升降失职所致。人体气为阳主升，血为阴主降，今当升者不升，不当升者而反升，阴血太盛，上干清道。古人益火之源，以消阴翳，是教人补火以治水也。又云壮水之主，以制阳光，是教人补水以治火也。四逆汤力能补火，故治之愈。

（8）齿缝出血　齿乃骨之余，本属肾。肾为水脏，先天之真阳寄焉，以统乎骨分之血液。真阳不足，不能统摄血液，故见血出。四逆汤能挽回水脏真阳，故治之愈。

（9）朝食暮吐　饮食入胃，固以胃为主，然运化之机，全在先天命门这一点真火，始能运化。真火一衰，即不能腐熟水谷，而成完谷不化。朝食暮吐者，暮为阴盛之候，阴气上潜，心肺之阳不能镇纳，故听其吐出也。四逆汤力能补命门火衰，故治之愈。

（10）足心热　足心发热如焚，人皆谓阴之虚也。夫阴虚由于火旺，火旺之人，尿必短赤，口必饮冷，理势然也。今则不渴而尿多（此句注重尿多，似应加益智为宜），是下焦无阳，不能统束肾气，以致阴火沸腾，故见足心发热如焚也。四逆汤力能补火，火旺即能统束群阴，故治之愈。

（11）面赤发热，汗出抽掣　此症近似中风，其实不是。务必仔细斟酌，如其人本体有阳虚证，即不可当作风热。须知面赤发热者，阳越于外也；汗出抽掣者，阳亡于外不能支持四维也。四逆汤力能回阳，阳回则诸症自已。

（12）大便下血　大便下血固有虚实之分。气短少神，必是下焦之阳不足，不能统摄血液。四逆汤力能扶下焦之阳，阳旺则开阖有节，故治之愈。

（13）头摇　头摇之症，人皆曰为之风，予于此症，面白少神，知其为清阳不升，元气虚极，不能镇定也。四逆汤力能扶阳，真阳一旺，即能镇定上下四旁，故治之愈。

（14）背冷目瞑　背为阳中之阳，不宜寒冷，今又背冷而目瞑。明是先天真阳衰极，阴寒内生，阴盛则阳微，故目瞑而背冷也。四逆汤力能扶先天真阳，故治之愈。

（15）舌肿硬而青　舌肿一症，似乎阴火旺极，不知舌肿而青，此乃阴寒大盛，逼出真火欲从舌尖而出，故现肿硬青滑。四逆汤力能补火，祛逐阴寒，故治之愈。

（16）唇肿　唇肿之症，近似胃火，胃火之肿，口必大渴。今见病人唇肿而口并不渴，可知阴火出于脾间。四逆汤功专补阳，阳旺则阴火自清，故治之愈。

（17）鼻涕如注　鼻涕一症，原有外感内伤之别，此则面白无神，明是真阳衰于上，不能统摄在上之津液。四逆汤力能扶坎中真阳，阳旺自能统摄，故治之愈。

（18）尿多　尿之多，由于下焦之火弱不能收束故也。四逆汤力能补下焦之火，故治之愈。

（19）周身发起包块　疑是风热阳邪，若皮色如常，则是阴邪潜居阳位。四逆汤力能扶阳，阳旺则阴邪自伏，故治之愈。

（20）周身忽现红片如云　谓风火郁热于皮肤，但风火邪热之证，未有不发热而即作者，亦未有口不渴而即谓之火者，此处便是认证要点。予每于此证认作阳衰，阴居阳位，以四逆汤治之愈。

（21）发热谵语　皆属热伏于心神无所主也，不知阳证热伏于心，精神不衰，口渴引冷，小便亦必短赤，此则无神不渴（全在“无神”二字上定案），明是真阳衰极。发热者，阳越于外也。谵语者，阴邪乘心，神无所主也。不渴无神，非邪火也。四逆汤力能回阳，阳回则神安，故治之愈。

（22）两目白睛黑色　白轮属肺金也。今见纯青无白色，是金气衰而肝木乘之也。妻乘于夫是干纲不振纯阳之候，多在死例。四逆汤力扶坎中之金，金气一旺，目睛自然转变，故治之愈。

（23）两目赤雾缕缕　目窝乃五脏精华所聚之处，原着不得一毫客气，今见赤雾如缕，疑是阳火为殃，不知阳邪痛甚胀甚，此则微胀不痛，明是阳衰于上，不能镇纳下焦浊阴之气，地气上腾，故见此等目疾。四逆汤力能扶阳祛阴，阳光一照，阴火自灭，故治之愈。

（24）阴霍乱　其证汗出，四肢拘急，小便复利，脉微欲绝，无头痛口渴之状，宜四逆汤。

本汤功能颇多，得其要者，一方可治百种病，因病加减，其功更为无穷。本汤主治在厥逆，方名四逆。论云：厥者，阴阳气不相顺接，手足逆冷是也。凡论中言脉沉微迟弱者，则厥冷不待言而可知，此方温中散寒，故附子用生者。（《伤寒论类方法案汇参》）

3. **四逆汤治杂病运用要点**　范中林老中医擅长以四逆汤治疗急症与各科疑难杂病。他谈到阳虚寒盛证的诊断要点、四逆汤剂量的配伍要点及服药后反应的深刻认识等，都有十分宝贵的经验，引述如下。

《伤寒论》中的四逆汤，为回阳救逆的主方，但根据范老多年的临床经验，其作用不局限于此，除阳虚欲脱、脉微欲绝等典型四逆证以外，还可广泛用于一切阴盛之病人。从伤寒六经辨证来看，大凡三阳病中某些变证、坏证、三阴病中之虚寒证，皆可酌情用之。在临床上如何准确地、灵活地运用四逆汤，关键在于严格掌握阳虚阴盛疾病的基本要点。除上述典型的四逆证以外，这些要点大体上还包括舌质淡，苔润有津，面色晦暗无泽，神疲，恶寒，四肢清冷，口不渴，或渴而不思饮，或喜热饮，大便不结，或虽大便难而腹无所苦，或先硬后溏，夜尿多，脉弱等。

在准确辨证的前提下，还必须严格掌握用药配伍和剂量轻重。附子用量应针对病情恰如其分，并需久煎一个半小时以上，附子无姜不燥，干姜的用量须灵活掌握。在阳虚阴盛而未至四逆，舌质虽淡而不甚，苔虽白而不厚的情况下，干姜可酌情少用，反之可多加，直至与附子等量。甘草的用量不超过附子的一半，大体与干姜相等。必须指出，阳虚阴盛之人，初服辛温大热之品，常有心中烦躁，鼻出黑血，喉干，目涩或赤，咳嗽痰多，面目及周身浮肿，或腹痛泄泻，或更加困倦等症，此并非药误，而是阳药运行，阴去阳升，邪消正长，从阴出阳之佳兆。服药后比较理想的反应，是周身暖和，舌质和面色均现红润。此时即用少量滋阴之品，以敛其所复之阳，阳得阴敛，则阳有所依，自然阴阳互根相济，邪去正安。(《范中林六经辨证医案选》)

**4. 四逆汤加减（稳压汤）治中毒性休克**　陈亦人指出：有人认为当前有了西医的急救药物与手段，中医回阳救逆等方剂已经不再需要，似颇有理，其实是片面的。通过中西医结合的实践证明，恰恰相反，不是不再需要，而是有所发展。例如治中毒性休克，已用过补液、升压药、激素以至输血的方法，而血压仍不稳定，（最严重的是收缩压曾经降到零，时间最长 18 天撤不掉升压药），加服稳压汤（即四逆汤以黄精代干姜，黄精 30g，生甘草 30g，附子 9g），1~2 天内就能撤去升压药，恢复正常血压。该方对使用升压药后因人体调节能力欠佳而血压不稳定者起稳压作用，故名稳压汤。这方面的报道，虽然不是太多，但已经有了良好开端，必将有更多的进展。(《〈伤寒论〉求是》)

**5. 四逆汤剂量与初服反应心得**　张有俊对四逆汤的见解很有学术价值。他说：人体以阴精为体，阳神为用，阳气尤为生命之主宰。如果千般疢难，导致真阳衰微，就会发生吐利厥逆，无热恶寒，脉微神衰，口鼻冷气，唇指发绀等症。此时，宜选用四逆汤救治。临证时，姜、附用量不宜过少，少则无功。临床大剂量应用附子时，必先久煎，以无麻味为度，否则就会发生毒性反应。(《经方临证集要》)

**6. 四逆汤加味重用救治心衰真言录**　李可老中医以大剂量四逆汤为主方救治心力衰竭的成功经验发人深省。笔者将《李可老中医急危重症疑难病经验专辑》相关内容适当整理，摘要引述如下。

李可从事中医临床 46 年，在缺医少药的农村，运用自创破格救心汤成功地治愈了千余例心衰重症，并使已发病危通知书的百余例垂死病人起死回生。

（1）四逆汤加味方解　①方剂组成：附子 30~100~200g，干姜 60g，炙甘草 60g，高丽参（另煎浓汁兑服）10~30g，山茱萸 60~120g，生龙牡粉、活磁石粉各30g，麝香0.5g（分次冲服）。②煎服方法：病势缓者，加冷水2000ml，文火煮取1000ml，5次分服，2小时1次，日夜连服1~2剂；病势危急者，开水武火急煎，随煎、随喂，或鼻饲给药，24小时内，不分昼夜频频喂服1~3剂。③方剂的创制与思路：本方始创于20世纪60年代初期，经40多年临证实践，逐渐定型。本方脱胎于《伤寒论》四逆汤类方、四逆汤衍生方参附龙牡救逆汤及张锡纯来复汤（山茱萸60g，生龙牡粉各30g，生杭芍18g，野台参12g，炙甘草6g），破格重用附子、山茱萸加麝香而成……1961年7月，当笔者救治一例60岁垂死老妇时，患者四肢冰冷，测不到血压，摸不到脉搏，仅心口微温，呼吸、心跳未停，遂破格重用附子150g于四逆加人参汤中，武火急煎，随煎、随喂，1小时后终于起死回生。按现代药理实验研究说法，附子武火急煎1小时，正是其毒性分解的高峰。由此悟出，对垂死的心衰病人而言，附子的剧毒，正是救命的仙丹。李可一生所用附子超过5吨之数，经治病人在万例以上，垂死病人有24小时用附子500g以上者，从无一例中毒。本方中炙甘草一味，更具神奇妙用之处，既能解附子的剧毒，蜜炙之后又具扶正作用（现代药理实验研究表明，炙甘草有类激素样作用，而无激素之弊）。近贤张锡纯认为："凡人元气之脱，皆脱在肝。故人虚极者，其肝风必先动，肝风动，即元气欲脱之兆也。"（亦即现代之脑危象出现前兆，为全身功能衰竭之最后转归）张氏盛赞"萸肉救脱之功，较参、术、芪更胜。盖萸肉之性，不独补肝也，凡人身阴阳气血将散者皆能敛之"，故"山茱萸为救脱第一要药"。破格救心汤增强了仲景先师四逆汤类方回阳救逆的功效。破格重用附子、山茱萸后，使本方发生质变。麝香、龙牡、磁石的增入，更使本方具备了扶正固脱，活血化瘀，开窍醒脑，复苏高级神经的功能，从而救治呼吸循环衰竭，纠正全身衰竭状态。确有起死回生的神奇功效。

（2）功效与主治　本方可挽垂绝之阳，救暴脱之阴。凡内外妇儿各科危重急症，或大吐大泻，或吐衄便血、妇女血崩，或外感寒温，大汗不止，或久病气血耗伤殆尽……导致阴竭阳亡，元气暴脱，心衰休克，生命垂危（一切心源性、中毒性、失血性休克及急症导致循环衰竭）。症见冷汗淋漓，四肢冰冷，面色㿠白，或萎黄，或灰败，唇、舌、指甲青紫，口鼻气冷，喘息抬肩，口开目闭，二便失禁，神识昏迷，气息奄奄，脉象沉微迟弱，1分钟50次以下，或散乱如丝、雀啄屋漏，或脉如潮涌壶沸、数急无伦，1分钟120~240次以上，并由古代医籍所载心、肝、脾、肺、肾五脏绝症和七怪脉绝脉等必死之症，以及现代医学放弃抢救的垂死病人，凡心跳未停，一息尚存者，急投本方，1小时起死回生，3小时脱离险境，一昼夜转危为安。

（3）临床应用原则　应用本方要严格遵循中医学辨证论治法则，胆大心细，谨守病机，准确判断病势。脉症合参，诸症若见一端，即宜急服。凡亡阳竭阴之端倪初露，隐性心衰的典型症状出现（如动则喘急、胸闷，常于睡中憋醒，畏寒肢冷，时时思睡，夜尿多，以及无痛性心肌梗死之倦怠乏力，胸憋自汗等）时急投本方平剂；亡阳竭阴之格局已成时，急投本方中剂；垂死状态，急投本方大剂。服药方法：急症急治，不分昼夜，按时连服，以保证血药浓度，极重症24小时连服3剂。(《李可老中医急危重症疑难病经验专辑》)

## 四、四逆汤古今医案赏析

### （一）伤寒医案

（1）内外皆寒　一人冒雪进凉食，病内外伤，恶寒头疼，腹心痛而呕。诊之脉沉且紧，时伏而不见（死脉）。曰："在法下利清谷，当急救里；清便自调，当急救表。今所患内伤冷饮食，外受寒沴（lì，音利。伤害），清便自调，急救表里，以桂枝汤力微，遂为变法。"与四逆汤服之，晬时服附子一两。明日则脉在肌肉，唯紧自若，外症已去，内伤独存，乃以丸药下去宿食，后调中气数日即安。(《名医类案》)

吕按：此案冒雪外伤而恶寒头痛；凉食内伤而腹心痛且呕，治用四逆汤辛甘热之剂，既发散外寒，又助阳温里。凉食不去，则脉紧不除。以"脉紧如转索无常者，有宿食也"（十·25）。当"以温药下之，宜大黄附子汤"（十·15）方法。

（2）太少两感　唐某，男，75岁。冬月感寒，头痛发热，鼻流清涕，自服家存羚翘解毒丸，感觉精神甚疲，并且手足发凉。其子恳求刘老诊治。就诊时，见患者精神萎靡不振，懒于言语，切脉未久，即侧头欲睡，握其两手，凉而不温。视其舌则淡嫩而白，切其脉不浮而反沉。脉症所现，此为少阴伤寒之证候。肾阳已虚，老人体衰最怕伤寒，如再进凉药，必拔肾根，恐生叵测。法当急温少阴，与四逆汤。附子12g，干姜10g，炙甘草10g。服1剂，精神转佳。再剂，手足转温而愈。

原按：《伤寒论》281条云："少阴之为病，脉微细，但欲寐也。"本案患者精神不振，出现"但欲寐"，为少阴阳光不振，阴寒用事的反映。《素问·生气通天论篇》说："阳气者，精则养神。"今阳虚神失所养，是以嗜睡而精神不振。手足发凉，脉不浮而沉，故用四逆汤以急回少阴之阳气，亦"脉沉者，急温之，宜四逆汤"之义。本方能兴奋心脏，升高血压，促进血液循环，并能增强胃肠消化功能。对大汗出，或大吐泻后的四肢厥逆，阳气虚衰垂危之证，极有功效。需要注意的是，本方宜用文火煎50分钟之久，以降低附子的毒性。

(《刘渡舟临床验案精选》)

**吕按：** 患者年老体衰，冬月感寒，又被寒凉方药耗伤虚衰之阳气，故呈现心肾阳虚证候，法当急者先治，温经回阳为当务之急。四逆汤为辛甘温热之剂，可温通周身之阳气，既温养里阳，又温煦表阳，故服之，“感寒”亦解矣。

（3）发热不退（阴盛格阳证） 这里向大家介绍20世纪70年代的一个病案：患者发热40多天不退，请过很权威的西医会诊，用过各类抗生素，但是体温始终不降，也服过不少中药，病情仍未改善。在这样的情况下，就把我们学院下属的名老中医都请去大会诊，林老也是被请的其中一位。名老中医荟萃，当然要各显身手，各抒己见。正当大家在聚精会神的四诊，在聚精会神的辨证分析的时候，林老被患者的一个特殊举动提醒了。当时正是大热天，喝些水应该是很正常的，但是患者用开水瓶把水倒入杯后，片刻未停就喝下去了，难道开水瓶装的是温水吗？林老悄悄地触摸一下刚喝过水的杯子，杯子还烫手。大热天喝这样烫的水，如果不是体内大寒这绝不可能。仅此一点，一切都清楚了。于是林老力排众议，以少阴病阴寒内盛格阳于外论治，处大剂四逆汤加味，药用大辛大热的附子、干姜、肉桂，服汤1剂，体温大降，几剂药后体温复常。

**原按：** 从以上这个病案中，大家应该能够体会到中西医的一些差别，西医的诊断也好，治疗也好，都是按照这个理化的检查结果办事。中医也注重客观的存在，比如这个脉弦、脉滑，脉象很实在地摆在那里，这个中医很重视。但是，中医有时更关心那些主观上的喜恶。一个口渴，西医会关心他一天喝多少磅水，喜冷喜热西医完全不在乎。一个发热，西医只关心他的温度有多高，是什么热型，弛张热？还是稽留热？至于你恶寒还是恶热，他可不在乎。如果作为一个中医，你也完全不在乎这些主观上的因素，那很多关键性的东西你就会丢掉。(《思考中医》)

**吕按：** 在前面左季云辨别真寒假热、阴盛似阳之四逆汤证时，罗列了24种不同的复杂症状特点。其中，“不渴”是辨别的要点之一，例如“唇焦舌黑，不渴少神”“足心热，不渴，尿多”“唇肿而赤，不渴”“周身忽现红片如云，不热不渴”“发热谵语，无神不渴”等。上述案例从喝下“烫手”的热水入手，判断为“体内大寒”，以“大剂四逆汤”服之而高热随降……如上所述可知，观察病人之喜与恶，为辨别病人寒热虚实的要点之一。

（4）狂证（阴证误下暴脱证） 昔诊一男，20余岁，系一孀妇之独子，体质素弱。始因腹痛便秘而发热，医者诊为瘀热内滞，误以桃仁承气汤下之，便未通而病情反重，出现发狂奔走，言语错乱。延余诊视，脉沉迟无力，舌红津枯但不渴，微喜热饮而不多，气息喘促而短，有欲脱之势。据此断为阴证误下，逼阳暴脱之证，遂拟大剂回阳饮（即四逆汤加肉桂）与服。处方：附片130g，干姜50g，上肉桂（研末，泡水兑入）13g，甘草10g。服后，当天夜晚则鼻孔流血，大便亦下黑血。次日复诊则见脉微神衰，嗜卧懒言，神识已转清。其所以鼻衄及下黑血者，非服温热药所致，实由于桃仁承气汤误下后，致血脱成瘀，今得上方温运气血，已离经败坏之血不能再行归经，遂上行下注。嘱照原方再服1剂。服后，衄血便血均未再出，口微燥，此系阳气已回，营阴尚虚，继以四逆汤加人参连进4剂而愈。方中加人参者，取其益气生津养阴以配阳也。(《吴佩衡医案》)

**吕按：**本案四诊合参，以舍舌诊而重脉诊为着眼处。现代名家李培生先生指出，狂证"以阳盛者为多，但间有见阳虚为狂者"，因为"心阳不足，心神外越而为阳虚之狂"。

（5）真脏病（急性重型肺脓肿） 海某，女，19岁。因病住昆明某医院，邀余会诊。患者行剖腹产失血过多，经输血抢救后，突然高热40℃以上。经用青霉素、链霉素等治疗，数日体温下降，但一般情况反见恶化，神识昏聩，出现严重呼吸困难。因病情危重，不敢搬动，故未做X线检查。当时西医未作出明确诊断，故继续以大量广谱抗生素，并配合输液及吸氧治疗，均未效。延某医投以麻杏石甘汤一剂，病情更趋险峻，西医会诊亦提不出有效方案，乃延余诊视。患者神志不清，面唇及舌质青紫灰暗，鼻翼扑扑煽动，呼吸忽起忽落，似潮水往复，十指连甲青乌，脉弦硬而紧，按之无力而空。盖此病已入厥阴，肝肾之阴气内盛，非传经病，乃系"真脏病"，心肾之阳衰已极，下焦之真阳不升，上焦之阴邪不降，一线残阳将绝，已现衰脱之象，危殆费治，唯有扶阳抑阴，强心固肾，尽力抢救垂危。外以大剂回阳饮（即四逆汤加肉桂）。处方：附片150g，干姜50g，上肉桂（研末，泡水兑入）10g，甘草20g。因附片需要先煨三四小时，方能煨透无毒，故让患者先服上肉桂泡水，以强心急救之。并预告病家，服此方后可能有呕吐反应，如呕吐之后喉间痰声不响，气不喘促，舌质色转红，尚有一线生机可以挽回。……患者情况好转，可以搬动，经X线检查发现双肺有多个大小不等的圆形空间，内容物已大半排空。血液细菌培养报告：检出耐药性金黄色葡萄球菌。西医最后诊断为：耐药性金黄色葡萄球菌性"急性严重型肺脓肿"。拟方：附片150g，干姜50g，广陈皮8g，杏仁（捣）8g，炙麻茸（按：将麻黄研至纤维疏松绒状）8g。连服4剂，一周后诊视，患者喜笑言谈自如，精神饮食业已恢复，病状若失，至此痊愈。(《吴佩衡医案》)

**吕按：**此案系真脏病，病情垂危！敢以重剂四逆汤为主方，在于辨证准确。其舌质与脉象特点，为判断病性的关键。先后五诊，服药10余剂，皆以大剂四逆汤为主方，适当加味，取得起死回生之效。五诊每剂用附片150~200g，干姜50~100g，如此大剂重量，古今罕见，令人"目眩然而不瞚（同"瞬"，眨眼），舌挢然（翘起的样子）而不下”。读者对此等重剂治重病之经验，既要学习，又不可盲从。须知附子有大毒，用之不慎，便会中毒。此案用大剂而不中毒的妙法，是把附片“煨透”，且与大剂干姜同用亦能解其毒。据统计，1949年前四种杂志中含有附子的有392个处方，附子的用量（汤剂，每日剂量）最少四分，最大五两。处方用量大小，各有道理。

（6）寒疟　阎某之妻，患疟证20余日，每日午后发作，先寒而后热，寒甚则颤栗鼓颌，热退则汗出如洗，发作之时头痛如劈，饮食不进，呕吐酸苦涎沫，大便溏泻，两胁撑胀而痛，唯喜滚饮。脉细迟无力，舌苔白滑，质含青色。曾服消食清热平肝等10余剂未效。此乃阳气内虚，阳不胜阴，肝邪夹寒水之气上逆，午后之时，阴盛阳虚，真阳被阴邪格拒，浮越于外，遂成是状。拟四逆汤加味治之。处方：天雄片60g，干姜30g，公丁香5g，上肉桂（研末，泡水兑入）10g，法半夏12g，茯苓30g，甘草6g。并嘱先吞乌梅丸2粒，是晚服药1剂，次晨又1剂，午后遂不复作。后照原方加砂仁10g，2剂而愈。（《吴佩衡医案》）

**吕按：**天雄与附子科属相同，功效主治相类。《本经疏证》说：“其初种之母为乌头，附乌头旁生者为附子……种而独生无附，长三四指为天雄。”

（7）寒湿霍乱　陈某，50余岁，住大西门。陡然腹痛，吐泻大作。其子业医，投以藿香正气散，入口即吐，又进丁香、砂仁、柿蒂之属，亦无效。至黄昏时，四肢厥冷，两脚拘挛，冷汗淋漓，气息低微，人事昏沉，病势危急，举家怆惶，求治于予。及至，患者面色苍白，两目下陷，皮肤干瘪，气息微弱，观所泻之物如米泔水，无腐秽气，只带腥气，切其脉细微欲绝。余曰：此阴寒也。真阳欲脱，阴气霾漫，阳光将熄，势已危笃，宜回阳救急，以挽残阳。投大剂四逆汤，当晚连进2剂，冷服。次日复诊：吐利止，厥回，脉细，改用理中加附子而康。

**原按：**是岁霍乱暴发流行，死者不计其数，时医投藿香正气散、六和汤之类罔效，以四逆、理中得救者数百人。霍乱一证，在1949年后，政府关怀人民疾苦，每年有预防注射，此病得到消灭。作者业医以来，目击霍乱流行二届，一为1904年，一为1935年。该病所发，来势猛烈，发病急骤。有人上午还在做事，下午患此变为危笃致死，死者沿门皆是，真是千村遗尸，万户萧疏！目此惨景，毛骨寒悚。察其所因，均属阴寒为患，治宜照仲景师法。清·王孟英著《霍乱论》，分寒热二种，治此者，宜审慎辨证。今附此案，使后世业医者明辨阴寒霍乱与暑热霍乱之关系。［《湖南省名老中医医案选》（刘大鉴）］

**吕按：**寒湿霍乱多由饮食不洁、贪凉饮冷、感受寒湿秽气所致。其辨证要点是：吐泻汗出，面青目黑，四肢微冷，厥逆或抽筋，脉沉微无力。

（8）呕吐、泄泻（急性胃肠炎）　袁某，女，30岁。患急性胃肠炎，烦渴欲饮，食则吐，下泻水样便，日十数次，已2日。症见：神疲，面色苍白，眼凹，舌干，肤失弹性，四肢厥冷，脉沉细数，血压60/40mmHg。此系阳虚阴盛，治应回阳救逆，急输生理盐水，同时急煎四逆汤加味：制附子9g，干姜15g，炙甘草30g，枳实30g。服药1剂，血压即正常（100/70mmHg），四肢转温，又2剂而愈。[赵棣华. 广西中医药，1982（4）：17]

吕按：据现代药理研究表明，枳实有显著而迅速的升压作用。临床可辨证用之治疗心源性休克。

（9）阳厥误治　一人患厥阴直中，四肢厥冷，脉细欲绝，爪甲青紫，但不吐利，与四逆汤。至三日，四肢暖，甲红发热，脉转实数有力，此阴极阳生也，使与凉剂。病家疑一日寒温各异，不肯服。至九日，热不退，热利下重，饮水不辍，再求诊，用白头翁、秦皮、黄连、黄柏各二钱。一剂减，二剂痊（真寒证，断无饮水下痢之变）。按：肢冷脉伏，恐是阳厥。至爪甲青紫，则是欲战汗也。四逆汤之误，特隐而不彰耳。(《续名医类案》)

吕按：此案病情，病家之怀疑与“按”之分析很有道理。若是四逆汤证，岂能演变成白头翁汤证呢？

## （二）杂病医案

### 1. 内科病医案

（1）“五虚”阳微　至元己巳六月，罗住夏于上都。佥事董彦诚，年逾四旬，因劳役过甚，烦渴不止，极饮潼乳，又伤冷物，遂自利、肠鸣、腹痛、四肢逆冷、汗自出，口鼻气亦冷，六脉如蛛丝，时发昏聩。众医议之，以葱熨脐下，又以四逆汤五两，生姜二十片，连须葱白九茎，水三升，煮至一升，去渣凉服，至夜半，气温身热，思粥饮，至天明而愈。《玉机真藏论》云：“脉细、皮寒、气少、泄利、饮食不入，此谓五虚，死。浆粥入胃，则虚者活。”信哉？（《名医类案》）

吕按：此案患者过度劳役伤及正气，又过食生冷伤及阳气而致危症！治以四逆汤温养阳气，生姜、葱白温散寒气，协同增效，又以浆粥充养胃气，如此救治得当，转危为安。

（2）舌强（脑震荡后遗症）　王某，男，60岁。1970年末，在架设变压器时，被钢撞击头部，当即昏迷约8分钟，急送当地某医院，诊为“急性脑震荡”。1976年5月开始觉舌干、舌强，说话不灵，下肢沉重，后逐渐发展至左上肢厥冷麻木。1979年2月，出现神志恍惚，气短，动则尤甚，纳呆，病情加重。同年11月内蒙古某医院诊断为“脑震荡后遗症”，转北京治疗，于1980年1月3日来诊。现舌强，舌干，难以转动，尤其晨起为甚，须温水饮漱之后，才能说话，舌苔干厚，刮之有声，纳差，畏寒，左上肢麻木，活动不灵，下肢沉重无力，左较甚。七年来双足反觉热，卧时不能覆盖，否则心烦不安。步履艰难，扶杖可以勉强缓行数十米，动则喘息不已。小便清长频数。面色黄暗晦滞，眼睑浮肿，精神萎靡。舌质暗淡、少津、伸出向左偏斜，苔灰白腻，脉沉。此为少阴阳衰阴盛证，以四逆汤主之。处方：制附片（久煎）60g，干姜 30g，炙甘草 30g。服完 1 剂，半夜醒来，自觉舌有津液，已能转动，遂情不自禁，唤醒陪伴说："舌头好多啦，我能说话了！"起床后，下肢沉重感亦减轻。服完 2 剂，舌强、舌干、转动困难之症显著减轻。守原方再进 5 剂，舌强、舌干进一步好转，左上肢麻木、畏寒减轻，舌根部尚有强硬感，仍稍觉气短，眼睑浮肿，食少寐差，舌淡苔白。少阴寒化已深，又累及太阴，脾阳衰惫，以四逆、理中合方加减为治。服 5 剂，舌强、舌干已愈大半，诸症显著好转，继服数剂，以巩固治疗。(《范中林六经辨证医案选》)

**吕按：**此例脑外伤，酿成后遗症多年。辨证应四诊合参，而舌脉是判断病性的主要依据。辨证属少阴寒化，阳衰阴盛，投以四逆汤而获特效。

（3）中风后遗症（脑血管意外）　陈某，女，65 岁。平素身体尚好，未患过大病。1963 年 10 月间，正从事家务劳动，忽觉头似重物压顶，旋即昏仆，不省人事。急邀某中医来诊，用温针刺百会穴，约 15 分钟，苏醒。左侧上下肢已偏瘫，口歪斜，流清涎不止，某中医院诊为"中风"。某医院确诊为"脑血管意外"。其后，由中医诊治，病未发展。每年秋冬开始卧床，直到次年春，天暖后可扶床缓慢移步。1971 年入冬以来，病势加重，畏寒蜷卧，重被覆盖，左侧手足仍厥冷，头部发木，如盛盒内，左侧偏枯，骨瘦如柴，脸面浮肿，面色苍白，舌质淡苔白腻。半身不遂多年，阳气日衰，属少阴寒化，阴寒内盛，阳虚水泛已极。急需回阳救逆，化气行水，以四逆汤并真武汤加减主之。处方：制附片（久煎）120g，干姜 60g，炙甘草 60g，白术 30g，茯苓 30g，炮姜 60g，上肉桂（冲服）15g。上方服 1 剂后，全身发痒，如虫爬行。连服 4 剂，身上开始感觉轻松，头木之感渐消。上方随症加减：遇有外感风寒、关节疼痛，加麻黄、桂枝、细辛；阳气渐回，则姜、附酌减。其后，又酌加人参、黄芪、当归、菟丝子等，以增强助阳益气、活血养血之效。如此坚持服药半年，面色渐转正常，浮肿消退，食欲倍增，四肢变温，精神好转。1972 年 4 月已能起床，依靠拐杖或他人搀扶，能缓缓移步。同年 7 月，可丢掉拐杖而行。1979 年 11 月 23 日追访知患者已 73 岁，向来访者兴奋地介绍：从 1972 年底起，在冬季继续服些温阳补肾药，7 年来再未卧床不起。这几年一直能料理家务。

**原按：**中风之发生，总不外乎阴阳失调，气血逆乱。本例初诊时，患者已成中风后遗症，偏枯达 8 年，病势沉重，显然不能按一般中风之常规论治。观

其诸症，乃少阴寒化，阴盛阳衰已极。故投大剂四逆，随症加减，始终按少阴寒化证论治。(《范中林六经辨证医案选》)

**吕按：**患者中风后近10年，才辨证以四逆汤合真武汤加减治之。其“坚持服药半年”而取得的疗效，是西医西药难以达到的。中医当自信，苍生呼唤良医！

（4）黑疸（胆汁性肝硬化） 方某，男，28岁，未婚。患者因肝脾肿大，全身发黄已8年，住院治疗，效果不显著，继而出现腹水肿胀，腹围达98cm，黄疸指数高达100μmol/L，经剖腹探查，取肝脏活体组织做病理检验，证实为“胆汁性肝硬化”。遂于1959年7月转来中医学院门诊部就诊。余见患者病体羸瘦，面色黄暗晦滞无光，巩膜深度黄染，周身皮肤亦呈深暗黄色，干枯搔痒而留见抓痕。精神倦怠，声低息短，少气懒言，不思食，不渴饮，小便短少，色深黄如浓茶水，腹水鼓胀，四肢削瘦，颜面及足跗以下浮肿，两胁疼痛，尤以肝区为甚。扪之，肝肿大于右肋沿下约二横指，脾肿大于左肋沿下约三横指。脉沉弦劲而紧，舌苔白滑厚腻而带黄色。因阳虚水寒，肝气郁结不得温升，脾虚失其运化，湿浊阻遏中焦，胆液失其顺降，溢于肌肤，故全身发黄。阳虚则湿从寒化，水湿之邪泛溢于内，脾阳失其运化，日久则成为腹水肿胀之证。肤色黄暗不鲜，似阴黄之象。此病即所谓“阴瘅证”。法当扶阳抑阴，舒肝利胆，健脾除湿为治则。以四逆、茵陈五苓散加减治之。处方：附片100g，干姜50g，肉桂（研末，泡水兑入）15g，吴茱萸（炒）15g，败酱草15g，茵陈30g，猪苓15g，茯苓50g，北细辛8g，苍术20g，甘草8g。二诊：服上方10余剂后，黄疸已退去十之八九，肝脾肿大已减小，小便色转清长，外肿内胀渐消，黄疸指数降至20μmol/L，面部黄色减退，已渐现润红色，食欲增加，大便正常，精神转佳。然患病已久，肝肾极为虚寒，脾气尚弱，寒湿邪阴尚未肃清，宜再以扶阳温化主之。处方：附片150g，干姜80g，茵陈80g，茯苓30g，薏苡仁20g，肉桂（研末，泡水兑入）15g，吴茱萸10g，白术20g，桂尖30g，甘草10g。三诊：服上方6剂后，肝脾已不肿大，胁痛若失，小便清利如常，面脚浮肿及腹水鼓胀已全消退，饮食、精神倍增，皮肤及巩膜已不见黄色。到复查，黄疸指数已降至3μmol/L。脉象和缓，舌苔白润，厚腻苔已全退。此水湿之邪已除，元阳尚虚，再拟扶阳温化之剂调理之，促其正气早复，以图巩固效果。处方：附片150g，干姜80g，砂仁15g，郁金10g，肉桂（研末，泡水兑入）15g，薏苡仁30g，佛手20g，甘草10g。服上方8剂后，患者已基本恢复健康。1年后询访，肝脾肿大及黄疸诸症均未再发作。

**原按：**以上病证，实由阳虚水寒，寒湿内滞，肝气郁结不舒所致。阳虚则水邪泛溢，肝郁则易克伐脾土，脾虚不能健运，湿从寒化，而至肝脾肿大、腹水、黄疸诸症丛生。余所拟用各方，旨在温暖肾寒，舒肝解郁，健运脾湿，化气行水。寒湿内滞之证，施以温化之剂，犹如春和日暖，冰雪消融，故能治之而愈。（《吴佩衡医案》）

吕按：此案与《金匮要略·黄疸病脉证并治》篇关于黑疸的成因、证治及预后之论述相类似。如此痼疾，本案不到1个月而治愈，其关键是辨证论治得当，并与患者年轻如春有关。

（5）胸痹心痛（冠心病心绞痛？） 杨某，年50余，某年2月患胸痹心痛证，曾服桂附理中汤，重用党参、白术并加当归，服后病未见减。每于发作之时，心胸撮痛，有如气结在胸，甚则痛彻肩背，水米不进。痛急则面唇发青，冷汗淋漓，脉息迟弱，昏绝欲毙，危在旦夕。此乃土虚无以制水，阳衰不能镇阴，致下焦肝肾阴邪夹寒水上凌心肺之阳而成是状。然寒水已犯中宫，骤以参、术、当归之峻补，有如高筑堤堰堵截水道，水邪无所出之路，岸高浪急，阴气上涨，势必凌心作痛。斯时不宜壅补过早，法当振奋心阳，使心气旺盛，则阴寒水邪自散矣。方用四逆汤合瓜蒌薤白汤加桂。处方：天雄片100g，干姜30g，薤白10g，瓜蒌实10g，公丁香10g，上肉桂（研末，泡水兑入）10g，甘草5g。1剂痛减其半，2剂加茯苓30g以化气行水，则痛减七八分，3剂后胸痛若失。（《吴佩衡医案》）

吕按：此案说明，重用参、术补脾与重用姜、附“振奋心阳”，功效不同，疗效亦不同。患者病位在心，病性为寒，故处方以温通心阳药为好。

（6）便秘

①从叔多昌，年40余岁，住本乡。原因：初患大便不利，医者每以滋润药服之，久之小便亦不利。肚腹饱胀渐上，胸膈亦痞满不舒，饮食不入，时时欲呕。前后服药已数月，疾益剧。最后有一医，谓当重用硝黄大下，连进3剂，大小便益闭塞不通，身体益困疲不支。余适自馆归，两家距离半里许，促往诊。证候：面色惨晦，形羸瘦，起居甚艰，舌苔厚而灰白。诊断：切脉沉迟而紧。呼余告曰，自得疾以来，医药屡更，而势转殆，吾其不起矣。疗法：大剂破阴通阳，温散寒结，以急救之。处方：乌附一两五钱，北姜（按：即干姜）一两五钱，老生姜一两，粉甘草一两五钱。煎就冷服。写方甫毕，多叔曰：如此猛烈热药，份量又极重，入口岂能下咽。余曰：入口不甚辣，后当自知，可无赘言，嘱其煎成冷服，每日当尽3剂，少必2剂，切勿疑畏自误。窃窥多叔犹有难色，即促速购药，余当在此守服，保无他虞。顷之药至，即嘱其子用大罐多汲清水，1次煎好，去渣俟冷，分3次进服。次诊：前方究以疑畏，不敢频进，至夜仅服完1剂。次早呕少止，膈略舒，可进糜粥。是日服药始敢频进，尽2剂，明日呕已止，胸膈顿宽，索糜粥，食如常人。余因语之曰：今日当不复疑

余药矣。即应声曰：甚善甚善，当频服，求速愈。三诊：余因馆事未便久旷，病根深痼，恐难克日收效，又于原方外加半硫丸二两，每日清晨（按：指天快亮的时候）用淡姜汤送下三钱，分3日服完而归。效果：归后第4日，天甫明，即遣人召。入门握余手曰：得毋骇乎，余乃示尔喜信耳。自相别之次日，见先日服药3剂，吞丸三钱，毫无热状，腹胀亦稍宽舒，食量加，体愈畅。除服汤3剂外，遂将丸药之半，分3次吞服，功效益著，其明日又如前汤丸并进，丸药完矣。今天未明，而腹中作响，似欲更衣者，即命小儿扶如厕，小便先至，大便随出，先硬后溏，稠黏不断，顷刻约半桶，病如失矣。所以急于告者，使尔放心。即留晨餐……遂为立通脉四逆加人参汤，善后而别。

**廉按：**大便闭结，食少脉微，谓之阴结，前者多以半硫丸治之而愈。此案初方，大剂破阴通阳，虽为温散寒结，实则救硝黄寒泻之误，服尽2剂，呕止胸宽，而大便仍闭，后加半硫丸二两，每日姜汤送下三钱，丸药完而大便随出，则其阴结之所以得通者，全在温润大肠之硫黄也明矣。（《重订全国名医验案类编》）

**吕按：**半硫丸出自《太平惠民和剂局方》卷之六。功能"除积冷，暖元脏，温脾胃，进饮食。治心腹一切痃癖冷气及年高风秘、冷秘或泄泻等，并皆治之。半夏（汤浸七次，焙干，为细末）、硫黄（明净好者，研令极细，用柳木槌子杀过）等份，以生姜自然汁同熬，入干蒸饼末搅和匀，入臼内杵数百下，丸如梧桐子大，每服空心，温酒或生姜汤下十五丸至二十丸，妇人醋汤下"。半硫丸具有温肾逐寒，通阳泻浊之功效。主治老年虚冷便秘，或寒湿久泻等病证。

②郝某，男，35岁。患便闭10多月，初因头目眩晕，曾多次服用黄连、大黄等泻火药，眩晕未愈，渐至食少便难，形衰体羸，每隔十数日大便1次，燥屎停滞，便时十分困难，便后气促神疲，辗转疼痛，半日始安，又经过多种通便法治疗，如用大黄、芒硝之类，但是愈通愈涩，以致不起，来我所诊治。患者面色青黑，目小而陷，舌黑不燥，脉沉而伏，身冷嗜睡，腹胀不痛。根据脉症分析，系寒盛阴凝，脾胃冷结，肠道既乏津液之滋润，亦无推送之能力，其根本原因为太阴之土与少阴之水无阴以化，水谷之气无阳以运。而最苦之头眩，亦为阴盛格阳之征，参阅以前用药经过，拟不再用通降之品，单以回阳方剂鼓动蒸发，温通启闭，用四逆汤3剂后，感觉大便稍松，服至10剂，食多神健，眩晕亦愈，后以金匮肾气丸继服，诸疾尽去而安。［王与贤. 上海中医药，1964（6）：41］

**吕按：**患者便秘10个月，曾迭进苦寒通下，但愈通愈涩，竟至不起。脉症合参，显系脾肾阳虚的冷结便秘。治宜温阳启闭，予四逆汤而头晕、便秘皆愈。

（7）消渴　患者，男性，口渴引饮，饮而复渴，前后半年，服滋阴清热药如六味地黄、玄麦甘桔等50余剂无寸效，舌苔黄腻，脉沉弱。先父改用茵陈四逆汤，1剂而渴止大半，3剂而基本痊愈，后用参苓白术散小剂煮服以资巩固。事后先父说："虽舌苔黄腻、口渴属热象，但服滋阴清热药50余剂无寸效，加之脉象沉弱，显见阳衰不能蒸腾水气。若果系阴亏，50余剂虽不能全好，亦必有所进展。前治者虽未见效，但都是我的老师，所谓前车之鉴。放胆用茵陈四逆汤是背水一战，既温中又化湿，湿去热必孤。即使热不去，亦可转属阳明，但实者易治，虚者难为也。"（《名老中医之路》）

吕按：本案平脉辨证，阳气虚衰也，故以四逆汤治本；苔黄腻为阳虚湿停化热之象，故以茵陈治标；口渴引饮，为阳虚不能化气行水，水津不能上布之症，故"服滋阴清热药"无宜而有害也。案语所述属医话类，其思辨彰显了良医之辨证论治功夫。

（8）坏病　陈某，男，28岁。1971年到某地执行任务，长期风餐露宿而致病。开始自觉指尖、手掌、下肢关节咯咯作响，继而面肿、心悸、腰痛、彻夜不眠。某医院曾按"肾炎"治疗一段时间，后又改服清热解毒之品，包括犀角、羚角等。逐渐行走乏力，神疲纳呆。其后按"肝肾虚损，气血亏耗"论治，服滋补之剂，曾出现脑内如鸣，头顶发脱，心悸加重，动则气喘，身出冷汗，肢体皆痛，四肢麻木等症。1977年1月3日，自觉口内从左侧冒出一股凉气，频吐白泡沫痰涎，胸中如有水荡漾，左耳不断渗出黄水，听力减退，走路摇摆不定。血压70/50mmHg。同年5月22日，突然昏倒。急入某医院，住院治疗3月，未查明病因。面部及双下肢浮肿加重，头昏涨难忍，转送另某医院会诊。左半身痛、温觉明显减退，左上肢难举，提睾反射消失，悬雍垂向左弯曲，舌向左偏。诊断：左半身麻木，感觉障碍，左上肢无力，水肿待诊。数年来，服中药千余剂。1977年9月，转来就诊。初诊：面部与双下肢肿胀，左半身及手足麻木，四肢厥冷，脑鸣，头摇，神疲，心悸，失眠，记忆力及听力减退，身痛，胁痛，口中频频冒冷气，吐大量泡沫痰涎，纳呆，大便稀薄，小便失禁，舌质暗淡胖嫩边缘齿痕明显苔白滑厚腻而紧密，脉沉细。此为少阴寒化，迁延日久，阴盛阳微，气血亏损，已成"坏病"。法宜回阳救逆，化气行水。以四逆汤、真武汤加减主之。处方：制附片（久煎）120g，干姜60g，生姜120g，炙甘草30g，茯苓30g，白术30g，桂枝10g，辽细辛6g。二诊：上方服20剂，脑鸣消失，心悸好转，面部及下肢浮肿显著消退，小便失禁转为余沥。多年"痼疾"初见成效，守原方续服。三诊：服10剂后，口中已不冒凉气，神疲、肢冷、纳呆、便溏均有好转，但仍不断吐白沫，余症尚无明显改善。少阴阳衰日久，沉寒痼冷已深，积重难返。法宜益火消阴，温补肾阳，以四逆汤加上肉桂，嘱其坚持服用。可连服四五剂后，停药两天再服，直至身体自觉温暖为止。并配服自制坎离丹。处方：制附片（久煎）60g，干姜30g，炙甘草30g，上肉桂（冲服）10g。上方连服半年，全身肿胀消退，摇头基本控制，身痛和手足麻木显著减轻，心悸明显消失，吐白沫大减，二便正常。血压回升到120/80mmHg，身体逐渐恢复正常。1979年11月20日随访：于1978年下半年病基本痊愈，重新走上工作岗位。

原按：本例患者，病情较重，迁延日久，加以误补误治，日益恶化。初诊时为三阴俱病，五脏虚损：心悸失眠，神疲肢冷，舌淡胖嫩，为手少阴心阳虚弱；头摇、脑鸣、发脱、胁痛，为足厥阴肝血亏损；浮肿、纳呆、便溏，为足太阴脾土虚甚；口中频冒冷气，吐大量泡沫痰涎，为手太阴肺气内伤；四肢厥逆，小便失禁，精神萎靡，记忆力和听力减退，为足少阴肾阳衰微；身痛、左半身及手足麻木，为风寒湿长期留滞肌肉经络，逐渐深入筋骨，正气日虚，精血耗损。可见，患者全身性之里虚寒证十分明显。病情虽复杂，其实属少阴寒化，心肾阳微，尤以肾阳衰败为甚。所谓“五脏之伤，穷必及肾”。故抓住根本，坚持回阳救逆，益火消阴，大补命门真火，峻逐脏腑沉寒，守四逆辈，连服半载，多年痼疾始得突破。(《范中林六经辨证医案选》)

吕按：此案始因辨证不准，施治不当，病经7年，已成坏病。多年痼疾，范氏半年治愈，全在辨证准确，方法得当。此案可知，四逆汤类，既是救急之方，又是补虚之剂，伤寒与杂病，用之得当，皆有神奇之功。

（9）痢疾　杨氏，年过七旬。暑月患痢，痢下脓血，腹痛，里急后重等。病过3日，日益沉重，神识恍惚，脉微细，血压下降。西医经输液、抗生素及升压药等抢救处理无转机。邀笔者会诊，脉症所见，乃痢下伤及气阴，且年迈元气已衰，唯大补气阴为上策。《伤寒论》第385条说：“恶寒脉微而复利，利止，亡血也，四逆加人参汤主之。”处以该方加山茱萸敛阴固脱。1日1夜频服2剂，病趋稳定，血压回升，守方少加黄连治痢“厚肠胃”，调治3日而病愈。

2. 妇人病医案

（1）厥证（经期受寒，直中少阴）　苏某妻，30余岁。月经期中不慎以水冲身，夜间忽发寒战，继则沉沉而睡，不省人事。脉微细欲绝，手足厥逆。当即针人中及十宣出血，血色紫暗难以挤出。针时能呼痛，并一度苏醒，但不久仍呼呼入睡。此因阴寒太盛，阳气大衰，气血凝滞之故。急当温经散寒，挽救阳气。拟大剂四逆汤，处方：炮附子25g，干姜12g，炙甘草12g。水煎嘱分4次温服，每半小时灌服1次。病者家属问：此证如此严重，为何把药分作4次，而不1次服下使其速愈？医者说：“正因其症状严重，才取重药缓服办法，其目的为使药力缓缓振奋阳气，而驱散阴寒，譬如春临大地，冰雪自然溶解，如果1剂顿服，恐有‘脉暴出’之变，譬如突然烈日当空，冰雪骤解，反致弥漫成灾。”服全剂未完，果然四肢转温，脉回，清醒如初。(《伤寒论汇要分析》)

吕按：患者经期血室空虚而着水，致使阴寒直中少阴，而发神昏厥逆。予四逆汤重剂少量频服，温暖少阴，渐祛寒邪，病遂愈。

（2）崩漏（经期劳伤，冲任失守）　杨某，女，41岁，住昆明市。1953年秋，适值月经来潮，因抬重物用力过猛，骤然下血如崩。先后经二医诊治，皆云血热妄行，服用清热、凉血、止血之剂，血未能止，迁延十余日，以致卧床不起，延余诊治。患者面色蜡黄、精神疲倦，气短而懒言，不思饮食，手足不温。经血仍淋漓不断，时而如潮涌出，皆清淡血水兼夹紫黑血块，腰及小腹酸胀坠痛。舌质淡苔薄白少津，脉沉涩。此乃阳气内虚，冲任不守，气不纳血，血海不固，致成崩漏之证。方用回阳饮（即四逆汤加肉桂）加人参扶阳固气。处方：附片120g，吉林红参9g，炮黑姜9g，上肉桂（研末，泡水兑入）9g，甘草9g。服2剂后，流血减半，血色淡红，瘀块减少，呼吸已转平和，四肢回温，饮食稍增，能进藕粉少许。照原方加炒艾15g，阿胶（烊化，分次兑服）24g，炒白术9g，侧柏炭9g。连服3剂后，流血大减，仅为少量淡红血水，精神饮食增加，面色已转润泽，舌质显红润苔薄白，脉缓弱，已能起床。阳气恢复，气血渐充，欲求巩固，仍须与甘温之剂调补之。以四逆当归补血汤加味气血两补。处方：附片90g，黄芪60g，当归30g，干姜15g，上肉桂（研末，泡水兑入）12g，炒艾15g，阿胶（烊化，分次兑服）12g，甘草9g。连服5剂，流血全止，精神、饮食基本恢复，颜面唇舌已转红润，脉象和缓，已能下床活动。唯气血未足，阳神尚虚，走动稍感头昏，腿软，继取四逆当归补血汤加上肉桂、砂仁，服20余剂，气血恢复，诸症获愈，恢复健康。(《吴佩衡医案》)

吕按：《景岳全书》有一个四味回阳饮，主治“元阳虚脱，危在顷刻者”。其方药组成为：人参一二两，制附子二三钱，炮干姜二三钱，炙甘草一二钱。此方实为四逆加人参汤而重用人参为君药，以大补元气。本案首方谓“用回阳饮加人参”，亦即四味回阳饮加肉桂。处方以“扶阳固气”为大法，此乃古圣贤所谓“有形之血不能速生，无形之气所当急固”之大法也。本案辨证准确，方法得当，血崩立止，危证得救。

（3）闭经、不孕症（元阳不足，冲任虚寒）　宋某，女，27岁，河南人，住昆明郊区飞机场。患者禀赋素弱，婚后多年未孕。初始月经参差不调，每月均需用中西药物调治，方能应期而潮。但每次行经，量少而黑，少腹坠胀冷痛。如是两三年后，经血渐少以至闭结。后又继用中、西药物治疗，并行人工周期法以诱导之，前后内服中药数百余剂，均未获效，迄今已经闭6年之久。患者于1959年7月到云南中医学院附设门诊部就诊。症见面色萎黄不泽，精神倦怠，少气懒言，毛发稀疏而焦黄。自月经闭止以来，常感头昏耳鸣，心中烦闷。日间困倦思睡，入夜又不能安眠。口淡无味，不思饮食。腰脊酸痛，腿膝酸软无力，手足厥逆，少腹亦感冰冷不适。脉象沉涩，舌质淡嫩，色暗夹瘀，苔薄白而润。此系元阳不足，冲任俱虚，血寒气滞，胞宫寒冷所致。阳虚生寒，气虚易滞，血寒则凝，血寒气虚，瘀滞难行，百脉不荣，经血无源，故而闭止，亦不孕育。故当温扶下元，温经活血，散寒暖宫。自拟验方益元暖宫汤治之。处方：附片100g，当归15g，丹参15g，桂枝12g，吴茱萸9g，炙香附12g，细辛6g，赤芍9g，炒艾叶12g，干姜15g，甘草9g。服上方3剂后复诊，腹部疼痛减去七八，少腹冰冷感觉减轻，尚有坠胀感。食思增进，手足四肢回温，心中已不烦闷，夜已能熟寐。脉仍沉涩，舌质淡，瘀暗稍减，苔薄白。继上方温化之剂加红花5g以助温经活血之功，并嘱服药时滴酒少许为引，以促其温行血脉之效。告知患者，如服药后诸症均见好转，唯腰及少腹又复酸胀痛者，为月经欲潮之兆，幸勿疑误。上方连服8剂，果如余言。于原方中去赤芍加川芎9g，阿胶（烊化兑服）15g连服5剂，经水即潮，先行者为黑色血块，继则渐红。次日，腰腹疼痛随之缓解，行经5日而净。继以八珍汤加香附、益母、炒艾等调补气血。连服10余剂后，面色毛发润泽，精神眠食转佳。其后月经通调，应时而潮，1年后顺产1子。(《吴佩衡医案》)

吕按：本案经闭、不孕之根是元阳不足。处方以四逆汤为主，重用附片温扶下元以治本。如此治病求本方法，我辈应认真学习。

（4）小产（失血过多，阳气随脱） 张志明曾治一患者，妊娠4个月，因营养不良，劳动过度，1月来，不时胎动漏红，未与治疗，终致腰酸，腹大痛而小产。卧床，下部仍流血不止，先是血块，后是鲜红血水，面色苍白，小腹冷痛，手足不温，神疲懒言。舌红无苔，脉沉细无力。用四逆汤（制附片30g，干姜、炙甘草各24g）加阿胶、蕲艾、党参，急服1剂。服药2小时后，言流血减少，腹痛减轻，四肢转温。嘱当晚原方再进1剂。次日晨精神好转，进食。又服胶艾四物汤2剂而愈。(《伤寒论方运用法》)

吕按：本案体虚不能固胎而小产；小产后流血过多，气随血失。四诊合参，阳气虚衰为主，其“舌红无苔”不必多虑。处方四逆汤治本，所加三味益气止血以标本兼顾也。

**3. 男子病医案**

（1）阴茎抽缩证 罗某，男，50岁。夏日天热，汗出颇多，自觉燥热而渴。夜又行房，口渴更甚。乃瓢饮凉水甚多。未几，觉小腹窘痛，阴茎也向里抽缩，手足发凉。自觉病情严重，乃邀余诊。切其脉沉而弱，视其舌淡嫩而苔白。此乃少阴阳虚而复受阴寒之重证。处方：附子12g，干姜10g，炙甘草10g，小茴香6g，荜澄茄6g。服1剂则痛止而病安。(《伤寒论十四讲》)

**吕按：**患者素体阳虚，复因饮冷水过多而发病，治以四逆汤，温阳散寒。加味之两药皆辛温之味，都有温里散寒，行气止痛之功，以加强主方温通阳气止痛功效，故疗效1剂而愈。

（2）睾丸肿痛（前列腺炎）　张某，男，57岁。病史：1961年冬，在某地农村，睡新修湿炕而致病。初起一侧睾丸肿大。坐立行走均疼痛难忍，因未能及时就医而日益加重。某医大附院确诊为“前列腺炎”。从1977年4月至8月，开始采取中西医各种方法治疗：化疗、超声波理疗、热水坐浴、针灸、按摩等，同时服清热解毒利湿等中药150多剂。但自觉症状有增无减，并发展至阳痿，全身瘫软，步履艰难，终于被迫全休。1977年8月20日来诊，按少阴阳衰阴盛证论治，治疗3个月病愈。

初诊：恶寒蜷卧，肢体痿软，神靡，头晕，失寐，食欲大减（每餐只进一两）。睾丸及少腹坠胀，生殖器常感凉麻疼痛，小便浑浊频数，阳痿。面色萎黄暗黑，舌质淡白，全舌白苔密布，根部苔淡黄厚腻，脉象沉微细。此为少阴阳衰，阴寒内盛，法宜补阳温肾，散寒止痛。以四逆汤加上肉桂主之。川附片（久煎）120g，干姜120g，炙甘草60g，上肉桂（研末冲服）15g。连服3剂，少腹和睾丸坠胀疼痛减轻，小便色转清，尿频也好转，阳气渐复，原方附子、干姜减至60g；再加茯苓、炒白术，以健脾除湿，继服30剂，头晕、失眠、恶寒、乏力及少腹、睾丸坠胀均进一步减轻，生殖器凉麻之感亦较前轻微。

二诊：恶寒神靡，生殖器凉麻痛等症进一步好转。舌质稍现红润，黄白厚腻之苔已减。唯少阴心肾两脏，心主血主火；肾为水火同宫之脏，藏真阴真阳之气。患者全身性虚寒。不仅伤及肾阳，同时累及肾阴。法宜继续温补肾阳，兼顾其阴，再佐以温中健脾为治，以四逆并理中加味之。处方：川附片（久煎）60g，干姜60g，炙甘草60g，党参30g，上肉桂（研末冲服）10g，冬虫夏草15g，宁枸杞30g，菟丝子30g，云苓20g。服药十余剂，诸症继续好转。其后，根据病情加减，姜附减至30g，又服十余剂。

三诊：经检查，前列腺炎基本痊愈；同时，多年来之低血压、头昏、失眠等症，亦均消失；饮食骤增，精神大振。后以壮阳益肾，养心安神之剂，配成丸药，缓缓调养，以巩固疗效。处方：川附片120g，上肉桂30g，朱砂15g，冬虫夏草30g，琥珀20g，麝香0.3g，宁枸杞30g，肉苁蓉30g，柏子仁30g，菟丝子30g。每日服2次。每次1g。1977年12月初，病愈而恢复工作。(《范中林六经辨证医案选》)

**吕按：**初因感受寒湿而睾丸肿痛，经多方治疗反而病情发展加重，16年后经治疗3个月，如此痼疾竟病愈！本案西医诊断为“前列腺炎”，但整个诊治过程并非局限于局部，而是着眼整体，据平脉辨证诊断为少阴阳虚阴盛证，用四逆汤加味变通治之而愈。若非精通仲景方法，焉能如此？

**4. 小儿病医案**

（1）麻疹危症（重症肺炎） 陶某，年32岁，江西人，住上海，有4子1女，于1932年3月值麻疹流行，将其长、次两子（7~9岁）送往苏州躲避。孰料去后出麻疹，误服寒凉之药相继夭亡。三、四两子，2~4岁，在上海亦患麻疹，住某医院治疗。病至严重时，该院诊断为“肺炎”，延余到该院诊视。两孩均同卧于小床内，麻疹虽免（按：指退除），但发热不退，喘咳痰鸣，满口涎痰随时流出口外，不知曾服何药。见喂入黄果水时，仍从口中外流。颜面青暗（阴象外露），两颧发赤（虚阳外泄），唇色青紫，指纹青黑出二关，脉搏紧急（寒极之象），大便鹜溏（水寒土湿，木邪贼土），乳食不进（胃中虚寒，司运失权）。该院认为病势严重，别无他法，已感束手。余诊视后，当即告以病势危笃，已成三阴寒极之证，寒痰内壅，真阳外泄，有风动或衰脱之势，急宜扶阳抑阴、温逐寒痰为主。若服后涌吐寒痰，系病除之兆。如热退喘平，尚可转危为安。倘若缓治或再施寒凉之药，必危殆无救。渠因长、次两子已夭亡，三、四两孩又复病重，惊慌不已，要求设法抢救，万分信任，纵虽不起，决不怨言。遂拟四逆二陈汤加丁香、肉桂、少佐麻、辛，分量加重，与两孩同服（因其病情相同，故共服1剂）。处方：附片100g，干姜24g，肉桂（研末，泡水兑入）10g，法半夏10g，广皮6g，茯苓15g，细辛3g，公丁香6g，炙麻绒3g，甘草10g。此方服后，均呕吐涎痰碗许，自汗淋漓，大便泄泻。次日复诊，发热已退十之七八，喘平十之五六，口中涎沫减去十之八九，喉间痰鸣亦减去其半，略进乳食。照原方加量去麻辛治之。处方：附片130g，干姜36g，肉桂（研末，泡水兑入）10g，化橘红6g，茯苓15g，法半夏10g，公丁香6g，甘草10g。服后，又各吐涎痰碗许。第3日复诊，已脉静身凉，喘平泻止，眠食较佳，咳减十之六七，颜面及指纹青紫均退。照原方去公丁香，加细辛、五味子、黄芪，连进3剂，诸病痊愈。（《吴佩衡医案》）

吕按：在笔者阅读过的古今医案中，有医者误用寒凉之药，后良医辨证以温热之方救误而转危为安者。如此敢用寒凉药，畏用辛热方者，目前中医界也不少！究其原因，乃不深钻细研仲景圣书之过也。本案孩童兄弟两人病危，得遇良医而获救！天下苍生需要中医，呼唤良医！我辈岂能懈怠？

（2）发热（重感冒） 某男，1岁。其母代诉，7天前发烧，经西医诊断为重感冒，用百尔定、青霉素、链霉素等药治疗，数天后发热终未退。症见两目无神，闭目嗜睡，四肢厥逆，脉浮大无根，心肺正常，腹部无异常。体温

39.5℃。诊断为阴盛格阳证。法宜温中回阳，兼以散寒。方用通脉四逆汤：干姜2.4g，附子1.5g，甘草1.5g。水煎冷服。药后患儿熟睡4小时。醒后精神好，四肢不冷，眼神灵活。体温37℃。化验白细胞$8.4\times10^9$/L，一切症状消失而痊愈。[许云斋. 中医杂志，1962（2）：14]

**吕按：**不论年老年幼，凡外感风寒之邪而阳气虚衰者，皆可以四逆汤治之，本方辛甘大热，既能温助阳气，又能发散寒邪，一方两用，真乃妙剂。

（3）泄泻

①一女，年八九岁。患下利，日趋沉重。医以利湿止泻剂治之，服药反四肢厥冷，以为不治矣，遂置于地。邀余诊视之，为四逆证也。予以四逆汤，嘱抬之上床，小心灌药，下利渐减。明日复诊，复与前药，泻止厥愈，五六日复原。[新中医，1958（5）：54]

**吕按：**下利过多，伤阴液，亦伤阳气。"以为不治"，估计处于"休克"状态矣。治用四逆汤，急救阳气为要，阳固则下利可止。

②徐某，男，7个月，1963年8月7日门诊。因母乳不足，每日喂米糊3次，两个月前喂米糊过饱，腹胀吐泻，发高热，西医治疗后，热退，腹泻昼夜达十多次，继续服用西药6天无效，改中医治疗8天，腹泻减至每日四五次，因小儿服药不便而停药。两天前因受凉，腹泻加重，每日七八次稀粪便，如蛋白汤，精神萎靡，夜间啼哭不宁，来门诊治疗。当时舌苔白而少津，四肢逆冷，断为脾肾虚寒，邪热留恋胃肠，予四逆汤加黄连煎剂，每次8ml，4小时1次。次日复诊，精神好转，大便次数减少至四五次，四肢已温，继服3天而愈。[江万顷. 浙江中医，1964（8）：14]

**吕按：**四逆汤乃温暖脾肾之方，黄连乃清热厚肠之药。凡属脾肾有寒，胃肠湿热留恋之疾，均可用此法治疗。据本文作者报道：用四逆汤加黄连治疗小儿腹泻70例，治愈66例。5个月以下的患儿每次服本方煎剂3~5ml；6个月至10个月患儿每次服5~8ml；1~1.5患儿每次服8~10ml。每4小时服1次。其煎法是先将制附子1.5g，干姜、甘草各9g，加水350ml，微火煎至150ml，再加入黄连9g，仍用微火煎至80ml，过滤后加入冰糖适量，煮沸后备用。

③谷某，男，1岁半。二日前天气骤凉，夜间突然出现泄泻而求诊，即行肌肉注射抗生素治疗，次日又补液等，疗效不佳，求用中药治疗。察患儿哭闹不安，面白唇干，双目轻度凹陷，粪便蛋花样并有少量黏液，腹部稍胀，问其便次，说前一日为十余次，饮水不多。体检：体温37.7℃，呼吸38次/分，脉搏24次/分，营养中等，心肺（－），肠鸣音活跃。遂拟益气生津、温中散寒之法。予四逆加人参汤：人参3g，干姜3g，甘草6g，附子3g，红糖为引。1剂。嘱其回家即煎，入5%小苏打10ml，分数次少少喂之，配合半流食。1剂服完后，排

便次数已减至日4次，质变稠，量变少。又照前方服2剂而愈。[施宪民. 中医杂志，1990（2）：43]

**吕按**：此案作者用四逆加人参汤加减，治疗3个月~3岁半的婴幼儿秋季腹泻23例。结果：治愈12例，好转6例，无效5例。

上述两案，治疗小儿腹泻皆以四逆汤为主方，一加黄连，一加人参。前者由于“邪热留恋胃肠”，故加黄连“厚肠”（《名医别录》），否则不宜用之。黄连至苦，难以下咽，幼儿服之更难矣。

**5. 五官科病医案**

（1）婴儿目赤肿痛　1923年腊月，朱某之次子，诞生十余日，忽目赤而肿，乳后即吐，大便色绿，夜啼不休，舌白，指纹含青。因儿母素体虚寒，小儿先天禀赋不足，脾阳虚弱，健运失司，无以制水，里寒夹肝气横逆而侮脾，元阳不潜，附肝而上，冲及于目，此虚阳浮越所致。法宜回阳收纳为要，拟附子甘草汤加生姜治之。处方：附片10g，甘草3g，生姜2小片。服1剂，啼声止，2剂则目肿渐消，大便转黄，如此4剂痊愈。

**原按**：一见目病赤肿，动辄言火，其实不尽如此。眼科病证，名目繁多，括其要，总不离乎外感、内伤两法以判之。不论内外感伤，若见目赤肿痛，雾障羞明，其证各有虚实寒热之不同，必须按六经、八纲之理明辨施治，不可固守一法以邀幸中。余非专于目疾者，然其治法要领，经旨互通矣。（《吴佩衡医案》）

**吕按**：案中对患儿之病联系母体诊之，如此体质因素切不可忽略。所处之方即四逆汤（生姜易干姜）之方法。

（2）鼻衄　刘某，男，5岁。1948年春，其父亲来就诊时说：“小儿一人在家，中午忽发现他鼻出血不止，倦怠无力，躺在椅上，面色苍白。曾频频用凉水冷敷，流血反而加剧，急请范老诊治。”患儿精神萎靡，四肢逆冷，唇舌淡白。此为少阴寒证，阳气衰微，不能摄血，阴气较盛，势必上僭。徒止血，岂能止？法宜壮阳祛阴，温经摄血。急投四逆以救其里。处方：天雄片30g，炮姜30g，炙甘草20g。嘱急火煮半小时许，先取少量服之；余药再煮半小时，续服。1剂未尽，血立止。傍晚，患儿在院内玩耍如常。（《范中林六经辨证医案选》）

**吕按**：小儿突发鼻出血不止，冷敷反加剧，很可能是阳虚体质。治以壮阳摄血之四逆汤，急煎服之而血止，真是良医、良方也。

（3）齿衄　王某，男，年32岁，患龈缝出血已久，牙床破烂，龈肉萎缩，齿摇松动，且痛而痒，屡服滋阴降火之品罔效。余诊之，脉沉弱无力，舌质淡苔白滑，不思水饮。此系脾肾气虚，无力统摄血液以归其经。齿为骨之余，属肾，肾气虚则齿枯而动摇。脾主肌肉，开窍于口，脾气虚而不能生养肌肉，则龈肉破烂而萎缩。气者，阳也。血者，阴也。阳气虚则阴不能潜藏而上浮，阴血失守而妄行于血脉之外。法当扶阳以镇阴，固气以摄血，俾阴阳调和则血自归经而不外溢矣。拟方潜阳封髓丹加黑姜、肉桂治之。处方：附片60g，西砂仁（研）20g，炮黑姜26g，上肉桂（研末，泡水兑入）10g，焦黄柏6g，炙甘草10g，龟甲（酥，打碎）13g。服1剂稍效，3剂血全止，4剂后痛痒若失。连服10剂，牙肉已长丰满，诸症全瘳。

**原按：**附子、肉桂温补下焦命门真火，扶少火而生气，砂仁纳气归肾，龟甲、黄柏敛阴以潜阳，黑姜、炙草温中益脾，并能引血归经，故此方能治之而愈。余遇此等病证，屡治屡效。如见脉数饮冷，阴虚有热者，又须禁服也。（《吴佩衡医案》）

**吕按：**此案以四逆汤为主方，其干姜易为炮黑姜，取之温而不燥，炮黑姜入血止血。

（4）喉痹（慢性咽炎） 李某，男，36岁。1971年5月，咽部有异物感，吞咽不利，并伴有项强、胸满、肩酸、背痛等症。某医院诊为"慢性咽炎"，服用六神丸、四环素类，并外用冰硼散治疗，病势不减。后续服清咽利膈、泻热解毒中药约半年，咽喉病患益重，并出现恶寒身痛、胸憋气短、胃腹胀痛、完谷不化等症。自疑"癌"变，思想包袱沉重。于1972年2月22日来蓉求治。现咽痛，吞咽如有阻塞，胸满，纳呆，便溏，头痛，咳痰，四肢清冷，舌质偏淡苔微黄滑，脉弱无力。此病乃过服凉药，以致阳气虚微；因肾阳虚衰，阴气上腾，痰湿上干清道，日久凝聚较深，致喉痹难愈。以大剂四逆汤，壮阳祛阴，加上肉桂温营血，助气化，益火消阴，散寒止痛。处方：制附片（久煎）120g，干姜60g，炙甘草30g，上肉桂（冲服）12g。3剂，咽痛痹阻之症基本消失，精神大振。久病气血皆亏，应培补脾肾，以理中丸加阴阳平补之品为丸，嘱其缓服。月余后，其友来告，患者已病愈上班。1979年8月3日追访，至今良好。（《范中林六经辨证医案选》）

**吕按：**喉痹为局部病变，而患者舌、脉、症皆阳气虚衰证候。治之从整体出发，以大剂四逆汤取效。上述目、鼻、齿之病变，皆辨证从整体治疗而取得良效，体现了中医理论源于实践，反过来又能指导实践。

**6. 其他病医案**

（1）阴疽核肿 朱某之母，49岁，住昆明市。1952年8月，右颈脖处起核如鸡蛋大，肿硬疼痛，肤色如常，咽口津则痛彻耳咽，饮食难下，神惫无力，到某医院诊视，诊断为炎症化脓，需要开刀排脓，否则听其自然出头而已。因惧怕开刀痛楚，来舍就诊于余，脉舌均为阳虚阴寒之象，断为阴疽结核之证，以温化疏通之剂。处方：附片100g，干姜30g，细辛6g，败酱草50g，薏苡仁

50g，通草6g，桔梗10g，甲珠10g，延胡索12g，炙香附12g，甘草12g。3剂后，核肿消散。（《吴佩衡医案》）

吕按：此案实为以四逆汤治本，并针对阴疽核肿之标症，加入解毒与疏通之药。

（2）下肢胀痛（慢性血栓性静脉炎） 杨某，男，32岁，昆明人，省建筑工程局工作。1959年10月以来，双下肢小腿部血管胀痛，皮色发青双足冰冷，终日不能回温，稍多行走，则足软无力，胀痛难忍，步履维艰。昆明某医院诊断为“慢性血栓性静脉炎”，西药治疗疗效不显。该院医生建议手术治疗，病者不愿接受，因而改服中药。余视之，认为此系阳气内虚，寒湿凝滞下焦，阳不足以温煦筋脉，遂致寒凝血瘀，血脉不通而作痛。察其脉沉迟而涩，舌质含青而夹杂有瘀斑瘀点，主以温肾助阳，行瘀通络之法。处方：附片80g，干姜30g，桂枝50g，北细辛10g，伸筋草10g，桃仁（捣）10g，红花8g，甘草8g。初服则胀痛更甚，再服觉痛麻兼作，疑之，遂来复诊。余告之，此乃阳药温化运行、行瘀通脉之效果，再服无妨。照原方去桃仁加羌活9g，白芷9g，连服2剂则疼痛渐除，双足回温。三诊：在原方基础上加散寒除湿活络之剂调治之，数剂而愈。（《吴佩衡医案》）

吕按：此案以四逆汤治阳气内虚之本，加行瘀通络药以治寒凝血瘀于下肢之标。案中所述服药后反应之机制，为经验之谈。

【临证指要】四逆汤为回阳救逆的主方，并为治阳气虚衰而久病痼疾之要剂。主治热病转阴、杂病虚损之阳虚寒盛证，特别是少阴心肾阳虚者。其脉沉迟，或浮，或弦，或弱，甚者脉微欲绝，舌质多淡，或淡青色，或淡红而嫩，苔白滑或白腻。西医学所述的多种衰竭性危急重病，皆可辨证后以本方为主救治。

【实验研究】四逆汤的药理作用归纳如下：①对心血管系统功能有改善作用（一是强心，二是保护缺血的心肌，三是改善异常心电图，四是改善缺血心肌代谢）。②抗休克作用（对各种类型的休克，如心源性休克、中毒性休克、失血性休克、血管栓塞性休克、单纯缺氧性休克、小肠缺血损伤性休克等，都有明显作用）。③抗缺氧作用。④抗氧化作用。⑤抗动脉粥样硬化作用。⑥中枢性镇痛、镇静作用。⑦镇痛抗炎作用。⑧增强免疫功能作用。

药效学研究证明，四逆汤的药效强度与剂量呈正相关，镇痛效应强度随时间的延长而衰减。

毒性研究表明，附子的毒性在四逆汤中降低了30倍，提示本方的配伍具有合理性。

此外，四逆汤的主药——附子之有效成分，对改善心血管功能的作用主要体现在以下几方面：强心、抗心律失常、提高耐缺氧等，且既能扩张血管，改善微循环，又能收缩血管，提高血压。

总之，四逆汤的回阳救逆功效与其对心血管系统药理作用密切相关，是治疗亡阳证的有力依据。

## 五、四逆汤类方串解

本类方剂可分为回阳剂与温阳剂两大类。

回阳剂用于救治危急之病证。适用于心肾阳衰，阴寒内盛，或内外俱寒，甚至阴盛格阳或戴阳之证。肾阳为一身阳气之根，心为五脏六腑之大主，病至心肾阳衰，多为阴寒极盛，真阳将亡之重证，临床每表现为四肢厥逆，畏寒蜷卧、呕吐腹痛、下利清谷、精神萎靡、脉沉微细，或冷汗淋漓、脉微欲绝等全身性阴寒证候，甚至阴盛格阳于外，或虚阳浮越于上，反见身热干呕烦躁，两颧泛红如妆等真寒假热之象。此际，非大剂辛热不足以驱散阴寒，回阳复脉，挽救危亡。常用生附子、干姜等辛热药物为主组成的方剂，代表方为四逆汤。阴寒太盛，服热药入口即吐者，可取热药冷服法，或配合少量苦寒咸润之品，如人尿、猪胆汁等反佐为用，既防拒药，又杜辛热伤阴，且对于格阳、戴阳之证，犹有滋阴除烦，潜纳浮阳之功。

温阳剂乃用于治疗阳气虚衰之痛证、胸痹，以及阴寒水湿之邪内侵所致的水气病等痼疾杂病的一类方剂。温阳剂与回阳剂一样，亦以附子为主，适当配伍桂枝、茯苓、白术、芍药等药。

四逆汤类方共 16 首方剂。这 16 首方均用附子，其中 8 首方用生附子，取其回阳救逆之功，皆治阳气欲亡之急症，8 首方用炮附子，或取其温阳利水，或取其温阳化湿，或取其温阳止痛之功，均治阳虚之杂病。从主治功效、方药配伍来分析，本类方剂有如下规律。

**1. 四逆汤类方**　本类方有 5 首。①四逆汤（29）：本方由生附子、干姜、炙甘草三味药组成，主治阳衰寒盛证候，为回阳救逆之主方。②四逆加人参汤（385）：本方为四逆汤原方原量加人参而成，主治阳衰阴竭证候，为回阳益阴之剂。③茯苓四逆汤（69）：为四逆加人参汤原方原量加茯苓而成，主治阴阳两虚，或兼有水气内停之证，为回阳益阴，兼伐水邪之剂。④通脉四逆汤（317）：本方为四逆汤原方加重附子、干姜剂量而成，回阳救逆之功更强，主治阳衰寒盛更甚，且表现格阳于外、虚阳浮越之危候，为回阳救逆之重剂。⑤通脉四逆加猪胆汁汤（390）：本方为通脉四逆汤原方原量加猪胆汁而成，为回阳济液之良方，主治证候是在通脉四逆汤证的基础上，更有阴液涸竭之征。以上五方均是以四逆汤为基本方，结合具体病情，适当加味或加量而成。

**2. 干姜附子汤类方** 本类方有3首。①干姜附子汤（61）：本方只以姜、附两味药组成，即四逆汤去甘草，主治阳气暴脱证，为回阳救脱之单捷小方。②白通汤（314）：即干姜附子汤原方原量加葱白而成，主治阳衰寒盛，虚阳上越之“戴阳证”，为破阴回阳，宣通上下之方。③白通加猪胆汁汤（315）：即白通汤原方原量加猪胆汁、人尿而成，为回阳补液，宣通上下之方，主治证候是在白通汤证的基础上，更有阴液衰竭之危症。上述三方均以姜、附回阳为主，或加葱白以通阳，或再加猪胆汁、人尿以济阴。

**3. 以炮附子为主的类方** 本类方有8首。①真武汤（82）：本方由附子1枚合茯苓、白术、生姜、芍药组成，主治阳虚水停证，为温阳利水之方。②附子汤（304）：本方即真武汤去生姜加人参，倍用附子、白术而成，主治元阳虚衰，寒湿凝滞证，为温补脾肾，祛寒化湿之方。③桂枝附子汤（114）、桂枝附子去桂加白术汤（174）、甘草附子汤（175）：这3方俱用附子（3枚、1.5枚或2枚）、炙甘草，或配伍桂枝、生姜、大枣；或去桂加术；或桂、术并用，不用姜、枣。3方均主治阳虚而风寒湿邪痹阻于肌肉关节之证，皆为温经散寒，祛风除湿，通痹止痛之方。④芍药甘草附子汤（68）：本方3药合剂，主治阴阳营卫并虚证候，为阴阳双补之方。⑤薏苡附子散（九·7）：本方2药合剂，杵为散，以救治胸痹急症，为温阳缓急止痛之方。⑥附子粳米汤（十·10）：本方由附子、半夏、甘草、大枣、粳米组成，主治中阳虚寒，水湿内停证，为温通降浊之方。上述8方皆取附子辛热之功，既可温通三焦脏腑，又可温通肢节肌腠，针对阳虚水停、阳虚湿阻、阳虚寒盛及阴阳两虚等不同，可适当配伍，以加强疗效。

〔附文〕

## 六经病四逆汤证异病同治论

张仲景对伤寒病六大系统（区域）病证的治疗有深刻认识，其认为当病情发展到阳气虚衰，阴寒内盛之阶段时，回阳救逆为施治大法，四逆汤为主方。四逆汤证在《伤寒论》太阳病、阳明病、太阴病、少阴病、厥阴病以及霍乱病等各篇都有论述，体现了异病同治的法则。举例如下。

**1. 太阳病四逆汤证** 《伤寒论》第29条以举例示范的形式论述了虚人外感误汗的变证及随症救治的方法。原文最后曰：“……若重发汗，复加烧针者，四逆汤主之。”患者若本为阳虚体弱之体，外感后重发汗伤阳，复加烧针，迫汗外泻则更伤阳气，是伤而复伤，逆而再逆。对此阳虚厥逆证，治用四逆汤甘辛大热之剂，复阳气而克厥逆也。第91条论表里同病的先后缓急治则曰：“伤寒，医下之，续得下利清谷不止，身体疼痛者，急当救里；后身体疼痛，清便自调者，急当救表。救里，宜四逆汤；救表，宜桂枝汤。”接着第92条再论表里同病先治里虚的原则，曰：“病发热头痛，脉反沉，若不差，身体疼痛，当救其里，宜四逆汤。”这条意在说明，对一个阳虚外感者，其阳气大虚，里证较急，应先治急者，治宜四逆汤扶助阳气为当务之急。

**2. 阳明病四逆汤证** 第225条曰：“脉浮而迟，表热里寒，下利清谷者，四逆汤主之。”此论真寒假热证，治用四逆汤祛除寒气，恢复真阳。虚阳外浮之发热，不可散之，只宜温之，故予四逆汤。本条之前面十几条是阳明病三承气汤证、三阳合病、二阳并病以及栀子豉汤证、白虎加人参汤证、猪苓汤证等，随后一条（226）曰：“若胃中虚冷，不能食者，饮水则哕。”综合分析可知，阳明病虽以热证、实证为主，但每一个脏腑都有寒、热、虚、实之病情，故阳明病虚寒证治宜四逆辈。

**3. 太阴病四逆汤证** 第277条曰：“自利不渴者，属太阴，以其藏有寒故也，当温之，宜服四逆辈。”太阴病脾阳虚衰而寒湿内盛的中焦性下利证，按仲景所述“理中者，理中焦”（159）之旨，法当以理中汤温中健脾，散寒祛湿为是。而仲景却曰“宜服四逆辈”者，盖脾阳虚日久，损及少阴肾阳，则易导致少阴阳虚下利的四逆汤证，故概括地说“宜服四逆辈”，既有治本病，又有治未病之义。此圣人见微知著，知常达变，治中设防之道也。

**4. 少阴病四逆汤证** 第323条曰：“少阴病，脉沉者，急温之，宜四逆汤。”此论急温之脉。条文不详何证，而但凭脉以论治，为何？读者当从全书会通，不可死于句下。试想，若无厥逆、恶寒、下利、不渴等虚寒证候，岂可急与温法？又岂能四诊不参而使用四逆之辈？紧接下一条（324）曰：“少阴病……若膈上有寒饮，干呕者，不可吐之，当温之，宜四逆汤。”此论寒饮当用温法，即《金匮要略·痰饮咳嗽病脉证并治》篇所谓“病痰饮者，当以温药和之”（十二·15）是也。

**5. 厥阴病四逆汤证** 第353条曰：“大汗出，热不去，内拘急，四肢疼，又下利厥逆而恶寒者，四逆汤主之。”接着第354条曰：“大汗，若大下利而厥冷者，四逆汤主之。”这两条论阳虚厥利者，治用四逆汤。此外，第377条亦论及四逆汤证。《伤寒论》自326~381条，共56条。其中只开篇4条冠以厥阴病，尔后大部分条文冠以“伤寒”二字，个别2条冠“病者”或“病人”，部分条文直言脉症。由此可以推测，厥阴病篇条文不一定都是厥阴之为病，本篇之方药，重在辨证论治也。

**6. 霍乱病四逆汤证** 第388条曰：“吐利汗出，发热恶寒，四肢拘急，手足厥冷者，四逆汤主之。”此论霍乱吐利而液脱阳亡者，治用四逆汤急救回阳。下文第389条曰：“既吐且利，小便复利（按：即小便失禁）而大汗出，下利清谷，内寒外热，脉微欲绝者，四逆汤主之。”此承上条论阳气虚衰更重者，亦治用四逆汤。但若联系前后诸条证治，则以通脉四逆汤或再加人参更能救亡图存。

讲到此需要说明的是，《金匮要略·呕吐哕下利病脉证并治》第14条曰：“呕而脉弱，小便复利，身有微热，见厥者，难治，四逆汤主之。”此条与《伤寒论》第377条相同，而彼为热病过程中之少阴病四逆汤证，此为杂病中之呕吐下利病四逆汤证。本条需要认真思考，才能正确理解，简释如下：中阳虚衰，胃气上逆，故呕而脉弱；小便复利，是肾阳虚衰，膀胱失约而致；身有微热，乃阴盛于内，格阳于外所致；见厥者，为阳气大虚，不能温养四肢而致。由于病势危急，所以说“难治”，法当急用四逆汤回阳救逆。

## 四逆汤类方及后世医家的衍化发展论

本文源自笔者编著的《金匮杂病论治全书》之“四逆汤类方证治探讨”一文。原文有三部分内容：一是四逆汤类方及衍化发展，二是四逆汤类方的临床治例，三是四逆汤现代药理研究。本文只选录了其中的第一部分。

千般疢难，当病情发展到阳气衰微，阴寒内盛之垂危阶段时，则回阳救逆为施治大法，四逆汤为代表方剂。方中附子、干姜皆大辛大热之品，相须配合，则温脾肾、祛寒邪、回阳救逆之力益大，佐甘草和中益气，有补正安中之功。《素问·至真要大论篇》说：“寒淫于内，治以甘热，”即四逆汤的立方本旨。阳衰阴盛，变化多端，见症不一，处方亦当灵活变通以切合病情，故仲景以四逆汤为基本方，创制了一系列的类方。后世医家又在四逆汤类方的基础上，衍化出许多新方，以广其用。归纳、探讨如下。

**1. 仲景创制的四逆汤类方** 四逆汤类方包括四逆汤、四逆加人参汤、茯苓四逆汤、通脉四逆汤、通脉四逆加猪胆汁汤、白通汤、白通加猪胆汁汤等七方（在正文中已出现过），均载于《伤寒论》，其中四逆汤、通脉四逆汤亦载于《金匮要略》。以上七方之主方皆为四逆汤，制方大法皆为回阳救逆，主要病机都是阳衰阴盛，主要脉症都是畏寒蜷卧，四肢逆冷，下利清谷，脉微细等。

七方的药物配伍，皆以附子温肾、干姜温脾。脾肾并补则阳气振奋，阴霾消散。随症配伍人参、茯苓能温阳固阴；配伍葱白则温通之力增强；配伍人尿、猪胆汁能起反佐作用，使热药不为真寒所格柜而得以下咽。

七方的功用鉴别：四逆汤主温阳，白通汤及通脉四逆汤主温通，四逆加人参汤与茯苓四逆汤温阳救阴并重，白通加猪胆汁汤（并加人尿）与通脉四逆加猪胆汁汤皆既为反佐，又能降逆止呕除烦。七方证均属阴证、里证、寒证、虚证，但因临床证候不尽相同，故方药有别。

**2. 后世医家对四逆汤类方的衍化发展** 自仲景创制四逆汤类方以来，对后世影响很大，通过历代医家的临床实践，其应用范围不断有所扩展，而且衍化出许多新的四逆汤类方。这类方剂从源流关系来谈，大致是：仲景“七方”→正阳散（宋代《太平圣惠方》）→浆水散（金代《素问病机气宜保命集》）→茵陈四逆汤（明代《玉机微义》）、回阳救急汤、回阳返本汤（《伤寒六书》）、六味回阳饮（明代《景岳全书》）→益元汤（清代《张氏医通》）→黄连四逆汤［浙江中医杂志，1964（8）：14］。以上后世医家的四逆汤类方，化裁巧妙，法度严谨，各具特色，功效主治亦同中有异，各有侧重。从方药组成来看，虽皆以附子、干姜为基本药物，但其配伍药物各不相同，归纳起来可分五类：

第一类，重点配伍人参、麦冬、五味子、当归、熟地等益气养阴（血）固脱之品，着重回阳益气救阴固脱，如六味回阳饮、回阳返本汤。

第二类，重点配伍皂荚、陈皮、麝香等化痰通络开窍之品，重在通络开窍固脱，如回阳救急汤、正阳散。

第三类，重点配伍黄连、知母、麦冬等清热养阴之品，意在回阳清热养阴以固脱，如益元汤、黄连四逆汤。

第四类，重点配伍高良姜、肉桂、半夏等温中降逆之品，重在回阳散寒降逆止呕以固脱，如浆水散。

第五类，重点配伍茵陈，重在回阳利湿退黄。

上述配伍诸法充分体现了四逆汤在配伍应用上的广泛性和灵活性。所治病种由伤寒扩大到杂病；由原来的传经之邪、外邪直中、误治（大发汗、大吐、大泻后）损伤心肾之阳而致的阳衰阴盛证，扩大到大出血后、急性热性病汗出过多、急性肠炎吐泻过多导致的阳衰阴盛证，阳虚欲脱证，以及各种疾病发展到严重阶段的阳气虚脱证，如心肌梗死合并休克等。

近年来，还将四逆汤类方用于治疗放射性白细胞减少症、胃下垂、小儿泄泻、重型黄疸型肝炎、麻疹逆证、雷电击伤心跳骤停、心肌梗死并发心源性休克等病。为便于急救时用药，还将四逆汤改制成四逆注射液，通过肌肉或静脉注射，在抢救休克患者过程中获得了较好疗效。可见，本方自仲景创制以来，在组成、功效、主治、剂型诸方面都有所发展。

# 第七章 补法

## ——炙甘草汤、建中汤、肾气丸临证发挥

凡以补益药物为主组成，具有补益人体气血阴阳及脏腑虚损作用，治疗各种虚证的方剂，称为补益剂，属于八法中的“补法”。这是根据《素问·三部九候论篇》“虚者补之”、《素问·至真要大论篇》“损者益之”、《素问·阴阳应象大论篇》“形不足者，温之以气；精不足者，补之以味”等治疗原则而立法处方的。

《医学心悟·医门八法·论补法》曰：“补者，补其虚也。经曰：不能治其虚，安问其余。又曰：邪之所凑，其气必虚。又曰：精气夺则虚。又曰：虚者补之。补之为义，大矣哉！然有当补不补误人者，有不当补而补误人者，亦有当补而不分气血，不辨寒热，不识开合，不知缓急，不分五脏，不明根本，不深求调摄之方以误人者，是不可不讲也。

何谓当补不补？夫虚者，损之渐；损者，虚之积也。初时不觉，久则病成。假如阳虚不补，则气日消；阴虚不补，则血日耗。消且耗焉，则天真荣卫之气渐绝，而亏损成矣，虽欲补之，将何及矣。又有大虚之症，内实不足，外似有余，脉浮大而涩，面赤火炎，身浮头眩，烦躁不宁，此为出汗晕脱之机，更有精神浮散，彻夜不寐者，其祸尤速，法当养荣、归脾辈，加敛药以收摄元神。俾浮散之气，退藏于密，庶几可救。复有阴虚火亢，气逆上冲，不得眠者，法当滋水以制之，切忌苦寒泻火之药，反伤真气。若误清之，去生远矣。古人有言，至虚有盛候，反泻含冤者此也。此当补不补之误也。

然亦有不当补而补者何也？病有脉实症实，不能任补者，固无论矣。即其人本体素虚，而客邪初至，病势方张，若骤补之，未免闭门留寇。更有大实之症，积热在中，脉反细涩，神昏体倦，甚至憎寒振栗，欲着覆衣，酷肖虚寒之象，而其人必有唇焦口燥，便闭溺赤诸症，与真虚者相隔天渊，倘不明辨精切，误投补剂，陋矣。古人有言，大实有羸状，误补益疾者此也。此不当补而补之之误也。

然亦有当补而补之不分气血、不辨寒热者何也？经曰：气主煦之，血主濡之。气用四君子汤，凡一切补气药，皆从此出也。血用四物汤，凡一切补血药，皆从此出也。然而少火者，生气之原；丹田者，出气之海。补气而不补火者非也。不思少火生气，而壮火即食气，譬如伤暑之人，四肢无力，湿热成痿，不能举动者，火伤气也。人知补火可以益气，而不知清火亦可以益气，补则同而寒热

不同也。又如血热之症，宜补血行血以清之；血寒之症，宜温经养血以和之。立斋治法，血热而吐者，谓之阳乘阴，热迫血而妄行也，治用四生丸、六味汤。血寒而吐者，谓之阴乘阳，如天寒地冻水凝成冰也，治用理中汤加当归。医家常须识此，勿令误也。更有去血过多，成升斗者，无分寒热，皆当补益，所谓血脱者益其气，乃阳生阴长之至理。盖有形之血不能速生，无形之气所当急固。以无形生有形，先天造化，本如是耳。此气血寒热之分也。

然又有补之而不识开合、不知缓急者何也？天地之理，有合必有开；用药之机，有补必有泻。如补中汤用参芪，必用陈皮以开之，六味汤用熟地，即用泽泻以导之。古人用药，补正必兼泻邪，邪去则补自得力。又况虚中挟邪，正当开其一面，戢（jí，音及。本义为收藏兵器，引申为收敛、止息及养护）我人民，攻彼贼寇，或纵或擒，有收有放，庶几贼退民安，而国本坚固，更须酌其邪正之强弱，而用药多寡得宜，方为合法。是以古方中，有补散并行者，参苏饮、益气汤是也；有消补并行者，枳术丸、理中丸是也；有攻补并行者，泻心汤、硝石丸是也；有温补并行者，治中汤、参附汤是也；有清补并行者，参连饮、人参白虎汤是也。更有当峻补者，有当缓补者，有当平补者。如极虚之人，垂危之病，非大剂汤液，不能挽回。予尝用参附煎膏，日服数两，而救阳微将脱之症。又尝用参麦煎膏，服至数两，而救津液将枯之症。亦有无力服参，而以芪、术代之者。随时处治，往往有功。至于病邪未尽，元气虽虚，不任重补，则从容和缓以补之，相其机宜，循序渐进，脉症相安，渐为减药，谷肉果菜，食养尽之，以底（于此同“抵”，达到之意）于平康。其有体质素虚，别无大寒大热之症，欲服丸散以葆真元者，则用平和之药，调理气血，不敢妄使偏僻之方，久而争胜，反有伤也。此开合缓急之意也。

然又有补之而不分五脏者何也？夫五脏有正补之法，有相生而补之之法。《难经》曰：损其肺者，益其气；损其心者，和其荣卫；损其脾者，调其饮食，适其寒温；损其肝者，缓其中；损其肾者，益其精。此正补也。又如肺虚者补脾，土生金也；脾虚者补命门，火生土也；心虚者补肝，木生火也；肝虚者补肾，水生木也；肾虚者补肺，金生水也。此相生而补之也。而予更有根本之说焉，胚胎始兆，形骸未成，先生两肾，肾者，先天之根本也。囫（huò，音货。象声词）地一声，一事未知，先求乳食，是脾者，后天之根本也。然而先天之中，有水有火，水曰真阴，火曰真阳。名之曰真，则非气、非血，而为气血之母，生身生命，全赖乎此。周子曰：无极之真，二五之精，妙合而凝，凝然不动，感而遂通，随吾神以为往来者此也。古人深知此理，用六味滋水，八味补火，十补、斑龙，水火兼济，法非不善矣。然而以假补真，必其真者，未曾尽丧，庶机有效。若先天祖气荡然无存，虽有灵芝，亦难续命，而况庶草乎！至于后天根本，尤当培养，不可忽视。经曰：安谷则昌，绝谷则危。又云：粥浆入胃，则虚者活。古人诊脉，必曰胃气。制方则曰补中，又曰归脾、健脾者，良有以也。夫饮食入胃，分布五脏，灌溉周身，如兵家之粮饷，民间之烟火，一有不继，兵民离散矣。然而因饿致病者固多，而因伤致病者，亦复不少。过嗜肥甘则痰生，过嗜醇酿则饮积，瓜果乳酥，湿从内受，发为肿满泻利。五味偏啖，久而增气，皆令夭殃，可不慎哉！是知脾肾两脏，皆为根本，不可偏废。古人或谓补脾不如补肾者，以命门之火，可生脾土也；或谓补肾不如补脾者，以饮食之精，自能下注于肾也。须知脾弱而肾不虚者，则补脾为亟；肾弱而脾不虚者，则补肾为先；若脾肾两虚，则并补之。药既补矣，更加摄养有方，斯为善道。谚有之曰：药补不如食补。我则曰：食补不如精补，精补不如神补。节饮食，惜精神，用药得宜，病有不痊焉者，寡矣！”

## 第一节　炙甘草汤临证发挥

### 一、炙甘草汤证原文诠释

【原文】伤寒，脉结代，心动悸，炙甘草汤主之。(177)

炙甘草汤方：甘草四两（炙），生姜三两（切），人参二两，生地黄一斤，桂枝三两（去皮），阿胶二两，麦门冬半升（去心），麻仁半升，大枣三十枚（擘）。上九味，以清酒（据《唐本草》云，酒类中“唯米酒入药用”。米酒呈琥珀色，一般称为“清酒”，现今可用黄酒代之）七升，水八升，先煮八味，取三升，去滓，内胶烊消尽，温服一升，日三服。一名复脉汤。

【提要】论外感之后出现“脉结代，心动悸”的证治。

【简释】条文冠以“伤寒”二字，意在说明其“脉结代，心动悸”是由外感引起，即感受外邪数日之后，表证未解或已解，却表现结脉或代脉，或时结时代，心中悸动不安，心前区憋闷或隐痛，气短，乏力等症。所以然者，外邪乘虚内传于心（太阳与少阴为表里，太阳受邪，若少阴内虚，则病邪内传），“心者，生之本”(《素问·六节藏象论篇》)，心受损伤，故心动悸；“心主身之血脉”(《素问·痿论篇》)，心受损伤，血脉失充，气血不继，故脉结代。治用炙甘草汤滋阴养血，通阳复脉。古今注解该方最入理者，当数柯韵伯，引述如下：“……用生地为君，麦冬为臣，炙甘草为佐，大剂以峻补真阴，开来学滋阴之一路也。反以甘草名方者，藉其载药入心，补离中之虚以安神明耳。然大寒之剂，无以奉发陈蕃秀之机，必需人参、桂枝佐麦冬以通脉，姜、枣佐甘草以和营，胶、麻佐地黄以补血，甘草不使速下，清酒引之上行，且生地、麦冬，得酒力而更优也。”（《伤寒来苏集》卷下）炙甘草汤煎煮法为“以清酒七升，水八升”，煮取三升。如此久煎则药力醇厚，酒力不峻，为虚家用酒之法。据现代药理研究报道，加酒久煎，利于药物有效成分析出，且地黄、麦冬乃阴柔之品，得酒之辛通，使补而不滞，故有“地黄麦冬得酒良”之说。

炙甘草汤功能滋阴养血，通阳复脉。方中炙甘草补中益气，使气血生化有源，以复脉之本，为方中主药；生地、麦冬、阿胶、麻仁益阴养血；人参、大枣补气滋液；桂枝振奋心阳，配生姜更能温通血脉；药用清酒煎煮以“行药势”（《名医别录》），可增强疏通经络，利血脉的作用。本方治疗以阴虚血少，心阳不足为主要病机的病证。症见脉象或结或代，心中悸动，或胸闷，气短，汗出，头昏，失眠等。本方补中焦，益心气，扶化源，以复脉之本，滋心阴以充脉之体，使心血充盈，脉道畅行，则“脉结代，心动悸”自然消失，故一云复脉汤。

【方证歌诀】

炙甘草汤参桂姜，阿枣麻仁麦地黄。
邪少虚多心之病，养阴复脉第一方。

## 二、炙甘草汤证临床心得

1. **心病虚劳证候**　孙思邈《备急千金要方》：“复脉汤主虚劳不足，汗出而闷，脉结心悸，行动如常，不出百日，危急者二十一日死。即本方。㕮咀以水一斗，煮取六升，去滓分六服，日三夜三，若脉未复，隔日又服一剂，力弱者三日一剂，乃至五剂十剂，以脉复为度，宜取汗。越公杨素因患失脉，七日服五剂而复。”本条所谓“治虚劳不足”首先明确炙甘草汤主治之病的病机为虚证，病位在心；“汗出而闷，脉结心悸”为心病发作之脉症；“行动如常”是说上述脉症时发时止，时急时缓，缓解期如常人；“不出百日，危急者二十一日死”是对此类病人预后之判断。如上所述，孙思邈扩大了炙甘草汤的应用范围，对因虚所致的冠心病、非典型心绞痛、心律失常者，以炙甘草汤治之。

2. **热病后炙甘草汤证**　张路玉《伤寒缵论》：“汗后舌干微黄黑而无积苔，心烦动悸不宁，小便难，炙甘草汤。”

3. **酒色之徒心肺阴虚燥热证候**　张路玉《张氏医通》：“虚劳不足，汗出而闷，脉结心悸，行动如常，不出百日危，炙甘草汤主之。又治酒色过度，虚劳少血液，液内耗心火自炎，致令燥热乘肺，咯唾肺血，上气涎潮，其咳连续不已者。”

4. **炙甘草汤证治面面观**　左季云对本方运用的诸多方面都进行了分析、归纳，分述如下：

（1）炙甘草汤煮服法　本汤用酒之意义：用酒以通血脉，甘草不使速下，清酒引之上行。且生地、麦冬，得酒力而更优，内外调和，悸可宁而脉可复矣。本汤久煮之法义：酒七升，水八升，煮取只三升，久煮则气不峻，此虚家用酒之法也。

（2）炙甘草汤补阴与小建中汤补阳　观小建中汤，而后知伤寒有补阳之方；观炙甘草汤，而后知伤寒有补阴之法，是在临证者酌而用之可也。

（3）炙甘草汤注重地黄之意义　地黄份量，独甲于炙甘草汤者，盖地黄之用，在其脂液能营养筋骸，经脉中干者枯者，皆能使之润泽也。故沈亮宸曰：此汤为千古养阴之主方也。

（4）炙甘草汤用治温病名加减复脉汤　①温病脉虚大，手足心热甚于手足背者，本汤去参、桂、姜、枣之补阳，加白芍收三阴之阴，故名加减复脉汤，以复其津液，阴复则阳留，庶不至于死也。仲景治伤于寒者之结代，自取参、桂、姜、枣，复脉中之阳，若治伤于温者之阳亢阴竭，即不得再补其阳也。②温病耳聋，病系少阴，与柴胡汤者必死。六七日以后，宜复脉辈，复其精。肾开窍于耳，脱精者耳聋，不用柴胡者，以此药劫肝阴故也。③劳倦内伤，复感温病，六七日外不解者，宜复脉法。身不热而倦甚，仍加人参。④温病已汗而不得下，已下而热不退，六七日以外，脉尚燥盛者，重与复脉汤。⑤温病误用升散，脉结代，甚则脉两至者，重与复脉。虽有他证，后治之。⑥汗下后，口燥咽干，神倦欲眠，舌赤苔老，与复脉汤。⑦热邪深入，或在少阴，或在厥阴，均宜复脉。二经均宜复脉者，以乙癸同源故也。

（5）验舌参症宜炙甘草汤者　①舌淡红无神，或干而色不荣者，更衣后，舌苔去而见淡红有神者，佳兆也。淡红无神，或干而色不荣者，为胃津伤而气不化液也。不可用寒凉药，故宜炙甘草汤。叶天士《外感温热篇》云：此乃胃津伤而气化无液也。王士雄曰：淡红无色，心脾气血素虚也。更加干而色不荣，胃中津液亦亡也，故宜炙甘草汤，以通经脉，其邪自去。②舌绛光亮者，法宜去姜、桂，加蔗浆、石斛、饴糖，此胃阴伤也，故宜急用甘凉濡润之品。③舌绛而光亮，绛而不鲜，甚至干晦枯萎者，或淡而无色，如猪腰样，此胃肝肾阴枯极而无神气者，宜本方加沙参、玉竹、鸡子黄、生龟甲等甘平濡润以救之。

（6）本方麻仁传误之疑点　麻仁一味，当是枣仁。手厥阴心主伤寒，寒伤心主，相火内郁，则血液枯涸，心动悸脉结代，故炙甘草汤以开后学滋阴之路。枣仁者，养心宁神，益血荣肝；麻仁润肠以通虚闭，岂能入心主以操养血安神之任乎？故疑为传写之误。（《伤寒论类方法案汇参》）

5. **炙甘草汤脉证发微**　曹颖甫《经方实验录》在“炙甘草汤证”验案后所加按语，对炙甘草汤证之脉证的独到见解，发前人所未发，颇能启迪后学，转录如下。

余用本方，无虑百数十次，未有不效者，其证以心动悸为主。若见脉结代，则其证为重，宜加重药量。否则，但觉头眩者为轻，投之更效。推其所以心动悸之理，血液不足故也，故其脉必细小异常。妇女患此证之甚者，且常影响及于经事。动悸剧时，左心房处怦怦自跃，不能自已。胆气必较平时为虚，不胜意外之惊恐，亦不堪受重厉之叫呼。夜中或不能成寐，于是虚汗以出，此所谓阴虚不能敛阳也。及服本汤，则心血渐足，动悸亦安，头眩除，经事调，虚汗止，脉象复，其功无穷。盖本方有七分阴药，三分阳药，阴药为体，阳药为用。生地至少当用六钱，桂枝至少亦须半钱，方有效力。若疑生地为厚腻，桂枝为大热，因而不敢重用，斯不足与谈经方矣。

炙甘草汤证脉象数者居多，甚在百至以上；迟者较少，甚在六十至以下。服本汤之后，其数者将减缓，其缓者将增速，悉渐近于标准之数。盖过犹不及，本汤能削其过而益其不及，药力伟矣。又血亏甚者，其脉极不任按，即初按之下，觉其脉尚明朗可辨，约一分钟后，其脉竟遁去不见，重按以觅之，依然无有。至此，浅识之医未有不疑虑并生者。但当释其脉，稍待再切，于是其脉又至。试问脉何以不任按？曰：血少故也。迨服本汤三五剂后，脉乃不遁，可以受按。此皆亲历之事，绝非欺人之语。依理，一人二手，其脉当同。然而事实上不尔，左右二脉每见参商。脉理之难言，有如是者。

**6. 复脉汤类方证治与心病探源** 任继学先生认为，复脉汤类方是临床常用方，尤其可用于急、危、重、险之患。此类方剂的作用是救逆固脱，开闭醒神，益气养阴，护精保津。可收敛散乱之气，温阳通络，上通脑髓，下达涌泉。对外可除经络、血络、孙络、毛脉之瘀滞痰毒，于内能消脏腑之大经、小络、横络、结络、血道、液道、水道、气道逆变之瘀结，以及因水津流滞而成的痰水之毒，从而达到扶正祛邪之效。复脉汤及后世类方：①炙甘草汤（《伤寒论》）功效为滋阴和阳，扶正祛邪，调补之方。主治伤寒（寒者，邪之名）心动悸，脉结、代。气虚血不足，心神失养，心动悸，脉见叁伍不调之象。②加减复脉汤（《温病条辨》）……③一甲复脉汤（《温病条辨》）……④二甲复脉汤（《温病条辨》）……⑤三甲复脉汤（《温病条辨》）……⑥复脉汤（《通俗伤寒论》）……⑦叶氏加减复脉汤（《通俗伤寒论》俞根初加减之方）……⑧龙牡复脉汤（《通俗伤寒论》）……⑨叶氏加减复脉汤（《重订广温热论》）……⑩增损复脉汤（《湿温时疫治疗法》）……从以上10张复脉汤类方剂中可以悟出，治疗心动悸（心律失常）不是炙甘草汤一方所能为，必须辨证处方用药才能奏效。

关于心病之源，任继学分析说，心脏有病之源有二：一是心脏直受六淫病毒或时疫病毒之侵害，由于失治误治致使邪毒不去，留而为患。亦有因情志失调，饮食失节，劳逸失度所致者。二是发源于肝胆、肾与膀胱、脾胃、肺与大肠病变，脏腑有病，必有毒自内生，故脏腑病气邪毒通过经络、气道、血道、液道侵扰于心，而病心痛、心悸、怔忡、心动悸。因此，医者在临床诊治心脏之疾时，要进行全面诊察，经过由表及里、去伪存真、去粗取精的分析过程，得出正确诊断，定出标本，施方用药，才可望收效。绝不要见心治心而束缚我们整体治疗方法的实施，戒之戒之。(《任继学经验集》)

**7. 论炙甘草汤治心律失常**　朱良春先生说：炙甘草汤加减可用于急性热病后期心阴损伤，如叶天士、吴鞠通的复脉法，也可用于阴虚型虚劳。各种原因引起的心律失常而见阴虚或气阴两虚者，用仲景原方有良效，可以补气滋阴，养血复脉。同时，还可以用于心房纤颤、心房扑动、风湿性心脏病之心律不齐，伴见心悸气短、脉细弱结代者。也可用于手心多汗（手心为心包络所主，心包络为心之外卫，汗为心液，多汗乃心阴不足，故宜益气敛阴以止汗）及舌裂（舌为心苗，阴血不足，则舌生裂纹），亦有佳效。方中人参不宜入煎剂，而以研粉吞服为好，不必用大量，一般每次 1.5~3g 即可。(《伤寒论通释》)

**8. 论炙甘草汤疗效之关键在于剂量**　岳美中老中医通过一则治例，讨论了用好炙甘草汤应注重其剂量。引述如下。

忆及在 1945 年时，曾治愈一心动悸脉结代之患者。当时同学王继述在侧，曾讨论用炙甘草汤治此病之究竟，他有整理笔记，现节录在下面：刘某某，男性，患脉结代心动悸证。初就诊于某医，服药 3 剂未效，来师处求治。师索观某医之方。则是仲景炙甘草汤。诊其脉，结代；问其自觉症，心动悸，的确是炙甘草汤证，因何不效？见师凝视细审前方，递给于我说："你来看，此方证既对，因何不效？"我看了许久，不知所对，请示于师。师曰："此所用方虽完全取于仲景，但还有一间未达，关键在于用量上。仲景方药不传之秘在于用量，随处可以体会得到，而此方尤显。"问曰："此方以胶、麦、麻、地、草、枣为补益营血，以参、姜、桂、酒为补益卫气，使阳行阴中，脉得以复，则已有领会。唯用阴药则大其量，而阳药用量反不及其半，还不能理解。"所问正是关键处。阴药非重量，则仓促间无能生血补血，但阴本主静，无力自动，必凭借阳药主动者以推之挽之而激促之，才能上入于心，催动血行，使结代之脉去，动悸之证止。假令阴阳之药平衡，则濡润不足而燥烈有余，如久旱之禾苗，虽得点滴之雨露，而骄阳一曝，立见枯槁，又怎能润枯泽槁呢？此方煮服法中以水酒浓煎，取汁多气少，其用意也是可以理解到的。用量的多寡，在一个方剂的配伍上至关重要，因他有相互依存、相互促进、相互制约的作用，需要后学细心体会，才能得到……炙甘草汤适应证：心悸亢进（或有脉结代者）、皮肤枯燥、容易疲劳、手足烦热、口干、大便秘结等。(《岳美中医案集》)

## 三、炙甘草汤古今医案赏析

### （一）伤寒医案

#### 1. 伤寒脉结代、心动悸（病毒性心肌炎）

（1）幼儿　张吕某，女，4岁8个月。幼儿发热5天，其父母带幼儿去了三次北京某儿童医院，医院作了检查后，诊断为感染性发热。对症给予抗生素（头孢）及中成药、西药退烧药等。5天以来，如上服药，体温高达39℃以上，用了退烧药后下降，但过了半天后又逐渐升高！笔者听说上述情况，开了个中药方，以清热解毒透邪为主，服药1天后体温逐渐下降至正常（不一定都是中药效果，也可能如《伤寒论》第8条所云："太阳病，头痛至七日以上自愈者，以行其经尽故也。"）。笔者于十几天以后，因事由海南省中医院（退休7年以来应聘在该医院工作）同老伴回北京，见到幼儿发现其状态不好，当即诊脉，60多次/分，并且有脉搏不规律现象，当即去医院查心电图，提示不正常（轻度缺血、心律不齐）。笔者赶紧给幼儿开了炙甘草汤加减，处方：炙甘草5g，桂枝5g，人参3g，黄芪3g，麦冬10g，生地黄20g，黄精15g，丹参5g，牛蒡子5g，茯苓10g，陈皮3g，生姜3g，大枣10g。3剂，日1剂，水煎服。服药3剂有好转，服药8剂后，心率恢复至每分钟约100次（少儿越小，心率越快，此为生理表现），心律正常，幼儿恢复活泼天性。改为两日服药1剂，继续调治六七日而停药。（笔者验案）

吕按：幼儿是笔者外孙女，自幼健康，活泼可爱！1岁之后才偶尔感冒发热，笔者多以中药调治而愈。如上发病与治疗过程中，发热较高时用西药退烧药，体温下降看似好现象，但这难免影响身体抗病能力（免疫力），使病邪乘虚侵入，"逆传心包"而引发"病毒性心肌炎"。因此，幼儿表现心率较慢、心律失常、精神不振等虚弱状态。幼儿为"稚阴稚阳"之体，抵抗病邪的能力较差，但处治得当，恢复也快。值得思考的是：一般感冒发热，不论大人、小儿，一般以中医药调治得当，皆可治愈，不必用西药抗生素及退烧药。但是，当前人们对中医缺乏认识，再因为有的中医人士治疗水平不尽如人意，这促使患者及家属，有了病就依赖西医西药！因此，中医当自强，凭中医的优势与特色而取得良效，唤起人们对中医的信任。

（2）青年　高某，女，24岁，学生。1989年10月7日诊。患者感冒发热5天后感觉心悸、胸闷、气短、乏力等，心电图检查：频发室性早搏呈短阵二联律。以"病毒性心肌炎"收住某院。住院采用中西药治疗1个多月，虽有好转，但心悸时发时止，病情时轻时重，自动出院，转由笔者治疗。症见心悸，胸闷，气短，乏力，头晕，少寐，食少，脉缓无力时结时代，舌淡红嫩少苔。治以炙甘草汤加减，处方：炙甘草 15g，党参 18g，桂枝 12g，生地 50g，麦门冬 15g，阿胶（烊化）9g，生姜 12g，大枣 15 枚，桑寄生 24g，炒枣仁 15g。服药 3 剂后心悸等症状减轻；守方服用 15 剂，心悸等症状明显好转，脉和缓偶有结象，舌淡红苔薄白。查心电图：窦性心律，偶发室性早搏。前方略加减化裁，服药近 1 个月，病情缓解，症状消除。复查心电图正常。随访半年，在学业劳心过度或感冒时偶发心悸。（笔者验案）

吕按：《伤寒论》第 177 条曰："伤寒，脉结代，心动悸，炙甘草汤主之。"首曰"伤寒"，泛指感受外邪。外感若干日之后，表现为"脉结代，心动悸"等心病证候，这与西医学所述"病毒性心肌炎"之成因很切合。审病辨证以炙甘草汤治之，疗效肯定。

（3）壮年　卢某，女，35 岁。1984 年 12 月 5 日初诊。起病于同年 3 月，在感冒后出现早搏，每分钟 5~6 次，胸闷心悸，气短乏力，心电图检查示"偶发性室性早搏"。9 个月来，曾去数家大医院专科就诊，前后用过炙甘草汤（一般用量）、生脉散、养心汤、甘麦大枣汤，以炙甘草汤服用时间最长，达 2~3 月之久，西药用过盐酸维拉帕米片、氯化钾等。自诉人参也服了不少，但早搏始终未消失过。11 月份以来，症状加重，早搏每分钟 10 次以上，心电图示"频发性室性早搏呈二联律"。曾住院静脉滴注丹参注射液、口服加减炙甘草汤（常用量）治疗 3 月，早搏有所控制，但未消失，自动要求出院。刻下自觉胸闷气短，心悸怔忡，面色萎黄，神疲倦怠，夜寐梦扰，心烦口干，舌质淡少苔，脉细数结代。诊断为"病毒性心肌炎"。属阴血亏损型。处以原方原量炙甘草汤（按：见下列"吕按"中处方）2 剂，交代清楚煎服法，并停用一切其他中西药物。5 天后复诊，诉当天配了药煎成已是下午 2 时，吃了第 1 服，晚上临睡吃了第 2 服，第 2 天上午吃第 3 服，服药后略感头昏，想睡觉，并有轻微的肠鸣及腹泻。服药后的第 2 天自觉症状缓解，第 3 天将倒出的药渣又煎煮 1 次，分 2 次服用，当天自觉早搏消失。第 4 天开始煎服第 2 剂药。第 5 天，复查心电图正常。为巩固疗效，1 周服药 1 剂，坚持 2 个月后停药，再查心电图正常，随访至今未见复发。[周龙妹. 上海中医药杂志，1989（5）：36]

吕按：周龙妹用炙甘草汤原方原量原煎服法治疗病毒性心肌炎并发各种心律失常 24 例，服药最少 1 剂，最多 4 剂，有效率达 87.5%。药物剂量据柯雪帆等［上海中医药杂志，1983（12）：36］用古代衡器（权）和量器直接核算所得结论：1 斤 =250g，1 两 =15.625g，1 升 =200ml。处方：生地 250g，炙甘草 60g，生姜 45g，党参 30g，桂枝 15g，麦冬 45g，麻仁 60g，大枣 30 枚，阿胶 30g，黄酒 1000g。煎服法：先将上述前 8 味药浸泡于 1600ml 水中近 2 小时，然后加入黄酒急火煎煮，滚开后改为文火，约煎3小时，大约煎到600ml时，去药渣加入早已浸泡烊化的阿胶，搅拌均匀，此时药汁像稠厚的糖浆，分早、中、晚3次服用。休息1~2天再服第2剂，此间可将留下的药渣再煎服1次。本组24例，有90%以上在接受本法治疗前也服用过为期不短的炙甘草汤及加减炙甘草汤，然效不显著。究其原因，主要在于药物的剂量与是否用酒方面。酒能活血行气，助长宣痹通阳之力，因此，黄酒是不可忽略的药味之一。这么大的量，是否能承受？本组有半数服药后略有头昏，想睡觉，但能耐受。本方剂量之大，也是临床不多见的，经本组观察，生地用量250g，服后略有肠鸣，轻度腹泻，余无不适。从本组的疗效来看，经方的配伍、剂量、煎服法皆寓精义，不可忽略。炙甘草汤具有益心气，补心血，养心阴，通心阳的作用，即阴阳气血兼顾，通补兼施，但侧重于补阴血，生地用量250g，是不可忽略的主药，本方虽然通治阴阳气血不足之心悸，但对阴血不足引起的脉结代、心动悸更为适宜。

**2. 肺痿、脉结代**　吴某，20岁。咳嗽多痰，微有寒热，缠绵数月，形体日羸，举动气促，似疟非疟，似损非损，温凉补散杂投，渐至潮热，时忽畏寒，嗽痰食少，卧难熟睡。因见形神衰夺，知为内损，脉得缓中一止，直以结代之脉而取法焉。此阳衰阴凝之象，营卫虚弱之证。谛思结代之脉，仲景原有复脉汤法，方中地黄、阿胶、麦冬正滋肾之阴以保金；人参、桂枝、生姜、清酒，正益心之阳以复脉。用以治之，数月沉疴，一月而愈……世人唯知仲景为治伤寒之祖，抑知更为治虚劳之祖乎？（《谢映庐医案》）

**吕按：**《外台秘要》炙甘草汤："治肺痿涎唾多，心中温温液液者"。笔者对此证治曾百思不得其解。读此案始领悟到，其所谓"肺痿"，是心病及肺，故以炙甘草汤治之。这是对仲景方的发挥应用，启示后人炙甘草汤还可用治杂病以虚为主者。此案分析病机抓住根本，分析方药不落俗套，守方守法，其人治愈沉疴，真良医也。

**3. 温病后期，气津枯竭（重症迁延性肺炎）**　张某，女，1岁，因发热咳嗽已五日，于1959年1月24日住某医院。住院检查：体温38℃，皮肤枯燥，消瘦，色素沉着，夹有紫斑，口四周青紫，肺叩诊浊音，水泡音密聚，心音弱，肝大3cm。血常规：白细胞计数$4.2 \times 10^9$/L，中性粒细胞百分比61%，淋巴细胞百分比39%，体重4.16kg。诊断：①重症迁延性肺炎。②Ⅲ度营养不良。③贫血。病程与治疗：入院表现精神萎靡，有时烦躁，咳嗽微喘，发热，四肢清凉，并见拘紧现象，病势危重，治疗一个半月，虽保全了生命，但褥疮形成，肺大片实变阴影不消失，体重日减，使用各种抗生素已1个月之久，并多次输血，而病儿日沉困，白细胞计数高达$38.4 \times 10^9$/L，转为迁延性肺炎，当时在治疗上非常困难。于3月31日请蒲老会诊，症见肌肉消瘦，形槁神呆，咽间有痰，久热不退，脉短涩，舌无苔，属气液枯竭，不能荣五脏、濡筋骨、利关节、温肌肤，以致元气虚怯，营血消烁，宜甘温咸润生津，并益气增液。处方：干生地四钱，清阿胶三钱（另烊），麦门冬二钱，炙甘草三钱，白芍药三钱，生龙骨三钱，生牡蛎四钱，制龟甲八钱，炙鳖甲四钱，台党参三钱，远志肉一钱五分。浓煎300ml，鸡子黄一枚另化冲，童便一小杯先服，分二日服。连服三周后，大便次数较多，去干地黄、童便，加大枣三枚（劈），浮小麦三钱，再服二周痰尚多，再加胆南星一钱，天竺黄二钱。自服中药后，病情逐渐好转和恢复：不规则发热，于二周后体温逐渐恢复正常，肺大片实变阴影逐渐消失；用药一周后，褥疮消失，皮肤滋润，色素沉着减退；一个半月后，皮下脂肪渐丰满，体重显著增加，咳嗽痰壅消失，食欲由减退到很好，由精神萎靡转为能笑、能坐、能玩。于同年5月8日痊愈出院。

**原按：**……本例属温病久羁，气阴两伤，迁延两月之久，已成阴虚液涸虚怯之危候，非大剂三甲复脉汤甘温咸润之品并用，不足以填补其虚，若不长期坚持以“阳不足者温之以气，阴不足者补之以味”的原则，则难达到效果，故本例服药二周后虚热始退，一个半月后气液始充，形神始复。(《蒲辅周医案》)

**吕按：**本案处方为蒲老先生针对患儿病危之病机，融伤寒方（炙甘草汤、黄连阿胶汤类）与温病方（加减复脉汤类）于一方而成，使患儿转危为安，这显示了其深厚的理论功底与丰富的临床经验。所处之方，是以三甲复脉汤为主方。该方载于《温病条辨·下焦篇》，为吴鞠通针对温病“热邪深入下焦”“真阴欲竭”的病机特点，以炙甘草汤“去参、桂、姜、枣之补阳，加白芍收三阴之阴，故云加减复脉汤”而成。该方吴氏又适当加减，曰一甲、二甲、三甲复脉汤。“一甲复脉汤方即于加减复脉汤内，去麻仁，加牡蛎一两”；“二甲复脉汤方即于加减复脉汤内，加生牡蛎五钱、生鳖甲八钱”；“三甲复脉汤方即于二甲复脉汤内，加生龟甲一两”。古今医家用古法而不拘用古方，善于化裁治之，以取得良效。

**4. 温病误补，阴虚伏热，战汗而解**　蒲老回忆30年前，有同道苟君年35岁，其人清瘦，素有咳嗽带血。仲春受风，自觉精神疲乏，食欲不振，头晕微恶寒，午后微热，面潮红，咳嗽。众皆以本体阴虚，月临建卯（农历二月），木火金为痨，以清燥救肺为治，重用阿胶，二冬，二地，百合，沙参，二母，地骨皮，丹皮之类，出入互进。至4月初，病势转增，卧床不起，渐渐神识不清，不能言语，每午必排出青黑水1次，量不多，予以清稀粥能吞咽。适蒲老于4月中旬返里，其妻延诊，观其色苍不泽，目睛能转动，齿枯，口不噤，舌苔薄黑无津，呼吸不畅，胸腹不满硬，少尿，大便每日中午仍泻青黑水1次，肌肤甲错，不厥不痉，腹额热，四肢微凉，脉象六部皆沉伏而数。蒲老断为阴虚伏热之象，处以复脉去麻仁加生牡蛎，西洋参，日 1 剂炙甘草六钱，白芍四钱，干生地六钱，麦冬（连心）六钱，阿胶（烊化）五钱，生牡蛎一两，西洋参三钱。流水煎，温服，日 2 次，夜 1 次。服至 10 剂后，病势无甚变化。诸同道有问蒲老，是否“只此一法”？蒲老答：“津枯液竭，热邪深陷，除益气生津，扶阴救液，别无良法。”蒲老坚持让患者服至 15 剂而下利止，原方去牡蛎续服至 20 剂，齿舌渐润，六脉渐达中候，服至 23 剂，脉达浮候，其人微烦。是夜之半，其妻请蒲老出诊，说病有变，往视，四肢厥冷，战抖如疟状，脉闭，乃欲作战汗之象。嘱仍以原方热饮之，外以热敷小腹、中脘、两足，以助阳升，希其速通。这时正胜邪却，得汗则生；邪胜正却，不汗则危。不一会汗出，烦渐息。次日往视，汗出如洗，神息气宁，脉象缓和，仍与复脉加参，大汗三昼夜，第 4 日开始能言，又微黏汗三旦夕，自述已闻饭香而口知味。继以复脉全方加龟甲、枸杞、西洋参，服 10 余剂，遂下床行走，食欲增强，终以饮食休息之而渐次恢复。蒲老曰：“掌握初诊，是临床的重点，凡初诊必须详审有无新感，若有新感，无论阳虚、阴虚之体，必先解表，庶免遗患。今既因误补，邪陷正却而气液两伤，非持续性养阴生津之剂使正气有可能与病邪一战而复，不能奏功。”（《蒲辅周医案》）

**吕按**：此案是追忆式医案。所述之教训是：“若有新感，无论阳虚、阴虚之体，必先解表”，不可滥用补药。其宝贵经验是：“邪陷正却而气液两伤”者，应辨证采用扶正之剂，使正气渐渐恢复，始能与病邪相争，可望战汗而解。

**5. 伤寒误治救逆案**　罗谦甫治一人，年五十余，中气本弱。至元庚辰，六月中，病伤寒八九日。医见其热甚，以凉剂下之，又食梨三四枚，痛伤脾胃，四肢冷，时昏聩。罗诊之，其脉动而中止，有时自还，乃结脉也。心亦悸动，吃噫不绝，色变青黄，精神减少，目不欲开，蜷卧，恶人语，以炙甘草汤治之。成无己云：补可去弱，人参、大枣之甘，以补不足之气；桂枝、生姜之辛，以益正气；五脏萎弱，荣卫涸流，湿剂所以润之，故用麻仁、阿胶、麦门冬、地黄之甘，润经益血复脉通心是也。加桂枝、人参急扶正气，生地黄减半，恐伤阳气，一两剂服之，不效。罗再思脉病对，莫非药陈腐而不效乎？再于市铺选尝气味厚者，再煎服之，其病减半，再服而愈（按：辨药亦要著）。凡药，昆虫草木，生之有地；根叶花实，采之有时。失其地，性味少异；失其时，气味不全，又况新陈不同，粗精不等，倘不择用，用之不效，医之过也。《内经》云：司岁备物，气味之专精也。修合之际，宜加意焉。（《名医类案》）

**吕按**：此案必素有心病，因伤寒误治而旧病复发。罗谦甫以主治“脉结代，心动悸”之专方炙甘草汤治之，加重桂枝、人参用量，生地黄减半，则更切合病情。服之不效，为何故？“药陈腐”之过也。沈括《良方·自序》：“予尝论治病有五难：“辨疾、治疾、饮药、处方、别药，此五也……医诚艺也（技能高明），方诚善也，用之中节也（符合规矩法度），而药或不良，其奈何哉！橘过江而为枳（又称“枸桔”“臭桔”，味酸肉少，不堪食用）……此辨药之难，五也。”沈氏感叹辨药有难度，又不可不辨。否则，处方选药不良，甚至陈腐变质，则良医之良方前功尽弃，谁之过呢？追究责任是必须的，祸及病人，良心何忍？故采药、制药、售药者，皆应以人命为重，不可重财而忘义也。

## （二）杂病医案

### 1. 内科病

（1）脉结代心动悸

**①律师姚建现住小西门外大兴街，尝来请诊，眠食无恙，按其脉结代，十余至一停，或二三十至一停不等，又以事繁，心常跳跃不宁，此仲师所谓心动悸、脉结代，炙甘草汤之主症也，因书经方与之，服十余剂而瘥。炙甘草四钱，生姜三钱，桂枝三钱，潞党参二钱，生地一两，真阿胶二钱（烊冲），麦冬四钱，麻仁四钱，大枣四枚。**

**原按：**大论原文煎法，用清酒七升，水八升，合煎，吾师生之用本汤，每不用酒，亦效。唯阿胶当另烊冲入，或后纳烊消尽，以免胶质为他药黏去。余用阿胶至少六钱，分两次冲，因其质重故也。

**曹按：**阳气结涩不舒，故谓之结；阴气缺乏不续，故谓之代。代之为言，贷也，恒产告罄，而称贷以为主，其能久乎？固知《伤寒论·辨太阳病脉证并治》所谓难治者，乃专指代脉言，并非指结脉言也。（《经方实验录》）

**吕按：**据笔者临床体会，用本方加不加酒，都有疗效。但依据原文煎法加入黄酒100ml，能防止重用生地黄所导致的便溏之弊，且有增效之功。

**②唐左，初诊十月二十日。脉结代，心动悸，炙甘草汤主之，此仲景先师之法，不可更变者也。炙甘草四钱，川桂枝三钱，潞党参三钱，阿胶珠二钱，大麻仁一两，大麦冬八钱，大生地一两，生姜五片，红枣十枚。**

**原按：**唐君居春申，素有心脏病，每年买舟到香港，就诊于名医陈伯坛先生，先生用经方，药量特重，如桂枝、生姜之属动以两计。大锅煎熬，药味奇辣，而唐君服之，疾辄良已。今冬心悸脉结代又发，师与炙甘草汤，服至三五剂，心悸愈，而脉结代渐稀，尚未能悉如健体。盖宿疾尚赖久剂也。君又素便秘，服药则易行，停药则难行，甚须半小时之久，故师方用麻仁一两之外，更加大黄三钱……（《经方实验录》）

**吕按：**患者“素便秘……加大黄”，虽可立竿见影而通便，但只能治标。对于虚性便秘，以炙甘草汤原量，重用生地黄即可滋液通便。

③昔与章次公诊广益医院庖丁某，病下利，脉结代，次公疏炙甘草汤去麻仁方与之。当时郑璞容会计之戚陈某适在旁，见曰：此古方也，安能疗今病？次公忿与之争。仅服1剂，即利止脉和。盖病起已40余日，庸工延误，遂至于此。此次设无次公之明眼，则病者所受苦痛，不知伊于胡底也。

**原按：**本案与前案同例，唯一加麻仁，一去麻仁，均具深意，古方不能疗今病，逼肖时医口吻，第不知何所据而云然。

**曹按：**玉器公司陆某寓城隍庙引线弄，年逾六秩，患下利不止，日二三十行，脉来止无定数。玉器店王友竹介余往诊。余曰：高年结脉，病已殆矣。因参仲圣之意，用附子理中丸合炙甘草汤去麻仁，书方与之。凡五剂，脉和利止，行动如常。

按古方之治病，在《金匮要略》《伤寒论》中，仲师原示人加减之法，而加减之药味，要不必出经方之外，如阴亏加人参而去芍药，腹痛加芍药而去黄芩，成例具在，不可诬也。如予用此方，于本证相符者则用本方，因次公于下利者去麻仁，遂于大便不畅者重用麻仁，或竟加大黄；遇寒湿利则合附子理中；于卧寐不安者，加枣仁、朱砂，要不过随证用药，绝无异人之处，仲景之法，固当如此也。(《经方实验录》)

**吕按：**“年逾六秩（一秩是十年）”，这在当时已是“高年”，以“人过七十古来稀”也。患者“脉来止无定数”，故用炙甘草汤；“遇寒湿利，则合附子理中”。如此处方，既抓主症，又重视辨证。

（2）胸痹、心悸

①冠心病心绞痛　吕某，男，80岁，河北省文安县人，农民，2005年4月5日初诊。冠心病10余年。近半个月前因家务事心情不畅，心病复发，胸骨后有憋闷紧缩感，并短气不足以息，甚至有濒死感，每次持续10分钟左右，多在后半夜发作。纳呆食少。经乡村医生输液治疗后，病情无缓解。舌质偏暗红苔薄黄腻，脉弦时结，两尺较弱。拟炙甘草汤加减：炙甘草15g，党参20g，桂枝10g，生地40g，麦冬30g，桑寄生30g，瓜蒌30g，薤白10g，丹参15g，甘松10g，生姜10g。黄酒100ml入煎。5剂，水煎服。4月10日患者家属电话告知，服药5剂后，仅白天发作1次，但很轻微。嘱守方继服5剂。4月15日电话告知，凌晨5~6点时有发作，心胸有发紧感，但较前明显减轻，口含速效救心丸很快缓解，纳可。改为桂枝甘草汤合生脉散：党参30g，麦冬30g，五味子10g，桂枝30g，炙甘草15g。4剂，水煎服。4月21日早8时电话随访，患者自诉服上方5剂后病情稳定，今晨发作1次，但较轻微，口含急救药后很快缓解。但服上方后，时感胃脘痞闷，守上方合橘枳姜汤。5月10日患者电话致谢，告知

诸症悉除，唯觉少力。嘱其饮食调养，精神内守。（笔者验案）

吕按：此例患者年事已高，病程较长，久成虚劳，故为“虚劳不足”。其发病特点为典型的心绞痛发作。阴血虚不能敛阳故脉弦，不能充盈血脉故时结，两尺偏弱是肾虚的表现；阴血虚兼夹瘀血、痰浊，故舌质偏暗红苔薄黄腻。方用炙甘草汤加减，去阿胶、麻仁，加瓜蒌宽胸开结化痰，薤白通阳散结，丹参养血活血，甘松既善治脉结又能健胃。诸药合用共起养心阴、温心阳、活血化痰之功，故初诊服药后即取得疗效。但因为患者年老，病程较长，故其病情缓解较慢，或时有反复，此在所难免。经随证（症）变法处方，坚持服药，终归病情稳定。

②高血压病、冠心病心绞痛　李某，女，74岁，天津市蓟县人，农民，2004年3月30日初诊。自诉高血压病10年余，冠心病心绞痛数年，多年服降压药。近几年阵发性心前区憋痛（持续2~3小时），连及后背，头晕时甚，少寐，大便日1次稍稀，舌紫，脉弦按之少力。彩超示：冠心病。血压：180/100mmHg。拟炙甘草汤加减：炙甘草12g，党参15g，桂枝10g，麦冬30g，生地40g，炒枣仁20g，桑寄生30g，丹参10g，川芎5g，瓜蒌15g，生姜15g，大枣6枚。黄酒100ml入煎。10剂，水煎服。笔者一年之后，即2005年4月1日回乡时，患者复诊：诉服上方10剂后，诸症明显减轻，一年来一直未复发。复查血压：140/80mmHg。近日时感心前区隐隐作痛，时发时止。脉弦虚，舌暗苔薄白腻，上方加薤白10g，7剂。一周后电话随访病情缓解。（笔者验案）

吕按：年高久病者，临床表现常不典型。此例患者病程较长，以阵发性心前区闷痛为主就诊，即“汗出而闷”。虚阳上亢，故头晕时甚；心阴不足，心神失养，故少寐；心阳虚无力推动血行故舌紫；脉弦而按之少力提示以本虚为主。所以辨证为心阴阳两虚兼夹瘀血阻滞。故以炙甘草汤加减治之。于原方去火麻仁，加瓜蒌以宽胸散结，炒枣仁以养血安神，丹参、川芎以养血活血。由于方证相对，加减得法，故不但治疗心病显效，而且血压亦下降至正常水平。

笔者临床观察到，虚性血压高者，正虚得到恢复，血压即随之正常，且停药后血压仍能较长时间保持稳定。以上验案便是例证。

③风心病　张某，女，56岁，1988年2月9日初诊。患者经常心悸气短10余年，时轻时重，兼见失眠多梦，口干咽燥，手足麻木，双膝关节酸痛，大便干燥，10天前上述症状突然加重，求治于周老（周次清）。症见精神不振，形瘦面黄，两颊潮红，舌质淡红有齿痕，少苔，脉结代。心率60次/分，律不齐，二尖瓣听诊区闻及Ⅳ级收缩期杂音，心电图示：频发室上性早搏。红细胞沉降率6mm/h，抗链球菌溶血素“O”500单位。证属气血不足，心阴阳俱损的心悸证。治宜通阳复脉，滋阴养血。方用炙甘草汤加减：炙甘草12g，桂枝9g，人

参（先煎）5g，麦冬10g，生地45g，炒枣仁30g，阿胶（烊化）6g，丹参25g，生姜3g，大枣10枚。投药10剂，诸症渐减，体力增加，但舌脉无变化，守方调理月余，诸症皆除。心电图示：偶发室性早搏。随访2年，病情稳定。[张教景．中医杂志，1994（7）：409]

**吕按：**风湿性心脏病最容易造成的后果是引起二尖瓣的狭窄，导致心律失常而表现心悸、气短等。本案辨证以炙甘草汤加减治之而取得良效。

④频发室性早搏　徐某，女，37岁。1976年1月26日初诊。患室性早搏已三四年。每晚静卧（尤其是向左侧卧）即作，有时出现二、三联律。每当精神激动时则剧作，脉搏每分钟80跳，而早搏多达20~30次，并感心悸，胸闷微痛，夜寐多梦，咽喉口舌干燥，大便偏结，舌少苔。投以炙甘草汤：炙甘草30g，党参15g，桂枝4.5g，生姜3片，红枣5枚，生地60g，麦冬30g，阿胶6g，麻子仁9g，白酒2匙。连服10余剂而痊愈。随访多年，未见复发。(《伤寒论方医案选编》)

**吕按：**本案重用炙甘草、生地的经验，值得重视。

⑤室上性心动过速、阵发房颤、偶发室性早搏　张某，女，45岁，天津市蓟县人，农民，2005年4月1日初诊。自诉7年前一次夜间噩梦惊醒后心悸，大汗出，胸中憋闷不适。此后，心悸时发。数月来心悸频作，近1个月来几乎每日均有心悸发作，一直服用西药抗心律失常的药物，但仍不能控制发作，症见双目干涩，飞蚊症，月经提前、量多、有血块，左乳下常隐痛，入睡困难，恶梦纷纭，时有便秘。4个月前曾于北京某医院检查后诊断为"室上速"，建议手术治疗，患者拒绝手术。后又于天津某医院诊断为"房颤，室上速"。今经天津市蓟县医院查动态心电图诊断为"室上速，阵发房颤，偶发室早"。舌质偏暗红苔薄白，左脉弦细，右脉缓略弦（当时心悸未发作，若发作，则脉象或促或结或涩），血压100/60mmHg。拟炙甘草汤加减：炙甘草15g，生地40g，麦冬30g，太子参15g，西洋参5g，桂枝10g，桑寄生20g，炒枣仁20g，火麻仁10g，五味子5g，生龙牡各20g，生姜10g，大枣10枚。黄酒100ml入煎。7剂，水煎服，日1剂，分日3夜1次温服。患者一周后来电话说，服药期间，心悸未作，夜眠好转，大便通畅，精神爽快，嘱守方再服7剂。4月19日电话：自诉又服上方7剂后，心悸未发。停药3日，加之稍有劳心，心悸复发。嘱其再按原方服7剂。4月29日第3次电话告知，病情稳定。（笔者验案）

**吕按：**远期随访。上述患者经治疗取得良效，感谢不已！随后几年时有交往，其病情稳定。

⑥窦性心动过缓（甲状腺切除术后）　杨某，女，30岁，农民，1982年5月5日初诊。患者10天前在齐齐哈尔市某医院行甲状腺大部切除术。术后即觉

心悸气短，就诊时动则喘甚，汗出，以致不能行走。面色苍白，四末不温，虚烦少寐，舌淡苔少，脉弱而缓，不易触及。心率每分钟 47 次，心电图检查诊断为“窦性心动过缓”。问其平素体质虽弱，尚能操持家务。遂用炙甘草汤加减治疗。处方：炙甘草、党参、桂枝、生地各 15g，麦冬、五味子、阿胶各 10g，生姜 15g，大枣 10 枚。药购至家后患者见药包甚小，自忖不能治此重症，不欲服用，经家属劝说乃服之。然而服药 1 剂之后，即觉心悸气喘大减，并能下床活动。服至 3 剂，已能从事家务劳动。再诊时面白透红，四肢温暖，脉虽沉弱，但易触及，心率增至每分钟 66 次。仍用原方 3 剂，诸症悉平。3 个月后访之，知已能务事农田，心率每分钟 72 次。[王天辉. 实用中医内科杂志，1996（2）：25]

吕按：治病方药用量之大小，以中病为宜。对于一般病情，先以常用剂量治之，疗效不佳，方证相对，可适当加大剂量以期增效。

⑦左前支传导阻滞、发作性房颤　韩某，男，42 岁，1980 年 8 月 28 日初诊。今年 5 月初，突然发生心悸，胸闷，憋气，心前区痛，脉律不整。经常发作，持续时间长则 1~2 小时，短则 3~5 分钟，有时突然晕倒，曾在某医院查心电图，诊断为“左前支阻滞，快速性房颤”。经静脉注射去乙酰毛花苷，并吸氧，口服普尼拉明，能暂时控制，但仍经常复发。刻诊：心悸，胸闷，气短，乏力，心烦，失眠，头晕，舌质淡红苔薄白，脉弦细数，发作时脉见促象。血压 140/110mmHg，心率 70 次 / 分，心律整齐。发作时心率 100~110 次 / 分，心律绝对不整。心尖区可闻及Ⅱ级收缩期杂音。心电图示：①左前支阻滞。②发作性房颤。治疗：先从养血安神，清热除烦入手，投酸枣仁汤加丹参 7 剂，未效。补之不受，疑胸闷，憋气，心前区痛为邪实，使用理气活血之柴胡疏肝散 15 剂，仍不效。房颤时作，一次竟持续 5 小时，经吸氧、静脉注射去乙酰毛花苷 0.4mg 始缓解。心率 90 次 / 分，偶发房性期前收缩，加服盐酸普萘洛尔片每日 30~40mg，延至 10 月 21 日，始终未能控制病情。后思之再三，患者心悸，眩晕，乏力，时有脉促，系阴虚阳浮，此乃病之根本，于是改方药为：炙甘草 30g，党参 30g，桂枝 12g，炒枣仁 30g，生地 24g，麦冬 24g，当归 12g，阿胶（烊化）12g，紫石英 30g。日 1 剂，连服 18 剂，心悸，胸闷等症消失。观察 1 个月，房颤未再复发，心率 70 次 / 分左右，出院。(《伤寒论通释》)

吕按：此案例之价值，在于如实叙述诊治经过，从疗效不佳之方法中吸取教训，重新思考、准确辨证，“改方”得当，取得良效！如此实事求是的医疗风范，是每一个医生应遵守的职业道德。方中所加的紫石英性味甘温，《名医别录》曰其“补心气不足，定惊悸，安魂魄，填下焦”等。《本草经疏》解析说：“紫石英其性镇而重，其气暖而补，故心神不安、肝血不足及女子血海虚寒不孕者，诚为要药。”本案加之，学有源本，值得效法。

（3）肺痿（甲状腺功能亢进症） 张某，女，62岁，1988年1月19日初诊。患“甲亢”7年余，常服甲巯咪唑等药，近半年来症状加重，服药后症状不减，服中药亦未效。即刻诊察：甲状腺肿大如鸡卵，喘息，咳吐涎沫，心悸，自汗，乏力，易饥，舌尖红苔薄黄，脉细数。此为亡津肺痿，治当滋阴生津，用炙甘草汤化裁。处方：炙甘草20g，党参、阿胶（烊化）、麦冬各15g，桂枝5g，生地黄80g，柏子仁、生姜各10g，大枣30枚。水酒各半煎，首服3剂，诸症俱减，守方再进7剂，除甲状腺肿大如前外，诸症悉除，至今未复发。[汤文义. 新中医，1992（11）：44]

**吕按：**肺痿之论，详见《金匮要略》第七篇。而《外台秘要》也有用炙甘草汤“治肺痿涎唾多”之记载。本例患者甲亢多年，自汗亡津，咳吐涎沫，病属肺痿，舌脉判断病性，乃阴虚之象，即肺阴虚证。处方以炙甘草汤重用生地黄，方证相对，对数年痼疾取得了西药专药治专病所起不到的良效。

**2. 头面五官病**

（1）眼病

①青盲（青光眼） 张某，女，57岁。1953年9月9日初诊。早岁，右眼病青盲失明。近年，左眼亦感昏惶，视物如在云雾，眼前萤星满目，时而白光发如电闪，红光发如火焰，红白相衬，飞舞眩惑，因致头目晕眩，睛痛眉骨酸楚，心烦不安。病名神光自现，阳光越散，亦“青盲”之象也。脉象沉细，舌中光绛。责之阴精亏损，虚阳不潜，心神不安，孤阳飞越，故而光发散乱，不得内敛。治宜补阴益血，宁神潜阳。方用炙甘草汤加龙骨、牡蛎。数服上方，病情大有好转，红白二光几乎消失。但云雾尚见，当予补益收功，仍予炙甘草汤。[姚芳蔚. 广东中医，1963（6）：28]

**吕按：**本案以炙甘草汤治青盲取得良效，惜处方未述剂量！但据舌与脉象为阴精亏损之征，治宜补阴益血，故处方必遵守原方之义而重用生地黄。《神农本草经》曰其“填骨髓”；《名医别录》曰其“补五脏内伤不足，通血脉，益气力，利耳目”。《本草经疏》说“干地黄乃补肾家之要药，益阴血之上品”。总之，本案辨证准确，方证相对，重用地黄，为取效之关键。

②视惑（视物变形） 徐某，男，46岁。1960年12月2日初诊。得病月余，视物模糊，如纱遮睛，且视直如曲，视大为小，此名“视惑”。舌淡中绛，脉来沉细而迟。病由心阴不足，阳气衰微，营卫俱虚，致神光失序散乱。治宜阴阳双补，佐固涩以敛浮散之气。方用炙甘草汤加龙骨、牡蛎。二诊：神光发于心，心阴不足，阳气又亏，阴阳两亏，气血不达，故而神光失序，飞越散乱。前进益阴通阳之剂，目视已见好转，眼前黑影减少，再予上法，方用炙甘草汤以玉

桂（按：为“肉桂”之异名）易桂枝。三诊：共治一月，情况良好，目视恢复正常，眼前黑影消失，视物亦正，舌绛亦化，唯脉来仍感不足。当再予原方以治。[姚芳蔚．广东中医，1963（6）：28]

吕按：本案之“舌淡中绛”者，舌淡为阳气虚也；中绛为脾阴不足也。《神农本草经》曰干地黄主“伤中”。《本草正义》解析说：“地黄能补养中土，为滋养之上品。”脾土为气血生化之源，虚则五脏失养，而目得血才能视也，故本案如同上述“青盲”案，皆辨证以炙甘草汤加味治之，必重用地黄也。

③暴盲　沈某，女，47岁。1957年10月22日初诊。左眼突然失明，一月于兹。当初先见黑丝垂下，以后逐渐加多。最近一片漆黑，卒物不睹，眼酸痛干涩，头亦晕眩。症类目衄。舌淡、脉细。良由血瘀睛中，光华无法发越。治宜滋阴养血，佐以固涩。方用炙甘草汤去桂、姜加黄芩、地榆。二诊：仅服5剂，疼痛缓解，目视亦见。平日操劳过度，责之劳损伤阴，水不制火，故而冲动阴分之血，溢于络外。改用壮水滋阴养血为主治之。方用杞菊地黄丸（汤）加黄芩、阿胶、地榆。三诊：目光恢复，视物清晰，病根虽去，还防复发。方用一甲复脉汤。嘱避免操劳，节约目力，方保无虞。[姚芳蔚．广东中医，1963（6）：28]

吕按：本案根据年龄及“突然失明”等发病特点，判断可能是中风（脑梗死）所致。中风者多有高血压病史，多见眩晕，该患者“头亦晕眩”可证。60年前尚无当今的CT、核磁等高科技检查手段，现代高科技为认识中医学病证之特点，创建了史无前例的检测方法。因此，作为现代中医，必须审时度势，与时俱进，以发展中医药学。

④两目肿痛　一妇人，两目皆红而肿，不能见亮光，且痛不可忍，眼科治疗半月不愈。余曰：盖虚极，真阳上越也。以炙甘草汤全方，内中用安桂3g，5剂而瘥（吕按：“瘥”字在此用之似乎不当。《说文解字》：“瘥，瘉也。”即病愈），50剂而愈。(《范文甫专辑》)

吕按：本例目赤而痛，乃虚火上越所致，故用炙甘草汤滋水涵木，引火归源，目疾自愈。

⑤两目干涩（视力疲劳症）　王某，女，23岁。1996年5月20日诊。素体消瘦，两目干涩酸胀4年余，看书疲劳后尤甚，眼科诊断为“视力疲劳症”。自述两个多月前患“病毒性心肌炎”。现心悸，脉结，气短，乏力，舌嫩红少苔，脉结。心电图检查：窦性心律，室性早搏。拟炙甘草汤加减治之，处方：炙甘草15g，党参12g，桂枝、阿胶（烊化）各10g，麦冬18g，生地45g，五味子9g，大枣12枚。服药5剂见效，15剂显效，心悸等症状基本消失，而久治不愈的目干涩亦缓解。[吕志杰．实用中医药杂志，1997（5）：33]

吕按：本案治心悸却对目涩亦有此神效，则在意料之外。究其缘由，以肝藏血，开窍于目，肝血不足，势必目涩，方中重用生地黄等滋补肝血，木荣则目润，故目涩遂愈。

（2）面瘫（面神经炎）误治案 翟孝良，49岁，采购员。1983年2月23日初诊：1982年12月27日晚8时许，与人闲坐，忽觉眼跳，舌硬，说话漏风，左眼不能闭合，嘴向右歪斜，大渴引饮，服牵正散类方20余剂，重用防风30g，全虫15g，累计共用防风405g，全虫300g，白附子等辛燥药剂必用，不效则加量。延至元月24日，渐渐头眩，心悸怔忡，身软神疲，夜不成寐，食不知味。脉涩无力，50动内止歇达7~8次，舌红无苔而干，时觉心动神摇，坐卧不安。心电图见“频发室性早搏”。夜尿特多，十一二次，而嘴眼歪斜更甚。患者素体阴虚，复加劳倦内伤，日日奔波，中气大虚，致内风妄动，嘴眼歪斜，本与外风无涉。医者只见局部，忽视整体，见病治病，过用风药，致气阴两伤，已成坏病。既已出现“脉结代，心动悸”之炙甘草汤证，则当以炙甘草汤救阴复脉。处方：炙甘草60g，生地250g，红参（另炖）15g，桂枝、麦冬各45g，阿胶30g，火麻仁60g，鲜生姜45g，大枣30枚。以黄酒500ml，水2000ml，文火煮取600ml，入阿胶烊化，日分3服。针刺补中脘、足三里，弱泻内关。3月1日二诊：上药连进5剂，针灸1周，诸症已退七八，舌上生薄白苔，已不甚渴，尿已正常。两手一百动内偶见一二止歇，脉仍细涩无力，且觉脐下有动气上奔感。是阴虚于下，冲脉不安其位。改投《温病条辨》三甲复脉汤，大滋真阴，潜阳息风宁络。加红参助元气，紫石英、活磁石镇冲脉，协调上下：炙甘草、生地、白芍各18g，阿胶、麻仁各9g，麦冬、牡蛎各15g，生鳖甲24g，生龟甲30g，红参15g，紫石英、磁石各30g。3剂。加灸牵正、颊车、地仓、承浆、鱼腰、鱼尾、四白、阳白，左头角麻木处，梅花针轻扣。3月6日三诊：诸症均愈，早搏消失，六脉和匀流利，精神食纳均佳。经治12日，药误变证得安。面瘫亦愈八九。遵养正邪自退，治风先治血，血行风自灭之理，予补阳还五汤加味，益气养血活血助肾善后。于夏季遇于街头，病愈之后，体质大胜从前。（《李可老中医急危重症疑难病经验专辑》）

吕按：本案面瘫重用、久用祛风通络所致之“坏病”，以大剂炙甘草汤浓煎“救阴复脉”，服药5剂，病愈七八。如此重剂治重病之良效，难能可贵！如此良医之宝贵经验，应高度重视之，学以致用，但不可盲目模仿。

【临证指要】喻嘉言说：“此仲景伤寒门，治邪少虚多，脉结代之圣方也。”徐彬说：“此虚劳中润燥复脉之神方也。”孙思邈用该方“治虚劳”，为善师仲景心法，变通用之，扩大用之，真良医也。临床凡营卫气血俱虚，以阴虚为主的心病及其他许多热病与杂病，都可以用炙甘草汤原方或适当加减治之。

【实验研究】炙甘草汤具有抗心律失常作用，对心律快速与缓慢者均有效，对“阴虚”为主者效果更好。本方还能降低室颤发生率，具有抗心肌缺血、抗缺氧、抗衰老及补血作用，对骨髓造血功能有保护和修复作用。

〔附文〕

## 炙甘草汤方论

导读：本文联系中药学典籍《神农本草经》《名医别录》及古代本草学家的理论，深入探索炙甘草汤之每一味的功效及全方制方本义。

炙甘草汤是中医治疗心病心悸著名古方。分析炙甘草汤药物组成的着眼点有三：一是本方为何以炙甘草汤命名？二是该方为何用了补阴药与补阳药两组不同的药物？三是该方为何用酒煎药？分述如下。

### （一）主药甘草

仲景命名处方有一个规律，即经常以君药命名方名或以在处方中起特殊作用的药物命名。经方中用甘草者共124方，仲景用之最广，可治疗多种疾病。仲景用甘草，是根据病情而定，或为君，或为臣，或为佐，或为使，不用则已，用则必须。那么，炙甘草汤为何以炙甘草命名呢？《名医别录》说甘草能“通经脉，利血气”。《本草正》说：“甘草，味至甘，得中和之性，有调补之功……随气药入气，随血药入血。无往不可，故称国老。”心主血脉，若心之气血阴阳俱虚，血运无力，血脉闭阻，可见“脉结代，心动悸”，用炙甘草汤治之，取甘草至甘之味，使诸药缓留中焦，上奉于心，“通经脉，利血气”，以奏复脉之功。《本草纲目》第十二卷“甘草”引《伤寒类要》说：“伤寒心悸，脉结代者，甘草二两，水三升，煮一半，服七合，日1服”。可见古人对甘草治疗“心动悸，脉结代”之专功，已经具有临床经验。

### （二）补益阴血之药

炙甘草汤中着重补益阴血的药物有以下五味：生地黄、阿胶、麦门冬、麻子仁、大枣。

生地黄：《神农本草经》记载了干地黄，曰“生者，尤良”。《名医别录》则将地黄分为干地黄、生地黄两种，并分述其功效主治。《神农本草经》《名医别录》认为干、生地黄皆具有滋阴养血，清热凉血及通痹之功。若加以区分，则生地黄苦重于甘，其气大寒，偏于清热凉血；干地黄甘重于苦，偏于滋阴养血。经方中有8方用地黄，分干、生、汁三种，尽备其功。炙甘草汤用的是生地黄，重用至一斤。为何如此重用呢？《神农本草经》谓其主“伤中，逐血痹，填骨髓”；《名医别录》谓其“补五脏内伤不足，通血脉，益气力”。综合言之，生地黄补益阴血以“通血脉”“逐血痹”而止“心动悸”。

麦门冬：《神农本草经》谓其“味甘”，《名医别录》谓其“微寒”，麦冬实为味甘微寒之药。其主要功效为润肺养阴，益胃生津，清心除烦。经方虽仅5方使用麦冬，却已备其功。炙甘草汤为何用麦门冬呢？《神农本草经》谓其主“胃络脉绝”；《名医别录》谓其“保神”，由此可以领会其养心通脉而止“心动悸”之功。

阿胶：本品为血肉有情之品，质黏腻，故擅补阴血并止血。《神农本草经》及《名医别录》所述之症，俱为虚劳血虚所致。经方所用，亦不离此。经方中有10首方用及阿胶。炙甘草汤用之无非取其补心血，充血脉以止“心动悸”。

麻子仁：《神农本草经》谓其“甘，平”，该药富含油脂，能润肠通便又有滋补作用。经方中有两首用及麻仁，一取其润便，一取其滋补。炙甘草汤用之，显然是取其滋润“复血脉”以止“心动悸”。

大枣：《神农本草经》谓其“味甘，平”，是补益中焦脾胃的重要药物。脾胃为后天之本，气血生化之源，故大枣能恢复正气而祛除邪气。对于气血不足引发的多种病证都可应用。经方中使用大枣的方剂有64首，而炙甘草汤用大枣三十枚，数量之多仅此一方。为何用如此之多呢？首先是大枣如《神农本草经》所述“安中养脾，助十二经……补少气，少津液”以养心脉，而止“心动悸”。其次是大枣能够制约大量生地黄的寒凉滑肠，起佐药的作用。

### （三）补助阳气之药

炙甘草汤中用于补助阳气的药物有人参、桂枝、生姜。

人参：成书稍晚于《神农本草经》的《名医别录》曰人参“生上党及辽东”。故《神农本草经》及经方之中所述所用之人参实则包括今之人参与党参两种药物。人参是五加科多年生草本植物人参之根。党参是桔梗科多年生草本植物党参的根，因其生于“上党”之地，故名之曰党参。两种药用部位的外形及作用都十分相似，古人难以区分，故多混用。南北朝医家陶弘景所描述人参之“形长而黄，状如防风”，颇似今之党参。笔者认为，信古者把经方之党参一概肯定为今之人参，未必确切，但据人参“生上党”即把经方中所用人参皆断为今之党参，也未必恰当。正确的认识应当是：古人受时代的限制，不能将两者严格分开，故多混用。我们在使用经方时，应掌握两者区别，根据病情之轻重缓急，或选用人参，或选用党参。人参为甘而微苦、微温或微寒之品，主要功能有四：①本品为“阴中之阳，其力厚，其性醇”，故功擅益气生津。②人参能补中益气，令脾胃健，气血生化有源，五脏皆得其滋养，故《神农本草经》曰“主补五脏”。③心为君主之官，藏神而主血脉，人参“补气生血，助精养神之药也”(《本草汇言》)，故《神农本草经》谓其能“安精神，定魂魄，止惊悸……明目，开心益智”。④人参本为“补五脏真阳之气”(《本草疏证》)之主药，而《神农本草经》却谓其能“除邪气”，此言虚弱之人感受邪气，取人参扶正之意以祛邪。⑤人参是仲景常用药之一，用其组成的方剂达37首之多。炙甘草汤用人参，是取其补心气而“通血脉”，以达到治“心动悸”之功。

桂枝:《神农本草经》上品首载牡桂，牡桂即木桂，木桂即桂枝，通常认为，其性味为辛甘而温。桂枝也是仲景十分喜爱应用的一味药物，经方中用桂枝者达75方，还有4方于方后加减用及，为我们积累了丰富的经验。《本草疏证》简要总结其功效说:“盖其用之之道有六:曰和营，曰通阳，曰利水，曰下气，曰行瘀，曰补中。”炙甘草汤中用桂枝，是取其辛以散结，甘以补虚，温能通阳之功，“温筋通脉”，以治“心动悸”也。

生姜:于《神农本草经》中的记载附于干姜之后,《名医别录》将其单列。本品为辛温之品，功擅温通，发汗解表，降逆止呕。生姜是经方中常用之药，用其组成的方剂达68首，还有2方于方后加减法中用及。炙甘草汤用生姜，是取其辛温之性，温经通脉，以达复脉之效。

### (四)煎药用清酒

我国造酒历史悠久。然而，真正把酒当作药物来应用，并详究其性味主治，始于《名医别录》。据《唐本草》云:古时酒类甚多，“唯米酒入药用”。烧酒是元代发明的，故经方中所用之酒是米酒无疑。米酒呈琥珀色，一般称为清酒。在经方中还有一种称作白酒者，为米酒初熟，以其色白，故称白酒。经方中提到用酒的方剂22首。经方中凡是生地重用时，均用酒。炙甘草汤之煎煮用酒，制约大量生地黄寒凉之性，这正是后人所谓“地黄得酒良”的机制所在。笔者临床中还发现:炙甘草汤重用生地黄40~50g，可见大便增多(3~5次/日)而不成形。按原文用法加入酒(笔者常用黄酒100ml)与水同煎诸药，则大便次数增多者可相对减少。

### (五)炙甘草汤制方大义

《伤寒论》原文在“脉结代，心动悸，炙甘草汤主之”之前冠以“伤寒”，可知与感受外邪有关。孙思邈等医家扩大了炙甘草汤的应用范围，对因虚所致的心病心律失常以炙甘草汤治之。本方以炙甘草命名，取其味至甘以补中，中气充足，则能变化水谷精气而为血，心血充盈，脉道自然通利，故《名医别录》谓其“通经脉，利血气”。方中重用生地黄，取其峻补真阴，补养充足，自然流动洋溢，痹着自行，此即《神农本草经》所谓“逐血痹”和《名医别录》所谓“通血脉”之义。本方以生地、麦冬、阿胶、麻仁、大枣等阴润药为主，以人参、桂枝、生姜等温通药为助，共同起到滋阴补血、通阳复脉之功效，故又名“复脉汤”。

《岳美中医话集》在“用药须动静结合”一文中说：“动静相伍，一般静药量大，动药量小。阴主静，阳主动，阴在内阳之使也。重用静药，因为阴为阳之基，无阴则阳无以生；轻用动药，则于阳生则阴长，阴得阳则化。凡补养之静药，必重用方能濡之守之，而疏调之动药，虽轻用可煦之走之。《伤寒论》炙甘草汤为治心动悸、脉结代的名方，其中阴阳兼顾，而静药份量最重。方内阿胶、麦冬、麻仁、生地、甘草、大枣皆为阴药，大其剂量，以生阴津，补益营血，尤以地黄用到一斤之多，而仅以人参、生姜、桂枝作为阳药补益卫气。整个配方，阴药约重二斤半，阳药仅重半斤，阴药为阳药的五倍，道理何在？阴药非大量，则仓促间何以生血补血。然而阴本主静，无力自动，必须凭借阳药动力，使阳行阴中，催动血行，致使脉复。反之，若阳药多而阴药少，则濡润不足而燥烈有余，犹如久旱禾苗，虽得点滴之雨露，而骄阳一曝，立见枯槁。即使阴阳均衡，亦恐阴液不足，虽用阳动之力推之挽之，难奏复脉之效。”岳美中先生这段论述对我们深刻理解炙甘草汤之方义，即静药（养阴药）与阳药（助阳药）比例的精义，大有裨益。

## 第二节　小建中汤临证发挥

### 一、小建中汤主要原文诠释

【原文】虚劳里急，悸，衄，腹中痛，梦失精，四肢痠疼，手足烦热，咽干口燥，小建中汤主之。（六·13）

小建中汤方：桂枝三两（去皮），甘草三两（炙），大枣十二枚，芍药六两，生姜二两，胶饴一升。上六味，以水七升，煮取三升，去滓，内胶饴，更上微火消解，温服一升，日三服。呕家不可用建中汤，以甜故也。《千金》疗男女因积冷气滞，或大病后不复常，苦四肢沉重，骨肉痠疼，呼吸少气，行动喘乏，胸满气急，腰背强痛，心中虚悸，咽干唇燥，面体少色，或饮食无味，胁肋腹胀，头重不举，多卧少起，甚者积年，轻者百日，渐致瘦弱，五脏气竭，则难可复常，六脉俱不足，虚寒乏气，少腹拘急，羸瘠百病，名曰黄芪建中汤，又有人参二两。

【提要】论虚劳病脾虚营弱的证治。

【简释】本条所述以里急、腹中痛为主证特点。由于脾虚不能营养脉络，则脘腹拘急空虚，甚则腹中痛，饥不得食尤易发作；脾虚营弱，心失所养则心悸；脾不统血可致鼻衄等血证；脾虚及肾，肾关不固则梦遗精；脾虚不能营养肢体则四肢酸疼，手足烦热；脾虚阴津不能上承则咽干口燥也。小建中汤为治病求本之方。本方以桂枝汤为主，辛与甘合，调补脾胃；倍用芍药滋养脾营，缓急止痛；加入胶饴之甘润以建中。全方变解表之方为建中之剂，以补益后天之本为大法。尤在泾说："此和阴阳调营卫之法也。夫人生之道，曰阴曰阳，阴阳和平，百疾不生。若阳病不能与阴和，则阴以其寒独行，为里急，为腹中痛，而实非阴之盛也；阴病不能与阳和，则阳以其热独行，为手足烦热，为咽干口燥，而实非阳之炽也。昧者以寒攻热，以热攻寒，寒热内贼，其病益甚。唯以甘酸辛药和合成剂，调之使和，则阳就于阴而寒以温，阴就于阳而热以和，医之所以贵识其大要也。岂徒云寒可治热、热可治寒而已哉？或问：和阴阳，调营卫是矣，而必以建中者何也？曰：中者，脾胃也，营卫生成于水谷，而水谷转输于脾胃，故中气立则营卫流行而不失其和。又，中者，四运（指心、肝、肺、肾四脏）之轴而阴阳之机也，故中气立则阴阳相循，如环无端，而不极于偏。是方甘与辛合而生阳，酸得甘助而生阴，阴阳相生，中气自立。是故求阴阳之和者，必求于中气，求中气之立者，必以建中也。"（《金匮要略心典》）

吕按：自"《千金》"至"人参二两"这部分内容，似附于下条黄芪建中汤方后更妥。

## 二、小建中汤证全书原文辑录提要

【原文】伤寒，阳脉涩，阴脉弦，法当腹中急痛，先与小建中汤；不差者，小柴胡汤主之。（100）

【提要】论腹中急痛的先后缓急治疗。

【原文】伤寒二三日，心中悸而烦者，小建中汤主之。（102）

【提要】伤寒里虚心中悸而烦的证治。

【原文】男子黄，小便自利，当与虚劳小建中汤。（十五·22）

【提要】论虚劳所致萎黄的证治。

【原文】妇人腹中痛，小建中汤主之。（二十二·18）

【提要】论妇人腹中痛脾虚营弱的主方。

## 三、小建中汤方证纵横论

【方证释义】本方功能建中补虚，和里缓急。该方系桂枝汤倍芍药加胶饴而成。不以桂枝加味名方，是因其重点不在于解表，而在于建中。方中胶饴甘温补虚，缓急止痛，为主药；配桂枝、甘草能补虚温中；合芍药、甘草可缓急止痛；又以生姜、大枣健脾胃而和营卫。六药相配，使中气得复，气血得充，营卫得和，共奏建中养营，缓急止痛之效。“……细按此方，乃健胃滋脾，以阳生阴之法。归脾汤从此方重浊处套出，补中汤从此方轻清处套出。”（唐容川《血证论》卷七）本方证是以中气虚馁，气血化源不足，营卫阴阳失调为主要病机的病证。《伤寒论》提到两种情况：一是伤寒里虚邪乘，土衰木横，症见腹中急痛，阳脉涩，阴脉弦；二是平素气血不足之人感寒之后，出现心中烦悸。《金匮要略》提到三种情况：一是虚劳里急，症见悸，衄，腹中痛，梦失精，四肢酸疼，手足烦热，咽干口燥；二是虚劳萎黄，小便自利；三是妇人里虚，腹中痛。从临床看来，本方证还可见神疲乏力，虚怯少气，面色无华，饮食无味等症状。脉象可见弦、缓弱、细沉等。

【方证歌诀】

脾虚营弱小建中，虚劳里急腹中痛。
脾气虚衰诸般病，再加黄芪中气充。

【方证鉴别】小建中汤证与大建中汤证（十 · 14） 建中汤有小建中与大建中，其义为何？周岩曰：“小建中所治不一，而其扼要在建中，以云建中，犹建中之小者耳。若大建中则专治中脏虚寒，不兼顾他经之证，‘腹中寒’句是主，余皆腹寒之所波及。温脾无过干姜；补脾无过人参、胶饴；椒能由脾达肾，以消饮而杀虫，亦温脾之要药，此四物大温大补，不出中宫，建中有大于是者乎！”

## 四、小建中汤证临床心得

1. **建中补虚所治的病证** 唐代孙思邈《备急千金要方》：“凡男女因积劳虚损，或大病后不复常，苦四肢沉滞，骨肉疼酸，呼吸少气，行动喘或小腹拘急，腰背强痛，心中虚悸，咽干唇燥，面体少色或饮食无味，阴阳废弱，悲忧惨戚，多卧少起，久者积年，轻者百日，渐至瘦削，五脏气竭，则难可复振，治之以小建中汤方。”又曰：“建中汤治虚劳内伤，寒热呕逆，吐血方。即本方加半夏三两。”“治肺与大肠俱不足，虚寒乏气，小腹拘急，腰痛羸瘠百病，小建中汤方。”

2. **治虚寒性心腹痛** 南宋陈言（无择）《三因极一病证方论》：“加味小建中汤治心腹切痛不可忍，按轻却痛，按重则愈，皆虚寒证，服热药并针灸，不差，此药主之。即本方加远志肉。”

3. **名医三家论小建中汤加味法** 明代许宏（宗道）《金镜内台方议》：“小

建中汤加减法：建中汤治虚痛者加黄芪；治心痛者加延胡索；治血虚者加当归、川芎；治盗汗者加小麦、茯神；治虚中生热加北柴胡、地骨皮。"

明代吴绶《伤寒蕴要全书》："凡阳虚自汗加黄芪二钱，名黄芪建中汤；若脉沉，腹痛，足冷者加熟附子二钱，名附子建中汤；若血虚腹痛加当归身二钱，名当归建中汤。"

清代张路玉《张氏医通》中曰："形寒饮，咳嗽兼腹痛，脉弦者，小建中汤加桔梗，以提肺气之陷。寒热自汗加黄芪。"

**4. 痢疾腹痛神效方** 明代王肯堂《证治准绳》："建中汤治利，不分赤白、久新，但腹中大痛者，神效，其脉弦急或涩，浮大按之空虚，或举按皆无力者是也。即本方。"

**吕按：**小建中汤重用芍药为主药——，现代药理研究表明其对"痢疾杆菌有较强的抑菌作用"（《中药大辞典》)。《伤寒论》治下利方黄芩汤（有芍药)、刘完素治痢疾方芍药汤，以及张锡纯治痢方，皆认识到芍药治痢疾的专功特效，这些宝贵经验被现代科研证实，足见古人著述之珍贵！

**5. 久虚回生加味法** 清代何仲皋《经方阐奥》："此方为虚劳第一方，加黄芪补气，为黄芪建中汤；加当归补血，为当归建中汤。凡久虚不治，垂亡待毙者，有起死回生之妙。"

**6. 小建中汤证为脾虚营弱辨** 笔者于1995年编著的《金匮杂病论治全书》对小建中汤证进行深思熟虑，悟出了如下见解：小建中汤为调补中焦的平和之剂。《金匮要略·血痹虚劳病脉证并治》篇第13条所述"五脏不安"证候，实为脾虚营弱所致。《灵枢·本神》篇曰："脾藏营，营舍意，脾气虚则四肢不用，五脏不安。"《灵枢·决气》篇曰："中焦受气取汁，变化而赤，是谓血。"上述表明，脾气虚弱，不能消化水谷，精微不足，营血乏源，五脏失养则病矣。小建中汤为治病求本之方法。本方以桂枝汤为主，辛以开胃，甘以健脾，辛与甘合，调和脾胃，增进饮食；倍用芍药滋养脾营，缓急止痛；加入胶饴之甘润以建中。全方辛甘温润，变解表之方为建中之剂。

## 五、小建中汤古今医案赏析

### 1. 腹痛

①王右。腹痛，喜按，痛时自觉有寒气自上下迫，脉虚弦，微恶寒，此为肝乘脾，小建中汤主之。川桂枝三钱，大白芍六钱，生草二钱，生姜五片，大枣十二枚，饴糖一两。

**原按：**……吾师以本汤治此寒气下迫之证，而兼腹痛者，其效如神。……今之医者每不用饴糖，闲尝与一药铺中之老伙友攀谈，问其历来所见方中，有用饴糖者乎？笑曰：未也。可见一斑。先贤汪讱庵曰："今人用小建中者，绝不用饴糖，失仲景遗意矣。"然则近古已然，曷胜叹息。夫小建中汤之不用饴糖，犹桂枝汤之不用桂枝，有是理乎？（《经方实验录》）

吕按：目前一般药店均无饴糖，可用蜂蜜代之。

②顾右。产后，月事每四十日一行，饭后则心下胀痛，日来行经，脘腹及少腹俱痛，痛必大下，下后忽然中止，或至明日午后再痛，痛则经水又来，又中止，至明日却又来又去，两脉俱弦，此为肝胆乘脾脏之虚，宜小建中加柴、芩。桂枝三钱，生白芍五钱，炙草二钱，软柴胡三钱，酒芩一钱，台乌药钱半，生姜五片，红枣十二枚，饴糖三两。

拙巢注：1剂痛止，经停，病家因连服2剂，痊愈。

原按：余初疑本证当用温经汤加楂、曲之属，而吴兄凝轩则力赞本方之得。师曰："大论云伤寒，阳脉涩，阴脉弦，法当腹中急痛，先与小建中汤；不差者，小柴胡汤主之。我今不待其不差，先其时加柴芩以治之，不亦可乎？况妇人经水之病，多属柴胡主治，尔侪察诸云云。"翌时据服，病向愈矣。（《经方实验录》）

吕按：本案痛经之特点是：行经与腹痛时来时止。如此特点，颇似少阳病枢机不利，而"腹中急痛"又为小建中汤证之主症。治之师法大论，活学活用而处方，取得立竿见影之良效！真良医也。

③李某，男，8岁。初诊：2005年8月12日。主诉：腹痛3月余。现病史：患儿于3个月前出现腹痛，家长叙述似乎是在一次"感冒"之后发病，痛见于脐周围及小腹，多为隐痛，不定时出现痛甚，发病以来，食欲渐减，曾于某医院做B超检查，见肠系膜淋巴结肿大，诊为"肠系膜淋巴结炎"。经抗生素治疗效果不明显。患儿就诊时正值腹痛较甚，以手护其脐周及小腹，并言腹部"发紧"，望其面白而少红润，询其饮食，家长叙述食欲减退，触其脐腹而拒之，言触之则痛，诊其脉弦，手心发热（家长叙述平常欲触冷物），察其舌淡红苔薄白。辨证：脾胃虚弱，阴阳失和。治法：健脾胃和阴阳。处方：小建中汤加减，桂枝10g，白芍15g，炙甘草10g，党参10g，生姜3片，大枣5枚。药房无饴糖故去之，加党参以健脾益气。水煎服。二诊：2005年8月20日。服药3剂后，腹痛减轻，后疼痛未再发作，已服药一周，食欲增加，诊其脉弦，手心仍热，触诊腹部已无痛感，察舌淡红苔白，效不更方，原方继服之。三诊：2005年8月29日。上方已服一周，服药以来，腹痛一直未发作，精神食欲均佳，唯8月28日，腹部B超检查，肠系膜仍见肿大之淋巴结。服药后症状消失，而B超检查肠系膜淋巴结无明显变化，此时如何用药，余踌躇再三。小建中乃温中健脾之剂，是否宜于淋巴结炎？患儿手心热又似为内热，是否加用清热解毒药？因

思尤在泾关于小建中汤之论述，结合患儿用药经过，遂决定仍以原法治之，处以原方去党参，嘱其家长，此方若无不适，可连服一段时间，再行B超检查。四诊：2005年10月8日，因患者为儿童，服药不主动，故上方每周服用5~6剂，服药已月余，腹痛始终未发，复查腹部B超，未见肠系膜肿大之淋巴结。此时患儿面色红润，一如常人，诊脉缓，手心已不发热，舌红苔白，嘱停药观察，3个月后追访病未复发。

**原按：**该例之所以用小建中汤，在于腹痛而有里急（患儿所言腹部发紧）、手心热（类于小建中汤之手足烦热），且脉舌的表现类于“里虚”，故以健脾胃和阴阳之法，此实得益于尤在泾之论述。习仲景法，用仲景方，既应深思，又应旁览注家之论，此不失为一捷径也。该例之所以坚持用小建中汤，在于坚持了辨证论治。客观检查的阳性发现随症状的好转亦恢复，此种情况临床并不少见，将客观检查的指标纳入中医的“证”中去考虑、去分析，是“证”研究的一个重要内容，但不能忽视的是，应在中医理论指导下坚持辨证论治。该例的治疗即充分说明了此点。(《刘亚娴医论医话》)

**吕按：**本案治例之经验，贵在抓主症（腹痛）辨证处方，并守方服之以消除B超检查之病变——肠系膜淋巴结肿大。

④陈某，男，35岁。腹痛伴呕吐反复发作5年，经某省级医院检查确诊为“血卟啉病”，曾服多种中西药物，效果不佳。遂于1988年7月15日，求诊于余。症见脐周疼痛，按之痛减，痛甚时伴呕吐，食少便溏，面色萎黄，舌质淡苔薄白，脉沉细。证属中焦虚寒，治以温中补虚，缓急止痛。方用小建中汤：桂枝10g，白芍20g，大枣15g，生姜15g，炙甘草5g，饴糖30g。前五味水煎去滓，加入饴糖溶化。每日1剂，分2次温服。服1剂后，腹痛明显减轻。连服3剂，痛止呕平。守方继服10剂，诸症悉除，随访1年未复发。(《伤寒论通释》)

**吕按：**本案治疗经验，在于“眼中有西医，心中无西医”，通过精准辨证论治而取得良效。

**2. 胃痛**

①孙文垣治张二尹近川，始以内伤外感，服发散消导多剂，致胃脘当心而痛。诊之，六脉皆弦而弱，法当补而敛之。白芍五钱，炙甘草三钱，桂枝一钱五分，香附一钱，大枣三枚，饴糖一合（小建中加香附）。煎服，一剂而瘳。(《续名医类案》)

**吕按：**案语所谓“始以内伤外感”，为素有内伤，卒感外邪。大法当扶正祛邪。由于误用消导，使虚者更虚，故导致不荣则痛之胃脘痛。诊之六脉弦而弱，弦为肝脉，弱为脾脉，肝强脾弱，木来克土，故“胃脘当心而痛”（心之下者，胃脘之部）。治法为“补而敛之”，补脾胃营气之虚以扶弱，滋养肝血而收敛肝气以抑强，小建中汤为的对之良方，少加香附理气止痛以治标，方证相对，立竿见影，“一剂而瘳”。笔者历经七八年编著而成《伤寒杂病论研究大成》，潜心研究发现，仲景书中贯穿始终的一条规律，即“千般疢难”的成因之一是：内外相因（素有内伤杂病，又感受外邪等卒病。此案“始以内伤外感”，即例证之一）。明确了这一条规律，就掌握了打开仲景书条文“密码”的钥匙。再读仲景之书，“思过半矣”。

②吴仰元患胃脘痛则痛彻于背，以手重按之少止，痛时冷汗如雨，脉涩。孙曰：“此气虚而痛也。”以小建中汤加御米壳而愈。（《续名医类案》）

吕按：此案曰胃痛彻背，颇似西医学所述的“复合性胃溃疡（胃之后壁溃疡可见后背痛）”。“痛时冷汗如雨”一症，应与“真心痛”进行鉴别：真心痛不会“按之少止”，喜按者为虚性胃病特点。脉涩主病之一是血瘀，若气虚而血行不畅亦可脉涩。小建中汤中养营并止痛，加御米壳（实际中应使用替代品）意在加强止痛之功。

③汪某，女，55岁，教员。患者胃痛已30年，经常反复发作，经诊断为“慢性胃炎”，此次因胃部剧痛而住院。症见心窝疼痛，穿窜背心，有时痛连胁肋，痛处喜重按，手足冰冷，口干苔白，脸色苍白，脉象沉涩。余初拟四逆散加郁金、广木香、丹参。煎服2剂，病者腹痛仍剧，翻上翻下，即注射止痛剂及使用针灸封闭，稍止片刻。3月5日复诊：细辨病者胃痛连及胸胁，口渴本属肝郁，但口唇淡而脉涩，知为中气虚弱。改用小建中汤加味：白芍18g，生姜9g，大枣2枚，甘草3g，川朴9g，桂枝6g，饴糖45g。3月8日复诊：服1剂后即痛减，再服疼痛消失。尚觉头昏，手足冰冷，此气血俱虚，表阳不足所致，照原方加当归、川芎、炙黄芪。服2剂，诸症痊愈。［曹立昆．广东医学，1965（6）：17］

吕按：据本案四诊表现，诊为脾气虚衰证，笔者认为以黄芪建中汤治疗更加切合病情。该处方以小建中汤重用饴糖。饴糖甘温，具有补脾益气、缓急止痛功用。若小建中汤不用饴糖，那就是桂枝加芍药汤了。遗憾的是，当今药房一般没有饴糖，可用黄精等代之。但黄精味甘性平，配伍甘温之黄芪，对脾气虚衰证更好。

④笔者以小建中汤（桂枝10g，白芍40g，甘草15g，大枣30g，炮姜5g，肉桂5g，黄精20g）治老年慢性胃炎胃痛有良效。详见《海南医论医案选集》。

⑤王某，女。经常胃脘疼痛，每注射吗啡一二次方可缓解。此次因感寒胃痛又作，较前倍剧，曾注射吗啡数次，只能缓解一时。痛时辗转呼号，势不可挡，因之住院治疗。每日注射吗啡，后来病势加剧，注射吗啡后痛亦不减。邀余往诊。病者脉象弦涩，右手尤甚。口中和，腹部柔软，按之毫无痛感，胃部

透视无异常……此种胃痛，属于“虚寒性胃痉挛作痛”，因与加味小建中汤。处方：桂枝10g，芍药24g，生姜10g，甘草6g，大枣8枚，饴糖18g，延胡索6g，明没药6g，生山药18g。连服2剂，痛势顿减，食欲渐展，连服5剂，病势霍然，已一周而出院。(《伤寒论临床实验录》)

3. **虚劳** 乙酉四月廿三日，施，20岁。形寒而六脉弦细，时而身热，先天不足，与诸虚不足之小建中法。白芍六钱，炙甘草三钱，生姜四钱，桂枝四钱，胶饴一两（去渣后化入），大枣（去核）四枚。煮三杯，分三次服。八月初二日，前方服过六十剂，诸皆见效，阳虽转而虚未复，于前方内减姜、桂之半，加柔药兼与护阴：大生地五钱，麦冬（不去心）四钱，五味子二钱。(《吴鞠通医案》)

吕按：本案患者“先天不足”，以建中补益后天法，取小建中汤原方，守方守法“服过六十剂，诸皆见效”。如此良效，既在于方证相对，又贵在守方久服之。以先天不足之病候，取后天补益之法，不可急于求功，“王道无近功”也。

4. **眩晕（高血压病）** 邓某，女，50岁。因常发头晕眼花，四肢麻木而来诊。初诊时需人扶持才能步入诊室。消瘦，面色暗灰，眼青唇白，神疲寡言，说话极费力。诉常有眩晕，坐时亦需人扶持，否则易倾倒。不欲食，大便难，小便微黄。舌苔白，脉沉迟。西医一向诊断为“高血压病”，现按中医辨证属脾胃虚寒。投以小建中汤加减：桂枝15g，生姜24g，白芍18g，炙甘草15g，大枣30g，党参30g，麦芽糖（溶服）30g。水4碗煎服8分，温服。另配用吉林参6g炖服。3剂后病情大有好转，头晕减轻，食欲增加，体力增强。以后继续用小建中汤加减，1个月后症状基本消失。[朱颜. 中医杂志，1965（11）：6]

吕按：本案为脾气虚衰证候，应属于下条黄芪建中汤证。本案以建中汤原方加入大量党参，并用吉林参，取得良效。本案的经验，在于不受“高血压病”之病名的局限，而是着重于辨证论治。

5. **失音** 陈某，男，35岁。初患咳嗽，恶寒，头痛，前医以外感风寒治疗，表证虽除而咳嗽未愈，渐至失音。脉两尺重按无力，面色黧黑，腰部痛无力，此系肾阳虚损之候。盖肾为肺之子，久咳之后，则母子俱病，应滋水而补母，与六味地黄丸加减。连服6剂，咳嗽顿减，但食量不增，面色无华，失音犹在。患者经X光透视，肺部并无病灶，不久又来求诊。初用清肺金之药，未见生效，后察其食量不增，面色无华，知为土衰，无以生金，乃用小建中汤治之。经服数剂，食量增多，咳嗽亦止，声音响亮。(《福建中医医案》)

吕按：失音一证有虚实之别，所谓“金实不鸣，金破亦不鸣”。观《张氏医通》治失音案，亦是因脾胃虚衰而“声喑无闻”，且亦是采用补养脾肺而收功。

6. **肺痨（肺结核）** 苏某，女性，34岁，家庭主妇。患肺结核已8年，反复住院多次。此次因咳嗽，潮热，盗汗再次住院。西医治以各种抗结核药物，仍久热不退，请中医会诊合治。症见形瘦肌削，颧红如妆，下午尤甚，眠后汗湿透衣，咯血痰或带血丝，手足心热，唇红，舌质淡而边尖红绛，苔薄黄稍干，脉细数，一息六七至，左尺弱。诊系阴虚及阳，水亏火旺，内热炽灼所致，治宜甘温建中，从阴引阳，从阳引阴，以协调其偏盛。桂枝3g，白芍15g，炙草4.5g，大枣4g，北五味6g，蜜糖（代饴糖）（冲服）25ml。服药共13剂，潮热尽退，咳及盗汗亦愈，胃纳转佳，精神好转。[苏炳基. 广西中医，1966（1）：15]

吕按：四诊合参，患者阴虚水亏为本。病位在肺，肺阴必虚也；金水不能相生，左尺脉弱，肾阴虚也。上下皆虚，建中为主，滋养化源，善哉治法也。处方以建中汤去生姜之辛温，防止其更助火热也；以蜜糖（即蜂蜜）代饴糖，加五味子，酸甘化阴也。如此加减化裁，看似平淡，实则神奇，故取良效。

【临证指要】小建中汤多用于治疗虚性消化系统疾病，如脘腹痛（消化性溃疡、胃癌早期心下部疼痛、慢性胃炎、慢性痢疾、慢性肝炎、消化不良、胃下垂）以及血液系统疾病（再生障碍性贫血、溶血性黄疸、缺铁性贫血）、神经衰弱、发热、糖尿病合并低热、产后体虚等。呕家不宜用本方，以其甘能腻膈也。

【实验研究】小建中汤具有抑制溃疡及疼痛等作用。方中芍药能解除腹部挛急，其中所含的芍药苷具有良好的解痉作用，对豚鼠、大鼠的离体肠管和在位的胃运动有明显抑制作用，并具有镇痛、镇静、抗惊厥作用，特别是有抗炎及抗溃疡作用，对大白鼠应激性溃疡有预防作用。桂枝含的桂枝油可促进胃液分泌，帮助消化，并有解痉、镇痛及强心等作用。生姜可广泛用于腹部虚性疼痛的疾患。大枣有保护肝脏、增强肌力和增加体重的功效。饴糖则能提供人所需的能量，这可能是本方能治疗虚劳的机制。有人认为，经X线和生化检查，脾胃虚寒型的消化性溃疡胃张力较高，分泌功能较旺盛。而药理实验证明本方有降低胃张力的效应。说明药理证据与临床效果是一致的。

## 第三节 黄芪建中汤临证发挥

### 一、黄芪建中汤证主要原文诠释

【原文】虚劳里急，诸不足，黄芪建中汤主之。于小建中汤内加黄芪一两半，余依上法。气短胸满者加生姜；腹满者去枣，加茯苓一两半；及疗肺虚损不足，补气加半夏三两。（六·14）

【提要】承上条（小建中汤证）论虚劳病脾气虚衰的证治。

【简释】虚劳里急，乃因劳伤内损而腹中拘急，甚则腹痛；诸不足，是指阴阳形气俱不足，即上条小建中汤证发展成脾气虚衰者，故于小建中汤内加甘温之黄芪，建脾补虚，扶助阳气。尤在泾："里急者，里虚脉急，腹中当引痛也；诸不足者，阴阳诸脉并俱不足，而眩、悸、喘、喝、失精、亡血等证，相因而至也。急者缓之必以甘，不足者补之必以温，而充虚塞空，则黄芪尤有专长也。"(《金匮要略心典》)

吕按：《本经疏证》说："黄芪，直入中土而行三焦，故能内补中气，则《神农本草经》所谓补虚，《名医别录》所谓补丈夫虚损、五劳羸瘦，益气也。"《本草求真》说："黄芪，入肺补气，入表实卫，为补气诸药之最，是以有耆之称。与人参比较，则参气味甘平，阳兼有阴；芪则秉性纯阳，而阴气少。"上述可知，黄芪入脾、肺经，为纯阳之品，善补阳气。若脾气虚弱，精微乏源，阳无以生，阴无以长，阴阳并虚"诸不足"者，用黄芪建中汤，以黄芪健脾益气，尽善尽美之法也。

## 二、黄芪建中汤证临床心得

明代王肯堂《证治准绳·类方》："黄芪建中汤治血气不足，体常自汗。"

明代武之望《济阳纲目》："黄芪建中汤治脉弦气弱，毛枯槁发脱落。"

清代张路玉《张氏医通》："劳倦所伤，寒温不适，身热头痛，自汗恶寒，脉微而弱，黄芪建中汤。"

清代费伯雄《医醇賸义》："黄芪建中汤，治气血虚弱，四肢倦怠，气短懒言。"

日本汉方医家尾台榕堂在吉益东洞首著《类聚方》的基础上，阐发著成的《类聚方广义》："此方加当归名芪归建中汤，治诸疡，脓溃后，荏苒不愈，虚羸烦热，自汗盗汗，稀脓不止，新肉不长者。若恶寒下利，四肢冷者，要加附子。"

**1. 黄芪建中汤治胃脘痛（胃、十二指肠溃疡）** 秦伯未先生是一位知识渊博，善写、善讲、善于临证的已故现代名医。他在"溃疡病之我见"一文中，比较系统地谈到自己诊治溃疡病的经验，很值得临证借鉴，摘录整理如下。溃疡病或称胃及十二指肠溃疡病，是西医诊断的病名。溃疡病的主要症状为上腹疼痛，中医把这部位的疼痛称为胃脘痛。根据中医经验，胃痛的原因很多，总的原则和规律是：暴痛属实，久痛属虚，喜冷属热，喜温属寒。胃及十二指肠溃疡病的疼痛多为久痛，发作在空腹，得食痛减（按：十二指肠溃疡的特点为空腹痛，进食减缓），并有喜按喜温等特点，倘然把这些特点联系起来，可以初步得到一个概念：溃疡病的疼痛多属于胃痛中虚寒一类。溃疡病人脉象多弦。前人指出弦脉有三个主证：肝病、痛证、阴寒证。溃疡病既然为一个虚寒阴证，当然也能出现弦脉，似可不用木乘土来解释。从治疗的几批病例来看，经过辨证分析，绝大多数溃疡病是脾胃虚寒证。虚寒着重在脾，是指脾阳虚弱，即在阳虚的基础上所产生的内寒，不同于外来因素的寒邪。基本治法是温养中焦，选择了"黄芪建中汤"为主方，根据兼症不同有所加减，其经验如下：黄芪建中汤内生姜辛辣，刺激性较大，可改用炮姜炭，取其温中不暴并止虚寒出血；饴糖本为主药，对反酸有影响，有痰湿症状的更不相宜，可少用或暂时不用；甘草补中亦能壅气，如遇胀满饱嗳，亦当少用或停用。在这基础上，如血虚可加当归；出血可加阿胶，亦能补血；气短疲乏明显可加党参；足冷或全身特别怕冷可加熟附片。此外，因感寒或食生冷引起复发可加重桂枝用量或加苏梗、乌药；因脾虚生湿生痰可加姜半夏、陈皮；湿重亦可加制苍术；因恼怒痛剧或胁痛可加青皮、郁金；因多食伤食可加神曲等。需要明确的是，溃疡病很容易因生气、受凉和饮食不适引起复发，从溃疡病本身来看，这些因素都是诱因而不是主因，既然是诱因，只要兼顾而不需要专治标。当然，标症严重的也应先治其标，但毕竟是暂时的措施，不能作为常法。(《秦伯未医文集》)

吕按：秦伯未先生根据临床经验而总结的黄芪建中汤之加减法，很切实，值得学以致用。

**2. 中西医治胃脘痛（胃、十二指肠溃疡浅表性胃炎）疗效比较** 王氏为了比较中西药治疗该病的疗效，对用中药和甲氰米胍治疗消化性溃疡作了对照观察。摘要如下。

一般资料：用中药治疗消化性溃疡 180 例，并与甲氰米胍治疗的 92 例对照，观察两组治疗 4 周的治愈率，借以评价中药治疗溃疡病的疗效。272 例均经内窥镜检查有活动性溃疡存在，其中男 244 例，女 28 例，平均年龄 37.32 岁（17~70 岁），平均病程 8.6 年。272 例中，胃溃疡 50 例，十二指肠溃疡 211 例，复合性溃疡 11 例，均合并有慢性浅表性胃炎。其中空腹痛 235 例，胀痛 37 例。舌质淡红 165 例，舌质红 107 例。白苔 60 例，黄苔 212 例。各例均无大量出血、幽门梗阻、急性穿孔等并发症。

治疗方法：中药组根据疼痛性质分为两型。气虚型：空腹痛，得食痛缓。治以益气健脾，甘缓和中。处方：黄芪 60g，蒲公英 30g，白芍 30g，丹参 20g，炙甘草 15g，肉桂 10g，煅瓦楞 30g。气滞型：胀痛，得食痛甚。治以益气健脾，理气通降。处方：黄芪 40g，蒲公英 30g，白芍 30g，丹参 20g，炙甘草 15g，百合 20g，乌药 15g，代赭石 20g。方药固定，可调整剂量。治疗期间停用任何治疗溃疡病的西药，包括抗酸药及抗胆碱能药。甲氰米胍组：口服国产甲氰米胍，每次 0.2g，1 日 3 次，睡前 1 次 0.4g。

治疗结果：①溃疡愈合率：中药组 4 周愈合 144 例（81%），甲氰米胍组 73 例（79%），两组 4 周愈合率无统计学差异（$P > 0.5$）。②疼痛缓解：中药组 1 周疼痛缓解 25 例（13%），而甲氰米胍组 44 例（47%），明显高于中药组（$P < 0.001$），但两组 3 周的疼痛缓解率基本相同，分别为 87%、88%。③慢性浅表性胃炎好转情况：中药组好转 142 例（78.8%），无变化 38 例（21.2%）；甲氰米胍好转 44 例（47.8%），无变化 48 例（52.2%），二者差异非常显著（$P < 0.001$）。

体会：甲氰米胍治疗溃疡病的显著疗效已为临床所公认。国外大多数研究结果表明其 4~6 周可使 61%~93% 的十二指肠溃疡愈合。本组中药 4 周愈合率达 81%，说明中药治疗溃疡的疗效并不比甲氰米胍逊色。其特点是无副作用，不仅使溃疡愈合，而且对慢性胃炎有效。其不足之处是疼痛消失时间不如甲氰米胍迅速。在治疗中发现，甲氰米胍治疗 4 周无效的患者，改服中药往往有效，反之亦然，这揭示中药的作用机制与甲氰米胍不同，有待于深入研究。关于本病的病机问题，文献报告消化性溃疡以虚寒证居多。溃疡病患者确有饮食生冷或受寒使溃疡复发的病史，有虚寒的一面，但胃镜下观察溃疡周围多伴有明显充血、水肿、糜烂（胃镜亦是肉眼的直视观察，也应纳入中医望诊内容）。黏膜充血，溃疡糜烂，按中医辨证，显然有胃热表现，犹如皮肤红肿热痛辨证有热毒蕴结一样。本组患者多出现黄苔，“苔之黄者，胃热也”，与胃黏膜的病变一致。因此我们采用温清并用的方法，黄芪与蒲公英同用，益气生肌，清热解毒，随着黄苔的消退，溃疡和胃炎亦随之愈合或好转。[王长洪．云南中医杂志，1989（5）：1]

吕按：上文主要表明两个问题，一是中西药对溃疡病都有满意疗效，各有特点，可以互补。二是提出了一个重要问题，即根据胃镜下之所观察与苔黄的表现，认为溃疡病既有脾虚寒证，又有胃热实证，采用温清并用的方法，对溃疡及胃炎均有较好疗效。由此可见，溃疡病辨证为寒热错杂、虚实并见者，不可单纯温补，宜温清并用。此法与秦伯未先生的经验并不相悖，因为，秦伯未先生治疗溃疡病以黄芪建中汤为主方治本，并设加减法以治“标症”。

另据报道：用黄芪建中汤去胶饴治疗十二指肠球部溃疡 170 例。黄芪 50~100g，桂枝 10g，白芍 30g，炙甘草 10g，生姜 3 片，大枣 5 枚。水煎服，每日 1 剂。服药 3 剂止痛者 12 例，6 剂止痛者 65 例，9 剂止痛者 63 例。从治疗效果中可以看出，该方对于单纯十二指肠球部溃疡的效果是显著的，也是肯定的。其疼痛消失，并不等于治愈，因为溃疡面的修复，需要一个较长的过程，因此我们主张最好以 3 个月为一疗程，大多数能达到治愈的目的。黄芪在治疗十二指肠球部溃疡中占有极重要的主导地位。黄芪不但可治人体肌表疮疡，而且对内脏溃疡久不敛口者，同样起到生血、生肌、长肉之效，即有促使溃疡愈合的功能。[陈汝润．山东中医杂志，1991（3）：20]

笔者临床也体会到，十二指肠溃疡多表现为脾气虚弱证候，以黄芪建中汤重用黄芪甘温补脾而效著。但要注意，若辨证不准，脾气不虚，不可重用黄芪。

## 三、黄芪建中汤古今医案赏析

### （一）内科病

#### 1. 虚劳病

（1）叶天士治验七则

某，内损虚症，经年不复，色消夺，畏风怯冷，营卫二气已乏，纳谷不肯充养肌肉，法当建立中宫，大忌清寒理肺，希冀止嗽，嗽不能止，必致胃败减食致剧。黄芪建中汤去姜。

某，由阴损及乎阳，寒热互起，当调营卫。黄芪建中汤去姜糖。

某，脾胃脉部独大，饮食少进，不喜饮水，痰多咳频，是土衰不生金气。建中去饴加茯神，接服四君子汤。

吕，脉左细，右空搏，久咳吸短如喘，肌热日瘦，为内损怯症，但食纳已少，大便亦溏，寒凉滋润，未能治嗽，徒令伤脾妨胃。昔越人谓上损过脾，下损及胃，皆属难治之例。自云背寒忽热。且理心营肺卫，仲景所云元气受损，甘药调之。二十日议建中法。黄芪建中去姜。

任，五十六，劳力伤阳，自春至夏病加，烦倦，神羸，不食，岂是嗽药可医？《内经》有“劳者温之”之训，东垣有甘温益气之方，堪为定法。归芪建中汤。

李，三十四，久嗽经年，背寒足跗常冷，汗多，色白，嗽甚不得卧，此阳微卫薄，外邪易触，而浊阴夹饮上犯。议和营卫，兼护其阳。黄芪建中汤去饴糖加附子、茯苓。

冯，四十二，产后两月，汗出身痛。归芪建中汤。（以上七案均见《临证指南医案》）

**吕按**：黄芪建中汤为仲景治“虚劳里急，诸不足”之方。叶天士擅用此方治虚劳病。从上述七案可见，叶氏用本方有如下规律：内损所致的脾虚之证（纳少、痰多、便溏）；脾虚所致的营卫交损证（时寒时热、自汗恶风）；脾虚及肺证（咳嗽、气短）；脾虚及心证（神倦）；脾虚及肾证（足冷）等。望之面色少华、形体消瘦；切脉细弱或大而少力。若身痛，为营血不足，故加当归；

足跗常冷，肾阳亦见虚象，故加附子。去生姜或胶饴者何？恐姜辛伤气，甘腻满中也。

（2）张路玉治虚损并吐血一则　张路玉治颜氏女，虚羸寒热，腹痛里急，自汗喘嗽者三月余，屡更医不愈，忽然吐血数口。脉之，气口（吕按：《脉经》曰："关前一分，人命之主，左为人迎，右为气口。"故"气口"指右手寸口脉）虚涩不调，左皆弦微，而尺微尤甚。令与黄芪建中加当归、细辛。或曰："虚涩失血，曷不用滋阴降火，反行辛燥乎？"曰："不然。虚劳之成，未必皆本虚也，大抵皆由误药所致。今病欲成劳，乘其根蒂未固，急以辛温之药，提出阳分，庶几挽回前失。若仍用阴药，则阴愈亢，而血愈逆上矣。从古治劳，莫若《金匮》诸法，如虚劳里急诸不足，用黄芪建中汤。即腹痛悸衄，亦不出此。加当归以和荣血，细辛以利肺气，毋虑辛燥伤血也。"遂与数剂，血止。次以桂枝人参汤，数服腹痛寒热顿除。后用六味丸，以枣仁易萸肉，或时间进保元、异功、当归补血之类，随症调理而安。（《续名医类案》卷十一《虚损》）

吕按：此案凭脉辨证，与黄芪建中汤加味治之，此治病求本法，非见血止血之对症用药。所加当归，为《备急千金要方》内补当归建中汤法，此方见于《金匮·妇人产后病脉证并治》篇附方。加"细辛以利肺气"，治其肺病"喘嗽"症。

（3）尤在泾治虚黄一则　面目身体悉黄，而中无痞闷，小便自利。此仲景所谓虚黄也。即以仲景法治之。桂枝，黄芪，白芍，茯苓，生姜，炙甘草，大枣。

诒按：案明药当。

邓评：如此认证，便觉了无疑义。引用古方，亦自确切不泛。

孙评：仲景法，黄芪建中汤。（《增评柳选四家医案》）

吕按：《金匮要略·黄疸病脉证并治》篇第22条曰："男子黄，小便自利，当与虚劳小建中汤。"尤氏熟谙仲景之书，对"虚黄"证候，以黄芪建中汤法治之，以补助生化之源，气血充养，则黄自退。

**2. 腹痛**

①腹痛便溏，脾阳弱也；周身疼痛，卫阳弱也。补中土，益卫气，黄芪建中汤主之。黄芪，桂枝，白芍，白术，炙草。

诒按：方案俱老到。

邓评：此阳弱而更兼寒湿，再参升阳除湿之法，似较灵动。（《增评柳选四家医案》）

吕按：黄芪甘温纯阳，既补脾气，又固卫阳，一举两得，故为主药。案曰脾阳弱而便溏，方中是否加干姜为宜？

②罗谦甫治真定路总管刘仲美，年逾六旬，宿有脾胃虚寒之证。至元辛巳闰八月初，天气阴寒，因官事劳役，渴而饮冷，夜半自利两行，平旦罗往诊视，其脉弦细而微，四肢冷，手足心寒，唇舌皆有褐色（青），腹中微痛，气短，不思饮食。罗曰：内经云色青者，肝也，肝属木；唇者，脾也，脾属土，木来克土，故青色见于唇也。舌者心之官，水挟木势，制火凌脾，故色青见于舌也。难经云见肝之病，则知肝当传之脾，故先实脾土。今脾已受肝之邪矣。洁古先师云，假令五脏胜，各刑己胜，补不胜而泻其胜，重实其不胜，微泻其胜。而以黄芪建中汤加芍药附子主之。芍药味酸，泻其肝木，微泻其胜；黄芪、甘草甘温补其脾土，是重实其不胜；桂附辛热，泻其寒水，又助阳退阴；饴糖甘温，补脾之不足，肝苦急，急食甘以缓之；生姜、大枣辛甘大温，生发脾胃升腾之气，行其营卫，又能缓其急。每服一两，依法水煎服，再服即愈。(《名医类案》)

**吕按：**罗天益，字谦甫，元代真定路藁城（今河北藁城县）人，为李东垣的得意门生。本案辨证论治精细，对内、难、仲景之学融会贯通，不愧为良医！立志为医者，应当如此。

**3. 胃痛**

①刘某，男，50岁，1980年11月25日诊。胃脘疼痛已20余年，疼痛多于空腹时加重，得食能缓解，遇寒冷季节时发作较频繁，伴微畏风，余无不适。舌淡红苔薄白腻，脉细弦。拟诊为中焦虚寒，营卫不足，久痛入络。治宗叶天士“营虚胃痛，进以辛甘”之旨。处方：饴糖30g，白芍18g，黄芪15g，桂枝9g，当归、木香、炙甘草各6g，生姜3片，大枣5枚。上方服5剂，胃脘疼痛减轻。续服5剂，疼痛缓解。观察半年未见复发。

**原按：**黄芪建中汤治疗脾胃虚寒、气血不足所致的胃脘痛（包括胃、十二指肠溃疡病）有良效，这已为现代大量临床报道所证实。临证重复使用，只要辨证明确，则疗效满意。如本例胃脘痛达20余年，遇寒辄发，只服10余剂疼痛解除，而且由冬至春未再复发。(《伤寒论汇要分析》)

②蔡某，女，30岁。患胃脘痛反复发作6年，时伴间断性黑便。经X线钡透发现十二指肠球后部有一黄豆大小的龛影，诊为“十二指肠球部溃疡”。经中西药物治疗效果欠佳。来诊时上腹部疼痛，常于半夜后痛醒。饥饿时痛甚，食后则舒，按之痛减，喜温，喜屈身蜷卧，疲乏无力，面黄肌瘦，舌质淡苔薄白，脉沉细弱。辨证：虚寒性胃脘痛。投以黄芪建中汤减饴糖治之。3剂后其痛大减，继服3剂疼痛完全消失。嘱其按原方连续服药3个月后，再进行复查。连续服药105剂后，X线钡透：十二指肠球部龛影消失，体重增加，面色转红润，行动起来轻劲有力，随访12年未再复发。［陈汝润．山东中医杂志，1991（3）：20］

**吕按：**本案为典型十二指肠球部溃疡。时而黑便，为溃疡并发出血所致。服药6剂痛止，为何还“连续服药3个月”呢？只有如此，才能达到“龛影消失”而溃疡愈合。

③李某，女，28岁。1991年5月29日初诊。产后失血，形体虚羸，饮食衰退，脾气先伤。近日又因气恼发生胃脘拘急疼痛，喜温喜按，泛吐清水，自汗而面色青黄，后背酸痛，并有带下，大便溏又有虚寒证情，舌淡、苔薄白，脉弦按之无力。证属产后脾虚肝逆，阴阳失调。治当温中补虚，和里缓急。为疏黄芪建中汤：黄芪15g，桂枝10g，白芍30g，炙甘草6g，生姜10g，大枣12枚，饴糖30g。服5剂而痊愈。

**原按：**产后失血，导致血虚气衰，阴阳失调，中气不健；又因气恼，肝气乘之，故见胃脘拘急而痛，喜温喜按。阳虚不固，故自汗出；血虚不养，则后背酸痛。证属气血营卫俱不足，阴阳失调而不相维系，所以在治疗上当以调和阴阳气血为要务。《金匮要略心典》指出：“欲求阴阳之和者，必于中气，求中气之立者，必以建中也。”本案建中气，从两方面着手：一是甘温补益脾气，健运中州；二是补血柔肝缓急，以节制肝木克伐脾土。待脾气得健，则能执中央以运四旁，从阴引阳，从阳引阴，俾使阴阳调和，气血充盛。(《刘渡舟临证验案精选》)

**4. 中风**　罗谦甫治中书左丞张仲谦，年三十余，正月在大都患风证，半身麻木。一医欲汗之，罗曰：“治风当通因通用，法当汗。但此地此时，虽交春令，寒气犹存，汗之则虚其表，必有恶风寒之症。”张欲速瘥，遂汗之，觉体轻快而喜。数日复作，谓罗曰：“果如君言，官事烦剧，不敢出门，如之何？”罗曰：“仲景云，大法夏宜汗，阳气在外故也。今时阳气尚弱，初出于地，汗之则使气亟夺，卫气失守，不能肥实腠理，表上无阳，见风必大恶矣。《内经》曰：‘阳气者，卫外而为固也。’又云：‘阳气者，若天与日，失其所则折寿而不彰。’当汗之时，犹有过汗之戒，况不当汗而汗者乎？”遂以黄芪建中汤，加白术服之，滋养脾胃，生发荣卫之气，又以温粉扑其皮肤。待春气盛，表气渐实，即愈矣。《内经》曰：“化不可伐，时不可违，此之谓也。”(《名医类案》)

**吕按：**此案罗氏联系经文，阐发因地因时制宜，如此天人相应、整体观等中医精华理论，是善于养生、善于治病之大道，欲为良医，不可不知。具体而言，“年三十余……患风证，半身麻木”，这很可能是仲圣所述“风之为病，当半身不遂……”（五·1）之先兆或轻证（脑梗死之轻者）。“法当汗”（此为当今治中风提供了新的方法思路），但中原大地，“正月……虽交春令，寒气犹存”“阳气尚弱”，汗法犹当慎用。如此因时制宜，勿伐天和的理念，养生之本也。治病的目的是为了养生，故治病之法应时时保护正气。罗氏针对汗法不当，虚其阳气引发的卫阳不固证候，以黄芪建中汤治之而愈。

**6. 四肢抽筋**　刘某，男，34岁，干部。1985年4月28日诊。四肢抽筋频发已三余月，早起穿衣则手抽，穿袜子脚抽、腿抽，一日抽数十次，苦不堪言。诊其脉弦细而软，此阳气阴血皆虚，筋不得温煦濡养而拘挛，予黄芪建中汤，2剂抽止。

**原按：**抽搐、转筋，皆筋之病也。经云"气主煦之，血主濡之"。筋之柔，必赖阳气之温煦，阴血之濡润，二者缺一不可。此案脉弦细无力，细乃阴血不足，无力乃阳气虚弱，弦为筋脉拘急之象，故诊为阴阳两虚之转筋。黄芪建中汤，气血阴阳双补，建中州而益生化之源。3个月之疾，竟2剂而愈，经方之奇，令人赞叹！(《相濡医集》)

**吕按：**本案四肢抽筋与第13条所述"四肢酸疼，手足烦热"皆四肢之病，症状不同而病机相类，故治病求本而获效。

**7. 肉痿（脊髓性肌萎缩）**　方某，男，58岁，公务员，我校学生家长。1997年3月16日诊。两上肢肌萎缩，酸痛无力，不能举，左甚于右。诊脉时，双手一起费力将手托于脉枕上，不能拿筷子端碗吃饭，解手时提裤子、系裤子都很费力，颈、背、下肢肌肉均萎缩，尚可行走，颈不能抬起，吞咽困难，音嘶，语言謇涩，自汗，头晕，生活不能自理，睡眠、二便尚可。经省二院专家诊为"脊髓性肌萎缩，脊髓前角神经坏死"。脉细数而软，舌暗红，此气阴不足，肌肉失养。宗虚劳"诸不足"，取之于中的经旨，予黄芪建中汤加味。处方：生黄芪15g，桂枝10g，白芍30g，炙甘草6g，大枣4枚，饴糖（烊化）30g，葛根5g，木瓜18g，桑枝18g，巴戟天12g。1997年5月6日二诊：因家住唐山，相距千里，故一直服上方50余剂，肌肉见长，吞咽、声音均好转，颈部已能抬起，转动灵活，已可自己吃饭、解手，左手握力500g，上方加浮小麦30g，肉苁蓉12g，继服。另马钱子100g炮制后轧细面，每次服0.2g，每日2次。1997年9月2日三诊：开学后，随女儿一起前来，肌肉基本恢复，生活已可自理，嘱其原量继服，后未再来。

**原按：**肌萎缩治疗甚难，依《黄帝内经》之旨，脾主肌肉，脾主四肢，肉有软痿，责之于脾。与黄芪建中汤补其中，益其生化之源；加马钱子强其肌力，然有毒，不可多服。若能长期坚持，可获得一定疗效，并非持续恶化不可逆转。(《相濡医集》)

**吕按：**上述两个治例，是笔者亦师亦友的国医大师李士懋先生（病逝）的验案。特别是肉痿之疗效，真是难能可贵！师法经方，善于辨证，守方服之50剂，是取效之关键。慢性久病痼疾，难以速效，这一点必须与患者说清楚，医患合作，共同努力，才有望攻克顽疾。

**8. 胸痹病（冠心病心绞痛）** 文某，女，71岁。常发心痛，气候转寒或遇阴雨时发则尤甚。自觉有冷气从胁下上冲心胸，痛在胸部膺乳间，平时常感胸满，心悸，头昏，颈胀，短气无力，形神困倦，食纳差，不得卧。刻诊脉象虚弦，时显一代，舌质暗红。诊断为胸痹病。高龄元气衰微，血失流畅。心主身之血脉，心血虚少，营卫不周，因此出现代脉。虚弦乃老年常见之脉，为经络失荣，脉体不柔的表现。其主要原因是脾胃虚衰，水谷之精气不足以滋养心肺，心肺乏资生之源而气机不利，血难周济，气滞血凝而升降阻，病发胸痹。法当益中气以和营，养血脉以通痹。方取黄芪建中汤加减。处方：北黄芪（酒炒）10g，云茯苓9g，当归身10g，川桂枝8g，杭白芍（酒炒）5g，紫丹参（酒炒）9g，酸枣仁9g，广郁金5g，广橘皮5g，炙甘草5g，淡生姜3g，大红枣3枚。5剂。复诊：脉舌如前，胸满心痛减轻，精神略振，口味见佳。仍予建中为主，使清升浊降，脾阳健复，肺气得养，心血得滋。前方去生姜、大枣，加西党参（米炒）10g，炙远志3g。10剂。三诊：脉缓舌淡，形气转佳，胸满心痛均除，夜能安寐，食纳渐增。心脾肺之阳气渐复，予上方去桂、芍，10剂后而恢复健康。［李聪甫．中医杂志，1983（1）：13］

**吕按：**本案为现代名医李聪甫先生“试论胸痹与脾胃辨证的关系”一文之验案。所述证候，表现虽在胸胁，但病之本在于脾胃虚衰，故治疗始终以建中为主，即师法《金匮要略·胸痹心痛短气病脉证治》篇第5条虚则补之（人参汤）之法。俟脾胃气旺，则心肺阳通而胸痹得除。

## （二）妇人病

**1. 血崩** 武昌张某之媳，患血崩，邀往诊视。见病者一身尽肿，喘逆上气，在床头叠厚被坐靠，不得卧，血崩，前后逾半年，剧时每日多至一二碗，或半痰盂，脉微弱而时有结止象，色夭不泽，唇色惨白，指头冷，皮肤亦感冷沁，近月已晕厥数次，因所服方系六味重用熟地加凉血、止血、利小便、消肿之品。予曰：上竭下厥，阴阳离绝，八脉不固，肾阳式微。因拟：黄芪一两，当归二钱，芍药三钱，桂枝一钱五分，附子三钱，蒲黄三钱（炒半黑），甘草一钱。时病人母亲在座，曰：小女从未服桂附等药，气喘用黄芪，血崩用蒲黄，是何深意？予曰：此病气不统血，气血两不维系，当归合黄芪为当归补血汤，乃补气以摄血，桂枝协芍药则暖营建中，桂枝协附子则化气温下，固护真元。此病服阴柔药太多，阴气用事，经隧滋滞凝泣，血不归经。用蒲黄者，在本药功能是以止血者行血，而本方意义则是以行血者止血，合之为补气摄血，温固八脉，以升为降，以通为止。药煎好，迟迟未敢服，入暮，又晕厥一次，无已，乃以予药姑试。初服二调羹，越二时许，无恙，再服二调羹，又越二时，气喘略平，因将余药大半钟服下。夜半，病者曰：我倦甚，可将靠被撤去，令我稍平。睡下后，熟眠一小时，月来未平卧者，居然平卧，未熟眠者，居然熟眠，醒后气渐平，崩渐少。翌日复诊，原方桂枝加为三钱，芍药加为六钱，去蒲黄，加桑螵蛸三钱，鹿角霜一钱，一星期气平崩止，后以当归内补建中汤、复脉汤等收功痊愈。(《冉雪峰医案》)

**吕按**：本案之案语对患者危重病情之描述，栩栩如生，彰显了良医对中医理论之应用娴熟，处方用药，不拘于一方一法，而以切合病情为要。细细拜读，似以建中养营，温煦气血，固护脾肾为处方之指南。“医诚艺也，方诚善也，用之中节也”(沈括《良方》序)，危重之病有了回生之效！后以建中、复脉收功者，盖血崩持续半年之久，气血大亏，严重贫血，故以建中补助生生之本源，复脉大可补养阴血，如此可气血恢复，则康健有望矣。此外，尚应兼顾食疗。

2. **月经不调、带下、不孕**　湖北王某，体质魁梧，然艰于子嗣，膝下犹虚，其爱人某，年虽少艾，从未生育。因时感夹肝郁，就予诊，为处逍遥散加重疏表之品，一剂得微汗，病减，表气通则里气和，复加利膈柔肝疏里之品助之，胸膈闷痛等症亦愈，因询及种子方药。予曰：普通方剂无济，人体有强弱之殊，病状者有微甚之别，岂固定一方一药所能泛应。大抵男子之要在固精，女子之要在调经，男女生殖无畸形，精固经调，生育机会即多。病者曰：我经不调，趱前趱后，多带下，愿先生为我调之。予曰：培本与治标不同，非久治不为功。为拟当归内补建中、五子衍宗二方合裁加减，方用：当归、黄芪各三两，桂枝三两(嫩桂皮肉相连者)，白芍六两，覆盆子、车前子、菟丝子各三两，桑螵蛸三两(酒洗)，甘草一两。研末，蜜丸梧子大，每服三钱，日二服。每经事至时，诊察服汤药三剂，寒则温之，热则清之，瘀则行之，滞则通之，郁则散之，随其所至，使自宜之。越三月，带下愈，经期准，饮食倍增，精神有加，自后两月经不至，自以为停滞，欲攻之，予曰：脉则两尺不绝，体则神气较旺，似为育麟佳兆，俟一月，达三月时期，即有朕兆，再俟两月，达四月时期，即可显著。病者半信半疑，亦姑听之，届三月，腹部似有形，届四月，胎形已著，时或动掣，足月产一男孩，儿体壮健。(《冉雪峰医案》)

**吕按**：本案女子“从未生育”，其“……经不调……多带下”是其不孕缘由。治“拟当归内补建中、五子衍宗二方”，建中方中归、芍并有养肝之功，补肾水方中又有涵木之效，诸药研末蜜丸，缓缓培补肝脾肾三脏以治本，经来之时随症调之以治标。如此方法得当，“带下愈，经期准……”孕育可期矣。诊“脉则两尺不绝”，以测为怀孕佳兆。此等诊脉功夫，真良医也。

## （三）其他

**鼻衄** 一妇人年六十余，早年因生育较多，素日有头晕痛，心悸，失眠，大便溏薄等症，冬月易受外感而咳嗽。今突然鼻衄，血出如注，虽经用压迫止血等法，随即口吐不止。来诊时，面色萎黄，四肢厥冷，心烦悸，舌体胖大苔薄白水滑，脉沉弱。此患者素日心脾两虚，今气虚不能摄血故衄。以黄芪建中汤原方补益脾气，摄血止衄。3剂后衄止，以归芪建中汤调理善后。（《名老中医之路》）

吕按：于上一条小建中汤证所述的“建中八症”之一即曰“衄”，此案验证之。鼻衄以甘温建中法以恢复脾之统血功能而取效。识证要点是舌脉为虚寒证象。

【临证指要】黄芪建中汤是治疗脾气虚衰所致的消化性溃疡（胃脘病）、慢性胃炎之专方、良方，并且用之得当，对“虚劳里急，诸不足”所致的内科病、妇人病以及五官科病变等，皆有疗效。

【实验研究】黄芪建中汤具有制酸、抗溃疡、抑制胃蛋白酶活性、增强免疫功能，以及促进脾功能恢复正常等作用。

## 四、建中汤类方串解

脾胃虚弱，以脾胃病变证候为主。病深日久，可见阴阳气血诸不足及“五脏不安”证候，根据治病求本的法则，应以建中汤类方剂为主治之。尚需明确，五脏病变互相影响，脾胃病日久常累及其他四脏，而四脏病变亦影响脾胃，治当分辨标本缓急而兼顾之。

建中汤类3首方剂论述如下。①小建中汤（100，六·13）：本方由桂枝汤倍芍药加胶饴组成，是针对虚劳病脾虚营弱的证治。本方以桂枝汤为主，辛以开胃，甘以健脾，辛与甘合，调和脾胃，增进饮食；倍用芍药滋养脾营，缓急止痛；加入胶饴之甘润以建中。全方辛甘温润，变解表之方为建中之剂，正《难经》所谓“损其脾者，调其饮食，适其寒温”之大法。总之，小建中汤为调补中焦的平和之剂，所治“建中八症”为脾虚营弱，累及“五脏不安”的证候。②黄芪建中汤（六·14）：本方是小建中汤加黄芪一两半而成，乃针对小建中汤证发展成脾气虚衰者而设。黄芪入脾、肺经，为纯阳之品，善补阳气。若脾气虚弱，精微乏源，阳无以生，阴无以长，阴阳并虚“诸不足”者，则黄芪建中汤方法，为尽善尽美之良策也。③大建中汤（十·14）：本方主治中阳衰弱，阴寒内盛之病证。方取干姜、蜀椒温中散寒，人参、胶饴甘缓益气。本方证与上两方证相较，不仅脾营虚、脾气虚，并且发展至脾阳虚衰，故以大建中气之方药治之。

〔附文〕

## 小建中汤证与黄芪建中汤证病机论

中医学十分重视“治病必求于本”。本者，病机也。辨病机与治病求本是一回事。辨病机起码要明辨两点：一是病性（寒热虚实），二是病位（在表在里、在气在血、在脏在腑、在经在络等）。二者相合，即是治病所求之本。那么，《金匮要略》所述小建中汤证、黄芪建中汤证病机如何？分析如下。

《金匮要略·血痹虚劳病脉证并治》篇第13条曰：“虚劳里急，悸，衄，腹中痛，梦失精，四肢痠疼，手足烦热，咽干口燥，小建中汤主之。”随后第14条曰：“虚劳里急，诸不足，黄芪建中汤主之。”

第13条所述以里急、腹中痛为主证特点。由于脾虚不能营养脉络，则脘腹拘急空虚，甚则腹中痛，饥不得食尤易发作；脾虚营弱，心失所养则心悸；脾不统血可致鼻衄等血证；脾虚及肾，肾关不固则梦遗失精；脾虚不能营养肢体则四肢酸疼，手足烦热；脾虚阴津不能上承则咽干口燥。小建中汤为治病求本之方。本方以桂枝汤为主，辛与甘合，调补脾胃；倍用芍药滋养脾营，缓急止痛；加入胶饴之甘润以建中。全方变解表之方为建中之剂，以补益后天之本为大法。（正文已提到过）

上述可知，小建中汤为调补中焦的平和之剂，所治“建中八症”实为脾虚营弱导致的“五脏不安”证候。《灵枢·本神》篇曰：“脾藏营，营舍意，脾气虚则四肢不用，五脏不安。”《灵枢·决气》篇曰：“中焦受气取汁，变化而赤，是谓血。”上述表明，脾脏之“营”，为胃受纳的水谷之“气”经过脾的运化而吸取的精微物质，也就是“汁”。脾脏之营上输于心肺，通过心肺的功能，“变化而赤，是谓血”。若脾胃虚弱，受纳、运化失常，则精微不足，营血乏源，五脏失养而发生病变。

古今注家，或曰本条所述“概属阳虚”（《金匮要略论注》），或曰“是寒热错杂，阴阳两虚之证”（《金匮要略讲义》）。倘若如此，小建中汤便应为甘温重剂，那么，何以言“小建中汤”？又如何与“大建中汤”及“理中丸”鉴别？

第14条是承接第13条，论述虚劳病日久脾气虚衰的证治。该文所谓“虚劳里急”，乃因劳伤内损而腹中拘急，甚则腹痛；诸不足，是指阴阳形气俱不足，即第13条小建中汤证发展成脾气虚衰者，故于小建中汤内加甘温之黄芪，健脾补虚，扶助阳气。尤在泾曰：“里急者，里虚脉急，腹中当引痛也。诸不足者，阴阳诸脉并俱不足，而眩、悸、喘、渴、失精、亡血等症，相因而至也。急者缓

之必以甘，不足者补之必以温，而充虚塞空，则黄芪尤有专长也。”(《金匮要略心典》)

关于黄芪建中汤的功效，绮石说：“余尝说建中之义，谓人之一身，心上肾下，肺右肝左，唯脾胃独居于中。黄芪之质，中黄表白，白入肺，黄入脾，甘能补中，重能实表。夫劳倦虚劳之症，气血既亏，中外失守，上气不下，下气不上，左不维右，右不维左，得黄芪益气甘温之品，主宰中州，中央旌帜一建，而五方失位之师，各就其列，此建中之所由名也。”(《理虚元鉴》卷下)

黄芪建中汤中黄芪之功用特点，绮石作了简要概括，再引两家见解如下。《本经疏证》说：“黄芪，直入中土而行三焦，故能内补中气，则《神农本草经》所谓补虚；《名医别录》所谓补丈夫虚损、五劳羸瘦，益气也。”《本草求真》说：“黄芪，入肺补气，入表实卫，为补气诸药之最，是以有耆之称。与人参比较，则参气味甘平，阳兼有阴；芪则秉性纯阳，而阴气少。”上述可知，黄芪入脾、肺经，为纯阳之品，善补阳气。脾气虚弱，精微乏源，阳无以生，阴无以长，阴阳并虚“诸不足”者，建中益气，尽善尽美之法也。

需要强调的是，脾虚证补之以甘味很有临床指导意义。中医学所述脾的生理功能与病理变化，实际上包括肠的部分功能。十二指肠球部溃疡患者，多在空腹时腹痛或腹痛加重，进食饼干等甘甜食品，腹痛便能减轻或遂止。大量的临床观察皆证实，小建中汤、黄芪建中汤等以甘味为主的方子，是主治消化性溃疡的良方。

综上所述可知，小建中汤主治脾胃虚弱初起，病情尚轻者，可概括为“脾虚营弱”；黄芪建中汤是治脾胃虚弱日久，病情较重者，可概括为“脾气虚衰”。若病情进一步加重，则为脾阳虚寒之理中汤证，或大建中汤证。

## 第四节　肾气丸临证发挥

### 一、肾气丸证原文诠释

【原文】虚劳腰痛，少腹拘急，小便不利者，八味肾气丸主之。方见脚气中。(六·15)

肾气丸方：干地黄八两，山药、山茱萸各四两，泽泻、丹皮、茯苓各三两，桂枝、附子（炮）各一两。上八味，末之，炼蜜和丸，梧子大，酒下十五丸，加至二十五丸，日再服。

【提要】论虚劳病肾阴阳两虚的证治。

【简释】腰者，肾之府，肾虚多表现腰部痛，劳累后加重。肾与膀胱相表里，“膀胱者，州都之官，津液藏焉，气化则能出矣”（《素问·灵兰秘典论篇》）。膀胱的气化，依赖三焦的通调，特别是肾的气化作用。肾虚而气化失常，故少腹拘急，小便不利。方用八味肾气丸，补阴之虚，助阳之弱，渗利水湿，乃补肾之祖方良剂也。

【原文】夫短气有微饮，当从小便去之，苓桂术甘汤主之；肾气丸亦主之。（十二·17）

【提要】论微饮的证治。

【简释】前第12条说：“水停心下，甚者则悸，微者短气。”痰饮停留，妨碍气之升降，所以短气。当从小便去之，是说本证治法，应当化气利小便，使气化水行，则饮有去路。而痰饮之由，有因中阳不运，水停为饮者，其本在脾，必见脾虚证候；有因下焦阳虚，不能化水，以致水泛心下者，其本在肾，必见肾虚证候。临床宜分别处理，前者用苓桂术甘汤健脾利水，后者用肾气丸补肾利水。本条一证二方，皆属“温药和之”之意。二方临床用途广泛，应注重应用。

【原文】男子消渴，小便反多，以饮一斗，小便一斗，肾气丸主之。（十三·3）

【提要】论肾虚下消的证治。

【简释】本条所论男子消渴，小便反多，是因肾虚而阳气衰微，既不能蒸腾津液以上润，又不能化气以摄水，故其饮一斗，小便亦一斗。肾气丸补肾阴之虚，并温养其阳，以恢复其蒸津化气之功，则水渴自解。尤在泾：“男子以肾为事，肾中有气，所以主气化，行津液，而润心肺者也。此气即虚，则不能上至，气不至则水亦不至，而心肺失其润矣。盖水液属阴，非气不至，气虽属阳，中实含水，水之与气，未尝相离也。肾气丸中有桂附，所以斡旋肾中颓堕之气，而使上行心肺之分，故名曰肾气。不然，则滋阴润燥之品，同于饮水无济，但益下趋之势而已。驯至阳气全消，有降无升，饮一溲二而死不治。夫岂知饮入于胃，非得肾中真阳，焉能游溢精气而上输脾肺耶……推而言之，厥阴内热之渴，水为热所消，其小便必不多；阳明内坚之渴，水入不能内润而从旁转，其小便虽数而出亦必少也。”（《金匮要略心典》）

【原文】问曰：妇人病，饮食如故，烦热不得卧，而反倚息者，何也？师曰：此名转胞不得溺也，以胞系了戾，故致此病，但利小便则愈，宜肾气丸主之。（二十二·19）

【提要】论妇人转胞的证治。

【原文】崔氏八味丸：治脚气上入，少腹不仁。（五·附方）

【简释】该方即张仲景肾气丸。《旧唐书·经籍志》有《崔氏纂要方》十卷录用之。“脚气上人，少腹不仁”仅为本方适应证之一，当与虚劳、消渴、水气、妇人杂病各篇结合研究。尤在泾：“肾之脉起于足而入于腹，肾气不治，湿寒之气随经上入，聚于少腹，为之不仁，非是祛湿散寒之剂所可治者，须以肾气丸补肾中之气，以为生阳化湿之用也。”（《金匮要略心典》）

【方证释义】本方功能补肾阴，助肾阳，利水邪。方中重用干地黄大补肾精之亏，山药味甘以补脾，山茱萸味酸以补肝，三味相合，君一臣二，补阴之力悉备，乃本方之大体，求本之治法；正常时水能克火生木，若肾水不足，则心火易亢，肝火易炽，故佐丹皮以制虚火；用茯苓、泽泻者，功在利水而通小便；肾精亏损，阴损及阳，故佐附子、桂枝以助肾阳之弱，少用取“少火生气”之义。八味肾气丸如此配伍，补阴之虚以生气，助阳之弱以化水，渗利水湿以护正，为扶正祛邪，祛邪安正之剂。本方证是以肾阴亏损，阴损及阳，气化不利，开阖失司为主要病机的病证。症见虚劳腰痛，少腹拘急，小便不利，脉大无力或弱，舌淡苔白润。另据《金匮要略》载，本方还用于：①痰饮病，短气有微饮。②消渴病，男子消渴，小便反多，以饮一斗，小便一斗。③妇人转胞不得溺，饮食如故，烦热不得卧而反倚息。④脚气上入，少腹不仁。本方所治病证颇多，关键在于抓住肾阴阳两虚并水湿内停的病机。各科疾病，凡方证相对者，皆可用之。

【方证歌诀】

肾虚祖方肾气丸，一八二四三三三。
桂枝附子各一两，滋阴助阳利小便。

## 二、肾气丸证临床心得

详见附文内容。

## 三、肾气丸古今医案赏析

### （一）明代李中梓《医宗必读》医案

1. **腹痛** 太史焦猗园，当脐切痛，作气食疗之无功，余诊之曰：当脐者，少阴肾之部位也，况脉沉而弱，与气食有何干涉？非徒无益，反害真元。以八味丸料煎饮，不十日而健复如常。（《医宗必读》）

2. **淋证** 邑宰严知非，患淋经年，痛如刀锥，凡清火疏利之剂，计三百剂，病势日盛，岁暮来就诊。余曰：两尺数而无力，是虚火也。从来医者皆泥痛无补法，愈疏通则愈虚，愈虚则虚火愈炽，遂以八味地黄丸料加车前、沉香、人参，服八剂痛减一二，而频数犹故。原医者进云：淋证作痛，定是实火，若多温补，恐数日后必将闷绝，不可救矣。知非疑惧，复来商之。余曰：若不宜温补，则服药后病势必增，今既减矣，复可疑乎？朝服补中益气汤，晚服八味丸，逾月而病去其九；倍用参耆，十四日而霍然矣。(《医宗必读》)

3. **小便不禁**　方伯张七泽夫人，患饮食不进，小便不禁。余曰：六脉沉迟，水泉不藏，是无火也。投以八味丸料，兼进六君子加益智、肉桂，两剂减，数剂而安。(《医宗必读》)

4. **咳嗽**　文学金伯仓，咳而上气，凡清火润肺化痰理气之剂，几无遗用，而病不少衰。余诊其肾脉大而软，此气虚火不归元。用人参三钱，煎汤送八味丸五钱，一服而减。后于补中益气汤加桂一钱，附子八分，凡五十剂，及八味丸二斤而瘥。(《医宗必读》)

5. **饱闷不食**　文学倪念岚，劳累积郁，胸膈饱闷，不能饮食，服消食之剂不效，改而理气，又改而行痰，又改而开郁，又改而清火，半载之间，药百余剂，而病势日增，始来求治于余。余先简其方案，次诊其六脉，喟然叹曰：脉大而软，两尺如丝，明是火衰不能生土，反以伐气寒凉投之，何异于人既入井，而又下石乎？遂以六君子汤加益智、干姜、肉桂各一钱，十剂而少甦。然食甚少也，余劝以加附子一钱，兼用八味丸调补，凡百余日而复其居处之常。(《医宗必读》)

**吕按**：上述五则验案的辨证论治尤重于辨脉，其平脉辨证之精细，深得仲景心法，是对《金匮要略》虚劳病篇“脉大为劳，极虚亦为劳”之两大纲脉的切实发挥和具体陈述。案中异病同治，或辨证以八味肾气丸补肾为主，或酌情脾肾并补，屡起沉疴。如此医案，认真品味，学以致用，必能提高临床水平。

## （二）清代《增评柳选四家医案》选录

### 1. 尤在泾医案

（1）阴亏阳浮　阴亏于下，阳浮于上。服八味丸不效者，以附子走窜不能收纳耳。宜加减法，桂都气丸。

**诒按**：议论精细，可为用药者开一悟境。

**邓评**：附子既已不合，则桂亦恐碍浮阳，何不参介类以潜之。(《增评柳选四家医案》)

（2）头耳口鼻为病　真阳以肾为宅，以阴为妃，肾虚阴衰，则阳无偶而荡矣。由是上炎则头耳口鼻为病，下走则膀胱二阴受伤。自春及秋，屡用滋养清利之剂，欲以养阴，而适以伤阳，不能治下，而反以戕中。《内经》所谓热病未已，寒病复起者是也。鄙意拟以肾气丸，直走少阴，据其窟宅而招之，同声相应，同气相求之道也。所虑者，病深气极，药入不能制病，而反为病所用，则有增剧耳。肾气丸。

邓评：要知滋清太过，每有是症。缘虚阳游行于三焦经络，非阳火亢盛，上充下斥之比，此案洵属可法，非阅历有得者不能道只字。“反为病所用”者，恐其桂、附助阳耳，病至深极，每有此弊。

孙评：议论非名大家，其孰能之。(《增评柳选四家医案》)

吕按：尤氏所治以上两例，病机相类，彼此互参，可窥测尤氏处方之异同，并可悟出“智者之一失”。上例说“阴亏于下，阳浮于上”，顾虑若“服八味丸不效者，以附子走窜不能吸纳耳”，故“宜加减法”，去方中附子之“走窜”，加五味子之“收纳”，即“桂都气丸”也。下例“所虑者，病深气极，药入不能制病，反为病所用，则有增剧耳”，却仍然用“肾气丸”，这就是邓评想到的，“恐其桂、附助阳耳”。笔者以为，温肾阳不一定必用桂、附，可用温肾而非辛燥之品，如淫羊藿、巴戟天、菟丝子、肉苁蓉等。

(3) 阴缩精出　真阳气弱，不荣于筋则阴缩，不固于里则精出，不卫于表则汗泄。此三者，每相因而见，其病在三阴之枢，非后世方法可治。古方八味丸，专服久服，当有验也。八味丸。

诒按：见识老到，议论明确，此为可法可传之作。

邓评：《金匮》桂枝龙牡汤，似与此证适合，记出以资博雅。(《增评柳选四家医案》)

吕按：“阴缩”“精出”“汗泄”，如见于青少年失精家则宜用桂枝加龙骨牡蛎汤，如见于中老年久病肾虚之人，则当用八味肾气丸。

(4) 喘　气喘足冷至膝，唇口干，鼻塞，脉虚小。下气上逆，病在根本。勿以结痰在项，而漫用清克也。肾气丸三钱，盐花汤送下。

诒按：见识老当。

邓评：口干鼻塞，不免兼有外感。今用肾气丸，直任无疑者，以脉之虚小故也，急则先治耳。(《增评柳选四家医案》)

吕按：案语简要，难以判断是否兼有外感。但处方仅用肾气丸，非外感也。其所述证候，类似前之案“阴亏于下，阳浮于上”之例，宜用都气丸加介石类以潜之；肾阳虚甚，再加温而不燥之品。

(5) 咳喘

①久咳喘不得卧，颧赤足冷，胸满上气，饥不能食。此肺实于上，肾虚于下，脾困于中之候也。然而实不可攻，姑治其虚，中不可燥，姑温其下。且肾为胃关，火为土母，或有小补，未可知也。金匮肾气丸。

诒按：拟再用旋覆代赭汤送下，则上中两层，亦可关会矣。

邓评：肾气丸内有温中逐饮之义，再合旋赭汤尤能上下同治，虚实兼到。

孙评：议论岂浮泛者能道。(《增评柳选四家医案》)

吕按：颧赤足冷，为虚阳上浮证，故用温补下元之方。

②两寸浮大，关尺沉小，气上而不下，喘咳多痰。肝肾之气，上冲于肺。宜以肾气丸，补而下之。肾气丸。

诒按：此治本之法。

邓评：病象毕露于脉，谁谓脉不足凭乎？(《增评柳选四家医案》)

(6) 腹满　命门阳衰，脾失温养，不克健运，食入辄胀，法当温补下焦。肾气丸去桂，加沉香、椒目。

诒按：此补火生土之法。

邓评：此单腹之渐也，丸方加减可法。(《增评柳选四家医案》)

吕按："法当温补下焦"，加沉香降气温中，暖肾助阳好理解，而为何加椒目呢？椒目气味浓烈，有温中健脾之功，又有利水消肿之效，故邓评分析说"此单腹之渐"，这就破解了尤氏未尽之言。

(7) 牙痛　肾虚齿痛，入暮则发，非风非火，清散无益。加减八味丸，每服三钱，盐花汤下。

邓评：识见高超，直如老吏断狱。

孙评：齿痛属肾虚者，每挟肝阳上升，宜参入清肝之品，如天冬、石斛之类。(《增评柳选四家医案》)

吕按：上述八则医案，其辨证之精细，案语之精辟，令人叹服！读者认真研习，对肾气丸之应用必有长进。尤在泾著有《伤寒贯珠集》《金匮要略心典》，故对经方的应用有炉火纯青之功夫。此外，柳宝诒之按、邓养初与孙梓文之评，皆各有匠心独运，识见高超之处。细心揣摩，全面领会，必能开拓临证思路。

**2. 王旭高医案**

(1) 虚劳病　肾气虚逆，非滋不纳；脾弱运迟，滋则呆滞。然则如何而可？曰补肾之阳，即可以转运脾气。从仲景肾气丸化裁：熟地、附子三分炒，五味子、茯苓、山药、肉桂心、麦冬元米炒、牛膝盐水炒、山茱萸、陈皮、紫石英、补骨脂盐水炒，胡桃肉。

诒按：补肾即可补脾，益火以生土也，用肾气丸恰合。

邓评：若肝肾无亢火者，唯以此法为上策。经是加减，较原方更觉切实。

孙评：须看其将两面合成一气之法。(《增评柳选四家医案》)

(2) 咳喘　年过花甲，肾气必亏，即使擅自调摄，亦不过少病耳。及至既病，则各随其见证而施治焉。今咳嗽气升，食少倦怠，证形在于肺脾，自宜从肺脾求治。然气之所以升者，即肾水虚而不能藏纳肺气也。食荤油则大便溏者，即肾阳衰而不能蒸运脾土也。然而补肾尤为吃紧，虽不治脾肺，而脾肺得荫矣。党参、五味、山药、紫石英、补骨脂、萸肉、胡桃肉、茯苓，另金匮肾气丸三钱。

诒按：立论颇能探入深处，用药亦亲切不浮。

邓评：如此探源立论，却已不易及，方药亦切中病情。唯少沉香、广皮等顺理气分之品，为其缺耳。(《增评柳选四家医案》)

吕按：患者表现，皆脾肺病候。但联系年龄，从肾虚分析、补之。此乃良医之整体观念也。

（3）喘哮　……再诊：喘哮频发，脉形细数，身常恶寒。下焦阴虚，中焦痰盛，上焦肺弱；肺弱故畏寒，阴虚故脉数；喘之频发，痰之盛也，有所感触，病遂发焉。病有三层，治有三法，层层护卫，法法兼到，终年常服，庶几见效，否则恐无益也。

发时服方：桂枝生晒干，款冬花蜜炙，橘红盐水炒，杏仁霜、莱菔子、桑白皮蜜炙。上药共研末，用枇杷叶十片，去毛煎汤，再用竹沥半茶杯、姜汁一酒杯，相和一处，将上药末泛丸。发喘时，每至卧时，服此丸二钱，薏仁、橘红汤送下。

平时服方：熟地砂仁拌炒，丹皮盐水炒，山茱萸酒炒，茯苓、牛膝盐水炒，泽泻盐水炒，肉桂、山药炒，五味子盐水炒，磁石。上药为末，用炼白蜜捣和，捻作小丸，丸须光亮，俟半干，再用制半夏三两、陈皮二两、炙甘草一两，研极细末，泛为衣，每朝服二钱，发时亦可服。

邓评：阳分比阴分更伤，盖恶寒为真，脉数为假。……此《金匮》药法，阴虚痰多者，极宜效用。(《增评柳选四家医案》)

吕按：论病情句句中肯，处方用药精细周到，治分发时、平时，抓住缓急之要。“平时服方”即肾气丸去附子加味。若欲取效除根，必须“终年常服”，倘一曝十寒，恐无济于病。此治慢性痼疾之经验，诚如良相治国也。

（4）阳维、阴维为病　阳维为病苦寒热，阴维为病苦心痛。阳维维于阳，阳气弱则腹痛而便溏；阴维维于阴，营阴虚则心痛而舌红也。脉微形瘦，阴阳并损，损及奇经，当以甘温。黄芪，桂枝，当归，炙甘草，白芍，川贝，陈皮，砂仁，鹿角霜。（邓评：是即《金匮》阴阳俱不足，调以甘药之旨，况此病阳分比阴分更虚，治须甘温无疑；唯川贝不伦。）再诊：但寒不热，便溏脉细，肢体面目俱浮，悉属阳虚见象。唯舌红无苔，此属阴伤之候；但口不干渴，乃君火之色外露。治当引火归元。附桂八味丸加鹿角霜、党参、冬术。

**诒按：**论病贯串，认证真切。至用药之浅深轻重，亦觉步步稳实。

**邓评：**口不干渴，火之无力可知。昔人论胸中有聚集之残火，腹内有积久之阴寒也，其斯之谓欤。(《增评柳选四家医案》)

**吕按：**补脾、补肾为治疗虚劳病两大法则。此案首诊以补脾为主，再诊以补肾为主。何者为主，当以具体病情而定。此案四诊合参，辨证而舍舌（舌红者一般主阴虚）从脉，如此对具体病情具体分析的辨证方法，应当效法。

## （三）其他古代医案

### 1. 虚劳

①一妇，患痰热，治者多以寒凉，偶得小愈。三四年，屡进屡退，于是元气消烁。庚子夏，遍身浮肿，手足麻冷，日夜咳嗽，烦躁引饮，小水不利，大肉尽去，势将危殆。薛诊脉洪大无伦，按之如无，此虚热无火，法当壮火之源，以生脾土。与金匮肾气丸料，服之，顿觉小水溃决如泉，俾日服前丸，及大补汤愈。三四年间无恙。一日，因哀悲动中，前证复作，体如焚燎，口肉尽腐，胸腹胀满，食不下咽者四日，投以八味二服，神思清爽，服金匮肾气丸料，加参、芪、归、术，未竟而胸次渐舒，陡然思食，不三日而病去五六矣，嗣后，日用前二丸间服，逾月而起。至秋深，复患痢，又服金匮肾气丸，加参、芪、归、术、黄连、吴萸、木香，痢遂止，但觉后重，又用补中益气，加木香、黄连、吴萸、五味，数剂而痊愈。(《名医类案》)

**吕按：**此案脉"洪大无伦，按之如无"，是《金匮要略》所谓"脉大为劳"（六·3）之类也。"法当壮火之源，以生脾土"，土厚则生肺金，肺脾肾三脏真元恢复，诸症可愈。此后两次病情反复，皆以补肾健脾、先天后天兼顾为施治大法，由于"复患痢"，故加入治痢之药，随症变法处方而收功。

②一儒者失于调养，饮食难化，胸膈不利，或用行气消导药，咳嗽喘促；服行气化痰药，肚腹渐胀；服行气分利药，睡卧不能，两足浮肿，小便不利，大便不实，脉浮大，按之微细，两寸皆短。此脾肾亏损，朝用补中益气加姜、附，夕用金匮肾气丸加骨脂、肉果，各数剂，诸症渐愈。再佐以八味丸，两月乃能步履，却服补中、八味，半载而康。（博按：以上二案旧刻前案佚其尾，后案佚其首，并作一案。）(《名医类案》)

**吕按：**此案"脾肾亏损，朝用补中益气……夕用金匮肾气……"，于上午阳气较盛时以补中益气汤补已虚之阳气，晚上以肾气丸补肾而强壮真阴真阳之本。

### 2. 水气病

①杨乘六治孙氏女，年十九，病鼓证。先自头面肿起，渐次手足浮肿，又

次肚腹肿胀，小水不利，医杂用枳壳、厚朴、苍术、陈皮、三棱、莪术、半夏、黄芩等，并利水药，肿胀益甚，更加痰喘。询其起病之由，知为寒水侮土，因治不如法，致水势冲激，而土崩防溃也。以大剂补中益气加木瓜、干姜，送《金匮》肾气丸，月余而愈。(《续名医类案》)

**吕按：**此案“起病之由”与“先自头而肿起……小水不利”等发病特点，颇似西医学所述急性肾炎至慢性肾炎之发病过程。辨证以汤与丸并用，补脾与补肾兼顾而愈。

②吴孚先治一人患肿胀，皮绷急。脉之系脾肾虚，用二陈去甘草，加人参、干姜、肉桂、木香、茯苓、大腹皮、姜皮、车前，十剂腹有皱纹。复与《金匮》肾气丸，一剂痊愈。(《续名医类案》)

**吕按：**此案为先理脾而后补肾法。治肿“去甘草”甚妙。以甘草恋湿而易增肿，故肿胀患者不用。求索经方治水气病与湿病，绝对不以甘草为君药，仅用之为佐药。由此可知，古圣先贤们已经在缜密的临床观察中，发现了甘草恋湿增肿之弊端，故不用或少用之。

**3. 表里同病、上盛下虚证** 孙兄，粤东转运高公令亲也。高扎云：“舍亲孙某，患不起之症，非某不治，亦作善之一端。时因余创育婴局于广东省，故云然也。”往诊其脉，空豁恍恍不定，重按无根，神昏谵语，寒热大作，加之咳嗽痰喘，转侧不能寐，昼夜唯伏几呻吟，且胸膈胀闷，足冷恶寒。询之，夏秋积劳，寒暑皆受。一月以前，初感头风身痛，憎寒恶热，咳嗽。或用桔梗、杏仁、干葛、羌活，汗而不解。复用桑皮、前胡、苏子、半夏、贝母、知母、黄芩，亦不应，寒热更甚。又用小柴胡加山栀、玄参、薄荷，咳嗽更甚。不知此症，夏秋暑湿风寒，兼感而发，尚未得汗，何能解散？遂用五积散二剂，汗出如淋，咳嗽亦减，可伏枕矣。唯寒热未退，病久元气已亏，气上喘，小便如油短数，其火从下而上，上盛下虚，用《金匮》肾气丸二服，气平便顺。然潮热如故，时有呓语昏冒，午后用参附六君子汤，朝与肾气丸，经月汗止神清。凡用参、附共斤许，又服还少丹加河车、桂、附、鹿胶，及十全大补汤，五十余日，元气始复，饮食如常。(《续名医类案》)

**吕按：**此案脉象“空豁恍恍不定，重按无根”，显然为大虚之脉，《金匮要略》所谓“脉大为劳，极虚亦为劳”（六·3）也。询问病因，乃“一月以前……夏秋暑湿风寒，兼感而发，尚未得汗”，辨证先以五积散治之（本方是为消除气、血、痰、食、寒五积而设，但以发表温里为主。出自《太平惠民和剂局方》，方药组成：麻黄、白芷、生姜、干姜、肉桂、苍术、厚朴、陈皮、半夏、茯苓、当归、川芎、白芍、枳壳、桔梗），汗出邪解。后以肾气丸、参附六君子汤、十全大补汤等温补脾肾方药补虚，使危重复杂之病转危为安。此案是表里同病者先解表后治里法则的具体案例。

**4. 胃热肾虚证、先泻后补案**　施沛然治吕孝廉沈仆，患惊悸三月，闻响则甚，遇夜则恐，恐甚则上屋逾垣，旋食旋饥，日啖饭无算。或谓心偏失神，用补心汤益甚。脉之，右关洪数无伦，两尺浮大，按之极濡。病得于酒且内。肾水枯竭，客热犯胃。经云："肾主恐。"又曰："胃热亦令人恐。"又曰："消谷则令人饥。"又曰："足阳明病，闻木音则惕然而惊，甚则逾垣上屋。此病在胃与肾脾。心属火，是脾之母，补心则胃益实，火盛则水益涸，故药之而病反甚也。但病本在肾，而标在胃也。先治其标，用泻黄散，后治其本，用肾气丸。一病而寒热并用，补泻兼施。第服泻黄散三日，当不饥矣，服肾气丸十日，当不恐矣。"已而果然。(《续名医类案》)

**吕按：**此案平脉以辨病机（"右关洪数无伦"乃胃热之象；"两尺浮大，按之极濡"乃肾虚阳浮之象）；问诊以求病因（"病得于酒且内"者，嗜酒致胃热，房劳伤肾精）。"用补心汤益甚"者何？以"补心则胃益实，火盛则水益涸，故药之为病反甚也"。故治之先用泻黄散治胃热火盛之标，后以肾气丸补肾之虚并引火归原。方法得当，疗效在意料之中。泻黄散源自《小儿药证直诀》，方为：石膏、栀子、藿香、防风、甘草。功能泻脾胃伏火。

**5. 脾肾虚寒危症**　立斋治州同刘禹功，素不慎起居七情，以致饮食不甘，胸膈不利。用消导顺气，治肚腹痞闷，吐痰气逆；用化痰降火，治食少泄泻，小腹作胀；用分利降火，治小便涩滞，气喘痰涌；服清气化痰丸，治小便愈滞，大便愈泻，肚腹胀大，肚脐突出，不能寝卧。六脉微细，左寸甚虚，右手短促，此命门火衰，脾肾虚寒之危症也。先用《金匮》加减肾气丸料，肉桂、附各一钱二分，二剂，下瘀秽甚多。又以补中益气送二神丸，二剂，诸症悉退五六。又用前药数剂，并附子之类，贴腰脐及涌泉穴，六脉渐和而安。后因怒腹闷，惑于人言，服沉香化气丸，大便下血，诸症悉至。曰："此阴络伤也。"辞不治，果殁。(《续名医类案》)

**吕按：**此案平脉辨证，治法先用肾气丸加减补肾，"下瘀秽甚多"者，扶正可祛邪也（若肾气丸重用干地黄，可致大便增多而色黑）。"又以补中益气送二神丸"，此乃脾肾兼补之方法。更难能可贵的是采取了内外兼治法，外"贴腰脐及涌泉穴"，必能增强疗效。"后因怒"伤身，病情又复加重，他医治不得法而亡，足见患者本来就病属"危症"矣。

**6. "虚虚"至死案**　一宦者，年已近耄，因劳倦伤脾，脾虚病疟，疟愈而脾胃之虚日益，旋病肿，此时饮食尚进，起居亦不甚衰，正宜补中益气汤，随症加减，以调脾胃元气。后用《金匮》肾气丸，补肾行水，使肿自消，始为至治。乃日以泽泻、猪苓、柴胡、葛根、厚朴、陈皮等药，朝饵暮餐，咸不知返。

两月后真气克削无余，肿胀弥剧，喘息不得眠者六昼夜。更一医，犹以为肺病，而用苏子、芥子、二母、二冬之类，卒至汤饮俱废而死。王宇泰曰：“手足浮肿，未必成水也。服耗气利水之药而不已，则水病成矣。赵养葵曰：‘肾虚不能纳气归元而作喘，’徒从事于肺者，执流而忘源也。惜哉！”（《续名医类案》）

**吕按：**本案年老，“因劳倦伤脾……病肿”，先补脾以治虚肿，后补肾以固根本。庸医却滥用“克削无余”方药，使虚者更虚，病情加剧，“卒至汤饮俱废而死”。此即《金匮要略》所谓“（勿）虚虚”之戒也。

### （四）现代医案

#### 1. 内科病

（1）老年腰痛兼二便秘涩（前列腺肥大） 张某，男，86岁，干部，住某医院。1960年4月25日会诊。患者腰背酸痛，足冷，小便短而频，不畅利，大便难，口干口苦，饮水不解，舌淡少津无苔，脉象右洪大无力，左沉细无力。脉症兼参，属阴阳两虚，水火皆不足，治宜温肾阳滋肾阴，以八味地黄丸加减：熟地三钱，云苓二钱，怀山药二钱，泽泻一钱五分，熟川附子一钱五分，肉桂（去粗皮盐水微炒）五分，怀牛膝二钱，杜仲（盐水炒）三钱，补骨脂三钱。水煎取汁，加蜂蜜一两兑服，连服3剂。复诊：服前方，腰背酸痛、口干口苦俱减，足冷转温，大便畅，小便如前，舌无变化，脉略缓和，原方再服3剂。三诊：因卧床日久未活动腰仍微痛，小便仍频，西医诊断为前列腺肥大，其余无不适感觉，腰部痛虽减，但仍无力，宜继续强健肾气，以丸剂缓服。处方：熟地三两，山茱萸一两，茯苓二两，怀山药二两，泽泻一两，熟川附子一两，肉桂三钱，怀牛膝一两，补骨脂二两，杜仲二两，菟丝子（炒）二两，巴戟天一两。共研为细末，和匀，炼蜜为丸（每丸重三钱），每晚服1丸，并每早服桑椹膏1汤匙，开水冲服连服2剂而恢复健康，至今5年多未复发。

**原按：**“肾者主水，受五脏六腑之精而藏之。”命门居肾中，统司水火，为人身生命之本。所以命门之火谓之元气，命门之水谓之元精。五液充则形体赖以强壮，五气治则营卫赖以和调。今以高龄之人，真阴本亏，元阳亦微，津涸气馁，不能传送，致成尿频便结，阳虚阴结证象，故主以水火两调之剂。用桂附八味丸去丹皮凉血之品，加牛膝、杜仲、补骨脂、菟丝子、巴戟天补肝肾，强筋骨之药，既育阴以滋干涸，复温化以培阳气，俾肾中水火渐充，而形体得健，营卫以和，故腰疼足冷、尿秘便难均能平治。（《蒲辅周医案》）

**吕按：**蒲辅周先生临床经验非常丰富。本案以肾气丸化裁治疗高年腰痛及二便不利等，改丸为汤，服药6剂，疗效不捷。考虑高年肾虚，不可急于求功，故仍遵仲景丸剂缓图之法，果然康复。

（2）咳喘　自抗战爆发后，余避难回乡，悬壶于官硚李家集，适福兴杂货店店东李某老丈，体素弱，素有咳喘之疾，某年冬天大发，延余诊治。审视前方，均为疏肺化痰之剂。其症见面部浮肿，恶冷腰痛，呼吸迫促而不能平卧，少腹部拘急不舒，大便尚可，小溲短少，舌质淡苔白，脉沉细而弱。断为久病咳喘，势必及肾。肾为真阳真阴之本，肾虚而不能温煦摄纳，故出现上列种种症状。《素问·逆调论篇》谓"肾者水脏，主津液，主卧与喘也"，是其明证。故从前治肺、治脾无效，此时当用温肾益阳固本补虚之法为宜。遂用八味肾气丸方作汤与服，数剂后，诸症稍减，唯喘促仍存。又仿都气丸意，将前方去肉桂，加五味子，服5剂，药有小效。又参都气丸合观音应梦散复方之意，用六味地黄汤加五味子，盐水炒补骨脂，胡桃肉，炒杜仲，煅磁石，怀牛膝，车前子与服。10剂后，患者精神渐振，诸症减轻，唯稍一动作仍感喘息不支。适老医李某在集上开位育堂药店，余持方请教。彼谓：此方温镇固摄，与证甚合。唯建议加入沉香一味，以加强理气平喘的作用。余从其说，将前方煎汤后每次用沉香末数分，随药汤吞下。又5剂，喘息渐平，时至新春，已能起床，随即告愈。盖沉香一物，李时珍谓"治上热下寒，气逆喘急，大肠虚闭，小便气淋，男子精冷"。用于此证，自有良效。

**原按：**中医治病，整体观念应落实到对每一个病人的诊治当中。此案取效关键有二：首先是根据患者肺病日久等证候，判断为久病及肾，以补肾治本取效，但仍喘息难平。其次是治病要取得良效，不仅是"随证治之"，有时还须要有特效良药。此案就是在辨证既明，立法、遣方亦不误，唯用药不能丝丝入扣之时，适遇贤达为之指点一二，加入对症之特效良药沉香，而疗效卓著的。（《李培生医学文集》）

（3）高热（肿瘤术后）　孙某，男，57岁，工程师。1985年5月13日诊：肝癌术后，胁部留一引流管，终日流黄绿色液体，云绿脓杆菌感染，高热39~40℃，持续1个月不退，已用多种进口抗生素，高热不见减。人已瘦弱不堪，备受折磨，痛不欲生，遂请中医诊治。阳脉大按之虚，尺脉沉细拘紧而涩。此阴盛格阳，予桂附八味丸治之。处方：炮附子12g，肉桂6g，熟地黄12g，山茱萸12g，山药12g，泽泻10g，丹皮10g，茯苓12g。上方共服6剂，热退身凉，阳脉敛而阴脉复。

**原按：**阴盛格阳者，赵献可《医贯》称龙雷火动，此火得湿则芮，遇水则燔。每当浓云骤雨之时，火焰愈炽，不可水灭，不可直折，当引火归原，宜八味丸。桂附与相火同气，直入肾水，据其宅窟而招之，盖同气相求，相火安得不引之而归原哉？龙雷火动之真寒假热证，其脉之特点为阳脉大而尺脉沉细。此种阳强阴弱之脉，可见于三种情况。①心火旺而肾水亏，水亏不能上济心火，心火独亢而不下交，呈现水火不济、心肾不交。其阳脉之大也，必按之有力；其尺脉之细也，按之必细数。治之当泻南补北，代表方为黄连阿胶汤。②阴虚不能制阳，阳浮而大按之虚，其阴脉当细数躁急。治当滋阴潜阳，方如三甲复脉之类。③阴盛格阳，由于阳气虚衰，阴寒内盛，虚阳浮越于外，成为格阳、戴阳。尺脉当沉细无力，或沉细拘紧无力。治当引火归原，使浮游于外之阳得以下归宅窟。方如白通汤、白通加猪胆汁汤，桂附八味之类。此三者脉象，皆阳旺而阴弱，然病机、治则迥异，差之毫厘，谬之千里。若脉象难以遽断，当进而察舌：水亏火旺者，舌红而坚敛苍老；阴虚阳浮者，舌当嫩而光绛无苔；阴盛格阳者，舌当淡嫩而润，或淡嫩而暗。(《相濡医集》)

**吕按：**《相濡医集》是由李士懋、田淑霄两位教授生前所著，两位先生为笔者工作期间接受继续教育的授业之师。两位生前相濡以沫，爱岗敬业，教学之余，仍勤于临床，潜心著述。对脉学研究颇深，著《脉学心悟》与《濒湖脉学解索》等，本案之脉诊分析，可见一斑。此案疗效使读者领悟：中医处方用药，不必受西医诊断的拘束，精准平脉辨证施治，才有望取得中医药之独特疗效。

（4）眩晕、腰痛、二便不利（高血压病、单纯性肥胖） 葛某，女，45岁。眩晕10余年，体质发胖6年，二便不利2年，以“高血压病Ⅱ期，单纯性肥胖”收入院，现腰部痛，周身乏力，体形肥胖，头晕眼花，动则胸闷，气短喘息，小便频数，淋漓不尽，甚则失禁，大便不固，黎明即泻，舌质淡暗苔薄白而润，脉弦尺弱。分析病机，以肾虚为本，肾气丸主之，处方：生熟地各15g，山茱萸15g，山药15g，丹皮9g，泽泻9g，茯苓9g，炮附子5g，桂枝5g，生龙骨15g，生牡蛎15g。服药6剂，二便好转，诸症改善，更可喜的是，血压下降，体重减轻。遂去西药（原经常口服复方降压胶囊等），守方服药1个月，体重减轻5公斤，血压由入院时的170/110mmHg下降至150/92mmHg。[吕志杰. 北京中医学院学报，1991（4）：25]

**吕按：**本案疗效可以说明，肾气丸既能补肾阴，助肾阳，又能利水湿。再加生龙牡可以潜镇虚浮之阳，标本兼治，故而效著。这个案例是笔者于40年前（约1980年）刚刚工作不久的治例，在相近两三年用经方治好了几个重病患者，让笔者自己增强了潜心经典、用好经方的信念，从而坚持了几十年，至今矢志不渝。

（5）小便失禁、淋证（泌尿系感染） 王某，女，75岁。1个多月来尿频，尿急，排尿后尿道隐痛，咳嗽则小便失禁，舌淡红嫩，体胖，苔少有裂纹，脉大按之无力。西医诊断为“泌尿系感染”。用抗生素等药效不佳，某中医曾用利水通淋方法，病益甚。此肾虚而膀胱失约。处方：生熟地各15g，山药15g，山茱萸、丹皮、茯苓、五味子、菟丝子、覆盆子、金樱子、枸杞子各10g，炮附子、桂枝各6g。日1剂。水煎分3次温服。服药3剂，小便失禁等症明显减轻，调治10天缓解。(《金匮杂病论治全书》)

吕按：《素问·宣明五气篇》曰："膀胱不利为癃，不约为遗溺。"《灵枢·本输》曰："实则闭癃，虚则遗溺，遗溺则补之，闭癃则泻之。"患者年迈，咳则遗溺，显然属虚。与舌脉合参，为肾阴阳俱虚。治以肾气丸合五子衍宗丸（枸杞子、菟丝子、覆盆子、五味子、车前子）加减，平补肾阴肾阳，肾气恢复，小便失常自然缓解。

**2. 妇人病**

（1）妇人肾亏类似热入血室状　张仪表令爱发热，经水来，昏夜谵语，如见鬼状，投小柴胡汤增剧。询其病情云："醒时下体恶寒，即愦时亦尝牵被敛衣。"因语此证，平素必患带下，且完姻未久，隐曲之事未免过当。复值经水过多，精血两亏，阴阳并竭。其恶寒发热，由阴阳相乘所致，非外感邪热深入也。投发散清热，证同亡阳。《伤寒论》云："亡阳则谵语。"《内经》云："脱阳者，见鬼是也。"用肾气丸，早晚各二钱，神气即清。随以苁蓉易桂、附，数剂痊愈。(《续名医类案》)

吕按：此案最大的启发是，对恶寒发热的病人，首先应分辨是外感，还是内伤。此案所述部分证候，颇似热入血室之小柴胡汤证。但详细询问病情，全面分析，才识得病"非外感"，而为内伤也。笔者著《仲景医学心悟八十论》，其第十三论为"《伤寒杂病论》中类伤寒证治论"，可知仲景书即有其系统辨证论治。后世李东垣又有《内外伤辨》之专著。若将先圣后贤之理论吃透，临证不惑也。

（2）月经不调　谭某，女，20岁，学生，未婚，于1960年12月12日初诊。患者月经从初潮起，周期不规律已6年之久，每月来潮二三次，量少，色淡，劳动或稍累后，即淋漓不断，近4个月来加重，前不久曾服过益母草膏后，夜间经量较多，经期有小腹及腰背痛，腹部喜按喜暖。1年多来常有大便溏稀，日三四次，小便正常，食纳欠佳，胃酸多，睡眠不佳，梦多，面黄，脉弦虚两尺弱，舌淡无苔。根据脉症，乃脾肾两虚之象，治宜温脾益肾。处方：香砂六君丸九两，每次饭后服一钱；金匮肾气丸30丸，每晚服1丸。……至1961年8月8日，因考试后失眠，复来门诊时，谈其月经，自长期服丸药后，已按月来潮，量及色均已正常，经行一般5天，证明月经已恢复正常。(《蒲辅周医案》)

吕按：妇人自青春期至更年期之三十多年，一旦体内气血阴阳失调，势必影响到月经。因此，妇人由于内科病就诊，一定要问其月经、带下等妇科情况，反之，由于妇人病就诊，亦要问及内科病情。这就是整体观念。此案即是因月经不调“已6年之久”，四诊合参，治从“脾肾两虚”入手。以丸药缓调8个月而月经正常。每日3次饭后服香砂六君丸，以助后天之本；每日晚上服1丸金匮肾气丸，以补先天阴阳之根。如此治法，彰显了良医如良相“王道”之功绩。

（3）倒经衄血　翟三妞，18岁，粮站家属。1983年5月8日，经前鼻衄5月，自觉面部轰轰发热，外观如醉。服凉血、止血药数十剂，非但无效，反增心悸，目赤如鸠，热势如焚，目珠热痛。自感脚底有冷风阵阵吹入，双膝冷痛，尿多不渴。脉大寸盛，舌红少苔。细观之，面部红色鲜艳，知是火不归原，误服凉剂，予引火汤（方药组成见下案）加油桂1.5g，4剂而愈，追访10年未犯。（《李可老中医急危重症疑难病经验专辑》）

吕按：引火汤对“火不归原”所致的鼻衄有上述神效！根据异病同治的法则，若用之得当，引火汤对头部五官病变皆会有良效。

**3. 五官病**

（1）鼻衄　灵石水头村邢春英，女，51岁。1971年1月8日，从黎明前4时起鼻腔大出血，至晚8时不止，已出血5中碗，仍滴沥不断，头晕不能起床，心悸而喘。其面色不仅毫无苍白之色，反红彤彤如醉酒状。脉大无伦，按之空软，实即“芤”脉之如按葱管。遇血证无数，“芤”脉则是首次亲见。双膝独冷，不渴，舌红无苔。血压正常。患者从42岁起发病，1年数发，已历10年。此由阴虚不能抱阳，肾中真火离位上奔。予大剂引火汤：熟地90g，盐巴戟肉、天麦冬各30g，云苓15g，五味子6g，山茱萸、阿胶（烊化）各30g，本人头发制炭（冲服）3g，怀牛膝30g，油桂（米丸先吞）3g。上方服1剂立止，又连服2剂，痊愈。1984年1月18日，即13年之后，又大衄盈碗。自按1971年旧方，连服3剂，又愈。（《李可老中医急危重症疑难病经验专辑》）

吕按：古代引火汤有二方。一是《疡医大全》方：熟地一两，玄参一两，白芥子三钱，山茱萸四钱，北五味二钱，山药四钱，茯苓五钱，肉桂二钱。水煎服。二是《辨证录》方：熟地三两，巴戟天一两，茯苓五钱，麦冬一两，北五味二钱。水煎服。比较可知，李可先生处方是以《辨证录》方，并师法其剂量，又加味而成。此方实为师承肾气丸而化裁，平脉辨证以处方，以重剂治重病，“1剂立止”，真良医用良方者也。

（2）牙痛

①黄亚侠君夫人，年30余岁。原因：劳烦过度，阳浮牙痛，久服苦寒凉药，清胃止痛，无效。相火上升，牙痛更剧。证候：牙痛时辍时作，畏寒头痛，脉缓，舌淡红。诊断：阴虚相火上炎证也。疗法：用肾气汤加减，引火归元。处方：瑶桂片八分，淡附子一钱，丹皮二钱，茯苓三钱，泽泻三钱，大生地八钱，

怀牛膝三钱，山茱萸三钱，细辛五分，川柏一钱。效果：服药二剂，牙痛痊愈。(《二续名医类案》)

②一老人患牙疾，每痛必拔，所剩无几，深以为苦。后又牙痛，不愿再拔，乃求治于老师。患者两尺脉微，老师予桂附地黄丸，服药后痛止。此乃肾阳衰于下，虚火炎于上，两尺脉微为真谛也。

**原按：**老师常用八味丸、四逆辈以治肾阳不足之证。肾阳不足证见腰酸、腿软、神疲、肢冷、恶寒、溲频、遗尿等，而尺脉微，是其要点。用八味丸或四逆辈温阳散寒，所谓“益火之源以消阴翳”是也。(《名老中医之路》)

**吕按：**陈慎吾先生为仲景学说实践家，既善治热病，又善治杂病，此案为善用经方治杂病之一例。

(3)喉痛　有一病人以“咽喉疼痛有异物感”的主诉求治。检视前医用药，均系一派寒凉的除热祛风之剂，连投不效。追询病史，便溏，遗精，渴喜热饮而下肢冷。察其面色无华，脉细，舌淡红，苔薄白，咽峡并不红肿，口流清涎。此乃脾肾两虚，是所谓“不肿不红不壅塞，忌寒忌刺忌攻风”的“虚火喉痛”，寒凉之品岂能独擅其功？法当引火归原，补肾益脾。主以八味桂附丸，重用健中之怀山药，加以温脾之白术，连服数剂，诸症悉除。由此可见，小恙尚须明于辨证，大证、险证更应精于辨证。(《名老中医之路》)

**吕按：**此案喉病患者局部“咽峡并不红肿”，从四诊合参，再整体辨证以明确病机，辨“脾肾两虚”为喉病之本。治病求本，以肾气丸加味治之而愈。此精于辨证，善用经方者也。

【临证指要】肾气丸为补肾的祖方、主剂，临床应用广泛，凡虚劳病肾阴虚、肾阳虚、肾阴阳两虚及肾虚水湿内停证候，皆可以本方化裁治之。其他诸脏久病及肾，或肾虚日久累及其他脏腑所致的内科、妇科、男科、骨科及眼耳科等病变，亦皆可以本方加减变通治之。肾气丸用之得当，疗效确切，故历代医家都十分重视本方的研究和应用。

【实验研究】肾气丸对整个机体功能具有综合效应作用。主要表现为：①调节神经中枢细胞代谢，降低副交感神经兴奋性；②改善肾功能，影响垂体肾上腺皮质功能，利尿消肿；③降血脂、抗动脉硬化、降低血压；④改善末梢微循环；⑤改善自主神经系统；⑥抗突变；⑦对肾、耳损害的保护；⑧抑制骨吸收亢进；⑨补充无机元素；⑩具有抗衰老作用(肾气丸抗衰老作用是以综合性效果作用于机体而言，如改善糖、蛋白质及脂肪代谢，消除自由基和过氧化物等，从而有效地发挥抗衰老作用)。此外，本方还具有调节和增强机体免疫功能、延缓并抑制白内障的发生、改善性功能以及拮抗庆大霉素耳毒性等多种作用。总之，肾为人的生长之根，亦是衰亡之本，而肾气丸诸多药理作用表明，其保护了肾脏生机活力，延缓衰退过程。

## 四、肾气丸类方串解

肾虚证可表现为肾阴虚、肾阳虚、阴阳两虚、肾虚水停等不同病证，本部分主要讨论补肾祖方肾气丸。

肾气丸是针对肾阴不足，阴损及阳，阴阳俱虚，水湿内停的病机而设的。症见腰膝冷痛，酸软无力，四肢不温，少腹拘急冷痛，小便不利或小便频数，阳痿，早泄，舌淡苔白，脉沉弱等。后世医家在肾气丸的基础上，针对肾虚的具体病机，衍化出许多补肾名方。肾与其他脏腑的关系十分密切，如肾阴不足，可导致水不涵木，肝阳上亢；肾阳亏虚又易形成火不生土，脾阳虚衰。这些病证，则需要在补肾的同时兼治。

本类方剂只3首，即肾气丸（六·15）、栝楼瞿麦丸（十三·10）、天雄散（六）。肾气丸是补肾祖方，对后世补肾学说及方法的丰富和完善影响深远；栝楼瞿麦丸主治下寒上燥所致的“小便不利，有水气，其人若渴”等证候。方中天花粉、薯蓣生津润燥，以治其渴。瞿麦、茯苓渗湿行水，以利小便。炮附子温阳化气。本方“即肾气丸之变方也”（陈修园《金匮要略浅注》）天雄散为《金匮要略·血痹虚劳病脉证并治》篇中一个特殊方剂。本方由天雄（为附子之形长而细者）、白术、桂枝、龙骨四味组成，缺主治证候。据《方药考》云：“此为补阳摄阴之方，治男子失精，腰膝冷痛。”可知本方亦为补肾为主的方剂。

〔附文〕

### 肾气丸制方本义探讨与历代医家的变通运用

首先说明，本文为笔者于1995年独自完成的第一部专著《金匮杂病论治全书·附翼》的论文之一。这次收录，在内容上有修改删减，文字上有所修饰。本文内容有二：一是从《金匮要略》肾气丸原文之证治中，求索其制方本义，此多年之研究心得；二是简要综述历代医家对肾气丸的衍化发展与变通应用。以上两点，对了解肾气丸制方本义与古代医家的加减化裁应用必有裨益。

笔者尊崇仲景，潜心经典，于20年前撰写了一篇读书心得《应重视〈金匮〉肾气丸的利水作用》。当时撰成此文，以为别出心裁，随着读书日多，学识有进，进一步认识到古今医家对本方证有诸多的不同见解。例如，目前使用的教材《金匮要略讲义》认为肾气丸证属于肾阳不足；《中医方剂学》亦把肾气丸归属于补益剂的补阳类方中；江西中医学院万兰清等则认为肾气丸立方本旨以滋肾阴为主［湖北中医杂志，1982（5）：43］；广州中医药大学黄仰模认为肾气丸是针对肾阴阳两虚而立法［湖北中医杂志，1983（3）：24］；长春中医药大学吕志亦认为肾气丸“非是温补肾阳的代表方，而是平补阴阳之方”［中成药，1988（1）：33］。笔者认为，肾气丸制方本义不但着重于补正，而且兼以祛邪，是一个补肾阴、助肾阳、利水邪的方子。下面，先谈谈笔者对肾气丸制方本义的认识，再概述本方的衍化。

### （一）从《金匮要略》证治谈肾气丸制方本义

**1. 从肾气丸脉证并治探讨肾气丸本义**　肾气丸首见《金匮要略》，于该书正文中有四见（第五篇附方治疗“脚气上入，少腹不仁”）：一为“虚劳腰痛，少腹拘急，小便不利”；一为“短气有微饮，当从小便去之”；一为“男子消渴，小便反多，以饮一斗，小便一斗”；一为“妇人病饮食如故，烦热不得卧，而反倚息”之“胞系了戾”“转胞不得溺”。所治虚劳，属于肾虚外府失荣，膀胱失煦所致；所治痰饮，乃肾虚不能化气行水，水泛于心下，气为饮抑而成；所治转胞，乃因肾虚气化不利，胞系不顺之故。此三种证候，虽然表现不同，言其要者，肾虚而膀胱气化不利也。因而三种证候，均见水邪停蓄小便不利之证。

肾虚而水邪停蓄，何以治之？痰饮病篇曰“当从小便去之”。妇人杂病篇亦曰“但利小便则愈”。由此可见，肾气丸是为利小便而设。但利小便之法，有虚实之异，证属实者，纯利无妨，若为虚者，须补中寓利。肾气丸即属补中寓利之法。

需要进一步讨论的是，若痰饮短气小便少、虚劳腰痛小便不利、胞系了戾不得溺，治以补肾利水，则于理可通。若肾虚消渴而小便反多，何以利水？究其原因，在于肾气虚衰，既不能蒸腾津液以上润，又不能气化膀胱以摄水，以致形成“小便反多”的下消证。治之之法，当补肾之虚，温养其阳，渗利水湿，恢复其蒸津化气之功，则津液输布，小便自调，消渴亦解。

**2. 由肾气丸配伍谈肾气丸方义**　剖析肾气丸的配伍，亦可见其利水之功。《素问·上古天真论篇》曰：“肾者主水，受五脏六腑之精而藏之，故五脏盛乃能写。”《灵枢·本神》又曰：“是故五脏主藏精者也，不可伤，伤则失守而阴虚，阴虚则无气，无气则死矣。”故肾气丸中重用干地黄，《神农本草经》曰其“填骨髓”，可大补肾精之亏；山药甘以补脾，《神农本草经》曰其“补中益气力”；山茱萸味酸以补肝，《雷公炮炙论》曰其能“壮元气，秘精”。三味相合，君一臣二，补阴之力悉备，为本方之大体，求本之治法也。又正常时水能克火生木，若肾水不足，则心火易亢，肝火易炽，《素问·逆调论篇》曰此为“一水不能制二火”，故佐丹皮以制之。肾精亏损，阴损及阳，故略佐附子以助肾阳之弱，少用取“少火生气”之义，张元素说附子可“益火之原，以消阴翳”，因而使“便溺有节”。至于桂枝之用，意在通阳以助附子，利水以助苓、泽。盖阴阳之质，阳以动为顺，以静为逆，故助阳不在温，而在得其通，阳气得通，阴霾自散，气化水行。方用泽泻、茯苓者为何？功在利水以通小便也。这正如《神农本草经》所曰，泽泻“消水”、茯苓“利小便”。《名医别录》言泽泻“逐膀胱三焦停水”，茯苓“伐肾邪”。总之，肾气丸之配伍，其功在补肾阴、助肾阳、利水邪，而成扶正祛邪，祛邪以安正之剂。

**3. 肾气丸为补肾利水而设** 该论点在上文中已论及，下文结合后世医家对肾气丸的加减变通应用及相关论述，强化对肾气丸制方本义的认识。明代张景岳在肾气丸的基础上灵活变通，创左归丸、右归丸、左归饮、右归饮，为肾虚无邪者而设。他认为：“元气大伤，而药兼渗利，未免减去补力，元气不复，病必不除”。此可谓深得仲景制方之活法，打破“有补而必有泻”之成见，发人深省。《金匮要略》肾气丸与张景岳所制四方的区别，就在于察其有无水邪而分别选用之。近代医家张山雷指出：“抑知仲师八味，全为肾气不充，不能鼓舞真阳，而小水不利者而设。故以桂附温煦肾阳，地黄滋养阴液，萸肉收摄耗散，而即以丹皮泻导湿热，茯苓、泽泻渗利膀胱，其用山药者，实脾以堤水也。立方大旨，无一味不从利水着想。”两位名家均明确论证了肾气丸的利水作用，笔者赞同这种见解，认为这符合仲景制方本义。

总之，肾气丸证为肾阴（精）亏损，阴损及阳，气化不利，开阖失司。肾气丸法为补肾阴，助肾阳，利水邪。如此，则补阴之虚，可以生气；助阳之弱，可以化水；利水祛邪，可以护正，“乃补下治下之良剂也”（《金匮要略心典》）。后世医家师此方此法，灵活变通，衍化出很多补肾名方。

### （二）历代医家对《金匮要略》肾气丸的衍化及发展

唐、宋以降，金、元、明、清诸家，在临床广泛应用肾气丸的同时，匠心化裁，创制了许多补肾的著名方剂，衍化和发展了肾气丸的应用。苗相波［江西中医药，1988（4）：39］曾作过这方面的整理。下面简要概述历代医家对肾气丸的变通应用。

**（1）孙思邈** 唐代孙思邈著《备急千金要方》，第十九卷肾脏篇载有“八味肾气丸，治虚劳不足，大渴欲饮水，腰痛，小腹拘急，小便不利”。方中以桂心易桂枝，且桂心、附子各三两，其他用药、用量与《金匮要略》同，曰：“右末之，蜜丸如梧子，酒下十五丸，日三，加至二十五丸。”这与《金匮要略》服法同中有异。方后并说：“仲景云常服去附子，加五味子。姚公云加五味子三两，苁蓉四两。张文仲云五味子、苁蓉各四两。肘后方云地黄四两，附子、泽泻各一两，余各二两。”由此可见，孙思邈在当时确实见到了相传的仲景八味肾气丸以及医家们对本方的具体应用。在肾脏篇中，还有四个以“肾气丸”命名的方子，其中一个的药物组成即八味肾气丸（用量与《金匮要略》不同）去丹皮，加玄参、芍药，方后并云“《千金翼》有牡丹皮四两为十味”。由此可见，孙思邈开创了灵活应用肾气丸之先河。

（2）**钱乙**　北宋钱乙在《颅囟经》的影响下，认识到小儿在生理上属稚阴稚阳，又为纯阳之体，在病理上“易虚易实，易寒易热”。因而用药切忌香窜，补之多以柔润，故去肾气丸中的桂、附之温燥，以熟地黄易干地黄，取六味之滋润以补肾阴，创为“六味地黄丸”。该方治疗小儿行迟、脚软、颅开不合、肾怯失音、神倦、目睛多白等先天不足之症。后世医家对此推崇备至，奉为补肾阴的圣方，广泛应用于临床。并且认为，凡肾阴不足，精液枯少所致的腰膝酸软、头晕目眩、耳聋耳鸣、骨蒸潮热、夜寐盗汗、手足心热、咽干舌燥、虚火牙痛、咽喉痛、足跟痛、舌红少苔、脉细数等症，皆可治之。该方补中寓泻，使滋补不留邪，降泻不伤正，为扶正祛邪之方。

（3）**严用和**　南宋严用和认为，肾气丸非专为补剂，也兼行水。但以之治水又嫌利之不足，故加牛膝、车前子，以引水下趋，而达气化水行之效。后世称此方为“《济生》肾气丸”，用来治疗肾虚水肿、腰重脚肿、小便不利等症。肾中真元亏甚者，又嫌肾气丸补之不足，则加五味子、鹿茸称十补丸，用以治疗肾元大亏，精气不足，症见面色黧黑、足冷脚肿、耳鸣耳聋、肢体羸瘦、足膝软弱、腰脊疼痛、小便不利等。严氏又以肾气丸去附子，加鹿角、沉香、五味子等，为加减肾气丸，治劳伤肾经，肾水不足，心火上炎之证。

（4）**李东垣**　金元时期的李东垣，以肾气丸之六味地黄丸，加当归、生地、柴胡、五味子等，创益阴肾气丸，变为肝肾同治的方剂，以治肝肾虚弱，目暗不明。方用六味（生、熟地）滋填肾阴，当归、五味子濡养肝阴，柴胡疏肝气而载精上行于目，全方使精血内生、虚火自灭，则两目自明。

（5）**朱丹溪**　元代朱丹溪是继钱乙之后倡导养阴派的又一大师，持“阳常有余，阴常不足”之说，谆谆示人勿动相火，当注重保存阴精，故嫌六味地黄丸滋阴潜降不足，而创大补阴丸，该方师六味地黄丸组方之意，用龟甲、熟地、猪脊髓滋腻厚味之品，填补肾精，用黄柏、知母直入肾中折其火势，以达滋阴降火、保存阴精之目的。治疗肝肾阴虚，虚火上炎的阴虚火旺证，如骨蒸潮热、盗汗、咳嗽咯血、吐血，或烦热易饥、舌红少苔、尺脉数而有力等。该方较六味地黄丸滋补力强，且清降虚火之力更胜。若肾阴肾阳俱不足者，理当并补，不宜再泻，故又创滋阴大补丸，该方取肾气丸中的熟地、山药、山茱萸“三补”与茯苓，加肉苁蓉、巴戟天补肾精益命火，菖蒲、远志交通心肾，枸杞、杜仲、牛膝、五味子补肝养精，强腰膝而助肾气，茴香入肾经引药归宅，大枣益脾润肺，共为平补阴阳，五脏获益之方，以治阴阳俱损所致的诸症。肾气不足，虚火浮动者，则恐肾气丸过于辛温，故以肾气丸中附子易五味子，为八物肾气丸，具有平补肾气，驻颜坚齿，引火归原的作用。

（6）**薛己**　明代薛己，为善用肾气丸、六味地黄丸和十补丸（肾气丸加鹿茸、五味子）之巨匠。此三方经他斟酌化裁，治疗杂证，多获效验。薛氏认为，尺脉虚弱而细数者，是肾水真阴不足，用六味地黄丸；右尺脉迟软或沉细而欲绝者，是命火亏虚，用肾气丸；至其两尺微弱，是阴水阳火俱虚，用十补丸。由此可见薛氏对此三方的应用凭脉辨证，颇有见地。其治妇女肝郁阴虚者，用六味地黄丸合逍遥丸加五味子，创滋肾生肝饮，主治妇女郁怒伤肝，肝郁及脾，血虚气滞证，或伤寒后热退阴伤而渴者。

（7）**赵献可**　赵献可阐发薛氏之学，独重肾命水火，推崇六味地黄丸补水，肾气丸补火之用，进一步阐明了肾中水火的关系。其著《医贯》虽不专为六味地黄丸、肾气丸而作，也诚为宣扬六味地黄丸和肾气丸功用之典文。赵氏认为，凡肾水虚不足制火者，非六味地黄丸无以济水；凡命门火衰不足制水者，非肾气丸无以济气。视此两方为神剂，在治血、治痰、治喘、治消渴、治疟疾等证中，无不应用之。

（8）**张景岳**　温补大师张景岳，认为肾气丸、六味地黄丸是为肾虚而水湿内停的证候而设，乃补中有泻之剂。对“精气大损，年力俱衰，真阴内乏，虚痰假火等证”，主张当从纯补。张氏在肾气丸和六味地黄丸的基础上，“推广其义，用六味之义，不用六味之方”，创右归丸、右归饮以补元阳，生命火；左归丸、左归饮以补真阴，滋阴水。此外，张氏还在肾气丸的基础上创大补元煎、当归地黄饮、归肾丸、固阴煎等。张氏在以上衍化方中，皆不用丹皮、泽泻之渗泻和桂、附之温燥，而常采用杜仲、杞子、当归、菟丝子、五味子等平补肝肾之药，或人参、甘草等益气健脾之品。

（9）**高鼓峰**　清代高鼓峰等在《医宗己任编》中，师法前人对肾气丸和六味地黄丸的随证化裁方法，创制了治疗气郁阴虚的滋水清肝饮、疏肝益肾汤；治疗肝肾阴虚的益阴地黄丸、益阴地黄汤；治疗肺肾阴虚的人参补肺汤、七味都气丸；治疗肝肾气虚的七味饮；治疗肾疳的九味地黄丸等。高氏于以上衍化方中，均以六味地黄丸为主方，辨证加入白芍、当归、酸枣仁、五味子等养肝之药，或加柴胡、栀子以疏肝清肝，或加人参、黄芪、白术、甘草等补益脾肺之品。

此外，清代医家对六味地黄丸的加味还有：吴谦等《医宗金鉴》对于阴虚火旺者，用六味地黄丸加知母、黄柏，为知柏地黄丸，以滋阴降火。董西园《医级》用六味地黄丸加枸杞、菊花，为杞菊地黄丸，治疗肝肾阴虚之目昏眼花等目疾；用六味地黄丸加麦冬、五味子，为八仙长寿丸，治疗肺肾阴虚之喘嗽等疾患。

综上所述可知，历代医家对《金匮要略》肾气丸的衍化发展可归纳为五点：一是肾气丸加味，如《济生》肾气丸、十补丸等；二是肾气丸去桂、附之温燥，如钱乙之六味地黄丸；三是肾气丸去丹皮、泽泻之清利，再酌情加补益药，如朱丹溪之滋阴大补丸，以及张景岳的左、右归丸，左、右归饮；四是以六味地黄丸为主方再加味，如高鼓峰创制的七味都气丸（六味加五味子）等诸方；五是扩大肾气丸、六味地黄丸治疗范围的，如薛己、赵献可等。以上的变通应用，都是以肾气丸的补肾大法为宗旨，然后针对具体病情，补肾阴，或肾阴肾阳并补，或补肾为主并酌情调补其他四脏。

总之，张仲景在创制肾气丸的同时也创立了补肾学说，这奠定了补肾的治疗方法及理论基础。之后经历代医家的衍化变通、创新发展，不断丰富和完善了补肾学说，使肾气丸的临床应用越来越广泛。

## 结语

肾气丸是《金匮要略》中异病同治的代表方剂之一。本方的制方本义为补肾阴、助肾阳、利水邪，是为肾阴阳两虚并水湿内停者而设。肾气丸经历代医家的衍化变通，开拓发展，其临床应用范围越来越广泛。肾气丸治疗各科疾病，方证相对，疗效确切。

要明确肾虚的病理变化，首先应明确肾的生理功能。肾左右各一，命门附焉，内藏元阴元阳，为水火之脏，其经脉络膀胱，互为表里。外应于腰，腰为肾之外府。肾主藏精，为生殖发育之源；主藏志，志为精神活动的一部分；主水，司开合，维持体内水液代谢的正常；主纳气，为元气之根；主骨，生髓，通于脑，开窍于耳，其华在发等。上述肾的生理功能，如果用西医学来解释，其范围包括神经、内分泌、泌尿、呼吸及免疫等多系统、多器官的部分功能。这种“一脏多能”的生理特点，也就决定了其病理变化的多样性、复杂性。即使病理机制千变万化，但肾虚为本者，必然有引起肾虚的病因及证候。若他脏病为本，病久损及于肾者，必然有原发病的病因、证候，以及累及于肾的表现。不论肾虚为本，还是肾虚为标，只要以肾虚证候为主，皆可用肾气丸或其化裁治之，方证相对，必有疗效。

# 第八章　消法
## ——大黄䗪虫丸临证发挥

活血消癥剂具有通畅血脉，化瘀消癥的功能，是治疗血行不畅，瘀滞内停为主要病证的一类方剂。

活血消癥剂是依据《素问·阴阳应象大论篇》：“疏其血气，令其条达，而致和平”“血实者宜决之”，以及《素问·至真要大论篇》：“坚者削之”“留者攻之”“逸者行之”等法则组方的。临床主要用于瘀血阻滞所致的胸腹疼痛、癥积包块、痈肿、蓄血、经闭、痛经、产后恶露不下等。常用的药物有桃仁、红花、桂枝、大黄、䗪虫、水蛭、鳖甲等。代表方如桃核承气汤、大黄䗪虫丸等方。后世医家继承和发扬了仲景活血消癥方法，创制了许多新方，如王清任《医林改错》之血府逐瘀汤等八九个活血逐瘀方。

活血消癥剂乃克伐之剂，逐瘀过猛或使用日久，均可伤正，故宜兼顾调补，或间隔使用，或制成丸剂，使消瘀而不伤正。另外，本类方药对月经过多及孕妇等当慎用或禁用。

《医学心悟·医门八法·论消法》：“消者，去其壅也。脏腑筋络肌肉之间，本无此物而忽有之，必为消散，乃得其平。经云‘坚者削之’是已。然有当消不消误人者，有不当消而消误人者，有当消而消之不得其法以误人者，有消之而不明部分以误人者，有消之而不辨夫积聚之原，有气血、积食、停痰、蓄水、痈脓、虫蛊、劳瘵与夫痃癖、癥瘕、七疝、胞痹、肠覃、石瘕，以及前后二阴诸疾以误人者，是不可不审也。

凡人起居有常，饮食有节，和平恬淡，气血周流，谷神充畅，病安从来。唯夫一有不慎，则六淫外侵，七情内动，饮食停滞，邪日留止，则诸症生焉。法当及时消导，俾其速散，气行则愈耳。倘迁延日久，积气盘踞坚牢，日渐强大，有欲拔不能之势，虽有智者，亦难为力，此当消不消之过也。

然亦有不当消而消者何也？假如气虚中满，名之曰鼓，腹皮膨急，中空无物，取其形如鼓之状，而因以名之。此为败症，必须填实，庶乎（几乎，差不多，将近）可消，与蛊症之为虫为血，内实而有物者，大相径庭。又如脾虚水肿，土衰不能制水也，非补土不可；真阳大亏，火衰不能生土者，非温暖命门不可。又有脾虚食不消者，气虚不能运化而生痰者，肾虚水泛为痰者，血枯而经水断绝者，皆非消导所可行，而或妄用之，误人多矣。所谓不当消而消者此也。

然又有当消而消之不得其法者何也？夫积聚、癥瘕之症，有初、中、末之三法焉。当其邪气初客，所积未坚，则先消之而后和之。及其所积日久，气郁渐深，湿热相生，块因渐大，法从中治，当祛湿热之邪，削之耎之以底于平。但邪气久客，正气必虚，须以补泻叠相为用，如薛立斋用归脾汤送下芦荟丸；予亦尝用五味异功散，佐以和中丸，皆攻补并行中治之道也。若夫块消及半，便从末治，不使攻击，但补其气调其血，导达其经脉，俾营卫流通而块自消矣。凡攻病之药，皆损气血，不可过也，此消之之法也。

然又有消之而不明部分者何也？心肝脾肺肾，分布五方；胃大肠小肠膀胱三焦胆与膻中，皆附丽有常所，而皮毛肌肉筋骨，各有浅深。凡用汤丸膏散，必须按其部分，而君臣佐使，驾驭有方，使不得移，则病处当之，不至诛伐无过矣。此医门第一义也，而于消法为尤要。不明乎此而妄行克削，则病未消而元气已消，其害可胜言哉！况乎积聚之原，有气血、食积、停痰、蓄水、痈脓、虫蛊、劳瘵，与夫痃癖、癥瘕、七疝、胞痹、肠覃、石瘕，以及前后二阴诸疾，各个不同，若不明辨，为害匪轻。

予因约略而指数之。夫积者，成于五脏，推之不移者也。聚者，成于六腑，推之则移者也。其忽聚忽散者，气也。痛有定处而不散者，血也。得食则痛，嗳腐吞酸者，食积也。腹有块，按之而耎者，痰也。先足肿，后及腹者，水也。先腹满，后及四肢者，胀也。痛引两胁，咳而吐涎者，停饮也。咳而胸痛，吐脓腥臭者，肺痈也。当胃而痛，呕而吐脓者，胃脘痈也。当脐而痛，小便如淋，转侧作水声者，肠痈也。憎寒壮热，饮食如常，身有痛，偏着一处者，外痈也。病人嗜食甘甜或异物，饥时则痛，唇之上下有白斑点者，虫也。虫有九，湿热所生，而为蛇为鳖，则血之所成也。胡以知为蛇鳖？腹中如有物，动而痛不可忍，吃血故也。又岭南之地，以蛊害人，施于饮食，他方之蛊，多因近池饮冷，阴受蛇虮之毒也。病人咳嗽痰红，抑抑不乐，畏见人，喉痒而咳剧者，劳瘵生虫也。痃如弓弦，筋病也。癖则隐癖，附骨之病也。癥则有块可征，积之类也。瘕者或有或无，痞气之类也。少腹如汤沃，小便涩者，胞痹也。痛引睾丸，疝也。女人经水自行，而腹块渐大，如怀子者，肠覃也。经水不行而腹块渐大，并非妊者，石瘕也。有妊无妊，可于脉之滑涩辨之也。至于湿热下坠，则为阴菌、阴蚀、阴挺下脱、阴茎肿烂之类。而虚火内烁庚金，则为痔漏、为悬痈、为脏毒，种种见症，不一而足。务在明辨证候，按法而消之也。

医者以一消字，视为泛常，而不知其变化曲折，较他法为尤难，则奈何不详稽博考，以尽济时之仁术也耶？”

## 一、大黄䗪虫丸证主要原文诠释

【原文】五劳虚极羸瘦，腹满不能饮食，食伤，忧伤，饮伤，房室伤，饥伤，劳伤，经络营卫气伤，内有干血，肌肤甲错，两目暗黑。缓中补虚，大黄䗪虫丸主之。（六·18）

大黄䗪虫丸方：大黄十分（蒸），黄芩二两，甘草三两，桃仁一升，杏仁一升，芍药四两，干地黄十两，干漆一两，虻虫一升，水蛭百枚，蛴螬一升，䗪虫半升。上十二味，末之，炼蜜和丸小豆大，酒饮服五丸，日三服。

【提要】论虚劳病内有干血的证治。

【简释】虚极羸瘦，是五劳七伤所致的极度虚衰之状。劳伤之人，正气不能推动血脉正常运行，从而产生瘀血，瘀血日久者谓“干血”。瘀血内停，血瘀碍气，脾失健运，故腹满不能饮食；瘀血不去，新血不生，体表失其营养，故肌肤甲错；目睛失其荣养，因虚致瘀，故两目暗黑。治宜大黄䗪虫丸。方中用大黄、䗪虫、桃仁、虻虫、水蛭、蛴螬、干漆活血化瘀，芍药、地黄养血补虚，杏仁理气，黄芩清热，甘草和中，诸药炼蜜为丸，总为峻药缓攻，补益阴血之方。尤在泾：“此方润以濡其干，虫以动其瘀，通以去其闭，而仍以地黄、芍药、甘草和养其虚，攻血而不专主于血，一如薯蓣丸之去风而不着意于风也”（《金匮要略心典》）。本方证是以五劳七伤损其元气，阴血亏虚而血瘀日久之“内有干血”为主要病机的病证。症见虚极羸瘦，腹部胀大，青筋暴露，不能饮食，肌肤甲错，面色萎黄，两目无神，目眶色黑，目睛发青，舌紫暗或有瘀斑，脉沉涩带弦。

吕按：条文所谓“缓中补虚”的治法比较费解，故历代注家有不同认识。喻昌说：“仲景施活人手眼，以润剂润其血之干，以蠕动啖血之物行死血，名之曰缓中补虚，岂非以行血去瘀，为安中补虚上着耶。”（《医门法律》）笔者以为，依据大黄䗪虫丸的方药组成、剂量、剂型及服法可知，本方实为峻药缓攻，补益阴血之剂，即以攻瘀通络为主，以甘润补虚为辅，目的在于渐消瘀血，恢复正气。通过攻补兼施，使中焦脾胃的功能恢复，自然腹满消除，饮食能进，气血生化有源，则内外久瘀证候会逐渐缓解。

【方证歌诀】

干血大黄䗪虫丸，三军协力齐作战。
峻药缓攻补阴血，桃杏芩芍地黄甘。
干漆蛴螬虻水蛭，顽疾怪病此方堪。

【方证鉴别】大黄䗪虫丸证与薯蓣丸证　两方证皆为正虚邪实，虚实夹杂的证候，均用丸剂缓图。不同点，此为阴血亏虚而瘀血日久，彼为气血诸不足而兼感外邪。故此以补虚与通瘀并用，彼则补虚与祛风兼施。凡久病痼疾，彼此两方之法应兼学活用，以切合病情为要。

## 二、大黄䗪虫丸古今医案赏析

### （一）内科病

**1. 鼓胀（肝硬化腹水）** 吴某，男，52岁。患肝硬化10年，曾多次住院，其主症是腹胀甚，痛不可忍，日夜呻吟，已抽腹水3次，抽后胀减而痛不减。现症见面黄肌瘦，腹大如鼓，脉络暴露，舌暗红无苔，六脉沉弦，二便不通。按血瘀水停辨治，用大黄䗪虫丸合下瘀血汤，服3剂后痛止胀减，续服大剂量大黄䗪虫丸成药1月而获显效出院。随访未再发生腹水。瘀血不去则新血不生，本方能逐瘀生新，故而效捷。[齐振江. 内蒙古中医药，1989（3）：29]

吕按：本案语说“按血瘀水停辨证”，其四诊所见，确实如此。《金匮要略·水气病脉证并治》篇曰：“血不利则为水”。患者病情，实为血瘀为本，水停为标，而大黄䗪虫丸确为逐瘀活血通络为主之良方，下瘀血汤（大黄二两，桃仁二十枚，䗪虫二十枚，蜜为丸，以酒煎丸服之）与丸药并用，逐瘀之功更著，故服之“痛止胀减”。继以大量之大黄䗪虫丸攻之1个月而显效，可知非大量不足以治重病也。是此有胆有识治重病痼疾之经验，应适当效法。

**2. 中风** 文某，女，57岁，农民，1974年11月16日午夜抱其小孙孙撒尿时，忽觉头目眩晕，手足痿软，不能自控，遂同其孙一齐摔倒床下。往诊见其口眼歪斜，右侧上下肢瘫软，胸胀气粗，欲语不能，脉沉细涩。家属说晚饭时，曾和邻里发生口角。辨此乃大怒伤肝，气机郁滞，而使脉道不通，血瘀脑中。因予理气开郁，活血通络法。方用：大黄15g，黄芩10g，芍药10g，䗪虫12g，杏仁12g，桃仁10g，生地12g，干漆6g，虻虫6g，水蛭（研分冲）6g，蛴螬10g，枳壳6g，乌药12g，细辛3g，瓜蒌30g，甘草9g。2剂，嘱其一日夜服完。17日下午二诊：口已能言，下肢已可屈伸，于前方适当加减，日1剂。连续服用8天后，诸症皆去，只觉乏力呆食，予逍遥散增损5剂而愈。[屈哲. 河南中医，1992（1）：18]

吕按：本案特点有三：首先，救治及时；其次，以丸剂改汤，即原方加枳壳、乌药理气，细辛开窍，瓜蒌化痰；最后，用量大，2剂“一日夜服完”。遗憾的是，方中之干漆、虻虫、蛴螬，当今药房已无药可用！但又令人欣慰的是，该方之中成药尚可购买。需要提示：如此中风急症，丸剂的常用量恐怕难以取得如同此案之良效，需要重用之，或丸剂与汤剂并用，以达到最佳剂量，才能获取最佳良效。

**3. 身颤** 高某，男，70岁。1993年10月20日诊。静时周身颤动，前后摇摆，不能自主，活动则止，逐渐加剧，已历数年。追询病史，曾蒙冤受屈。舌质淡紫暗，脉细涩。此乃气郁日久，导致络道不宣。治拟培元开郁，化瘀通络。处方：炙黄芪50g，全当归10g，赤芍10g，桃仁10g，丹参10g，牛膝10g，川芎10g，路路通10g，红花5g。每日1剂，送服大黄䗪虫丸，早晚各1丸。上方汤剂略作加减，服用3月余，继单服大黄䗪虫丸半年余，病告痊愈。[邹兰谷. 江苏中医，1995（7）：35]

**吕按：**王清任说："元气既虚，必不能达于血管，血虚无气，必停留而成瘀也。"此例患者年老体虚，因虚致瘀，瘀血阻于血脉，脉络不通，筋失阴血之濡养与阳气之温煦，故筋脉挛急而"周身颤动"也。处方以补阳还五汤加减益气活血，大黄䗪虫丸化瘀通络并有滋养阴血之功。方证相对，守方久服，气虚得补，阴血得养，瘀血渐化，脉络通畅，筋脉柔和，身颤自止。诚如王清任所说："气通血活，何患不除？"

**4. 不寐** 郭某，女，37岁，1987年3月5日初诊。自诉失眠4年余，心中烦乱，恶梦纷纭，纳少便干，月经量少色黑有块。面色晦暗，舌暗有瘀点，苔黄，脉涩。证因劳伤过度，导致心血暗耗，气血运行失调，血脉离经而成干血之候。遵先师之法，祛瘀生新，缓中补虚，予大黄䗪虫丸，每日4丸（早晚各2丸）。药后3天，病人来述：4年来第1次夜寐变实，心中沉静。嘱其继续服药。前后共服大黄䗪虫丸50丸，睡眠正常，月经色初黑后红，舌质由暗变淡。考虑其瘀血已去，当补其虚，而投以滋补肝肾，养血安神之剂，前后共15剂而愈。[张胜荣. 北京中医杂志，1988（4）：58]

**吕按：**本案不是针对主症"失眠"去对症选方用药，而是根据舌、脉、症及月经异常等典型的瘀血特点，予大黄䗪虫丸逐瘀治本为主，加量用之，4年失眠3天后见效。继续服之，"瘀血已去，当补其虚"以善后。本案充分体现了"治病必求于本"之良效。

**5. 低热** 杨某，女，19岁。1991年8月20日诊。肝郁不达，多怒易躁，低热（体温37℃左右）年余，经多方医治无效。伴见纳谷不香，夜寝欠酣，胸闷，经行乳胀。舌边紫，苔薄白，脉细涩。西医检查无异常发现。证属肝气郁滞，日久夹瘀。法当疏肝解郁，活血化瘀。处方：当归10g，焦山栀10g，川芎5g，柴胡5g，焦白术10g，赤芍10g，青蒿10g，大枣10g，绿梅花5g，薄荷（后下）5g，鲜姜3片。日1剂，送服大黄䗪虫丸，早晚各1丸。服上方14日后，纳谷较增，低热改善。原方去生姜、白术，加细生地15g，制香附10g，连服2月，低热消失而愈，随访无复发。[邹兰谷. 江苏中医，1995（7）：35]

**吕按：**本例脉症互参，诊为瘀血发热。处方为逍遥散加减以治肝郁，送服大黄䗪虫丸以治瘀血，使肝气条达，瘀血渐化而低热自除。

### （二）妇人病

**1. 干血痨、闭经逾年**　陈镜湖，万县人，半业医，半开药铺，有女年十七，患干血劳。经停逾年，潮热，盗汗，咳逆，不安寐，皮肉消脱，肌肤甲错，腹皮急，唇舌过赤，津少，自医无效，住医院亦无效，抬至我处，困疲不能下轿，因就轿诊视。脉躁急不宁，虚弦虚数，予曰：脉数，身热，不寐，为痨病大忌！今三者俱全，又加皮脱肉瘪，几如风消，精华消磨殆尽，殊难着手。……究之死血不去，好血无由营周，干血不除，新血无由灌溉，观大黄䗪虫丸，多攻破逐瘀之品，自注缓中补虚，主虚劳百不足，乃拟方：白芍六钱，当归四钱，生地四钱，鳖甲五钱，白薇、紫菀、百部各三钱，甘草一钱，大黄䗪虫丸十虫。煎剂分2次服。丸药即2次用药汁吞下。10日后复诊，咳逆略缓，潮热盗汗渐减，原方去紫苑、百部，加藏红花、琥珀末各八分，丸药米酒送下。又十日复诊，腹皮急日渐宽舒，潮热、盗汗止，能安寐，食思渐佳，改复脉汤嘱守方久服。越三月……已面有色泽，体态丰腴，不似以前虚羸。虚劳素称难治，然亦有短期治愈者。(《冉雪峰医案》)

**吕按：**本案颇似大黄䗪虫丸证，冉氏变通仲景治法，以滋阴清热方送服大黄䗪虫丸，则更加切合病情。服药20日，病情日渐好转，最后"改复脉汤嘱守方久服"以补助正气，从而恢复了花季少女生生之机，此良医之"王道"方略也。《素问·六元正纪大论篇》曰："大积大聚，其可犯也，衰其大半而止，过者死。"此案干血劳，冉氏先是采取以补为主，以攻为辅的攻补兼施法，"衰其大半"，改用复脉汤守方久服，以缓缓补益气血的方法治疗，想必是以《黄帝内经》经典理论为指导也。

**2. 干血劳、闭经两年余**　白某，女，27岁，已婚，1956年5月11日初诊。患者月事不以时下已两年半之久。近1个月来头晕目眩，心跳胸膈不舒，睡眠不佳，饭后脘胀，消化力弱，二便尚调，颈部右侧淋巴结肿大约一年。现已两年又两个月经水未来潮，自觉脐下有软包块，按之则痛，肌肉日见消瘦。此经闭日久，络脉受阻，气血不和，仍宜调和肝脾，并通经和络，病程日久，宜以丸剂徐图，兼服下方。处方：①当归二钱，白芍二钱，川芎二钱，白术三钱，泽泻二钱，茯苓三钱，桂枝二钱，甘草一钱，制香附三钱，鳖甲五钱，鸡内金三钱，川楝炭二钱。5剂，每日上午服1次。②大黄䗪虫丸10丸，每夜服1丸，开水送下……九诊：月经来潮，量尚不多，有小血块，色紫黑，共行4天，腰已不痛，食、便正常，脉弦滑，病人至此经事已通，气血初顺，仍以原法调理，再过两月，而体力精神渐复，以后又有妊娠。

**原按：** 月经闭止而见肌肉消瘦，头晕目眩，气短心慌，手足心热，饮食较差，欲作风消之候，人见之莫不知其为虚，但颈部淋巴结核，为气郁之象，少腹包块能移，为血瘕之征。根据《黄帝内经》："二阳之病发心脾。"先调肝脾，使其饮食渐增，头晕目眩渐减，而后通经化瘀，以法攻之。若只知其为虚，而补气补血，不知其月经久停，络脉受阻，气血不和，瘀结已成，而忽视通经化瘀，则虚者愈虚，闭者愈闭，瘀者愈瘀，而为血枯经闭。故用三攻之法（按：指三诊、四诊、五诊等3次诊治，以汤剂配合大黄䗪虫丸攻瘀之法），而月经即有欲通之机，虽不补而补已寓其中，气以通为补，血以和为补，三攻之后，即用调胃理气和血之剂，虽不再攻而攻已尽其用，"大积大聚，其可犯也，衰其大半而止"。(《蒲辅周医案》)

**吕按：** 以上两个案例有相似之处，皆闭经较久，又有所不同。前者"经停逾年"，后者两年有余，皆为干血劳证候。不同之处，前者虚热为著，故着重养阴血清热；后者有气郁之象，故调和肝脾理气为主。两者皆汤、丸并用，攻瘀血通经络以治闭经。凡良医皆有经典根基，皆谨遵"……衰其大半而止"的垂训，攻瘀之时，不忘护正也。

**3. 痛经、闭经（子宫内膜结核）** 赵某，女，26岁。1973年5月19日诊。5年来经痛不调，经量少，夹紫色瘀块，近半年且成闭经。某院检查诊断为"子宫内膜结核"，中西医治疗无效。体瘦，骨蒸，手足心发热，肌肤甲错。舌暗红少苔，脉象沉细。方予丹栀逍遥散、疏肝育阴汤、血府逐瘀丸等，疗效甚微。改用大黄䗪虫丸，早晚各1丸，早用红糖水送服，晚用黄酒送服。服1月，月经即至，经量稍增，腹痛稍减。连服3月，月经基本正常（每月行经3~5天，经量增多，瘀块减少），腹痛已除。改服逍遥丸、六味地黄丸，服药2月余，月经正常，诸症悉除。[白炳森. 浙江中医杂志，1988（4）：177]

**吕按：** 此案说明，大黄䗪虫丸用之方证相对，可连续服数月。须知该方并非只是攻瘀药，而是有补虚药的，如芍药、地黄养阴血，蜂蜜为丸等。笔者应用大黄䗪虫丸之服法：若需要长期服用，则用五六天，停一二天。这是因为，方中之大黄长期服用会导致肠黏膜"黑变病"，停用之可恢复。详情参考笔者《大黄治百病辑要》一书之药理研究综述。

**4. 痛经（输卵管结核）** 陈某，女，35岁，干部，1967年7月12日初诊。患者下腹痛有肿块，开始行经时痛，以后逐渐加重。现在情况：经来时腹剧痛，经过后稍减，但仍然痛，直到下月来潮又剧痛，因之1月之间几乎无休止。下腹拒按，触诊下腹左侧有硬块如鸡卵，触痛甚剧，月经量少色紫黑，皮肤粗糙，颜面色泽黧黑，肌肉消瘦，手脚热，目视物不清，舌紫暗，脉象沉有力。曾去北京某医院检查，诊断为"输卵管结核"，用中西药治疗未见效果。辨证为瘀血积滞日久成为“瘀”，宜大黄䗪虫丸，每次1丸，日服2次。病人用上药后，腹痛逐渐减轻，月经量逐渐增多，服至800余丸，腹痛完全消失，月经来时一如常人，月经量亦恢复正常，色红无血块，肌肤荣润，体重增加，症状全除，但迄未生育。(《张琪临证经验荟要》)

**吕按：**本例大黄䗪虫丸“服至800余丸”，腹痛及肿块才消失。这其中的经验：对痼疾的治疗，辨证准确，就要守方守法，服用长久，瘀血缓缓消除，营血恢复滋养，气血调和，月经自然正常，诸症亦除。如此专方良药，岂能不重视之，研究之，学会应用呢？

**5. 石瘕（子宫肌瘤）** 曹某，女，48岁，未婚，工人。患者于1979年因劳累而出现阴道大流血，经用止血剂，病情缓解。其后月经量明显增多，经期延长。1981年妇科诊断为“子宫肌瘤”，经治疗病情不见好转，转中医科治疗。B型超声报告：子宫前位，8.8cm × 6.6cm × 7.8cm，肌壁肥厚，可见数个大小不等的肌瘤反射。血红蛋白4.8g/dl，红细胞$2.68 \times 10^{12}$/L。临床诊断：子宫肌瘤，继发性贫血。症见：颜面苍白，口唇淡红，月经量多，腰腹疼痛，不能下地行走，舌质淡，苔薄黄，脉沉细。证属虚劳夹瘀，选用大黄䗪虫丸，1次1丸，日服3次。服药3周后，丸剂每日加至6丸，共服药88天，月经来潮3次，后2次月经不超过1周，经血量明显减少，腰腹痛消失，食增，体重增加。复查：血红蛋白7.7g/dl，红细胞$4.84 \times 10^{12}$/L。B超报告：子宫7.7cm × 7.8cm × 6.6cm，未见明显异常。诸症明显好转，出院巩固治疗，目前仍在继续治疗中。［高鹏翔. 吉林中医药，1987（2）：25］

**吕按：**此案以大黄䗪虫丸，由日服3丸，加至日服6丸，共服88天，既消除了子宫肌瘤以治本，又达到了调经止血以治贫血的功用。虽是个案，应重视之，推广之，以弘扬中医，造福患者。

**6. 经断复来（宫颈癌Ⅲ期）** 房某，53岁，营业员。1978年4月初诊。素体壮，48岁闭经。去年突觉腰痛，阴道有流血性分泌物，血色暗黑有腐臭味。经妇科检查，诊为“宫颈癌Ⅲ期”，已失去手术机会。本人拒绝化疗，经放疗不足一疗程，不能耐受而中断，转中医诊治。查：面色萎黄，形体肤枯不荣，口唇淡红，少腹压痛，舌质红有瘀斑，苔黄腻，脉沉细。诊为干血劳，首选大黄䗪虫丸，因本市无药，改投折冲饮、少腹逐瘀汤合方用药月余，腰痛略减，余症未除。后自购大黄䗪虫丸，1次1丸，日服3次。半月后，腰腹痛明显减轻，每日加服2丸。2个月后，阴道无血性分泌物排出，食进。共服药7个月，诸症悉平。近日随访，无复发，已上班工作。［高鹏翔. 吉林中医药，1987（2）：25］

**吕按：**以上6个案例，皆妇人病所致干血劳。西医诊断都是棘手难治之病，中医辨证皆是因虚致瘀之痼疾，皆用大黄䗪虫丸峻药缓攻，补益阴血。根据具体情况，前2例汤与丸并用，后4例只用大黄䗪虫丸。用丸剂量：少则只“每日服1丸”，或日服2丸，多则日服6丸。用丸时间：少则20日，长则88天，最长1年余（800余丸）。年龄：小者17岁，最年长者53岁。西医病名涉及难治病3例，癌症1例。6例皆取得良效，值得研究。

**7. 闭经（瘀热证，非因虚致瘀）** 王某，女，28岁，未婚，住北京市海淀区。闭经3个月，肌肉注射黄体酮无效。患者常感周身乏力，心烦，性情急躁，少腹拘急，大便干结不爽，小便赤黄，口唇干燥，不时舐润。望其两目暗青，面色不荣，皮肤干燥角化，舌色红绛无苔、中有裂纹，脉沉。刘老辨为血热相搏，日久变成干血内结。治当泻热逐瘀，嘱病人购服同仁堂产的大黄䗪虫丸180g，每次6g，1日服3次。二诊，服药不久，月经来潮，周期5天，经量中等，颜色暗红，其他诸症亦随之减轻。视其舌色仍然红绛，脉沉而略涩，此乃干血尚未尽化，瘀热犹存之象，令其仍服大黄䗪虫丸。观其诸症皆愈，又疏“圣愈汤”一方（党参、黄芪、生地、川芎、白芍、当归）3剂，以善其后。

**原按**：本案闭经缘于五劳虚极，内有干血，俗称“干血劳”。《金匮要略》认为，“干血劳”多因“食伤、忧伤、饮伤、房室伤、饥伤、劳伤、经络营卫气伤”，导致瘀血内留，日久则成为“干血”。干血内结，不但使新血不生，而且郁久化热，则更耗阴血。故本证特点是虚、瘀并存，大实而有羸状。值得注意的是，本方毕竟破血逐瘀之品较多，而补虚扶正之品不足，故待干血尽则应补虚巩固之，正如《张氏医通》所说：“待干血行尽，然后纯行缓中补虚收功。”所以，本案又用圣愈汤善治其后。(《刘渡舟临证验案精选》)

**吕按**：本案患者“闭经3个月”，四诊所见皆瘀热证候，其成因很可能与七伤之中的“忧伤”“劳伤”有关，但还没有到“五劳虚极”的程度。大黄䗪虫丸功能攻逐瘀血、养阴清热，切合“瘀热”证候。刘渡舟先生初诊就开了180丸，按其用法，可服用2个月，以峻药缓攻，缓缓用之，真乃有胆有识也。真正的名医大家，古今皆如此。

本案例与前6例不同之处：前6例皆因虚致瘀，本案则因瘀热。如此由于瘀热闭经者，当今较多矣。

### （三）外科病

**1. 脱疽（血栓闭塞性脉管炎）** 宋某，女，62岁。1985年4月23日诊。患高血压及糖尿病已十余年。近1年来又患“血栓闭塞性脉管炎”，最近1月两足冷痛，足背动脉搏动消失，足色青紫，两足趾端痛难着地，入夜痛剧难眠，扪之冰凉，形消体瘦，舌红无苔，脉沉细数。始考虑为阴虚之故，用滋阴缓急止痛之剂，不应，反冷痛加剧，再考虑为寒凝血脉，阳气不能下达，故入夜痛剧，予温经散寒，养血通脉之当归四逆汤3剂，舌红有减，薄苔布舌，但疼痛不减。认为久病寒盛，必有积瘀闭阻脉道，遂用前方合大黄䗪虫丸增损：当归、桂枝各12g，赤芍、熟地、水蛭各20g，细辛9g，桃仁15g，干漆、虻虫、蛴螬、䗪虫、甘草各10g，通草3g，大枣25枚。服3剂，疼痛大减，夜能安睡。服20剂，两足转温，肤色转红，足背已有搏动。续服大黄䗪虫丸，日3次，每次1丸，3月后足温痛消，步履如常而愈。[刘强．浙江中医杂志，1988（4）：176]

**吕按：**本案的可贵之处，是如实地总结案例，既有教训，又有经验。教训是，诊脉望舌虽为中医特色，但不可重此失彼，忽略了四诊合参及辨病论治。经验是，抓住了患者寒凝与久瘀之证候特点，将经方之汤剂与丸剂并用，以切合病情，最后以丸药收功。脱疽有轻重、新久不同，辨证有寒、热之分，而血瘀脉道则为共同特征，故活血通脉为主要治则。大黄䗪虫丸为活血通脉（改善四肢末梢的血液循环）的良药，若属阴寒证者，合用阳和汤或当归四逆汤；属热毒证者，合用四妙勇安汤。

**2. 脉痹（下肢血栓性静脉炎）**　胡某，男，32岁，左小腿肚发红、肿胀、灼热、疼痛，并有15cm长硬性索状物，痛而拒按，足向背侧弯曲时，小腿肚疼痛加剧，难以行走，并伴轻度发热，全身不适，脉滑而数，曾经某医院诊断为“左下肢血栓性静脉炎”。先拟四妙勇安汤加味十多剂，症稍有减轻，但静脉硬索状物无明显好转，且稍走路即加重，局部又红肿热痛，后改用大黄䗪虫丸直攻其血栓，每次服1至2丸（初服大便稀，后则大便正常），日服3次，连服6盒，条索状物变软，且缩短至10cm，红肿热痛等症大减，又继服8盒，硬性索状物消失，诸症痊愈，走路活动无不适感觉，至今8个月未复发。[薛平定．新中医，1974（2）：35]

**吕按：**患者小腿局部红肿热痛，有硬条索状物及脉象所见，为典型之瘀热阻络证候。大黄䗪虫丸泻热逐瘀，疏通静脉之血栓，方证切合，故逐渐恢复。前者脱疽案，乃因寒凝致瘀，故合用温经散寒药而取效，本案乃瘀热脉痹，正合大黄䗪虫丸之主治，故用之取得良效。

**3. 手臂外伤红肿**　王某，男，36岁。手臂被打伤，红肿俱甚，经用活血祛瘀方药治疗半年不效，于去年12月就诊。患者并见舌燥咽干，手心灼热，诊断阴虚夹瘀，以大黄䗪虫丸改汤剂，方中干地黄用120g，数剂后病情大大减轻，续服大黄䗪虫丸4盒病痊。[唐国凤．浙江中医杂志，1982（8）：372]

**吕按：**据唐氏经验，大黄䗪虫丸应用不限于原文所述证候，各科病证只要阴虚、有热、有瘀三者具备，即可使用。患者病程“半年”之久，可谓久瘀，其“舌燥咽干，手心灼热”为阴虚典型表现，此可能为素体之情况，非外伤后所致也。素病加新患，故诊断为阴虚久瘀证，这正合大黄䗪虫丸之所治证候。

处方重用干地黄120g治“折伤绝筋……逐血痹”(《神农本草经》)，为数剂取得良效之关键。

## (四)皮肤五官科病

**1. 肌肤甲错** 王某，男，10岁，1987年6月5日就诊。病者出生3个月后，其母发现双下肢及腹部皮肤发硬，苍黑，触之刺手。5个月后，下肢及腹部皮肤呈鱼鳞状敷盖，僵硬。温水洗后，部分脱落，2日后又呈鳞状。视其舌质淡蓝，诊其脉沉而涩，肤呈甲错状，瘀血证当无疑问。其肌肤甲错为血瘀肌肤之候。治以行其血，化其瘀。嘱服大黄䗪虫丸。日2次，每次1丸。兼服苍术膏(苍术500g，水煎2次，去渣，浓缩成膏，加白蜜500g，搅匀)每日2次，每次2匙。1月后鳞甲脱失，皮肤变为柔软，症状缓解，追访4个月，病无复发。[高永祥. 黑龙江中医药，1988(5)：33]

**吕按**：学用经方，在没有经验的初起阶段，最简单可行的原则就是：方证相对，即用原方。所谓“方证相对”的证，其含义有二：一是指原文所述证候特点，如大黄䗪虫丸证之血瘀体表的特点之一，即“肌肤甲错”；二是指原方所治证候之病机，如大黄䗪虫丸证之病机是“内有干血”。本案患儿初生不久即发现“肤呈甲错状”，病延10年之久，舌脉所见，皆因虚致瘀之象。故治用大黄䗪虫丸，对10岁儿童，日服2丸，用量可谓大矣。为何“兼服苍术膏”呢？《神农本草经》曰术能治“死肌”。但苍术苦辛燥烈，故以甘润之白蜜佐之。如此以“丸”治瘀，以“膏”健脾，标本兼顾而取良效，且疗效称奇！

**2. 失音** 张某，女，40岁，干部，1989年10月9日初诊。音哑7个月有余。症见声音嘶哑，低沉不扬，咽干不适，伴胸胁胀闷，月经先期，经色紫暗有块。舌质暗满布瘀点，脉弦涩。查咽部黏膜暗红肥厚，后壁淋巴滤泡增生，双侧声带肥厚，边缘不整，闭合不全。证属血脉瘀滞，痹阻咽喉之慢喉喑，治宜活血祛瘀，利咽开音，方选大黄䗪虫丸方加减：当归、桃仁、水蛭、赤芍、僵蚕、黄芩各12g，生地、牛膝各15g，酒大黄、红花、土元、木蝴蝶各9g，甘草6g。水煎服。上方加减，药进18剂，瘀祛结散，咽利音扬，诸症向愈。[王学让. 河南中医，1993(3)：119]

**吕按**：此案的启示是，咽喉病变既着重于局部，又不能忽视整体辨证。本患者病程7个月之久，辨证采用活血通络方药取得疗效。这使我回忆起20世纪80年代，当时笔者在河北中医学院附属医院内科工作，有一位叫李兰生(名医张锡纯的亲传弟子)的老大夫用血府逐瘀汤治慢性咽炎，亦有疗效。只是针对瘀血证之轻重不同而选方用药而已。

**【临证指要】**大黄䗪虫丸主治因虚(阴血虚)致瘀，瘀血日久所致的内、外、妇科以及皮肤、五官科等各科多种痼疾怪病。用之得当，皆有疗效，有的疗效神奇！丸药久服，时间最长为“服药 7 个月”，服药最多至“800 余丸”。用法：本方以丸剂为宜，或以此丸与汤剂兼服，或酌情以此丸改用汤剂适当加减。

【实验研究】大黄䗪虫丸的研究成果是多方面的，归纳如下：①具有抗肝损伤、肝纤维化作用；②抑制血小板聚集，并能使聚集后的血小板逐渐解聚；③改善微循环障碍，降低血液黏度，并且具有血管壁内膜保护作用，改善心肌血流量，从而起到降血脂、抗凝血、抗动脉硬化及溶血栓等作用；④改善脑缺血、脑出血对脑组织造成的病理损害；⑤对难治性肾病综合征，能改善肾功能，减轻肾间质纤维化程度，并改善高凝状态；⑥促进肠蠕动、减轻肠黏连；⑦对外伤性组织损伤能促进其愈合。总之，大黄䗪虫丸对脑、心、肝、肾等脏器病变及血脉病变，具有活血通络为主，补益阴血为辅，峻药缓攻，攻瘀而不伤正的功效。

〔**附文**〕

## 《金匮要略》第十六篇之瘀血病证候论

《金匮要略·惊悸吐衄下血胸满瘀血病脉证治》第 10 条曰：“病人胸满，唇痿舌青，口燥，但欲漱水不欲咽，无寒热，脉微大来迟，腹不满，其人言我满，为有瘀血。”第 11 条曰：“病者如热状，烦满，口干燥而渴，其脉反无热，此为阴伏，是瘀血也，当下之。”

以上两条论血瘀的证候及治法。瘀血阻滞于上焦，心气不畅，肺气不利，气机痞塞，故见胸满。其病不在于肠胃之气滞，而在于瘀血之内结，故腹部虽无胀形，而病人却感觉胀满。舌青（紫）为瘀血之典型舌象，观舌可测知内脏有瘀血留滞；血不外荣，故唇痿。津不上润，故口燥但欲漱水不欲咽。“无寒热”句，为鉴别词，说明并非外感。“脉微大来迟”者，尤在泾解释谓“脉涩不利”，据临床经验，瘀血病之脉常见弦硬或涩滞。

若患者有心烦胸满，口舌干燥，渴欲饮水等热状，但诊其脉，却无热象时，此热伏阴分之故，为瘀血郁热之特征。瘀血不去，则郁热不解，当用攻逐瘀血法治疗。

第 10 条云“口燥，但欲漱水不欲咽”，第 11 条又云“口干燥而渴”，前后似不一致，其实这是瘀血郁热先轻后重所致。

血瘀证最主要的诊断要点是什么？黄文东总审的《实用中医内科学》说：“在瘀证的临床症状中，以疼痛为最常见。”焦树德、路志正主编的《实用中医心病学》亦有同样记载：“在心病血瘀证的临床症状中，以疼痛最常见。”但是,《金匮要略》两条原文所论述的血瘀证临床症状，均未谈到“疼痛”。经典著作是如何记载血瘀证诊断要点的呢？其所论述的四诊特点为：望诊为“唇痿舌青……腹不满”“病者如热状”；问诊为“病人胸满……口燥，但欲漱水不欲咽，无寒热，其人言我满”“烦满，口干燥而渴”，切诊为“脉微大来迟”“其脉反无热”。有人可能要问，《金匮要略·胸痹心痛短气病脉证并治》不是明文有“胸痹心痛”病吗？但认真读原文就会明白，医圣所论胸痹心痛病的主要病机是“阳微阴弦”，治疗大法是通阳宣痹，或温阳散寒，或理气行滞。

综上所述可知，《金匮要略》对血瘀证的诊断要点是源于实践的，反过来又能指导临床实践。不可否认，“疼痛”确实是血瘀证的常见症状之一，但不是唯一的症状。需要明确，瘀血可以发生在人体的各个部位，其病位不同，症状各异。例如，血瘀脉络，不通则痛，故可引起疼痛，而脉络失去阴血的濡养与阳气的温煦，可致“不荣则痛”。若瘀阻脉络，肢体失养，亦可致麻木、瘫痪，不一定表现为疼痛。若瘀血在五脏，表现也各不相同：瘀血在肺，肺失宣肃，可见咳嗽，喘息；瘀血在心，心脉失养，可见心悸，胸闷（亦可见心痛）；瘀血在肝，肝失疏泄，可见黄疸，鼓胀（亦可见胁痛）；瘀血在脾，脾失健运，可见“腹满不能饮食”，以及“内有干血”所致的“肌肤甲错，两目黯黑”（见《金匮要略》第六篇）；瘀血在肾，肾失气化，可见水肿，癃闭等。血瘀证所致的症状复杂，必须全面了解，不可只注重“疼痛”一症。

# 后　记

笔者在几十年的临床与教学工作之闲暇时间，致力于《伤寒杂病论》的整体研究，越来越深刻地领悟到伤寒中有杂病、杂病中有伤寒，以及仲景书伤寒与杂病合论之旨，进而在仲景“三因学说”与宋代陈无择“三因学说”的基础上，深思熟虑，突破先圣后贤之论，提出了自己新的见解，即将千变万化、错综复杂的疾病归纳为三大类：一类是外因，一类是内因，一类是内外相因（指既有内伤杂病，又有外伤病邪）。如此分类方法，既符合张仲景《伤寒杂病论》之圣意，又便于掌握，从而指导临床。笔者提出的“三因学说”新论，首载于《伤寒杂病论研究大成·绪论》。

在此提及笔者之“三因学说新论”，意在提示读者同仁，本书选录的经方八法之主方，有治太阳病之桂枝汤、麻黄汤，治阳明病之白虎汤、承气汤，治少阳病之小柴胡汤，治太阴病之理中汤，治少阴病之四逆汤，治杂病之瓜蒂散、炙甘草汤、建中汤、肾气丸及大黄䗪虫丸等，其中桂枝汤证与麻黄汤证为外因为主，其他诸多方证，皆可谓是以内因为主的“内外相因”病证，如大黄䗪虫丸证所论述的“七伤”，便可佐证笔者的见解。原文所曰七伤，即“食伤、忧伤、饮伤、房室伤、饥伤、劳伤、经络营卫气伤”。具体分析：食伤、饮伤者，不节其饮（酒）食也；饥伤者，饥荒、战乱之年饥饿之伤也；劳伤者，不惜其劳役（体力、脑力），或不慎其起居也；房室伤者，不戒其色欲者花天酒地之徒也；忧伤者，赅喜、怒、忧、思、悲、恐、惊等七情之极度损伤也；经络营卫气伤者，赅风、寒、暑、湿、燥、火等外感六淫及疫疠之伤也。上述“七伤”中，经络营卫气伤，为外因为主，其他六类伤害，皆伤其内为主因。内因诸伤，伤其正气，正气亏虚，则易感受外邪。如此者，即“内外相因”之类也。

总之，为了培养中医队伍，为了给中医精英们提供“精神食粮”，于临床等工作之余，殚精竭智创作出中医“精品”，以弘扬国粹中医，心足矣。

2020 年 2 月 20 日于海口